"十二五"职业教育国家规划教材修订版

高等职业教育新形态一体化教材

卫生信息技术基础

（第4版）

主编　王博　李其铿　金艳　王慧

中国教育出版传媒集团

高等教育出版社·北京

内容简介

本书为"十二五"职业教育国家规划教材修订版,是新形态一体化教材,根据职业教育及卫生与健康信息化建设的最新精神,结合医药卫生与健康教育事业的发展需求编写而成。

本书分为上、中、下三篇,主要包括计算机基础、医学信息,以及实训。主要内容包括计算机网络基础与 Internet 应用,Windows 10 操作系统,文字处理软件 Word 2016、电子表格软件 Excel 2016 及演示文稿 PowerPoint 2016 的应用,卫生信息学,医院信息系统,公共卫生信息系统、远程医疗管理平台和全民健康信息平台的基本理论和操作流程。

本书配套建设有授课用演示文稿、练习题及习题解答等数字化教学资源,可通过移动终端扫描二维码学习使用。

本书对医护人员、医学类院校学生卫生健康信息化应用水平的提高具有指导作用,可供高等职业院校医学类各专业学生和各级各类医疗机构医护人员使用。

图书在版编目(CIP)数据

卫生信息技术基础 / 王博等主编. -- 4 版. --北京:高等教育出版社,2023.10
ISBN 978 - 7 - 04 - 059374 - 7

Ⅰ. ①卫… Ⅱ. ①王… Ⅲ. ①医学信息-信息技术-高等职业教育-教材 Ⅳ. ①R-0

中国版本图书馆 CIP 数据核字 (2022) 第 158059 号

WEISHENG XINXIJISHU JICHU

策划编辑	夏 宇	责任编辑	苗叶凡	封面设计	王 鹏	版式设计	童 丹
责任绘图	黄云燕	责任校对	吕红颖	责任印制	刘思涵		

出版发行	高等教育出版社	网 址	http://www.hep.edu.cn
社 址	北京市西城区德外大街 4 号		http://www.hep.com.cn
邮政编码	100120	网上订购	http://www.hepmall.com.cn
印 刷	高教社(天津)印务有限公司		http://www.hepmall.com
开 本	787mm×1092mm 1/16		http://www.hepmall.cn
印 张	29.25	版 次	2012 年 8 月第 1 版
字 数	740 千字		2023 年 10 月第 4 版
购书热线	010 - 58581118	印 次	2023 年 10 月第 1 次印刷
咨询电话	400 - 810 - 0598	定 价	68.00 元

《卫生信息技术基础》(第4版)编写人员

主　编　王　博　李其铿　金　艳　王　慧

副主编　王雪静　黄　海　王　晶　董建伟　邓小珍

　　　　　王昭辉　钱　海　洪　辉　钮　靖

编　者（以姓氏汉语拼音为序）

曹世华	杭州师范大学钱江学院	牛成名	哈尔滨市卫生学校
陈飞燕	天津医学高等专科学校	牛小梅	四川卫生康复职业学院
崔金梅	山西医科大学汾阳学院	潘　攀	黑龙江护理高等专科学校
崔兰超	洛阳职业技术学院	秦立国	铁岭卫生职业学院
郭艳宏	齐齐哈尔医学院附属第二医院	石晓明	河南医学高等专科学校
韩　菁	赣南卫生健康职业学院	汪　颖	黑龙江护理高等专科学校
郝龙海	黑龙江护理高等专科学校	王　迪	哈尔滨市卫生学校
何娇楠	黔西南民族职业技术学院	王　亮	黑龙江护理高等专科学校
何　敏	雅安职业技术学院	温　雷	哈尔滨市卫生学校
黄永毅	南阳医学高等专科学校	武　瑛	太原市卫生学校
贾福运	河南医学高等专科学校	夏　翃	首都医科大学
贾　燕	青海卫生职业技术学院	杨　兰	川北医学院
李鸿鸽	青海卫生职业技术学院	杨晓吟	厦门医学院
李　佳	铁岭卫生职业学院	姚寿昌	赣南卫生健康职业学院
李荣荣	宝鸡学府专业人才培训学校	袁　琼	黔西南民族职业技术学院
李田英	商丘医学高等专科学校	岳根霞	山西医科大学汾阳学院
刘宏崴	铁岭卫生职业学院	张海燕	天津市第五中心医院
刘文静	铁岭卫生职业学院	张　贺	西安交通大学第二附属医院
吕　晶	青海卫生职业技术学院	张　琳	广元市利州中等专业学校
马晓宏	全国医学信息技术人才培养工程	张　领	商丘医学高等专科学校
	办公室	赵幸亚	黑龙江护理高等专科学校

前　言

　　党的二十大报告强调,构建新一代信息技术、人口智能等一批新的增长引擎。信息技术与各产业融合是未来发展的必然趋势。为推动我国医疗卫生健康行业信息化建设,培养医学类各专业学生的信息素养,提高医学信息技术应用水平,依据教育部颁布的《高等职业教育专科信息技术课程标准(2021年版)》,以及国家卫生健康委员会《关于加强卫生信息化建设的指导意见》,医学信息及应用技术相关课程应运而生。

　　本书以党的二十大精神为引领,以"岗位需求、课堂学习、认证考试三位一体"为原则,以培养动手能力、自主学习能力和创新能力为目的,力求与岗位"零距离",全面提高医护人员、医学院校学生的职业技能水平。

　　本书职业教育类型特色鲜明,产教融合、科教融汇,其主要特色如下。

　　(1)专业针对性强。本书依据医药卫生专业人才培养目标和教学大纲的基本要求编写。

　　(2)人才培养的实用性强。本书根据国家卫生健康信息化建设相关政策,融入公共卫生信息系统、远程医疗和全民健康信息平台等内容,宽口径培养人才,贴近岗位。

　　(3)注重应用能力的培养。本书以技术应用能力为主线,对学生进行知识、能力、素养和技能的培养。

　　(4)基础理论适度。在满足本学科知识连贯性的前提下,精简基础理论,删除过时的内容,以必需、够用为度。

　　本书由王博、李其铿、金艳、王慧担任主编,编写过程中,参编人员各尽其责,本着认真、严谨、科学的精神,力求使本书文字清晰,插图准确,图文并茂,为卫生健康信息化建设尽微薄之力。

　　本书编委会各位同仁倾力合作,编写过程中得到了各参编单位及全国医学信息技术人才培养办公室领导、专家的关怀和支持,在此一并表示感谢。由于作者水平有限,虽极尽努力,仍难免存在疏漏和错误,望读者不吝赐教。

主　编

2023年6月

目　　录

上篇　计算机基础

中篇　医学信息

下　篇　实　　训

上 篇

计算机基础

第 1 章

计算机网络基础与 Internet 应用

1.1 计算机网络基础知识

1.1.1 计算机网络的概念

计算机网络是现代通信技术与计算机技术相结合的产物。如果给它一个相对严格的定义，可以认为计算机网络是将地理位置不同的、具有独立功能的多台计算机及其外部设备，通过通信线路连接起来，在网络操作系统、网络管理软件及网络通信协议的管理下，实现资源共享和信息传递的计算机系统。

1.1.2 计算机网络的主要功能

计算机网络的功能主要有以下几个方面。

1. 资源共享

资源共享是计算机网络的目的与核心功能。资源共享包括计算机硬件资源、软件资源和数据资源的共享。计算机硬件资源的共享提高了硬件资源的利用率。由于受经济条件和其他因素的制约，硬件资源不可能为所有用户全部拥有，使用计算机网络可以让网络中的用户使用其他用户拥有的闲置硬件，从而实现硬件资源共享。软件资源和数据资源允许网上的用户远程访问各类大型数据库，享受网络文件传送服务、远程管理服务和远程文件访问服务，从而避免软件开发过程中的重复劳动及数据资源的重复存储，同时便于数据的集中管理。

2. 数据通信

数据通信是计算机网络最基本的功能，是实现其他功能的基础。计算机网络中的计算机之间或计算机与终端之间，可以快速可靠地相互传递数据、程序或文件。例如，用户可以在网上传送电子邮件、交换数据，可以实现在商业部门或公司之间进行订单、发票等商业文件安全准确地交换。

3. 提高系统的可靠性

在单机使用的情况下，任何一个系统都可能发生故障，这样就会为用户带来不便。而当计算机联网后，各计算机可以通过网络互为后备，一旦某台计算机发生故障，则可由别处的计算机代为处理，还可以在网络的一些节点上设置一定数量的备用设备。这样计算机网络就能起到提高系统可靠性的作用了。更重要的是，由于数据和信息资源存放于不同的地点，因此可避免因故障而无法访问或由于灾害造成数据破坏。

4. 实现分布式信息处理

对于大型的任务或课题,如果都集中在一台计算机上进行运算负荷太重。这时可以将任务分散到不同的计算机分别完成,或由网络中比较空闲的计算机分担负荷。各个计算机连成网络有利于共同协作进行重大科研课题的开发和研究。利用网络技术还可以将许多小型机或微型机连成具有高性能的分布式计算机系统,使它具有解决复杂问题的能力,从而大大降低成本。

1.1.3　计算机网络的发展

1946 年世界上第一台数字电子计算机问世,但只能是单机工作,给用户使用带来了很大的不便,为此,后来开发了具有收发功能的终端和电传机,这样用户就可以在终端输入数据并通过通信线路将其发往远地的计算机,而计算机处理后的结果也可以回送给终端用户。这就是计算机与网络结合的开始,但这只是一种简单的连接,也称之为主从式网络。20 世纪 70 至 80 年代,出现了以个人计算机为主的商业计算模式,由于人们认识到商业计算的复杂性,局域网产生了,多台主机通过通信线路连接,可以共享硬件及软件资源,从而大大降低了商业用户打印机和磁盘的费用。到了 20 世纪 80 至 90 年代,远程计算的需求不断地增加,迫使计算机界开发出多种广域网协议,网络间的互联极大程度地发展起来。

计算机网络的发展所经历的几个阶段如下。

第一阶段:20 世纪 60 年代末期到 70 年代初期,可以称为面向终端的计算机网络,即计算机局域网的萌芽阶段。

第二阶段:20 世纪 70 年代中期到 70 年代末期,是计算机局域网的形成阶段。基本特点是计算机局域网作为一种新型的计算机组织体系,形成了基本的体系结构。

第三阶段:20 世纪 80 年代初期,是计算机局域网发展的成熟阶段。在这一阶段,计算机局域网开始走向产品化、标准化,形成了开放系统的互联网络。

第四阶段:20 世纪 90 年代至今,基本网络发展更加成熟,它将进一步促使全球计算机网络时代的到来。

网络并不新鲜,在计算机时代早期,众所周知的巨型机时代,计算机世界被称为分时系统的大系统所统治。分时系统允许用户通过只含显示器和键盘的哑终端来使用主机。哑终端很像 PC,但没有它自己的 CPU、内存和硬盘。靠哑终端,成百上千的用户可以同时访问主机。这是由于分时系统将主机时间分成片,给用户分配时间片,片很短,会使用户产生错觉,以为主机完全为他所用。

在 20 世纪 70 年代,大的分时系统被更小的微机系统所取代。微机系统在小规模上采用了分时系统。所以说,并不是直到 20 世纪 70 年代 PC 发明后,才出现了今天的网络。

远程终端计算机系统是在分时计算机系统的基础上,通过 Modem(调制解调器)和 PSTN(公用电话交换网)向地理上分布的许多远程终端用户提供共享资源服务的。这虽然还不能算是真正的计算机网络系统,但它是通信系统结合的最初尝试。远程终端用户似乎已经感觉到使用"计算机网络"的味道了。

在远程终端计算机系统的基础上,人们开始研究把计算机之间通过 PSTN 等已有的通信系统互联起来。为了使计算机之间的通信连接可靠,建立了分层通信体系和相应的网络通信协议,于是诞生了以资源共享为主要目的的计算机网络。由于网络中计算机之间具有数据交换的能力,提供了在更大范围内计算机之间协同工作、实现分布处理甚至并行处理的能力,联网用户之间直接通过计算机网络进行信息交换的通信能力也大大增加。

1969 年 12 月,Internet 的前身——美国的 ARPA 网投入运行,它标志着计算机网络的兴起。这个计算机互联的网络系统是一种分组交换网。分组交换技术使计算机网络的概念、结构和网络设计方面都发生了根本性的变化,它为后来的计算机网络打下了基础。

20 世纪 80 年代初,随着 PC 的推广,PC 联网的需求也随之增大,各种基于 PC 互联的局域网纷纷出现。这个时期局域网系统的典型结构是在共享介质通信网平台上的共享文件服务器结构,即为所有联网 PC 设置一台专用的可共享的网络文件服务器。PC 是一台"麻雀虽小,五脏俱全"的小计算机,每个 PC 用户的主要任务仍在自己的 PC 上运行,仅在需要访问共享磁盘文件时才通过网络访问文件服务器,体现了计算机网络中各计算机之间的协同工作。由于使用较 PSTN 速率高得多的同轴电缆、光纤等高速传输介质,使 PC 网上访问共享资源的速率和效率大大提高。基于文件服务器网络对网内计算机进行了分工:PC 面向用户,服务器专用于提供共享文件资源。所以它实际上就是一种客户机/服务器模式。

计算机网络系统是非常复杂的系统,计算机之间相互通信涉及许多复杂的技术问题,为实现计算机网络通信,计算机网络采用的是分层解决网络技术问题的方法。但是,由于存在不同的分层网络系统体系结构,它们的产品之间很难实现互联。为此,国际标准化组织(International Organization for Standardization, ISO)在 1984 年正式颁布了"开放系统互联参考模型"(OSI)国际标准,使计算机网络体系结构实现了标准化。

进入 20 世纪 90 年代,计算机技术、通信技术,以及建立在计算机和网络技术基础上的计算机网络技术得到了迅猛发展。特别是 1993 年美国宣布建立国家信息基础设施 NII 后,全世界许多国家纷纷制定和建立本国的 NII,从而极大地推动了计算机网络技术的发展,使计算机网络进入了一个崭新的阶段。目前,全球以美国为核心的高速计算机互联网络(即 Internet)已经形成,Internet 已经成为人类最重要的、最大的知识宝库。而美国政府又分别于 1996 年和 1997 年开始研究发展更加快速可靠的互联网 2(Internet 2)和下一代互联网(Next Generation Internet)。可以说,网络互联和高速计算机网络成为最新一代的计算机网络的发展方向。

1.1.4　计算机网络的分类

从网络的作用范围和节点间的距离进行分类,可以将计算机网络划分为局域网(Local Area Network,LAN)、城域网(Metropolitan Area Network,MAN)、广域网(Wide Area Network,WAN)。

1. 局域网(LAN)

局域网是我们最常见、应用最广的一种网络。目前,局域网随着整个计算机网络技术的发展和提高得到了充分的应用和普及,几乎每个单位都有自己的局域网,甚至有的家庭都有自己的小型局域网。所谓局域网,就在局部地区范围内的网络,它所覆盖的地区范围较小。局域网在计算机数量配置上没有太多的限制,少的可能只有两台,多的可达几百台。在网络所涉及的地理距离上,一般来说可以是几米至 10 千米。局域网一般位于一个建筑或一个单位内,不存在寻径问题,不包括网络层的应用。IEEE 802 标准委员会定义了多种主要的 LAN 网:以太网(Ethernet)、令牌环网(Token-Ring Network)、光纤分布式数据接口(Fiber Distributed Data Interface,FDDI)网络、异步转移模式网(Asynchronous Transfer Mode,ATM),以及最新的无线局域网(Wireless Local Area Network,WLAN)。

2. 城域网(MAN)

城域网的作用范围在广域网和局域网之间,可能覆盖一组邻近的办公室、跨越几个街区和一个城市,作用距离为 5～50 km,既可能是私有的也可能是公用的。城域网通常使用高速光纤将不同的局域网连接起来,构成一个覆盖大片区域的网络,其传输速率比局域网高。从网络层次上看,城域网是广域网和局域网(或校园网)之间的桥接区。

3. 广域网(WAN)

广域网是一种跨越大的地域的网络,通常包含一个省份或国家,作用范围通常达几十到几千千米。广域网大多使用电话线路、微波、光纤和卫星等多种方式进行通信。由于常租用传统的公共传输方式进行通信,广域网的传输速率比较低,误码率也较高。广域网是 Internet 的核心部分。

1.1.5 计算机网络的组成

计算机网络是一个复杂的系统,包括一系列的计算机硬件设备、通信设施、软件系统和标准。计算机网络的基本组成可分成以下几部分。

1. 硬件系统

硬件系统是构成计算机网络的基础,网络硬件包括计算机、通信设备、连接设备及辅助功能设备。下面介绍几种常见的网络硬件设备。

(1)服务器。服务器是计算机网络的核心部件,为网络中的用户提供基本的服务功能。常用的服务器类型包括文件服务器、打印服务器和通信服务器。

文件服务器配有大容量磁盘存储器,用于存放网络中的各种文件,运行网络操作系统。文件服务器的基本任务是协调处理各工作站提出的网络服务请求,为各个终端提供文件的下载、上传等传输服务。打印服务器在网络中常用来接收和排列来自用户的打印任务,用户通过网络打印机执行打印操作时,相应的打印任务就被放到服务器的打印队列中,根据某种特定的执行顺序,按序地将这些任务送交打印机进行打印。通信服务器负责协调和处理网络中各用户对主机的通信联系,以及不同网络之间的通信。

(2)客户机。客户机是位于网络上可以共享资源的计算机,也称工作站。之所以称为客户机是相对于服务器来说的。用户可以在客户机上处理各种日常工作任务,并通过客户软件随时向服务器索取各种信息及数据,请求服务器提供各种任务(如传输文件、打印文件等)。

(3)网卡。网卡又称为网络接口卡,其作用就是将计算机与通信设施相连接,将计算机中的数字信号转换成通信线路能够传送的电信号。

(4)调制解调器。调制解调器是一种信号转换装置。在通信过程中,它将发送端计算机中的数字信号转换成通信线路能够传送的电信号,即调制;在接收端则将通信线路中传输的模拟信号转换成计算机可以识别的数字信号,即解调。调制解调器的作用是使计算机可以通过公用电话线,利用拨号的方式接入计算机网络系统。

(5)交换机。交换机也是局域网常用的连接设备。交换机也称为网桥,可以实现数据在其不同的端口间的转发。利用交换机可以分隔数据发送的冲突域,提高网络的吞吐量。

(6)路由器。路由器可用于局域网或广域网,是互联网中的常用设备。路由器可以识别网络地址,在不同地址之间进行存储转发。利用路由器可以连接多个网络,从而扩展了网络的规模和容量。

2. 软件系统

计算机网络的软件系统包括网络操作系统、网络应用程序和网络协议。

（1）网络操作系统。整个网络资源的运行必须由网络操作系统来管理。网络操作系统是完成网络通信、控制、管理和资源共享的系统软件的集合。目前主流的网络操作系统有 Windows、Linux、UNIX 等。

（2）网络应用程序。网络应用程序是指为某一个应用目的而开发的网络软件，能够为网络用户提供各种服务。例如，浏览器软件、文件传输软件、远程登录软件、电子邮件等。

（3）网络协议。网络协议是计算机网络中通信各方事先约定的通信规则的集合。协议作为联网的计算机之间或网络之间互相通信和理解的一组规则和标准，也是网络必不可少的组成部分。网络协议有很多种，不同的网络采用不同的协议。

Internet 以 TCP/IP 协议为基础，TCP/IP 协议是 UNIX 系统的标准协议，Windows 11 不仅内嵌入 TCP/IP 协议，而且使联网和应用更加容易。

3. 网络信息

在计算机网络上进行存储和传送的信息称为网络信息。网络信息是计算机网络中最为重要的资源。这些信息通常保存在服务器上，由网络操作系统软件进行管理和维护。服务器与服务器之间通过一定的网络协议传送信息。网络用户通过网络应用程序从服务器端获得网络信息。

1.1.6　计算机网络的应用

计算机网络的应用主要有以下几点。

1. 企业信息网络

企业信息网络是指专门用于企业内部信息管理的计算机网络，它一般为一个企业所专用，覆盖企业生产经营管理的各个部门，在整个企业范围内提供硬件、软件和信息资源的共享。

根据企业经营管理的地理分布状况，企业信息网络既可以是局域网，也可以是广域网，既可以在近距离范围内自行铺设网络传输介质，也可以在远程区域内利用公共通信传输介质，它是企业管理信息系统的重要技术基础。

目前，企业信息网络已成为现代企业的重要特征和实现有效管理的基础，通过企业信息网络，企业可以摆脱地理位置所带来的不便，对广泛分布于各地的业务进行及时、统一的管理与控制，并实现全企业范围内的信息共享，从而大大提高企业在全球化市场中的竞争能力。

2. 联机事务处理

联机事务处理是指利用计算机网络，将分布于不同地理位置的业务处理计算机设备或网络与业务管理中心网络连接，以便于在任何一个网络节点上都可以进行统一、实时的业务处理活动或客户服务。

联机事务处理在金融、证券、期货及信息服务等系统得到广泛的应用。例如，金融系统的银行业务网，通过拨号线、专线、分组交换网和卫星通信网覆盖整个国家甚至全球，可以实现大范围的储蓄业务通存通兑，在任何一个分行、支行进行全国范围内的资金清算与划拨。

在自动提款机网络上，用户可以持信用卡在任何一台自动提款机上获得提款、存款及转账等服务。

在期货、证券交易网上，遍布全国的所有会员公司都可以在当地通过计算机进行报价、交易、交割、结算及信息查询。

此外,民航订售票系统也是典型的联机事务处理,在全国甚至全球范围内提供民航机票的预订和售票服务。

3. POS 系统

POS(Point Of Sale)系统是基于计算机网络的商业企业管理信息系统,它将柜台上用于收款结算的商业收款机与计算机系统联成网络,对商品交易提供实时的综合信息管理和服务。

商业收款机本身是一种专用计算机,具有商品信息存储、商品交易处理和销售单据打印等功能,既可以单独在商业销售点上使用,也可以作为网络工作站在网络上运行。

POS 系统将商场的所有收款机与商场的信息系统主机连接,实现对商场的进、销、存业务进行全面管理,并可以与银行的业务网通信,支持客户使用信用卡直接结算。

POS 系统不仅能够使商业企业的进、销、存业务管理系统化,提高服务质量和管理水平,并且能够与整个企业的其他各项业务管理相结合,为企业的全面、综合管理提供信息基础,并对经营和分析决策提供支持。

4. 电子邮件系统

电子邮件系统是在计算机及计算机网络的数据处理、存储和传输等功能基础之上,构造的一种非实时通信系统。

电子邮件的基本原理是:在计算机网络主机或服务器的存储器中为每一个邮件用户建立一个电子邮箱(开辟一个专用的存储区域),并赋予一个邮箱地址,邮件发送者可以在计算机网络工作站(如 PC)上,进行邮件的编辑处理,并通过收件人的电子信箱地址表明邮件目的地;邮件发出后,网络通信设备根据邮件中的目的地址,确定最佳的传输路径,将邮件传输到收件人所在的网络主机或服务器上,并存入相应的邮箱中;收件人可随时通过网络工作站打开自己的邮箱,查阅所收到的邮件信息。

目前,全球范围内的电子邮件服务都是通过基于分组交换技术的数据通信网提供的。随着网络能力的提高和网络用户的增加,电子邮件已超越传统的信件投递系统,成为人们广泛应用的非实时通信手段。

5. 电子数据交换系统

电子数据交换(Electronic Data Interchange,EDI)系统是以电子邮件系统为基础扩展而来的一种专门用于贸易业务管理的系统,它将商贸业务中贸易、运输、金融、海关和保险等相关业务信息,用国际公认的标准格式,通过计算机网络,按照协议在贸易合作者的计算机系统之间快速传递,完成以贸易为中心的业务处理过程。

由于 EDI 系统可以取代以往在交易者之间传递的大量书面贸易文件和单据,因此,EDI 系统有时也被称为无纸贸易。

1.2　Internet 概况

1.2.1　Internet 简介

Internet 的中文名称为"因特网",它是目前世界上最大、覆盖面最广的计算机互联网络,但它本身不是一种具体的物理网络,之所以称为网络是网络专家为了让大家容易理解而给它加上的一种"虚拟"概念。事实上,Internet 是采用 TCP/IP 协议集,将全世界不同国家、不同地区、不同部门和机构、不同类型的成千上万的计算机、国家骨干网、广域网、局域网、数据通信网及公用电话交换网等通过网络互联设备连接起来,组成一个跨越国界范围的庞大的互联网,因此也称为"国际互联网",Internet 是当今最大的国际性资源网络。Internet 就像是在计算机和计算机之间架起的一条条高速公路,各种信息在上面快速传递,这种高速公路网遍及世界各地,形成了像蜘蛛网一样的网络结构,使得人们可以在全球范围内快捷地交换各种各样的信息。

Internet 可以说是人类历史上的一大奇迹,就连它的创导者们也没有预见到它所产生的如此巨大的社会影响力。可以说它改变了人们的生活方式,加速了社会向信息化发展的步伐。

1.2.2　Internet 的发展

Internet 起源于 20 世纪 60 年代末美国国防部高级研究计划局(Defense Advanced Research Projects Agency,DARPA)的一个研究项目。1962 年建立了第一个实验用的原形网络,称为 ARPANET,使用 TCP/IP 协议。到 70 年代中期,联网主机的范围不仅跨越美国大陆,而且扩展到夏威夷,以及日本和西欧。从 70 年代后期起,放宽入网限制,规模扩大,到 1982 年,产生了以原 ARPANET 为主干的 Internet。80 年代初,美国国家科学基金会(National Science Foundation,NSF)建立了 NSFNET,使用 TCP/IP 协议。80 年代末 90 年代初,重建 NSFNET,并使之成为事实上的美国国家计算机网。到 1995 年底,Internet 已经连通 154 个国家和地区。

Internet 的前身是美国国防部高级研究计划局 1968 年主持研制的用于支持军事研究的计算机实验网络,建网的初衷是帮助美国军方工作的研究人员利用计算机进行信息交换,并让网络具有充分的抗故障能力,当网络一部分由于遭受核战争或巨大的自然灾害而失去作用时,其他部分仍然能够维持正常通信,使得在核战争时能保证通信联络。

到 1983 年,ARPANET 分裂成军用网 MILNET 和民用网 ARPANET。民用网 ARPANET 由 NSF 来管理。1988 年底,NSF 把全美五大超级计算机中心用通信干线连接起来,组成基于 IP 协议的计算机通信网络 NSFNET,并以此作为 Internet 的基础,以实现同其他网络的连接。采用 Internet 的名称是在 MILNET 实现和 NSFNET 连接后开始的。以后,其他联邦部门的计算机网相继并入 Internet,如能源科学网 ESNET、航天技术网 NASANET、商业网 COMNET 等。但是,Internet 的真正飞跃发展应该归功于 20 世纪 90 年代的商业化应用。此后,世界各地无数的企业和个人纷纷加入,终于发展演变成今天成熟的 Internet。

1.2.3　TCP/IP

TCP/IP 是 Transmission Control Protocol/Internet Protocol 的简写,中译名为传输控制协议/因特网互联协议,是 Internet 最基本的协议、Internet 国际互联网络的基础,由网络层的因特网互联协议(IP 协议)和传输层的传输控制协议(TCP 协议)组成。TCP/IP 定义了电子设备如何连入因特网,以及数据如何在它们之间传输的标准。协议采用了 4 层的层级结构,每一层都呼叫它的下一层所提供的协议来完成自己的需求。通俗而言,TCP 负责发现传输的问题,一有问题就发出信号,要求重新传输,直到所有数据安全正确地传输到目的地。而 IP 是给因特网的每一台联网设备规定一个地址。

1.3　IP 地址与子网掩码

1.3.1　IP 地址

IP 地址是分配给因特网上每一个主机(或路由器)的全球唯一的 32 位标识符,它可以使人们在因特网上方便地进行寻址。

IP 地址是一个 32 位的二进制数,通常被分隔为 4 个"8 位二进制数"(也就是 4 个字节)。IP 地址通常用"点分十进制"表示(a. b. c. d),其中,a、b、c、d 都是 0～255 的十进制整数。例如,点分十进制 IP 地址为 100.4.5.6,实际上对应的 32 位二进制数为 01100100.00000100.00000101.00000110。

1.3.2　IPv6

IPv4 就是有 4 段数字,每一段最大不超过 255。由于互联网的蓬勃发展,IP 地址的需求量越来越大,使得 IP 地址的发放日趋严格,各项资料显示全球 IPv4 地址可能在 2005 至 2010 年间全部发完(实际情况是在 2011 年 2 月 3 日 IPv4 地址分配完毕)。地址空间的不足必将妨碍互联网的进一步发展。为了扩大地址空间,拟通过 IPv6 重新定义地址空间。IPv6 采用 128 位地址长度。在 IPv6 的设计过程中除了解决 IP 地址短缺问题,还考虑了在 IPv4 中解决不了的其他问题。

1.3.3　子网掩码

子网掩码(Subnet Mask)用于从 IP 地址中提取网络号或主机号,即结构为网络号全部是 1、主机号全部是 0 的 IP 地址。

为了保证所配置的子网地址可以工作,网络中的每台计算机都必须知道自己主机地址中的哪一部分是被用来表示子网地址的。这可以通过在每台计算机上指定一个子网掩码来完成。子网掩码是一个 32 位的值,通过它,接收 IP 数据包的一方可以从 IP 地址的主机号部分中分出子网 ID 号地址。网络管理员使用 1 和 0 的组合来创建一个 32 位的子网掩码。子网掩码中 1 的位置表示是网络或子网 ID 号地址。不是所有的网络都需要子网掩码,有一些主机使用默认的子网掩码。这基本上与认为一个网络不需要子网掩码地址是相同的。

表 1-3-1 给出了 A 类、B 类、C 类地址默认的子网掩码。这些默认的掩码是不可以被改变的。换句话说,不能将 B 类掩码配置为 255.0.0.0,如果这么做了,主机将认为这个地址是无效的,所以通常在配置时是不允许配置这样的掩码的。

表 1-3-1　子 网 掩 码

类型	格式	默认子网掩码
A	网络 . 节点 . 节点 . 节点	255.0.0.0
B	网络 . 网络 . 节点 . 节点	255.255.0.0
C	网络 . 网络 . 网络 . 节点	255.255.255.0

1.4　域名与域名系统

1.4.1　域名

Internet 上的计算机都有唯一的 IP 地址,计算机之间的通信是以 IP 地址来进行寻址的。在访问其他计算机时,用户需要输入访问的远程计算机的 IP 地址来建立访问连接,但是随着 Internet 主机数量的迅速增长,用户要记住所有主机的 IP 地址是不可想象的,为此 Internet 提供了域名(Domain Name)。

域名实质就是代表了 IP 地址,它的目的就是更易于理解和容易记住。如国内著名搜索引擎百度的 IP 地址为 103.235.46.39,用域名表示为 www.baidu.com。

域名的结构为:计算机名、组织机构名、网络类型名、最高层域名。因此,域名结构由若干分量组成,各个分量之间用点隔开:三级域名.二级域名.顶级域名。各分量代表不同级别的域名,级别最低的域名写在最左边,级别最高的顶级域名则写在最右边。完整的域名不能超过 255 个字符,一个域名可以包含下级域名的数目并没有明确的规定,各级域名由各自的上一级域名管理机构管理,而最高级的顶级域名则由因特网的有关机构管理。

在这种域名地址最右边的 2 个或 3 个字母表示最高的域名范围(顶级域名),一般代表该计算机所在的国家或地区网络的类型,如表 1-4-1 所示。

表 1-4-1　国 家 域 名

国家	英文	域名	国家	英文	域名
中国	China	cn	美国	United States	us
加拿大	Canada	ca	英国	United Kingdom	uk
德国	Germany	de	法国	France	fr
日本	Japan	jp	印度	India	in

二级域名一般作为某种组织网络类型的代码,如表 1-4-2 所示。

表 1-4-2　组 织 域 名

域名	含义	域名	含义
gov	政府部门	edu	教育机构
com	商业机构	mil	军事机构
org	其他组织	net	网络管理机构

其他部分则分别表示该主机所属的层次关系,一般由 4 个部分组成,如郑州大学图书馆某一主机的域名是 lib.zzu.edu.cn。其中 lib 是图书馆的缩写,zzu 是郑州大学的缩写,edu 是教育机构的缩写,cn 是中国的缩写,因此 lib.zzu.edu.cn 这一域名代表中国教育界郑州大学的图书馆里的某一台计算机,这种域名地址和英文邮件地址的结构是一样的,其排列是从小范围到大范围。

实际 Internet 主机域名的一般格式为:主机名. 单位名. 类型名. 国家代码。

1.4.2　域名系统

Internet 域名系统(Domain Name System,DNS)是一个巨大的分布式系统,域名信息分布存储在各个域的 DNS 服务器中。我们要解析某台主机的域名就必须知道其所属域的 DNS 服务器。但是,Internet 上有千千万万个域,我们又如何能知道所有域的 DNS 服务器的地址并进行查询呢?

人们习惯记忆域名,但计算机只认识 IP 地址,域名与 IP 地址之间是一一对应的,它们之间的转换工作称为域名解析,域名解析需要由专门的 DNS 服务器来完成,整个过程是自动进行的。实际上 DNS 服务器就是把域名翻译成 IP 地址,它基本上相当于一本电话簿,已知一个姓名就可以查到一个电话号码。

通常,提供 Internet 接入服务的因特网服务提供者(Internet Service Provider,ISP)都会给用户提供一台 DNS 服务器,DNS 服务器会接收用户的域名解析请求,然后按照域的树状结构、域名的等级自顶向下访问相关域的域名服务器,并将解析的结果返回给用户,这样用户就可以访问相关的主机了。

1.5　Internet 的基本服务

1.5.1　WWW 服务

万维网(World Wide Web,WWW)也称为"环球信息网"等,又简称为 Web。分为 Web 客户端和 Web 服务器程序。WWW 可以让 Web 客户端(常用浏览器)访问浏览 Web 服务器上的页面。WWW 提供丰富的文本和图形、音频、视频等多媒体信息,并将这些内容集合在一起,并提供导航功能,使得用户可以方便地在各个页面之间进行浏览。由于 WWW 内容丰富,浏览方便,目前已经成为互联网最重要的服务。

WWW 是一个以 Internet 为基础的计算机网络,它允许用户在一台计算机上通过 Internet 存取另一台计算机上的信息。从技术角度上说,万维网是 Internet 上那些支持 WWW 协议和超文本传输协议(Hyper Text Transfer Protocol,HTTP)的客户机与服务器的集合,通过它可以存取世界各地的超媒体文件,内容包括文字、图形、声音、动画、资料库,以及各式各样的软件。图 1-5-1 是万维网的访问流程。

万维网是一个资料空间。在这个空间中,一样有用的事物,称为一样"资源",并且由一个全域统一资源定位符(Uniform Resource Locator,URL)标识。这些资源通过超文本传输协议传送给用户,后者通过点击链接来获得资源。

1.5.2　电子邮件

电子邮件(Electronic mail, E-mail)是一种用电子手段提供信息交换的通信方式,是互联网应用最广的服务之一。通过网络的电子邮件系统,用户可以以非常低廉的价格、非常快速的方式(几秒钟可以发送到世界上任何指定的目的地),与世界上任何一个角落的网络用户联系。

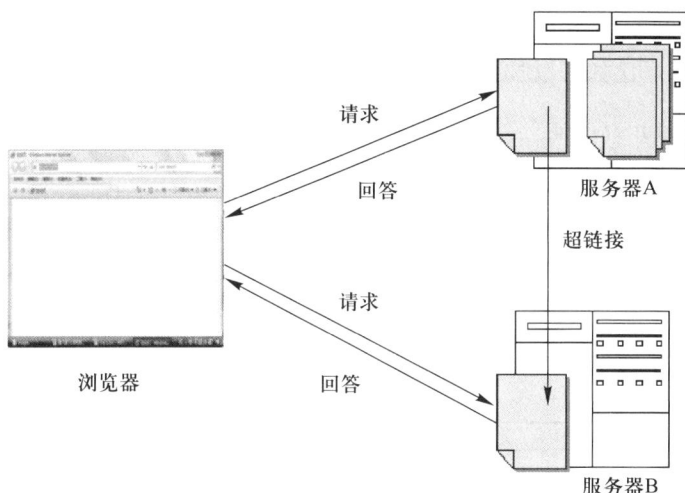

图 1-5-1　万维网访问流程

电子邮件的内容包含文字、图像、声音等多种形式。同时,用户可以得到大量免费的新闻、专题邮件,并轻松实现信息搜索。

目前,在我们的生活当中,特别是办公领域里,使用电子邮件传输办公用电子文档已经成为一种不可或缺的办公手段。

在互联网中,电子邮件地址的格式为用户名@域名。

第一部分"用户名"代表用户信箱的账号,就是用户在申请电子邮件时自己设置的名字。对于同一个邮件接收服务器来说,这个账号必须是唯一的;第二部分"@"是分隔符,发音为英文单词"at";第三部分"域名",是用户信箱的邮件接收服务器域名,用以标志其所在的位置。

例如:在电子邮件地址"user@163.com"中,"user"是用户自己申请的账号,"163.com"是用户选择的邮件服务器的名称。

电子邮件地址是用户收发电子邮件的唯一标记,书写时不允许出现任何错误,就像打电话时不能输错电话号码一样,否则就会出现错误。

1.5.3　搜索引擎

搜索引擎是指自动从因特网搜集信息,经过一定整理以后,提供给用户进行查询的系统。因特网上的信息浩瀚万千,而且毫无秩序,而搜索引擎为用户绘制了一幅一目了然的信息地图,供用户随时查阅。搜索引擎的主要功能是让用户从海量的网页中找到自己想要的资源。搜索引擎是一个由计算机、软件、算法、规则等共同组成的综合体。

国内常见的搜索引擎有百度(www.baidu.com)、360 搜索(www.so.com)、搜狗搜索(www.sogou.com)等。

如果用户要在因特网上查询与"HIS 系统"有关的信息。操作步骤如下。

(1)启动网页浏览器。

(2)在浏览器地址栏输入百度的网址 www.baidu.com,按回车键。

(3)在网页中间的文本框中输入要查找的内容"HIS 系统",按回车键或者单击右侧的"百度一下"按钮。

（4）如图 1-5-2 所示，在网页中选择需要查找哪种类型的结果，此步骤对最终的查找结果起着至关重要的作用。比如可以选择"网页""知道""视频""图片"等类型。

1. 在地址栏输入搜索引擎的网址
www.baidu.com后，按回车键　　2. 在此处选择要查找哪种类型的结果

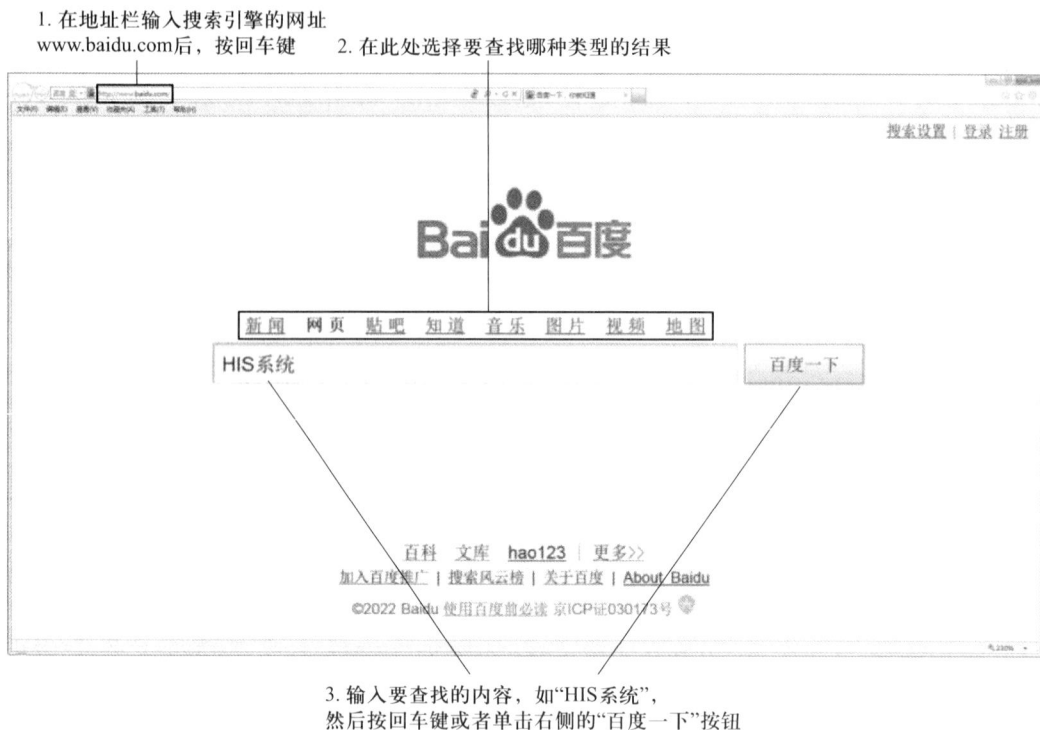

3. 输入要查找的内容，如"HIS系统"，
然后按回车键或者单击右侧的"百度一下"按钮

图 1-5-2　使用搜索引擎

在输入查找内容时，给出的搜索内容越具体，搜索引擎返回的结果也会越精确。比如你想查找有关电脑冒险游戏方面的资料，输入"游戏"是无济于事的，输入"电脑游戏"范围就小一些，当然最好是输入"电脑冒险游戏"，返回的结果会精确得多。

（5）此时浏览器内就会显示出用户需要的网页列表，用户可以根据需要单击相关的链接进行查看。

1.6　Internet 的接入技术

1.6.1　PPPoE 宽带接入

目前各地运营商建设数据网主要是以太网，对于运营商来说，除建立一个稳定可靠的网络外，选择一个好的宽带接入方式也尤为重要。一个好的接入方式不仅能够使网络安全稳定地运营，也能使运营商方便地开展各种业务，实现灵活的计费，更好地对用户进行治理。目前以太网接入方式主要有 3 种：固定 IP、DHCP、PPPoE，而 PPPoE 是一种最常见的宽带接入方式。

1. 宽带接入网需要实现的基本功能

宽带接入网需要实现的基本功能可以归纳为以下几个方面。

（1）用户治理。把握用户的信息，在用户进行通信时对用户进行认证、授权，使合法用户方便快捷地接入网中，杜绝非法用户接入，防止非法用户占用网络资源。

（2）安全治理。合法用户在通信时要保障其数据的安全性，隔离带有用户个人信息的数据包，对于主要的网络设备防止其受到攻击而造成网络瘫痪。由于用户终端以普通网卡与网络设备相连，在通信时会发送一些广播地址的帧（如 ARP、DHCP 消息等），而这些消息会携带用户的个人信息（如用户的 MAC 地址），如果不隔离这些消息让其他用户接收到，会轻易发生 MAC/IP地址的仿冒，影响合法用户上网。对于运营商来说，保护其系统设备的安全性，防止恶意攻击是十分重要的。

（3）业务治理。需要为保证 QoS 提供一定的手段。为了保证业务的 QoS，网管人员根据具体情况为用户提供一定的带宽控制能力，例如，保证用户的最低接入速率、限制用户的最高接入速率等。

（4）计费治理。接入网要能够对用户进行灵活计费，根据用户类别、使用时长、用户流量等数据进行计费。

2. 固定 IP、DHCP、PPPoE 3 种宽带接入方式的比较

（1）用户治理和开销方面。

固定 IP 方式：对 IP 地址治理不易，用户恶意更改或者尝试自行设置自己的 IP 地址，都会造成治理上的麻烦，增加运营商的额外开销。

DHCP 方式：一方面，DHCP 存在较多的广播开销，对于用户量较多的城域网会造成网络运行效率下降和配置困难；另一方面，仍然无法解决用户自行配置 IP 地址的问题。

PPPoE：由于采用动态分配 IP 地址方式，用户拨号后无须自行配置 IP 地址、网关、域名等，它们均是自动生成的，不存在用户自行更改 IP 地址的问题，对用户治理方便，而且 PPPoE 协议是在包头和用户数据之间插入 PPPoE 和 PPP 封装，这两个封装加起来也只有 8 个字节，广播开销很小。

（2）计费策略方面。固定 IP 和 DHCP 方式的计费策略不灵活，一般采用包月制，若要实现流量计费功能，则必须要有相应的流量监视或采集系统，或在高端路由器上启动记账功能，然后应用简单网络管理协议进行计费，这有可能使路由器运行效率下降。

PPPoE 可以实现对用户的灵活计费，可以按时长、流量计费，也可采用包月制。

（3）用户服务策略定制方面。固定 IP 和 DHCP 方式只能配合 IP 地址转换和地址访问列表控制来制定简单的服务，假如要实现按特定用户进行流量控制，必须购买流量控制设备。

PPPoE 支持业务 QoS 保证，可方便地对用户进行实时流量控制。

（4）信息安全方面。固定 IP、DHCP 和 PPPoE 都可以采用细化 VLAN 的方式来解决用户信息的安全问题，将局域网交换机的每个端口配置成独立的 VLAN，利用 VLAN 可以隔离 ARP、DHCP 等携带用户信息的广播消息，从而使用户数据安全性得到提高。固定 IP 方式为了识别用户的合法性必须将 IP 地址和端口 VID 进行绑定，因为每个用户处于逻辑上独立的网内，所以对每个用户要配置一个子网的 4 个 IP 地址：子网地址、网关地址、子网广播地址和用户主机地址，这样会造成地址利用率降低，而 PPPoE 采用认证、授权的方式，不存在这个问题。

从以上的比较可以看出,PPPoE 同其他两种接入方式相比具有较大的优势,因此 PPPoE 目前被各大运营商普遍采用。

3. PPPoE 的认证

PPPoE 认证首先要在客户机上安装 PPPoE 协议的驱动软件,在前端由 BRAS 服务器配合 RADIUS 服务器实现对用户的认证、计费。

认证过程:用户拨号发出请求,经过网络传送到 BRAS 服务器,BRAS 服务器接到请求后向 RADIUS 服务器发出 ACCESS REQUEST 请求包,其中含有用户的账号、密码、端口类型等,经 RA-DIUS 服务器核实后,向 BRAS 回送 ACCESS REPONSE 响应包,其中包含用户的合法性和一些设置,如用户 IP 地址、掩码、网关、域名、用户可使用的带宽等。用户接收到这些信息后就可以上网,上网期间 BRAS 不断地向 RADIUS 发送计费信息,这些信息包括用户的上网时间、用户流量、用户下网时间等,以便 RADIUS 准确计费。

从 PPPoE 认证过程可以看出,BRAS 服务器在整个链路中起到关键的作用,因此 BRAS 服务器也要实现大而全的功能,包括认证、连接、终接、安全治理、计费业务汇聚、收敛等功能,设备复杂。由于建立连接后数据必须经过 BRAS,BRAS 很轻易成为"瓶颈",最易出问题,堵塞严重时用户连接速度慢或根本连接不上,解决的办法是在前端采用多台 BRAS 并接或将多台 BRAS 放到各中继机房,采用分布认证方法。

1.6.2　路由器设置

这里以某常见品牌路由器为例介绍家用无线路由器设置方法。

1. 把路由器连接到外网

连接好线路,据入户宽带线路的不同,路由器可以分为网线、光纤两种接入方式。连接方法请参考图 1-6-1。

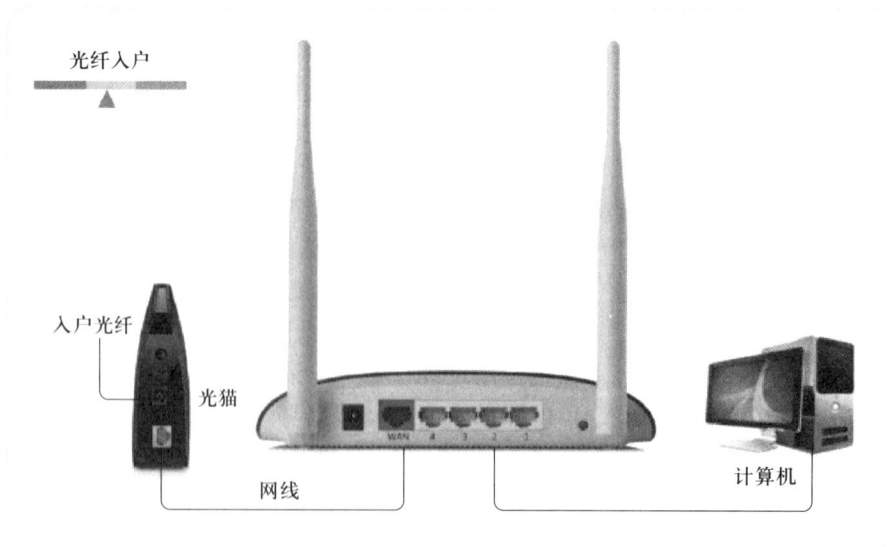

图 1-6-1　路由器的连接

物理接线示意图注意:进户的网线一定要连接到 WAN 接口,WAN 接口颜色与 LAN 接口一般不同,计算机连接任意一个 LAN 接口。连接好线路之后,请检查对应的接口指示灯常亮或闪烁。

2. 打开路由器的管理界面

(1)打开计算机桌面上的 360 浏览器,清空地址栏并输入路由器管理 IP 地址 192.168.1.1,如图 1-6-2 所示,按回车键后弹出登录框。

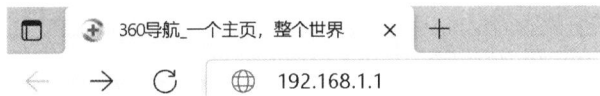

图 1-6-2　输入路由器地址

(2)初次进入路由器管理界面,为了保障用户的设备安全,需要设置管理路由器的密码,根据界面提示进行设置。如图 1-6-3 所示。

注意:部分路由器需要输入管理用户名、密码,均输入 admin 即可。

图 1-6-3　路由器管理界面

3. 按照设置向导设置上网

(1)开始设置向导:进入路由器登录页面后,选择"设置向导"选项,单击"下一步"按钮(图 1-6-4)。

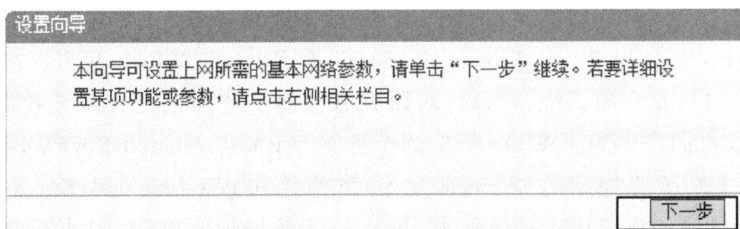

图 1-6-4　进入路由器设置向导

（2）选择上网方式。大部分路由器支持自动检测上网方式，按照页面提示的上网方式（图 1-6-5）设置即可。上网方式选择 PPPoE（ADSL 虚拟拨号），单击"下一步"按钮。

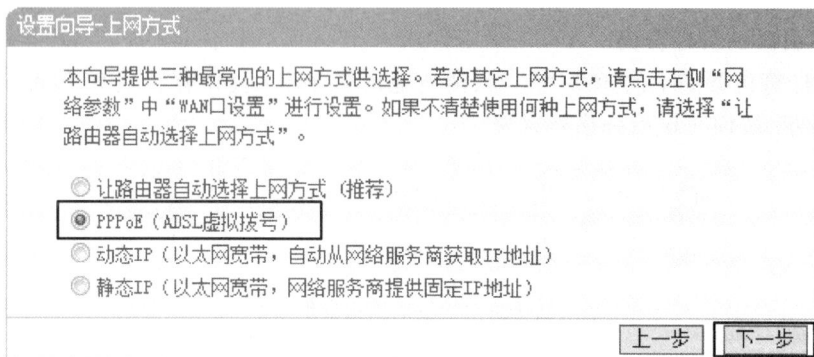

图 1-6-5　选择上网方式

（3）输入上网宽带账号和密码。在对应设置框填入运营商提供的宽带账号和密码（图 1-6-6），并确定该账号密码输入正确。

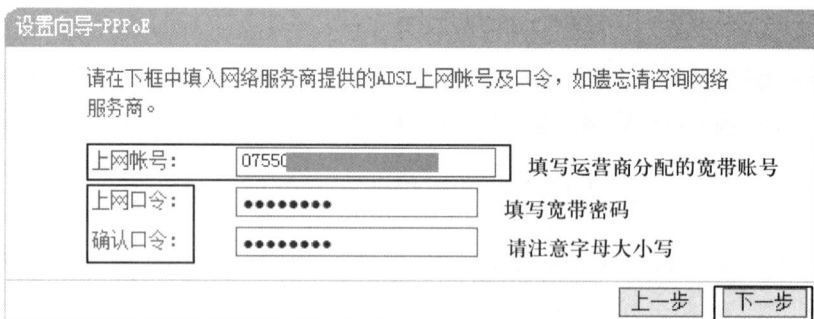

图 1-6-6　输入账号和密码

1.6.3　Wi-Fi 设置

现在无线设备越来越普遍，如智能手机、平板电脑等，下面简单介绍一下如何在无线路由器中设置 Wi-Fi 功能，为手机提供无线网络。

登录无线路由器管理界面后，进入"无线设置"页面，可以看到信道、模式、安全选项、SSID 等。SSID 是现实的网络名称，可根据需要设置。为兼容标准的终端设备，模式可以选用 11bgn mixed，如果不需要的话可以选择 11nonly。无线安全选项一般选择 WPA-PSK/WPA2-PSK（图 1-6-7）。WPA 全名为 Wi-Fi Protected Access，有 WPA 和 WPA2 两个标准，是一种保护无线计算机网络（Wi-Fi）安全的系统，它是针对研究者在前一代的系统有线等效保密（WEP）中发现的几个严重的弱点而产生的。WPA-PSK 的全称为 WPA-Preshared Key（WPA 预共享密钥），WPA-PSK 提出一种新的加密方法：时限密钥完整性协议（Temporal Key Integrity Protocol，TKIP）。预先分配的密钥仅仅用于认证过程，而不用于数据加密过程，因此不会导致像 WEP 密钥那样严重的安全问题。

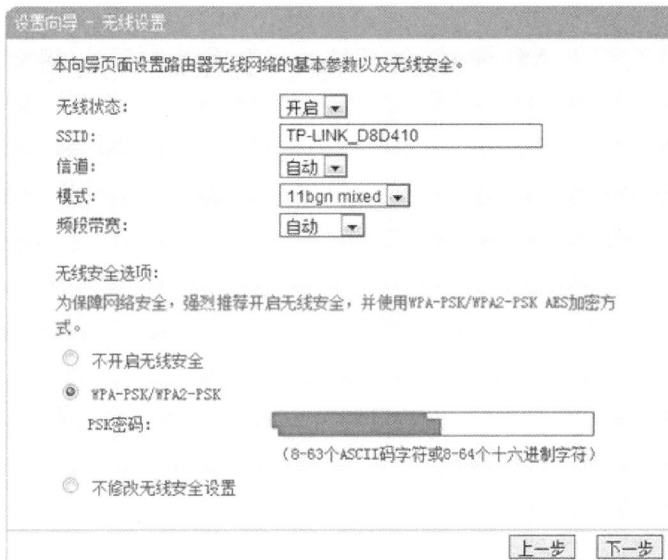

图 1-6-7　"无线设置"页面

设置完成后单击"完成"按钮(图 1-6-8),路由器会自动重启(图 1-6-9),稍后即可网上冲浪。

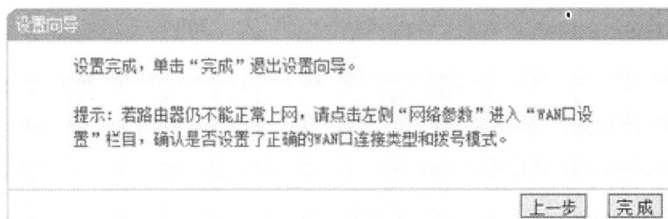

图 1-6-8　设置成功

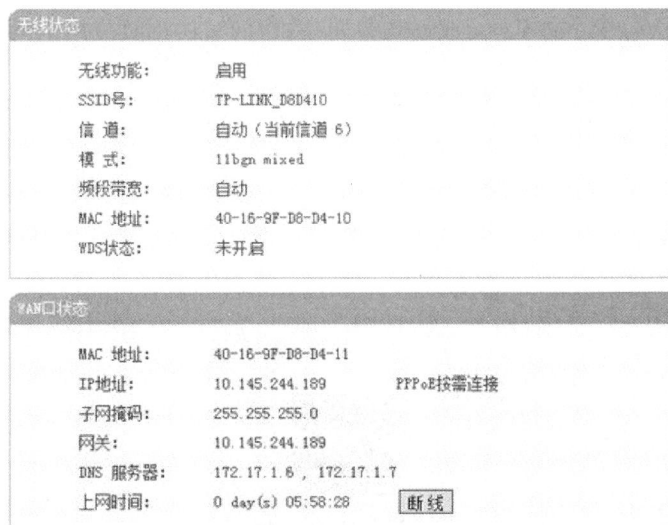

图 1-6-9　路由器自动重启

1.7 Microsoft Edge 浏览器的使用

1. 启动网页浏览器

使用 Microsoft Edge 浏览器之前先进行拨号连接,然后执行"开始"→"所有应用"→"Microsoft Edge"命令,也可以单击任务栏中的 Microsoft Edge 图标来启动 Microsoft Edge 浏览器。

2. 查看一个网页

第一次使用 Microsoft Edge 浏览器时,系统默认的地址是 Microsoft 的官方网站,可以通过输入网页地址来打开所需浏览的网页。每个网站都由数个页面组成,它们通过"超链接"来实现不同页面间的转换。浏览完某个页面,可以通过网页上的各个"超链接"来浏览其他页面。有时,链接的页面内容会直接在该页面中打开,单击"后退"按钮返回到上一页;有时,会弹出新的浏览器窗口打开新链接,浏览完关闭该窗口即可。Microsoft Edge 程序可以同时打开多个窗口,通过输入不同的网址同时浏览多个网页。

3. "收藏夹"的使用

浏览时,输入网站地址,打开网页,选择菜单"将此页面添加到收藏夹"命令。在弹出的"已添加到收藏夹"对话框中,"名称"文本框内显示该网页的名称,也可以根据需要重新命名。以后要浏览该页,只需在菜单"收藏"中选中该页即可,免去每次输入网址的重复操作。

4. 设置主页

所谓主页,就是随 Microsoft Edge 浏览器一起启动的网页。当打开一个网页后,将它设为主页的操作步骤为:选择菜单"其他设置"中的"设置"命令,在打开的对话框中选择"开始、主页和新建标签页",选择"打开以下页面",单击"添加新页面",在"输入 URL"文本框中输入拟定义的主页。以后打开浏览器时,设置的主页就可以随浏览器一起启动了。

5. 查找最近浏览的网页

在忘记网页地址的情况下,要浏览最近浏览过的网页,在工具栏上单击"历史记录"按钮就会出现历史记录,其中包含了近几天(或近几星期)内访问过的网页或站点的链接。

6. 保存网页内容

要想将网上的资料保存到硬盘中,以便脱机浏览,可以选择菜单"其他设置"→"更过工具"→"将页面另存为"命令,双击准备保存网页的文件夹。在"文件名"文本框中输入网页的名称,在"保存类型"下拉列表框中选择合适的类型。若要保存该网页所需的全部文件,包括图像、框架和样式表,在"保存类型"中选择"网页,全部",该选项将按原始格式保存所有文件。以后只要在保存网页的文件夹中双击该网页图标,即可在硬盘上打开该网页了。若只需保存当前HTML 页,则在"保存类型"中选"网页,仅 HTML"即可,它将不保存图像、声音或其他文件。

第 1 章 习题及答案

第2章

Windows 10 操作系统

操作系统(Operating System,OS)是计算机必须配置的基本软件,它统一管理计算机的软硬件资源,控制计算机的各个部件进行协调一致工作。操作系统也是人与计算机进行"对话"的桥梁。当前,微型计算机的主流操作系统是 Windows 10。本章主要介绍 Windows 10 基本知识和使用方法。通过本章的学习,了解 Windows 10 的基本概念和特性,掌握 Windows 10 的桌面、窗口、对话框的组成与基本操作,熟练掌握文件及文件夹的操作,会利用设置功能进行操作系统设置及对计算机进行管理等,了解 Windows 10 附件应用程序的功能。

2.1 Windows 10 概述

2.1.1 Windows 10 版本介绍

Windows 10 是美国微软公司研发的一款跨平台及设备应用的操作系统,它能够同时运行在台式机、平板电脑、智能手机和 Xbox 等平台,为用户带来统一的体验。Windows 10 共有 7 个发行版本,分别面向不同用户和设备。

Windows 10 家庭版:主要面向个人计算机用户的计算机系统版本,适合个人或家庭计算机使用。

Windows 10 专业版:以家庭版为基础,增添了设备和应用管理,保护敏感的企业数据,支持远程和移动办公,使用云计算技术。面向个人计算机用户,适用于大屏平板电脑、笔记本电脑、个人平板二合一变形本等桌面设备。

Windows 10 企业版:在专业版基础上,增加了专门给大中型企业的需求开发的高级功能。适合企业用户使用。

Windows 10 教育版:以企业版为基础,面向学校教职工、管理人员、老师和学生的需求。

Windows 10 移动版:面向尺寸较小、配置触控屏的移动设备,如智能手机和小尺寸平板电脑等移动设备。

Windows 10 企业移动版:以移动版为基础,面向企业用户。它提供给批量许可客户使用,增添了企业管理更新,以及及时获得更新和安全补丁软件的方式。

Windows 10 物联网核心版:面向小型低价设备,主要针对物联网设备。

2.1.2 Windows 10 的新功能

Windows 10 结合了 Windows 7 和 Windows 8 的优点,更符合用户的操作体验。

1. 进化的"开始"菜单

微软在 Windows 10 中带回了用户期盼已久的"开始"菜单功能,单击"开始"按钮之后,用户不仅会在左侧看到包含系统关键设置和程序列表,标志性的动态磁贴也会出现在右侧,如图 2-1-1所示。

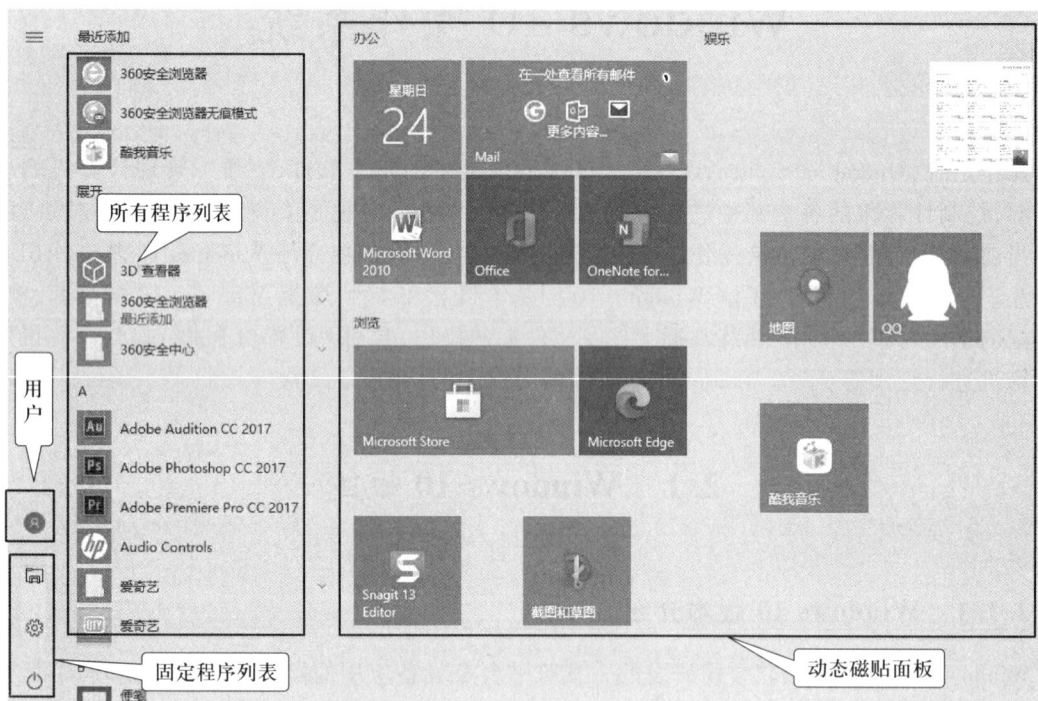

图 2-1-1 进化的"开始"菜单

2. 微软"小娜"

与以前的操作系统相比,Windows 10 新增了炫酷的语音系统 Cortana,中文名字为微软"小娜"。它是微软发布的全球第一款个人智能助理。它无处不在,查天气,找文件,发邮件,小娜助手都能帮用户轻松完成,重点是不需要用户打字,只要对她说出来,她比苹果的 Siri 更加强大,能成为用户工作上的得力助手。微软"小娜"设置界面如图 2-1-2 所示。

3. 全新的通知中心

通过 Windows 10 的通知中心,用户可以查看来自不同应用的通知信息,并且可以自由查看和关闭通知。除此之外,通知中心还有各种开关和快捷功能,如图 2-1-3 所示。

4. 全新的 Edge 浏览器

Edge 浏览器的一些功能细节包括:支持内置 Cortana 语音功能、内置阅读器(可打开 PDF 文件)、笔记和分享功能、设计注重实用和极简主义等。

5. 多桌面功能

Windows 10 比较有特色的多桌面功能可以把程序放在不同的桌面上,让用户的工作更加有条理。例如,可以将桌面分为娱乐桌面和办公桌面,非常适合办公室人员使用,如图 2-1-4 所示。

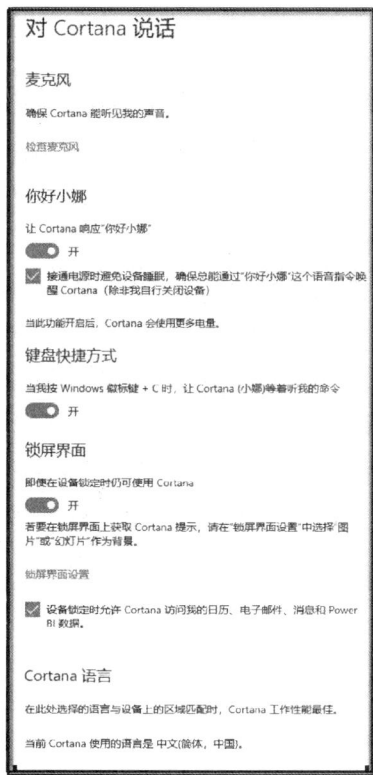

图 2-1-2　微软"小娜"设置界面

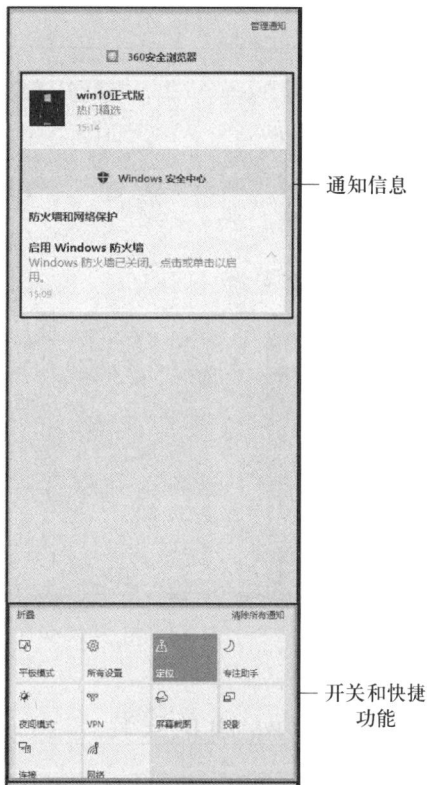

图 2-1-3　Windows 10 的通知中心

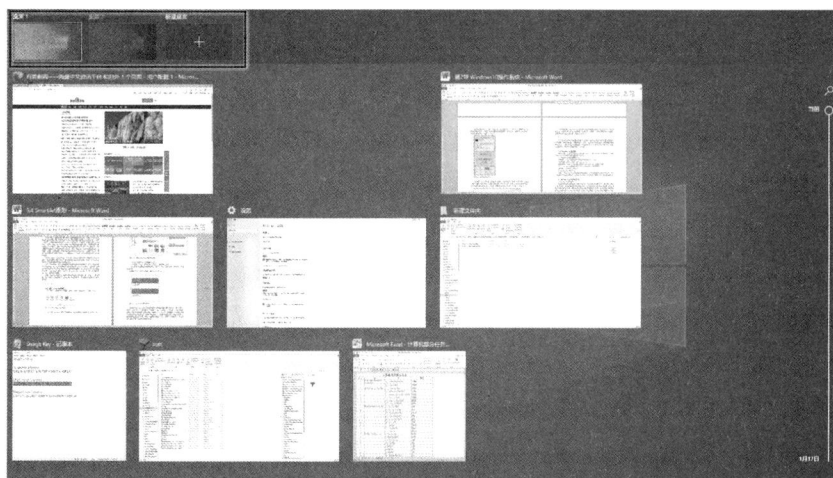

图 2-1-4　多桌面功能

6. 人性化的 CMD 命令提示符窗口

以往的 Windows 版本的命令提示符窗口，使用复制、粘贴功能是不可能实现的，但在 Windows 10 系统中完全可以使用键盘组合键 Ctrl+C、Ctrl+V 进行复制粘贴，而且能够像 Word 等办公软件一样,按住 Shift 键不放,按下方向键来选择文字内容,如图 2-1-5 所示。

图 2-1-5　CMD 命令提示符窗口

2.1.3　Windows 10 的安装

微软的每一个操作系统对安装环境都有一个最低的硬件配置要求,安装 Windows 10 系统的计算机硬件要求如下。

1. Windows 10 最低硬件要求

处理器:1 GHz 或更快的处理器或单片系统(SoC)。

内存容量:1 GB(32 位)或 2 GB(64 位)。

硬盘空间:16 GB(32 位操作系统)或 32 GB(64 位操作系统)。

显卡:DirectX 9 或更高版本(包含 WDDM 1.0 驱动程序)。

显示器:分辨率为 800×600。

2. Windows 10 的安装方式

目前,Windows 10 的安装盘有很多版本,不同安装盘的安装方法也不一样。一般是用可启动计算机的 U 盘启动计算机,然后使用下载的 ISO 文件安装即可。

2.1.4　Windows 10 的启动和退出

1. Windows 10 的启动

接通其他设备电源和显示器的电源后,打开主机的电源开关。显示器上将显示启动信息,并自动完成检测和准备工作,自检成功后会进入启动界面,启动完毕后将进入欢迎界面,计算机会显示用户名和登录密码文本框。输入用户名和密码按回车键会进入 Windows 10 桌面。在进入欢迎界面后,若用户没有设置用户名和密码,则直接进入 Windows 10 桌面,这表明已成功启动 Windows 10 操作系统了。

2. Windows 10 的退出

关机前要先保存正在编辑的重要资料,否则会损坏甚至丢失相关资料。

常见的关闭方法主要有以下 4 种。

方法 1:通过"开始"按钮关机。单击"开始"按钮,选择"电源"→"关机"命令,如图 2-1-6 所示,计算机会自动执行关机过程,稍后机箱电源会自动关闭。

方法 2:通过右击"开始"按钮关机。右击"开始"按钮,在弹出的快捷菜单中选择"关机"或"注销"命令,单击"关机"按钮,即可关闭 Windows 10 操作系统。

方法 3:通过 Alt+F4 组合键关机。键盘上按 Alt+F4 组合键,在"关闭 Windows"对话框中默认选择"关机"命令,单击"确定"按钮,即可关机,如图 2-1-7 所示。

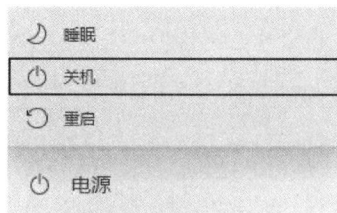

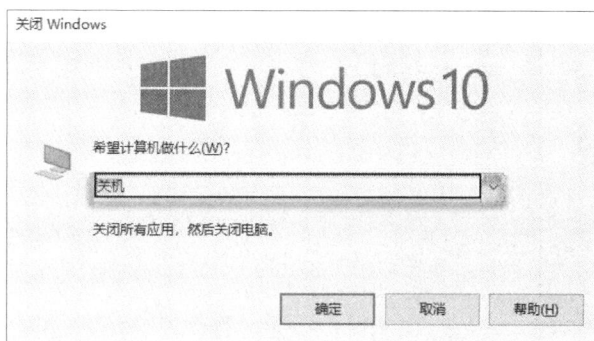

图 2-1-6　关机命令　　　　　　　图 2-1-7　关闭 Windows 对话框

方法 4:死机时关闭系统。当计算机出现蓝屏、死机等非正常现象时,先同时按住键盘上的 Ctrl+Alt+Del 组合键进行热启动计算机,若仍然死机则应进行复位启动,即按下主机箱上的 "RESET"按钮来重新启动计算机。如果复位启动还是不行,就只能进行手动关机。按住主机机箱上的电源按钮 3～5 s,待主机电源关闭后,再关闭显示器的电源开关,从而完成手动关机操作。

3. 重启 Windows 10

进入 Windows 系统后,若出现软件故障时,需要通过"重启"命令来重启计算机,如图 2-1-8 所示。

4. Windows 10 睡眠与唤醒模式

睡眠是一种节能状态,单击"开始"按钮,选择"电源"→"睡眠"命令,计算机会立即停止当前操作,将当前运行程序的状态保存在内存中并消耗少量的电量,只要不断电,当再次按下计算机开关时,便可以快速恢复睡眠前的状态,如图 2-1-9 所示。

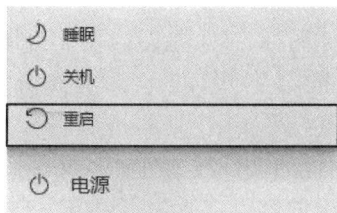

图 2-1-8　重启命令　　　　　　　图 2-1-9　睡眠命令

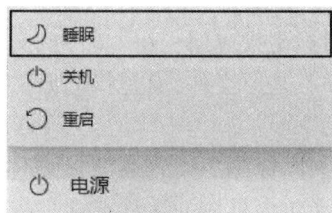

2.1.5　Windows 10 桌面

桌面是用户启动计算机及登录 Windows 10 操作系统后看到的整个屏幕界面,它看起来就像一张办公桌面,用于显示窗口和对话框,如图 2-1-10 所示,它是用户和计算机进行交流的窗口,桌面主要由桌面图标、桌面背景和任务栏组成。

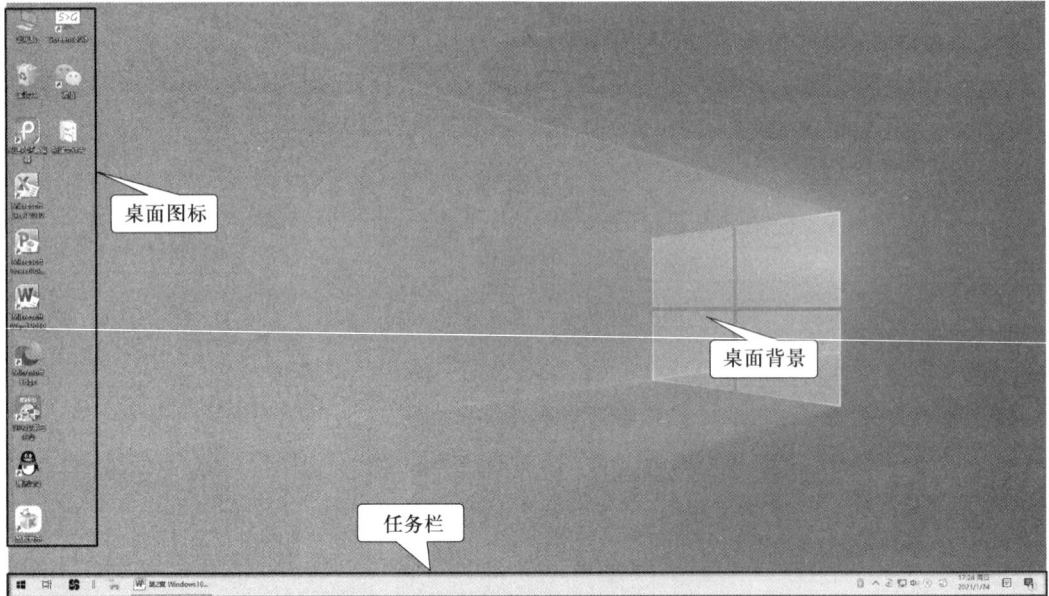

图 2-1-10　Windows 10 桌面组成

桌面图标由图片和文字组成,图片作为桌面图标的标识,文字用来说明桌面图标的名称或功能,如图 2-1-11 所示。桌面图标主要分为 3 种,即系统图标、快捷方式图标和文件或文件夹图标。

系统图标对应系统程序、系统文件或文件夹的图标。例如"此电脑",如图 2-1-12 所示。

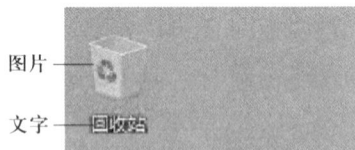

图 2-1-11　桌面图标组成　　　　　　图 2-1-12　系统图标

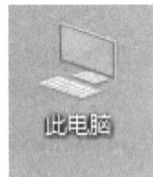

快捷方式图标是指应用程序、文件或文件夹的快捷图标,标志是图标左下角带有向上的小箭头。快捷方式并不是原文件,而是指向原文件的一个链接,删除后不会影响其指向的原文件,如图 2-1-13 所示。

文件、文件夹图标是一类普通图标,即保存在桌面上的文件或文件夹。文件图标是一个具体的文件,而文件夹包含具体的文件或文件夹。删除图标内容就会丢失,如图 2-1-14、图 2-1-15所示。

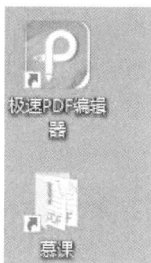

图 2-1-13　快捷方式图标　　　图 2-1-14　文件图标　　　图 2-1-15　文件夹图标

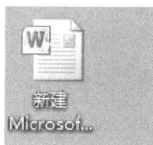

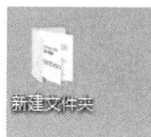

桌面背景是指 Windows 10 桌面系统背景图案,也称为壁纸,用户可以根据实际需要来设置桌面背景图案。图 2-1-16 是 Windows 10 操作系统的默认桌面背景。

图 2-1-16　Windows 10 默认桌面背景

任务栏是通常位于桌面最底部的长条,Windows 10 任务栏设计更加人性化,使用更加方便,功能和灵活性更加强大。

2.2　Windows 10 基本操作

2.2.1　鼠标与键盘的操作

1. 鼠标的操作

鼠标是计算机的一种外接输入设备,也是计算机显示系统纵横坐标定位的指示器,因形似老鼠而得名。其标准名称应该是"鼠标器",英文名为"Mouse",鼠标的使用是为了使计算机的操作更加简便快捷,来代替键盘那烦琐的指令。

鼠标按外形分为两键鼠标和三键鼠标,如图 2-2-1 所示。两键鼠标和三键鼠标的左右按键功能完全一致,一般情况下,用户用不到三键鼠标的中间按键,但在使用某些特殊软件时(如 Auto CAD 等),这个键也会起一些作用。

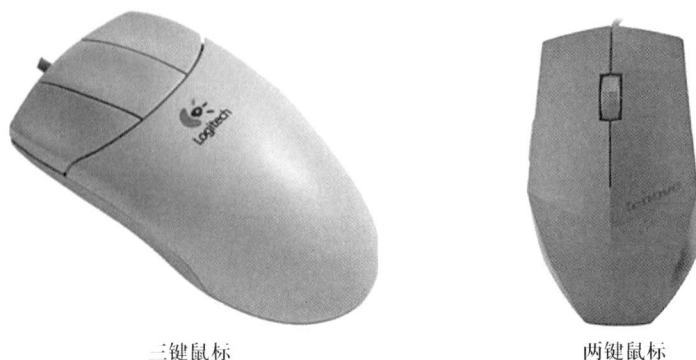

三键鼠标　　　　　　　　　　　　　两键鼠标

图 2-2-1　鼠标常见类型

在 Windows 10 操作系统中,不同的鼠标指针形状代表的含义也不同,表 2-2-1 介绍了常见的鼠标指针形状及含义。

表 2-2-1　鼠标指针形状及含义

指针形状	指针含义	说明
	正常选择	可以选定对象及进行单击、双击和拖动等操作
	帮助选择	可以单击对象,获取帮助信息
	后台运行	表示前台程序正在读写,不能选定,可以对后台程序进行选定操作
	忙	系统正在运行某个程序,不能进行选定操作
	精确选择	可用鼠标精确选取某个区域
	文本选择	可以对文本进行选定操作
	手写	利用鼠标指针模拟手写画笔,类似计算机画图
	不可用	系统禁止选取或进行操作
	垂直调整大小	可以改变窗口垂直方向的大小
	水平调整大小	可以改变窗口水平方向的大小
	沿对角线调整大小	可以同时改变窗口水平方向和垂直方向的大小
	移动	可以移动选定对象
	链接选择	表示对象含有链接,单击可以打开所有链接页或对象

鼠标的操作分为指向、单击、双击、右击、拖动 5 种基本操作。

（1）指向：移动鼠标，直到鼠标指针指向某个对象。

（2）单击：将鼠标指针指向某一方向，然后快速单击鼠标左键，用于选取某个对象。

（3）双击：快速、连续单击鼠标左键两次然后放开，一般用于启动程序、打开窗口等。

（4）右击：单击鼠标右键然后放开，用于打开或弹出对象的快捷菜单。

（5）拖动：鼠标移动到对象上，并按住鼠标左键不放，拖动对象到指定位置后，松开鼠标左键，用于移动某一对象位置、复制文件等。

2. 键盘的操作

键盘是用于操作计算机设备运行的一种指令和数据输入装置，也指经过系统安排操作一台机器或设备的一组功能键（如打字机、计算机键盘）。熟练掌握键盘的结构，可以更好地提高工作效率。使用正确的指法，可以保证输入的准确性与有效性。

键盘分布　键盘可以分为功能键区、主键盘区、控制键区和数字键区和状态指示区 5 个区，如图 2-2-2 所示。

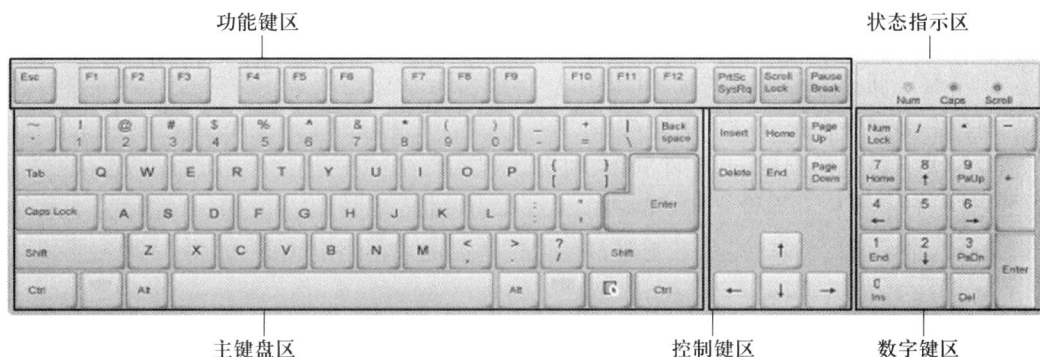

图 2-2-2　键盘分布

（1）功能键区。

① Esc：取消键，用于取消或终止某项操作。

② F1～F12：功能键，在不同的软件中有不同的作用，一般 F1 键常用于打开帮助信息。

（2）主键盘区。主键盘区由字符键及一些特殊键组成。

① Enter：回车键，确认输入的执行指令，在文字处理中起换行的作用。

② Tab：制表定位键，按一下该键，光标向右移动 8 个字符位置。

③ Caps Lock：大小写锁定键，对应小键盘区上面的第二个指示灯，灯亮输入大写字母，灯灭输入小写字母。

④ Shift：上档键，与其他字符键组合使用，主要用于输入键盘上有两种字符的上档字符。

⑤ Ctrl：控制键，单独使用不起任何作用，必须与其他键组合使用。

⑥ Alt：替换键，不能单独使用，必须与其他键组合使用。

⑦ Backspace：退格键，按一下，光标左移，同时删除光标前面的一个字符。

⑧ Space：空格键，位于键盘下方最长的键，按一下，光标右移一个字符位置，出现一个空格字符。

（3）控制键区。

① ↑↓←→：光标移动键，使光标上、下、左、右移动。

② Page Up→Page Down：翻屏键，使光标前后移动一页。

③ Home→End：光标快速移动键，使光标移到一行的行首或行尾。

④ Delete：删除键，定位光标后，按一下该键可以删除光标后面的一个字符。选择一个文件，按一下该键可以删除到回收站。

⑤ Insert：插入键，在编辑状态下进行"插入"与"改写"操作的转换。

（4）数字键区。又称小键盘区数字键区，数字键区域的 Num Lock 键对应上面的第一个指示灯，灯亮小键盘数字可以使用，灯灭小键盘数字下面的光标控制键可以使用。

键盘的操作　计算机键盘上的字符分布是根据字符的使用频率确定的，其中 26 个英文字母并不是按顺序排列的。因此，用户想要提高键盘的输入能力，必须具备正确的输入姿势及熟练的指法操作。

（1）正确的输入姿势。

① 显示屏幕的顶端应略低于水平视线。

② 键盘和鼠标与肘部和手掌在同一水平线上。

③ 上下臂之间和大小腿之间成 90°。

④ 身体与显示器保持 50 cm 的距离。

⑤ 双脚要有稳定的支撑，有条件的话，使用软椅。

（2）键盘指法操作。在键盘中，第三排 A、S、D、F 和 J、K、L 及"；"这 8 个键称为基准键，是除大拇指外八个手指的常驻位置，其他键都是根据基准键来移动定位的，如图 2-2-3 所示。

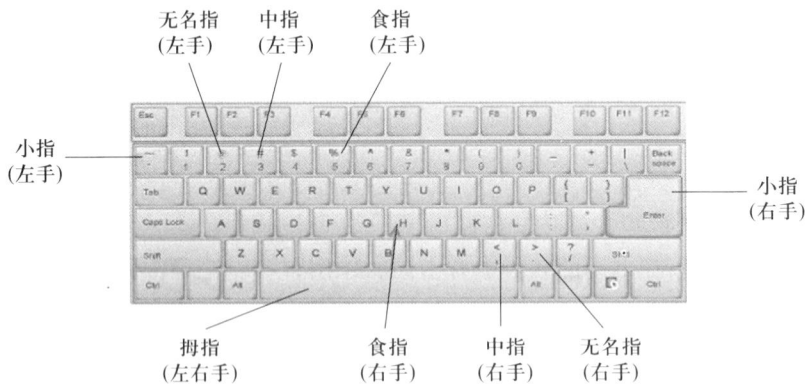

图 2-2-3　基准键位指法

（3）正确的击键方法。

① 击键时，手指略向内弯曲，以指尖快速地在键上敲击，瞬间发力，并立即反弹。注意不要以指尖击键，是"敲"而不是用力"按"。

② 手指和手腕要灵活，不要靠手臂的运动来找到键位。敲键盘时，只有击键手指做动作，其他手指放在基准键位不动。

③ 击键的速度要均匀，用力要轻，有节奏感。

④ 击键完毕后手指迅速回到基准键位上，准备下一次击键。

2.2.2　桌面图标的管理

首次启动 Windows 时,将在桌面上至少看到一个图标"回收站"。用户在购买或使用计算机之前,制造商可能已将其他图标添加到桌面上,用户也可以在桌面上添加、删除、修改或排列图标。

1. 添加系统图标

首先在桌面空白处右击,在弹出的快捷菜单中选择"个性化"选项,在弹出的窗口左侧选择"主题"选项卡,在主题的窗口内单击"桌面图标设置",然后在"桌面图标设置"对话框内选中"计算机""回收站""用户的文件""网络"复选框。也可根据自己的习惯选择。选好后单击"确定"按钮即可完成设置,如图 2-2-4 所示。

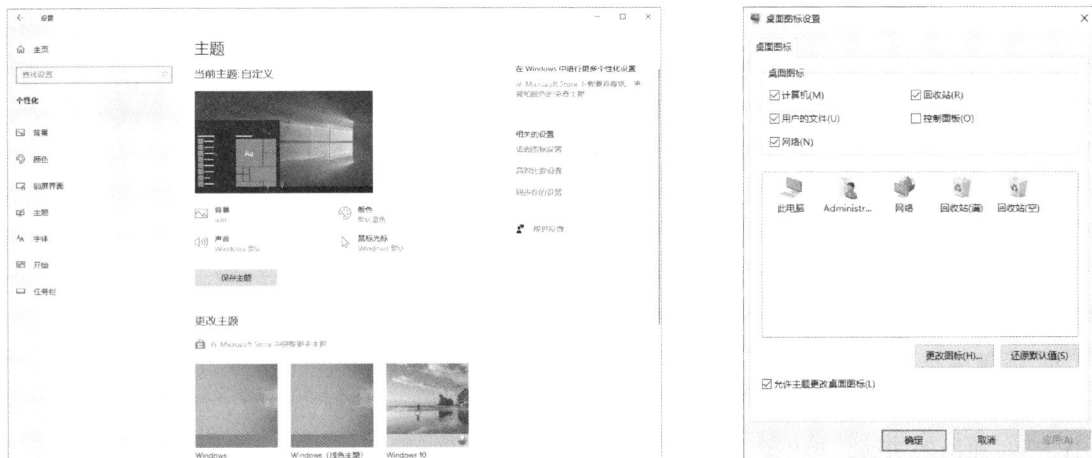

(a) 主题设置窗口　　　　　　　　　　　　　(b) 桌面图标设置对话框

图 2-2-4　添加系统图标

2. 添加快捷图标

首先在桌面空白处右击,在弹出的快捷菜单中选择"新建"命令,在级联菜单中选择"快捷方式"选项,然后在"创建快捷方式"对话框的"请键入对象的位置"文本框中输入想要创建快捷方式的路径。这里可以通过手动输入,也可以采用"浏览"的方式选择创建位置,如图 2-2-5 所示。创建快捷方式的对象可以是本地或者网络的程序、文件、文件夹、计算机或者一些网址。选择想要建立快捷方式的路径之后,单击"下一步"按钮。最后为所建立的快捷方式设置一个名称,单击"完成"按钮。用户可以在桌面上看到创建好的快捷方式;也可选中需要建立快捷方式的一个或者多个图标,在桌面空白处右击,在弹出的快捷菜单中选择"发送到"命令,在其级联菜单中选择"桌面快捷方式"命令。返回到桌面,会发现需要建立的快捷方式已经建立好了。桌面上的一个文件或者多个文件也是可以创建快捷方式的。

3. 删除图标

右击要删除的图标,在弹出的快捷菜单中选择"删除"命令,如图 2-2-6 所示。也可以在选中要删除的图标之后,按键盘上的 Delete 键直接删除。

4. 移动图标

Windows 10 默认将图标排列在桌面左侧,可以通过将其拖动到桌面上的新位置来移动图标。

← ，创建快捷方式   ×

想为哪个对象创建快捷方式？

该向导帮你创建本地或网络程序、文件、文件夹、计算机或 Internet 地址的快捷方式。

请键入对象的位置(T)：

[   ] 浏览(R)...

单击"下一步"继续。

下一步(N)   取消

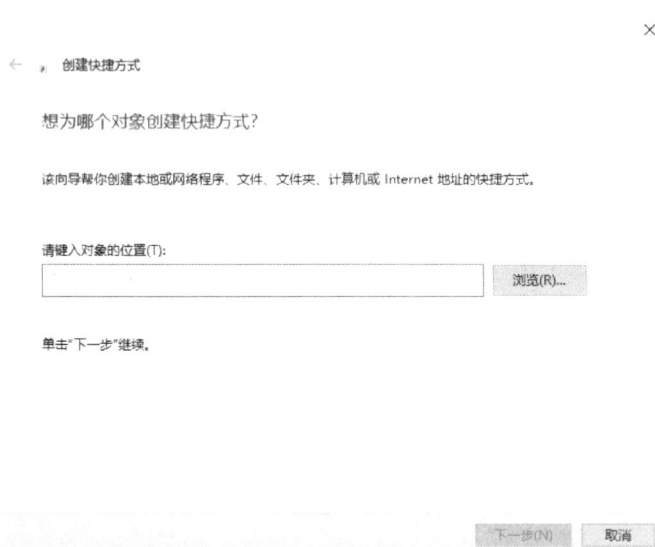

图 2-2-5   创建快捷方式   图 2-2-6   图标删除

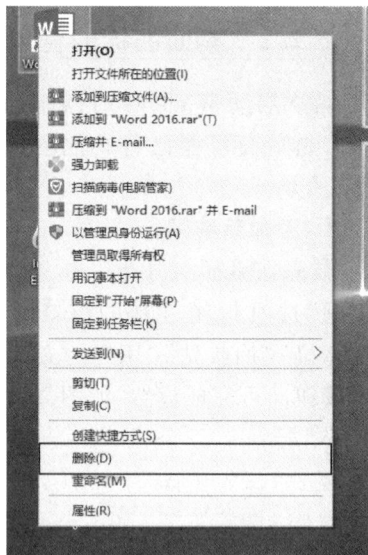

5. 设置图标大小

图标大小可分为"大图标""中等图标""小图标"。在桌面空白的位置右击，在弹出的快捷菜单中选择"查看"级联菜单中的相应选项即可，如图 2-2-7 所示。

6. 设置图标排列方式

图标排列方式可按照名称、大小、项目类型和修改日期 4 种类型进行有效排序。在桌面空白处右击，在弹出的快捷菜单中选择"排序方式"命令，在其级联菜单中可选择相应的图标排列方式，如图 2-2-8 所示。

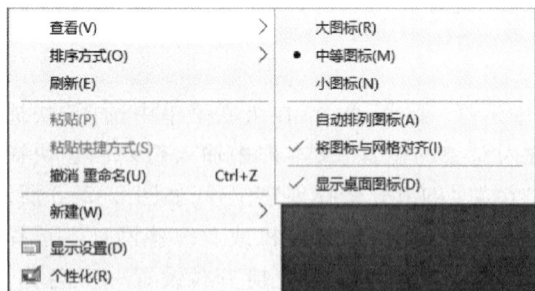

图 2-2-7   查看方式   图 2-2-8   排序方式

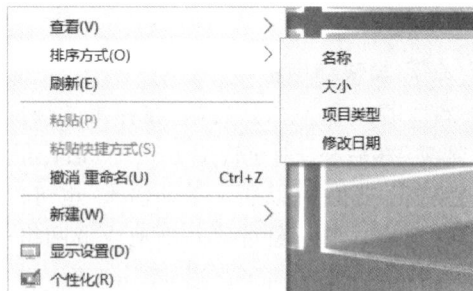

7. 隐藏和显示桌面图标

如果想要临时隐藏所有桌面图标，而实际并不删除它们，右击桌面上的空白处，在弹出的快捷菜单中选择"查看"命令，在其级联菜单中选择"显示桌面图标"命令，该操作可以清除复选标记隐藏图标。重复上述步骤，再次选择"显示桌面图标"命令即可显示桌面图标。

Windows 10 桌面上新增的功能可以使用户轻松地组织和管理多个窗口，在打开的窗口之间轻松切换，以便集中精力处理重要的程序和文件。部分新增功能有助于用户在桌面添加个性化的设置。

2.2.3　任务栏

在 Windows 10 操作系统中,任务栏是个十分重要的组件。通过它可以进行启动应用程序、切换当前打开的窗口、切换输入法及查看系统时间等操作。

1. 任务栏的组成

默认情况下,任务栏位于桌面底端。从左到右依次为"开始"按钮、任务视图、快速启动栏、程序按钮区、通知区域及"显示桌面"按钮,如图 2-2-9 所示。

图 2-2-9　任务栏的组成

(1)"开始"按钮位于任务栏最左端,单击该按钮将弹出"开始"菜单,可以访问程序、文件夹和计算机设置。

(2)任务视图是一个在 Windows 10 中首次引入的任务切换器和虚拟桌面系统。允许用户快速定位到已打开的窗口,快速隐藏所有窗口并显示另一个桌面,以及管理多个监视器或虚拟桌面上的窗口。单击任务栏上的"任务视图"按钮或从屏幕左侧滑动将展示所有窗口,然后允许用户切换这些窗口,或者切换多个工作区。操作如下:单击"任务视图"按钮,用户就会看到当前桌面的缩略图,以及在左上角会看到"+"和"新建桌面"。单击之后就会发现,底部出现了一条列表,并且多了一个"桌面 2",如图 2-2-10 所示。

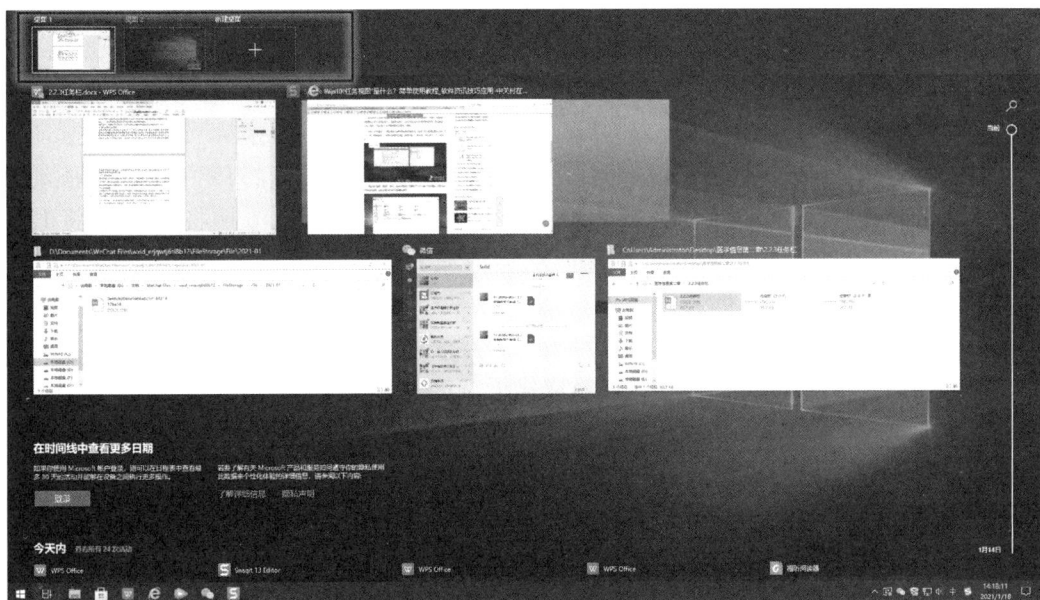

图 2-2-10　任务视图界面

(3)程序按钮区位于任务栏的中间部分,是使用最频繁的部分。打开的多个程序和文件的跟踪窗口即位于这一区域。用户可以用跟踪窗口来切换要处理的多个任务。

（4）通知区域包括时钟及一些告知特定程序和计算机设置状态的图标。位于任务栏的最右侧,包括一个时钟和一组图标。这些图标表示计算机上某个程序的状态,或提供访问特定设置的途径。将鼠标指针移向特定图标时,会看到该图标的名称或某个设置的状态。例如,指向 360 安全卫士图标会显示"360 安全卫士—安全防护中心完全开启"。

2. 任务栏的日常操作

（1）将程序锁定到任务栏。若要快速打开程序,可以将程序直接锁定到任务栏,以便快速方便地打开程序,而无须在"开始"菜单中浏览程序。将程序锁定到任务栏的方法如下。

方法 1:如果此程序已在运行,那么右击任务栏上该程序的图标(或将该图标拖向桌面)来打开此程序的跳转列表,然后选择"将此程序锁定到任务栏"选项。

方法 2:如果此程序没有运行,那么单击"开始"按钮,浏览此程序的图标,右击图标,在弹出的快捷菜单中选择"锁定到任务栏"选项。

方法 3:通过将程序的快捷方式从桌面或"开始"屏幕拖动到任务栏来锁定程序。

（2）将程序从任务栏解锁。在任务栏中右击某个锁定的程序,在弹出的程序跳转列表中选择"将此程序从任务栏解锁"选项。

（3）解锁和移动任务栏。任务栏通常位于桌面的底部,用户可以将其移动到桌面的两侧或顶部。移动任务栏之前,需要解除任务栏锁定。

解锁任务栏:右击任务栏上的空白处,若"锁定任务栏"旁边有复选标记,则表示任务栏已锁定,此时取消选择"锁定任务栏"复选框即可解除任务栏锁定。

移动任务栏:单击任务栏上的空白处,然后按下鼠标左键,并拖动任务栏到桌面的四个边缘之一,当在所需的位置出现任务栏轮廓时,释放鼠标左键。

日常操作中,需要将任务栏锁定,这样可以防止无意中移动任务栏或调整任务栏大小。

（4）排列任务栏上的图标。在程序和处理文件的操作过程中,为了使工作更有条理,思路更清晰,用户会根据需要或者使用频率重新排列和组织任务栏上的图标顺序(包括锁定的程序和未锁定但正在运行的程序)。此时,用户可以将图标从当前位置拖动到任务栏上的其他位置。如果程序已锁定到任务栏,那么任务栏图标将停留在将其拖动到的任意位置。如果程序未锁定到任务栏,那么在关闭该程序之前,图标将停留在将其拖动到的位置。

2.2.4 "开始"屏幕

从 Windows 10 的表面来看,"开始"屏幕取代了 Windows 7"开始"菜单的功能。实际使用起来,"开始"屏幕相对"开始"菜单是具有很大优势的,因为"开始"屏幕照顾到了桌面和平板电脑用户。

1. 全屏"开始"屏幕的开与关

（1）单击"开始"按钮,在"开始"屏幕中选择"设置"命令。

（2）在打开的"设置"窗口中,选择"个性化"选项。

（3）在打开的"个性化"设置界面中选择左侧的"开始"选项,如图 2-2-11 所示。

（4）在"开始"设置界面中单击"使用全屏'开始'屏幕"按钮。此时"开始"屏幕为 Windows 10 风格的全屏显示。

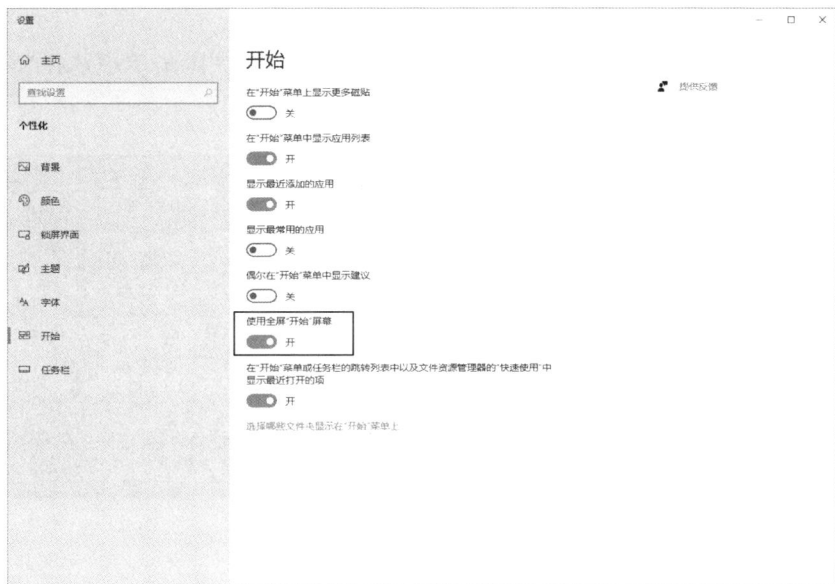

图 2-2-11 使用全屏"开始"屏幕

2. 固定应用程序到"开始"屏幕

在桌面上右击应用程序图标,在弹出的快捷菜单中选择"固定到'开始'屏幕"选项,如图 2-2-12 所示。

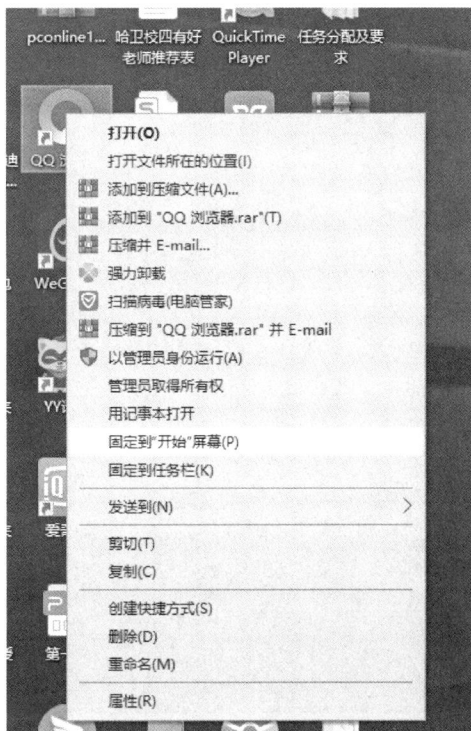

图 2-2-12 固定到"开始"屏幕

3. 动态磁贴的应用

（1）调整磁贴大小。在"开始"屏幕中右击磁贴,在弹出的快捷菜单中选择"调整大小"命令,在其级联菜单中选择相应的命令即可,如图 2-2-13 所示。

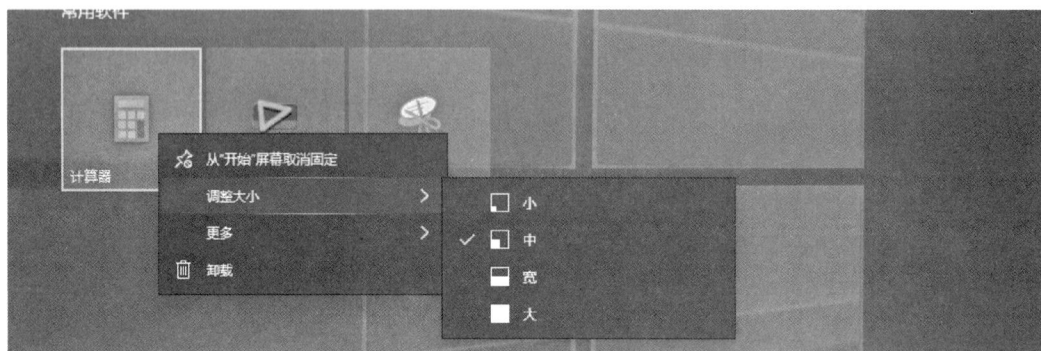

图 2-2-13　调整磁贴大小

（2）添加分组磁贴。在"开始"屏幕中单击要分组的磁贴并拖动到无磁贴的位置,此时在磁贴图标上方会显示一个新增的"命名组"的新分组。按提示对新分组进行命名,如"视频软件",如图 2-2-14 所示。

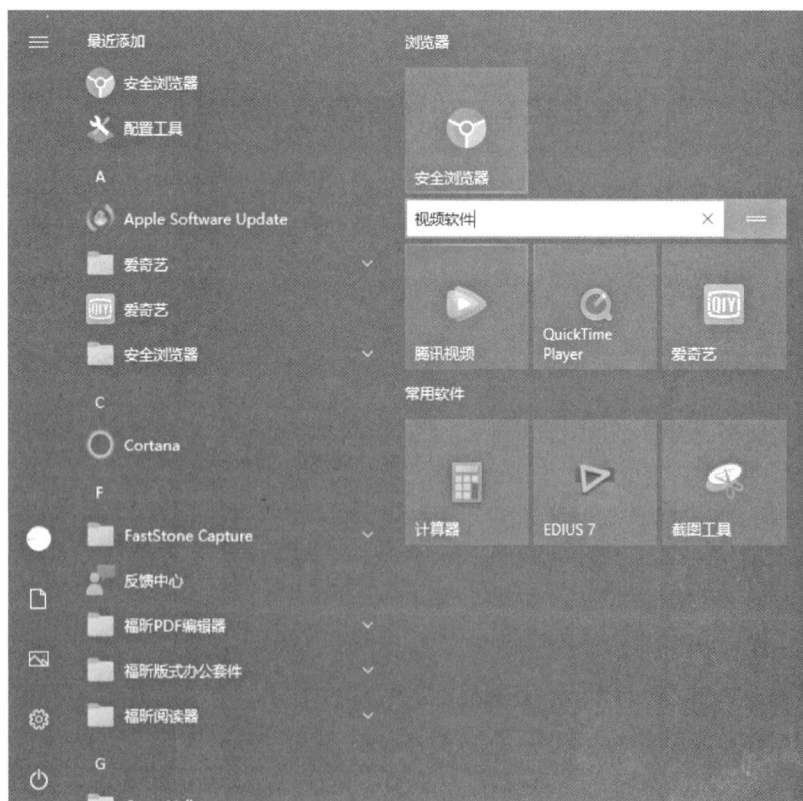

图 2-2-14　命名组

2.2.5　窗口

窗口可分为常用的两种:文件资源管理器窗口和应用程序窗口。

1. 文件资源管理器窗口的基本组成

文件资源管理器是 Windows 提供的用于管理文件和文件夹的系统工具,使用它可以帮助用户管理和组织系统中各种软硬件资源,查看各类资源的使用情况。如图 2-2-15 所示。

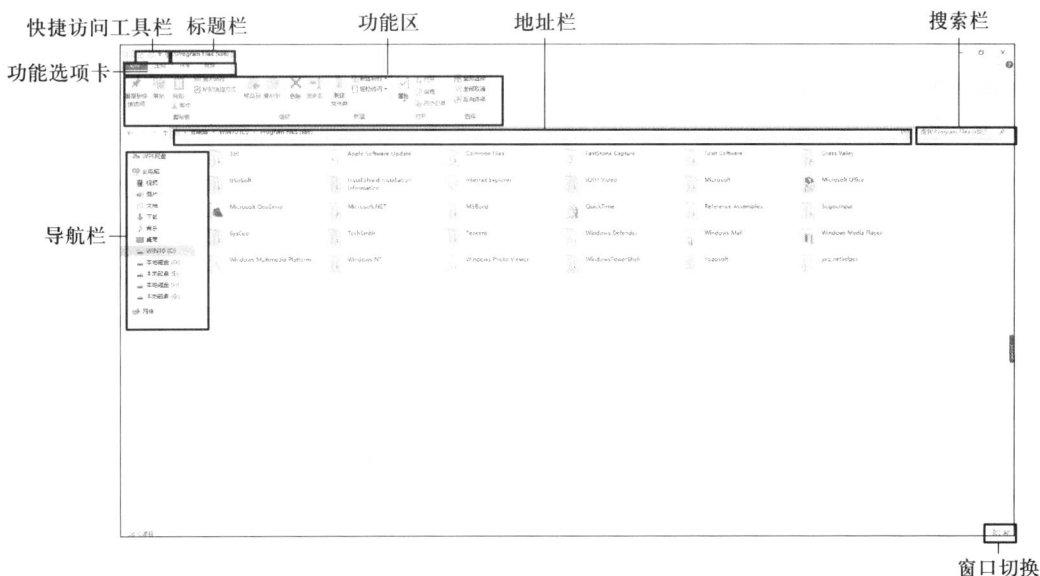

图 2-2-15　文件资源管理器窗口

(1)快捷访问工具栏:为常用命令工具栏,如"撤销""新建"等,单击后面的下拉按钮,可添加常用的命令。

(2)标题栏:位于"快捷访问工具栏"的后方,显示的是当前打开文件夹的名称。

(3)功能选项卡:4 个指令按钮(文件按钮、主页按钮、共享按钮、查看按钮)对应不同的功能操作。

(4)功能区:针对每一个功能选项卡配备不同的相应功能,如"主页"中的"新建文件夹"等。

(5)搜索栏:可在此位置输入关键字,进行对文件夹里内容的检索,筛选出相匹配的文件。

(6)地址栏:在地址栏中单击位置名称,可以跳转到相应位置,如单击此电脑,则可跳到"我的电脑"窗口。

(7)导航栏:在此区域可直接打开用户所需文件的窗口。

(8)窗口切换:在底部状态栏的右侧,第一个图标为列表详细显示窗口内容,第二个是缩略图显示内容。

2. 应用程序窗口的基本组成

Windows 10 是基于图形界面的操作系统,大部分操作都需要通过窗口来完成。应用程序也是以窗口的形式打开的,用户通过程序窗口进行操作。

应用程序窗口如图 2-2-16 所示。

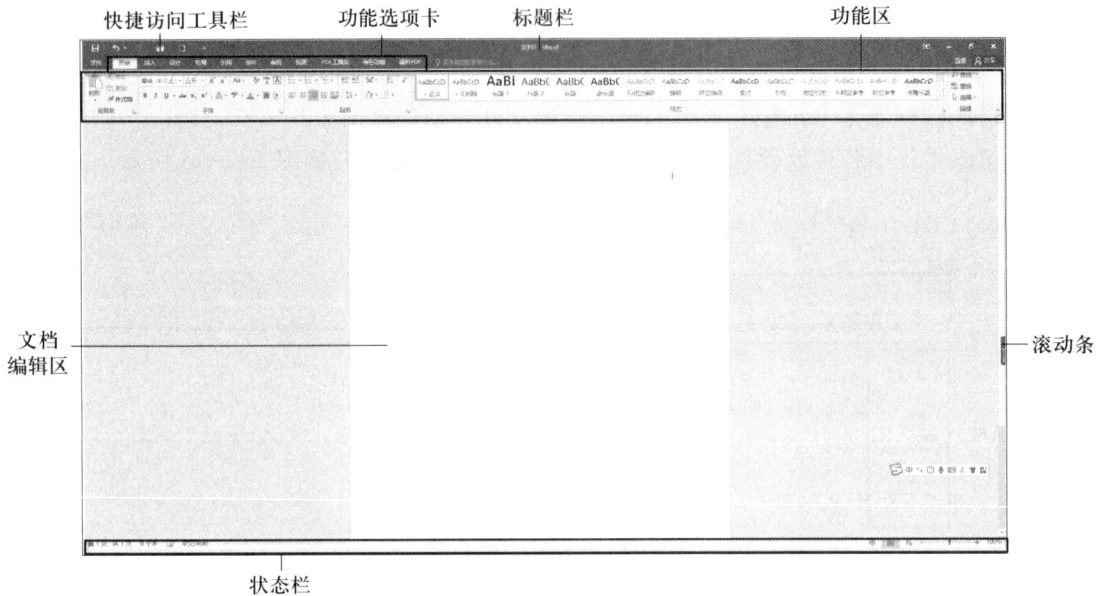

图 2-2-16 应用程序窗口

（1）标题栏：显示正在编辑文档的文件名及所使用的软件名。还为用户提供 3 个控制按钮，分别为"最大化"按钮（或"还原"按钮）、"最小化"按钮和"关闭"按钮。

（2）快捷访问工具栏：常用命令位于此处，如"保存"和"撤销"，也可以添加个人的常用命令。

（3）功能选项卡：每个选项卡代表一个活动的区域。选择不同的选项卡，即可显示不同的内容，节约界面的空间。

（4）功能区：工作时需要用到的命令位于此处。"功能区"是水平区域，就像一条带子，启动 Word 后分布在"Office"软件的顶部。工作所需的命令将分组在一起，且位于选项卡中。

（5）文档编辑区：Word 中最为重要的部分，所有的文本操作都将在该区域中进行，用来显示和编辑文档、表格、图表等。

（6）滚动条：位于文档编辑区的右侧和下方，分为"垂直滚动条"和"水平滚动条"，可用于更改正在编辑的文档的显示位置。

（7）状态栏：位于 Word 窗口的底部，显示了当前的文档信息，如当前显示的文档处于第几页、文档的总页数和文档的总字数等。还提供了视图方式、显示比例和缩放滑块等辅助功能，清楚地显示当前的各种编辑状态。

① 缩放滑块：可用于更改正在编辑的文档的显示比例。

② 视图方式：可用于更改正在编辑的文档的显示模式。

3. 窗口的操作

（1）打开窗口。打开 Windows 10 窗口，可以通过"桌面"上的图标，也可以通过任务栏上的"开始"按钮实现。用户可根据工作类型、工作方式和个人的喜好选择其中一种方式。

（2）关闭窗口。关闭窗口有以下 4 种方法。

方法 1：单击窗口右上角的关闭窗口的按钮，如图 2-2-17 所示。

方法 2：执行菜单"文件"→"关闭"命令。

方法 3：在任务栏的任务按钮区，右击需关闭的软件，在弹出的快捷菜单中选择"关闭窗口"选项。

方法 4：使用 Alt+F4 组合键。

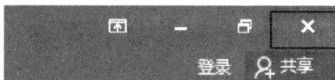

图 2-2-17　关闭窗口

（3）移动窗口。将鼠标指针移至窗口的标题栏上，按住鼠标左键不放，移动鼠标指针到需要的地方，释放鼠标左键，窗口就被移动到了指定的位置。

（4）改变窗口的大小。将鼠标指针移至窗口的边缘，当鼠标指针变成垂直或水平双向箭头时，按住鼠标左键不放，拖动窗口，可分别改变窗口的高度和宽度。当将鼠标指针移至窗口的四个角上时，鼠标指针变成斜向双向箭头时，移动窗口可等比例改变窗口的高度和宽度。单击"最小化"按钮，窗口最小化并缩小成任务栏上的一个图标；单击"最大化"按钮，窗口最大化并铺满整个桌面；单击"关闭"按钮，关闭窗口。

（5）窗口的显示模式。窗口不仅可以移动、调整大小，还可以调整窗口中内容的显示模式。选择菜单栏的"查看"选项卡，可以选择窗口显示的 8 种模式（超大图标、大图标、中图标、小图标、列表、详细信息、平铺、内容），如图 2-2-18 所示。

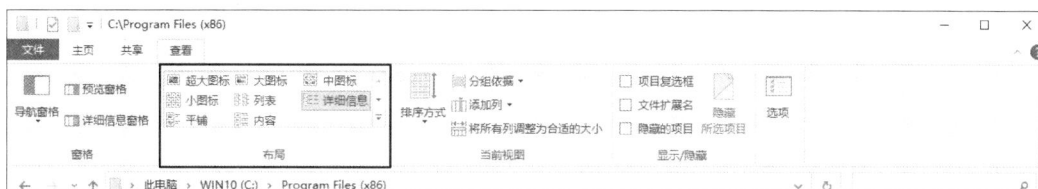

图 2-2-18　窗口显示模式

（6）窗口的排列。当打开多个窗口时，可对窗口进行排列。右击任务栏空白处，选择窗口的排列方式为层叠窗口，或堆叠显示窗口或并排显示窗口。

4. Windows 10 菜单操作

（1）菜单的分类。菜单是程序命令的有序列表，它将该程序支持的命令就像餐馆里的菜单那样分门别类，方便用户选择和使用。Windows 10 中使用到的菜单有"开始"菜单、下拉式菜单、快捷菜单、级联菜单和控制菜单。

下拉式菜单。在窗口菜单栏中的文件菜单都是下拉式菜单，菜单含有若干条命令，为了便于使用，命令按功能分组，分别放在不同的菜单项里。

级联菜单。有些菜单选项的右端有一个向右的箭头，表示指向该选项将弹出另一个菜单，菜单选项本身又有若干个子选项，这就是级联菜单。使用时单击或指向带有箭头的菜单选项，在打开的级联菜单中选择所需的命令即可。

控制菜单。单击窗口标题栏最左边,弹出窗口控制菜单,如图 2-2-19 所示,主要用于窗口的最大化、最小化、关闭等操作。

快捷菜单。Windows 10 提供了一种随时随地为用户服务的"与上下文相关"的弹出式菜单。将鼠标指针指向某个选中对象或屏幕的某个位置,单击鼠标右键,即可打开一个快捷菜单。该菜单列出与正在执行的操作直接相关的命令。所选的对象和位置不同,快捷菜单命令内容也不同。

（2）菜单的有关约定。表 2-2-2 所示为菜单命令符号的有关约定。

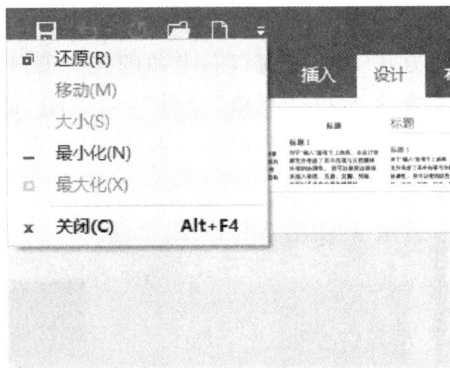

图 2-2-19　控制菜单

表 2-2-2　菜单命令符号的有关约定

功能项	含义
带下划线的字母	快捷键,在显示出了下拉式菜单后,可以按键盘上的 Alt+该字母执行该项命令
灰色选项	该菜单命令当前不可使用
省略号	选择该菜单命令将出现一个对话框
复选标记	该菜单命令当前有效,再次单击则取消选择,该功能当前无效
圆点	该菜单命令当前有效,是单选按钮,即只选一项且必须选一项
大于符号	鼠标指针指向该项后会弹出一个级联菜单
深色项	该菜单命令为当前可用命令
键符或组合键符	表示该菜单命令的快捷键,使用快捷键可以直接执行相应的命令

2.2.6　对话框

1. 对话框的基本组成

对话框是用户与系统或应用程序进行信息交流的界面,如图 2-2-20 所示,系统或应用程序可通过对话框获得用户信息。对话框主要由以下几部分组成。

（1）标题栏:在窗口的左上角,显示当前对话框名称。

（2）选项卡:不同的对话框会有多个选项卡,来区分不同的功能。

（3）下拉列表框:单击右侧下拉按钮,会提供同类操作的不同种类型。

（4）数值框:通过在左侧文本框中直接输入数值或对右侧的上下微调按钮单击进行微调,来更改数值。

（5）复选框:可以多选的一组操作或功能设置。

（6）命令按钮:单击可对其进行相应的指令操作。

2. 对话框与窗口的区别

（1）定义上的区别。

① 窗口是显示在屏幕上的矩形区域,对应于一个应用程序序列。屏幕上显示一个窗口,指示与该窗口相对应的应用程序正在运行。

② 对话框是人机通信的一种方法。用户设置对话框,然后计算机执行相应的命令。

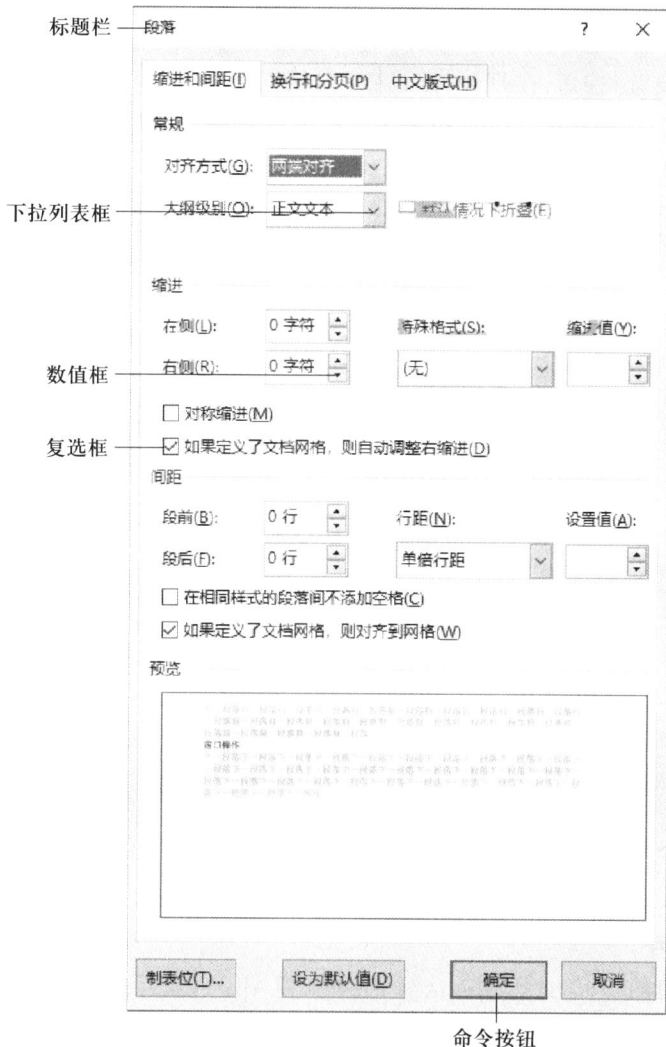

图 2-2-20　对话框

（2）外观上的区别。

① 窗口右上角有 3 个按钮：最小化、最大化（还原）和关闭按钮。

② 对话框的右上角有两个按钮：帮助和关闭按钮。

（3）组成上的区别。

① 窗口通常由菜单栏、工具栏、状态栏、窗口边框、滚动条和工作区组成。

② 对话框中有单选按钮和复选框。

2.2.7　文本输入

中文 Windows 10 系统提供英文输入方式和汉字输入方式，安装时自动安装"微软拼音"输入法。用户也可根据自己所需进行安装，如搜狗输入法、百度输入法、QQ 拼音输入法等输入法软件。

1. Windows 10 汉字输入法软件的添加与删除

Windows 10 汉字输入法软件的添加、卸载都是通过输入法的设置窗口进行的。具体方法为:单击"开始"→"设置"按钮,在打开的"设置"对话框中单击"时间和语言"→"语言"→"应用和网站"图标,再单击"字体"→"选项"按钮,如图 2-2-21 所示,然后单击"添加键盘"图标,在出现的列表中选择需要添加的输入法即可。

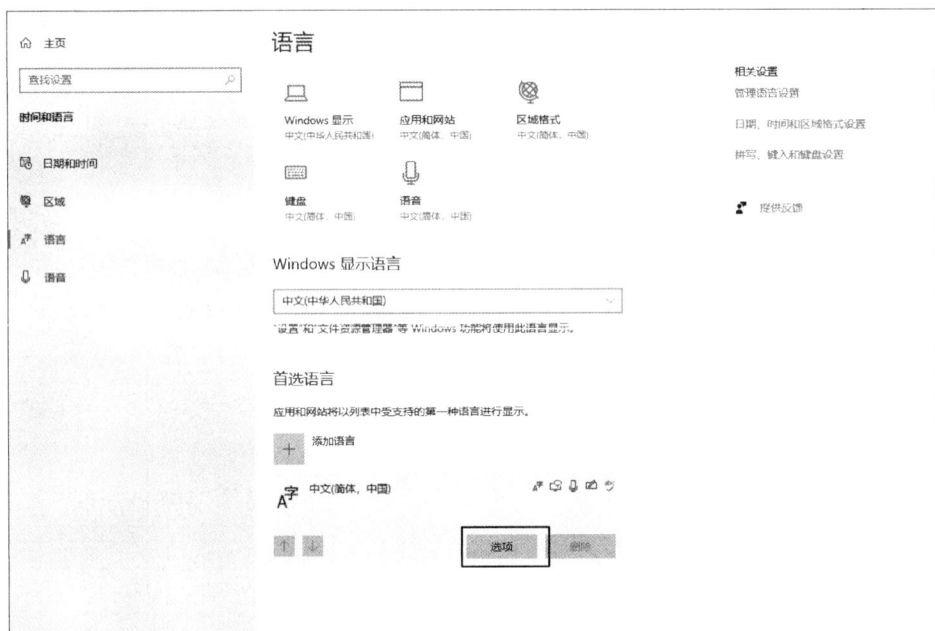

图 2-2-21　输入法的设置窗口

2. 输入法的选用

单击任务栏右边的图标,选定输入法后,会弹出汉字输入法状态框。按 Ctrl+Space 组合键可在英文和中文输入方式之间切换;按 Ctrl+Shift 可在各种汉字输入法之间切换。当选中搜狗输入法时,会出现一个输入法状态框,如图 2-2-22 所示。

在输入法状态框中左起第 2 个按钮是"中/英文"输入切换按钮,单击此按钮,可实现中文和英文输入方式的切换;第 3 个按钮是"中/英文标点"切换按钮,单击此按钮,可实现中文和英文标点符号切换;第 4 个按钮是"表情"按钮,单击此按钮,在打开的图片表情库中随意选择表情。第 5 个按钮是"语音"按钮,单击此按钮,在弹出的窗口中提供语音输入方式。

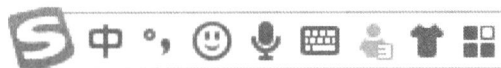

图 2-2-22　搜狗输入法状态框

3. 输入法的录入

以"搜狗输入法"为例,除正常的键盘输入以外,还有很多功能隐藏在搜索工具箱中。在输入法状态框中,单击最右侧的按钮即可打开"搜狗工具箱"。

(1)词语添加。在"搜狗工具箱"中,单击"属性设置"图标,打开"属性设置"对话框左侧的

"高级"选项卡,单击"自定义短语设置"按钮,如图 2-2-23 所示,在弹出的对话框中按照格式要求填写所需的词语或短语。

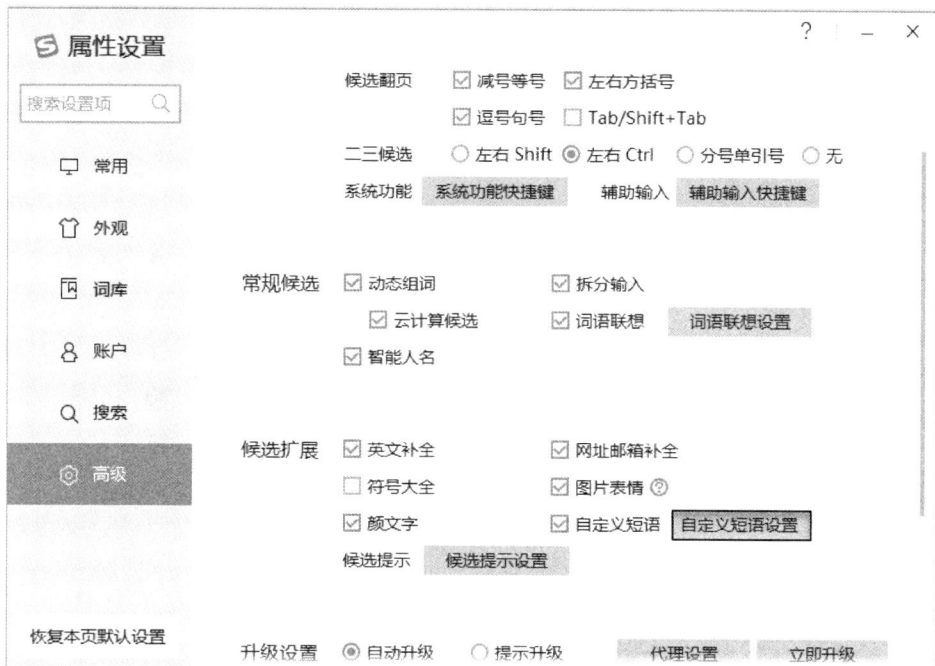

图 2-2-23　"属性设置"对话框

(2) 手写输入。在"搜狗工具箱"中,打开"手写输入"窗口,选择"单字手写"选项,即在面板中间位置手写单个字,然后在面板右侧选字即可;选择"长句手写"选项,即在面板中间位置手写一段文字,然后在上方选字即可,如图 2-2-24 所示。

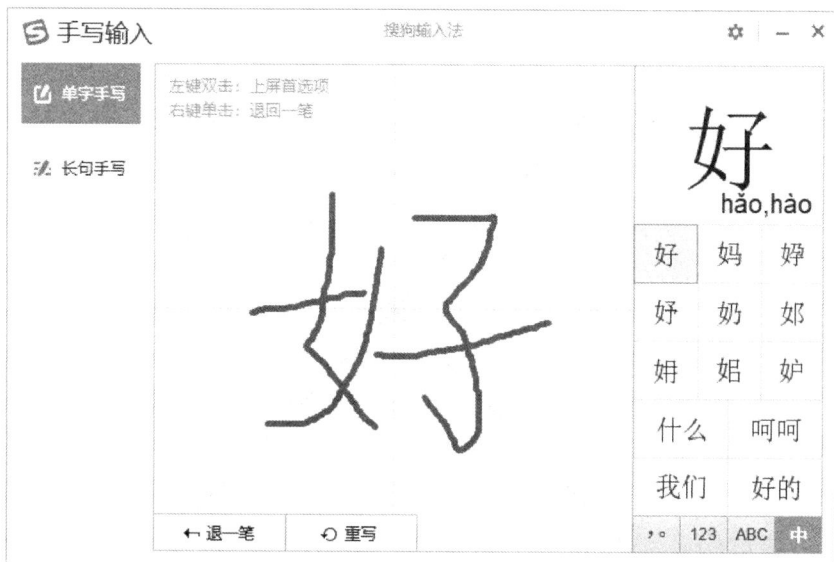

图 2-2-24　"手写输入"对话框

（3）符号大全。打开"符号大全"对话框，在里面按照所需类型进行查找即可，如图 2-2-25 所示。

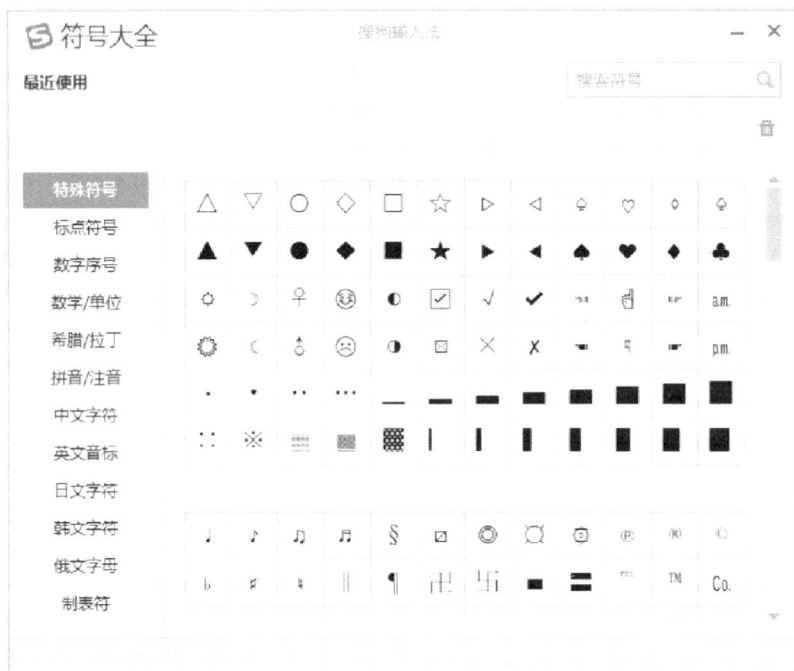

图 2-2-25　"符号大全"对话框

2.3　Windows 10 的文件与文件夹管理

2.3.1　认识文件和文件夹

文件和文件夹管理是 Windows 10 系统最基本的操作。Windows 10 系统的桌面或打开的窗口中有许多图标，那就是文件或文件夹。

所谓文件，是 Windows 存放磁盘信息的基本单位，是以指定名称存储在磁盘中的一组相关信息的集合。文件中可以包含任何类型的信息，如应用程序、文档、文档的一部分（如一张图片、一张表格、一首歌曲、一段电影剪辑）等，每个文件都有自己唯一的名称，Windows 10 正是通过文件的名称来对文件进行管理的。所谓文件夹，是组织文件的基本方法。文件夹将一个个文件有序地组织在一起。文件夹中可以存放各种文件和文件夹，在文件夹中存放的每个文件夹，称为子文件夹。

1. 文件名

为了区别不同内容、不同格式的文件，每个文件都有一个文件名。Windows 10 对文件名有以下规定。

（1）支持长文件名。Windows 10 系统的文件名长度最多可达 256 个字符，但其中不能包含回车符。

（2）可以使用的字符。文件名除了可以使用数字 0～9、字符 A～Z 和 a～z,还可以使用空格和多种字符,如~、!、@、#、$、%、^、&、(、)、_、—、{、}、+、,、;、[、]。

（3）不能使用的字符。文件名中不能使用的字符为\、/、:、*、?、"、<、>、|。

（4）英文字母不区分大小写。文件名中大写和小写的英文字母具有同样的意义。

（5）同一个文件夹下的文件名称不能相同。

2. 扩展名

使用扩展名是希望从文件名上直接区别文件的类型或文件的格式。扩展名加在文件名的后面,两者之间用“.”分隔。扩展名的长度没有限制,可以不使用扩展名(长度为 0),也可以是 1 个或多个字符。一般的扩展名是 1～4 个字符,再多一些也可以。

2.3.2　文件资源管理器

Windows 10 新增了文件资源管理器,“文件资源管理器”窗口显示了常用的文件夹及最近使用的文件,还可以通过“文件资源管理”窗口切换至此电脑的任意位置。在 Windows 10 操作系统中,文件资源管理器采用了 Ribbon 界面,最明显的标识就是采用了标签页和功能区的形式,用户正是借助于这些资源,让计算机完成各种各样的任务,资源管理器以分层方式显示计算机内所有文件和文件夹的详细图标。

1. 文件资源管理器的启动

方法 1:双击桌面上“此电脑”图标,打开“文件资源管理器”窗口。

方法 2:执行“开始”→“所有程序”→“附件”→“文件资源管理器”命令。

方法 3:右击“开始”按钮,在弹出的快捷菜单中选择“文件资源管理器”命令。

方法 4:执行快捷键“Windows+E”。

2. 文件资源管理器的窗口组成

“文件资源管理器”窗口的各个部分旨在帮助用户围绕 Windows 进行导航,或更轻松地使用文件、文件夹和库。图 2-3-1 所示为一个典型的“文件资源管理器”窗口。“文件资源管理器”窗口主要分为以下几个组成部分。

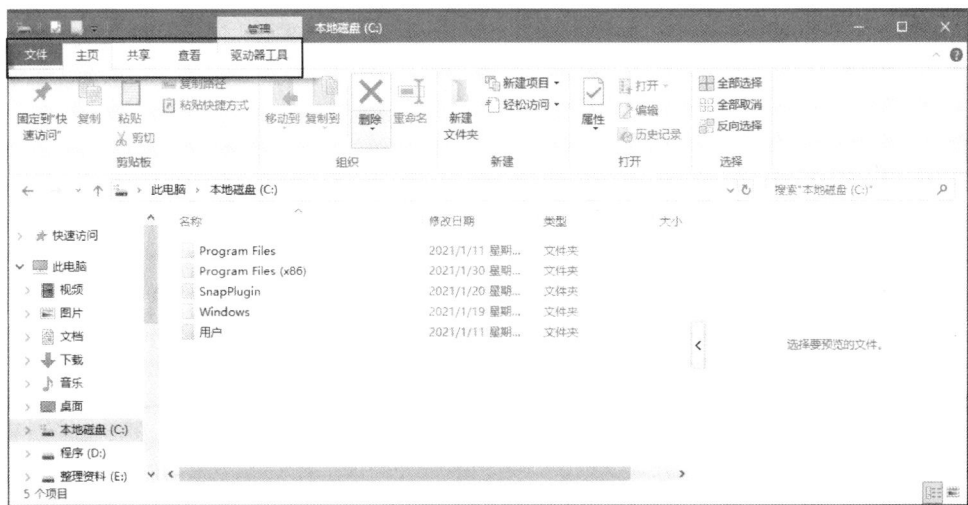

图 2-3-1　“文件资源管理器”窗口

（1）"文件"选项卡。选择该选项卡，在弹出的下拉菜单中包含"打开新窗口""打开Windows Powershe 11""更改文件夹和搜索选项""帮助""关闭"命令，右侧显示有最近用户经常访问的"常用位置"，如图 2-3-2 所示。

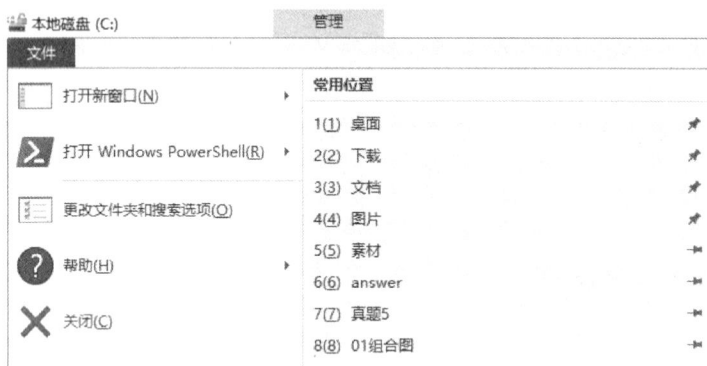

图 2-3-2　"文件"选项卡

（2）"主页"选项卡。该选项卡包含对文件或文件夹的复制、剪切、粘贴、重命名、删除、打开、选择等操作，如图 2-3-3 所示。

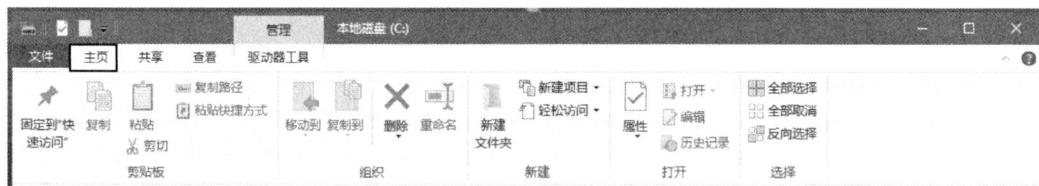

图 2-3-3　"主页"选项卡

（3）"共享"选项卡。该选项卡包含对文件的发送和共享操作，如文件压缩、刻录、传真、打印等，如图 2-3-4 所示。

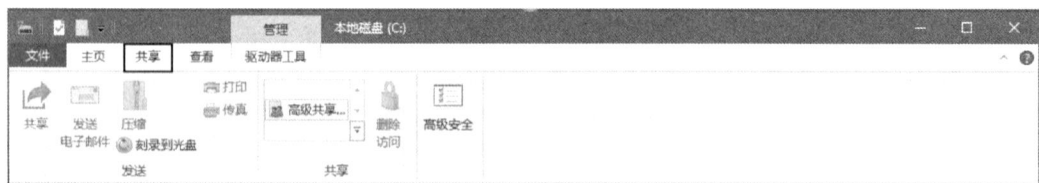

图 2-3-4　"共享"选项卡

（4）"查看"选项卡。该选项卡包含窗格、布局、当前视图、显示/隐藏等操作，如图 2-3-5 所示。

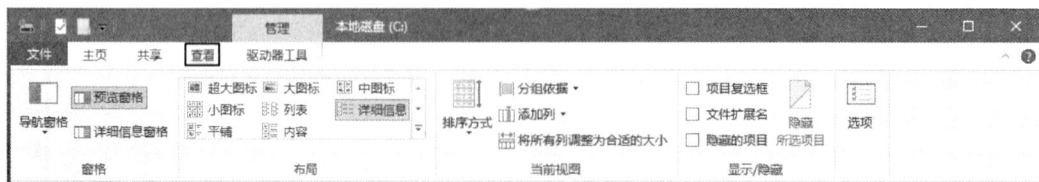

图 2-3-5　"查看"选项卡

　　除了上述主要的选项卡,当文件夹包含图片时,会出现"图片工具管理"选项卡,包含音乐时,会出现"音乐工具""管理""应用程序工具"选项卡。

2.3.3　文件和文件夹的基本操作

　　文件和文件夹的基本操作主要包括文件或文件夹的新建、选择、复制、移动、重命名、删除等。文件或文件夹的操作首先必须遵守一个原则:先选定对象,再操作对象。下面对其基本操作逐一介绍。

1. 新建文件或文件夹

　　(1) 通过单击鼠标右键新建文件或文件夹。首先,为新建的文件或文件夹选择一个存放位置,如桌面、磁盘等,然后在其空白处右击,在弹出的快捷菜单中选择"新建"命令,如图 2-3-6 所示,在其级联菜单中选择"文件"或者"文件夹"命令(图 2-3-7)。常见的创建选项包括"文件夹""快捷方式"等。

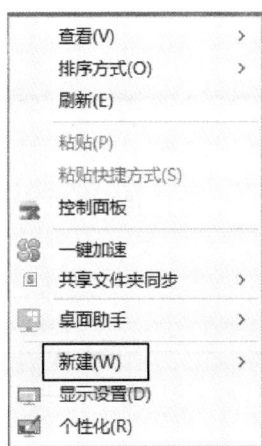

图 2-3-6　选择"新建"选项　　　　图 2-3-7　选择"文件夹"选项

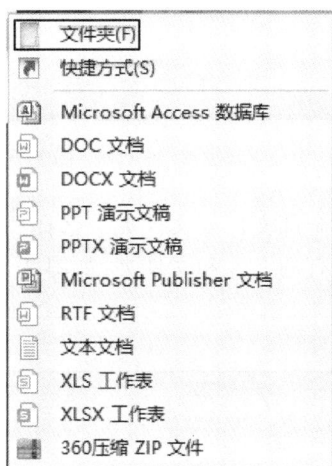

　　(2) 利用"新建文件夹"按钮创建文件夹。打开"此电脑"窗口,在"导航窗格"中选择桌面或磁盘,然后单击地址栏上方的"新建文件夹"按钮,如图 2-3-8 所示。

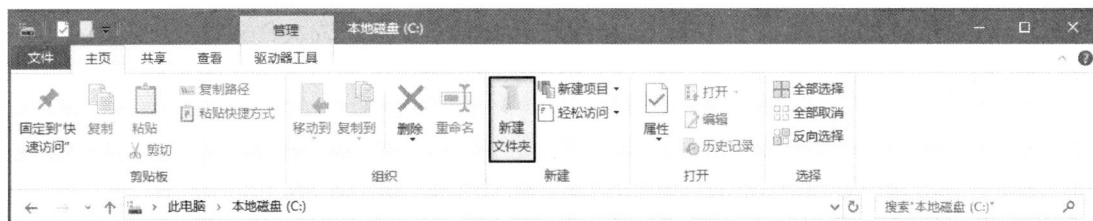

图 2-3-8　"新建文件夹"按钮

2. 选择文件或文件夹

　　(1) 选择单个文件或文件夹。单击想要选择的文件或文件夹图标,选中后,文件或文件夹的图标和名称会反色显示(图 2-3-9)。

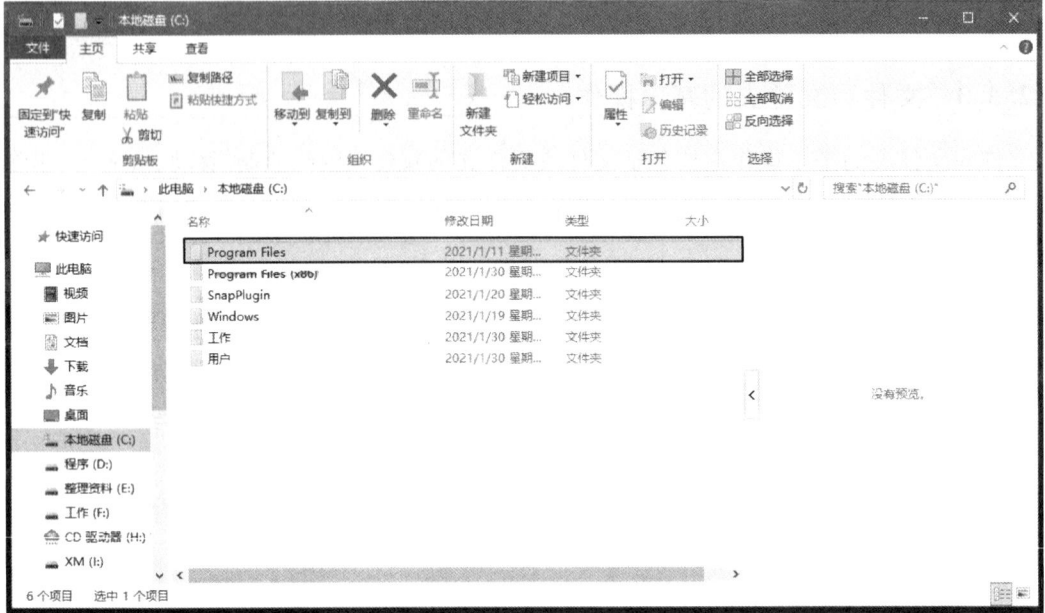

图 2-3-9　选择单个文件夹

（2）选择全部文件或文件夹。选择"主页"选项卡中的"全部选择"按钮，或按 Ctrl+A 组合键即可选中所有的文件和文件夹，如图 2-3-10 所示。

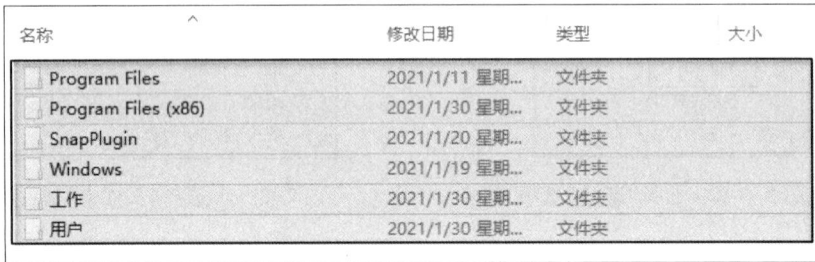

图 2-3-10　选择全部文件夹

（3）选择连续（相邻）的多个文件或文件夹。选择第一个文件或文件夹，按住 Shift 键，选择最后一个文件，两者之间的全部文件或文件夹都被选中，如图 2-3-11 所示。

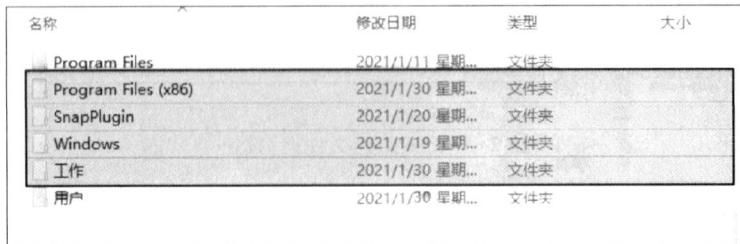

图 2-3-11　选择连续的文件夹

（4）选择不连续（不相邻）的多个文件或文件夹。选择第一个文件或文件夹,然后按住 Ctrl 键,逐个单击其他需要选择的文件或文件夹,全部选择后,释放 Ctrl 键;对于已选择的文件中如果有误选的,可按住 Ctrl 键,单击即可取消选择,如图 2-3-12 所示。

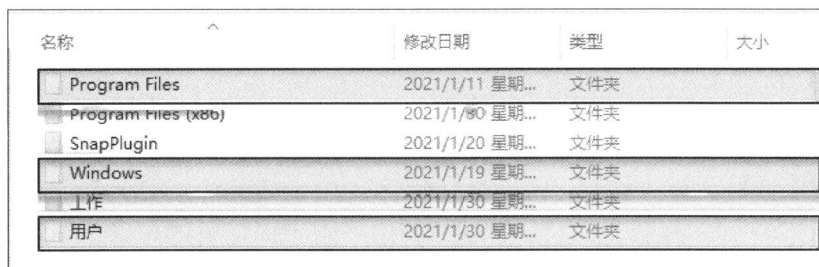

图 2-3-12　选择非连续的文件夹

（5）取消选定。在未选中对象的空白区域单击,或者按住 Ctrl 键,依次单击要取消的对象。

3. 打开和关闭文件或文件夹

（1）打开文件或文件夹。选择需要打开的文件或文件夹,双击即可打开,或者选择需要打开的文件或文件夹并右击,在弹出的快捷菜单中选择"打开"命令,如图 2-3-13 所示。

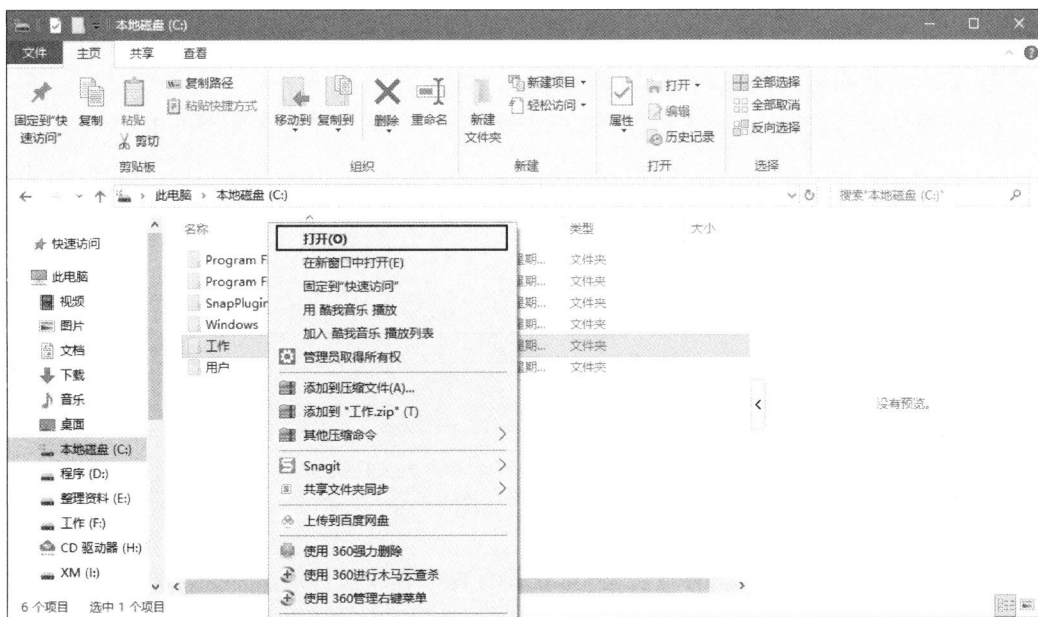

图 2-3-13　打开文件夹

（2）关闭文件或文件夹。

① 文件的打开一般都和相应的软件有关,在软件的右上角都有一个"关闭"按钮,可以直接关闭文件。

② 按 Alt+F4 组合键,可以快速关闭当前文件。

4. 重命名文件或文件夹

新建文件或文件夹后,都有一个默认的名称作为文件名,用户可以根据需要给新建的或已有的文件或文件夹重命名,重命名前,首先要关闭文件或文件夹。常用的几种操作方法如下。

方法1:使用"重命名"按钮。选择要重新命名的文件或文件夹,单击"主页"标签,在"组织"组中单击"重命名"按钮,文件或文件夹名称进入编辑状态,输入要重新命名的名称,按 Enter 键确认,如图 2-3-14 所示。

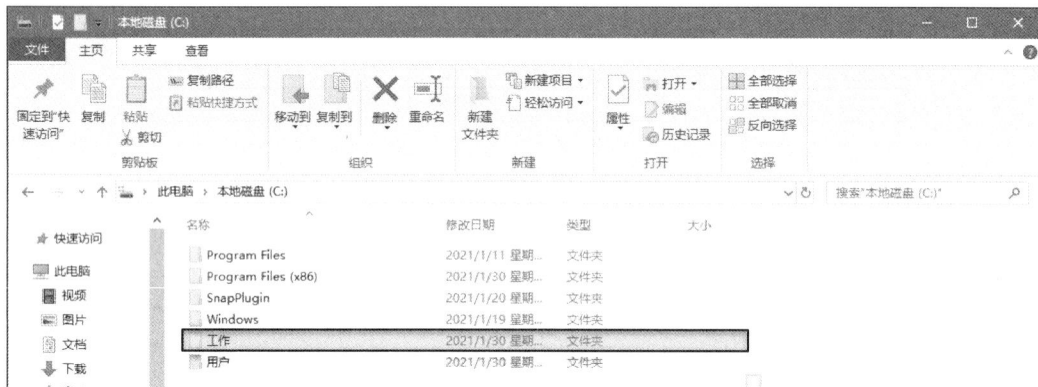

图 2-3-14 利用"重命名"按钮重新命名文件夹

方法2:使用 F2 键。选择要重新命名的文件或文件夹,按 F2 键,文件或文件夹名称可进入编辑状态,输入要重新命名的名称,按 Enter 键确认,如图 2-3-15 所示。

提示:在重命名文件时,不能改变已有文件的扩展名,否则会导致文件不可用。

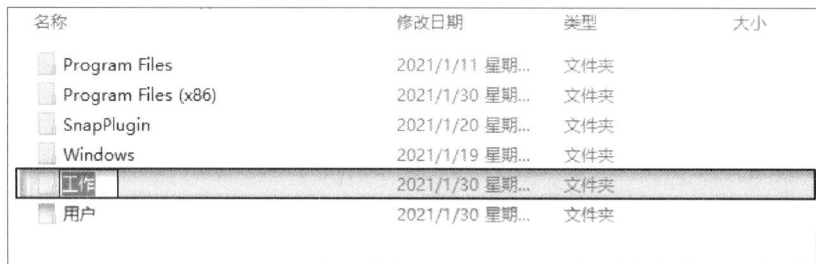

图 2-3-15 利用 F2 键重新命名文件夹

5. 查找文件或文件夹

如果不记得文件或文件夹的存放位置,可在计算机中查找文件或文件夹。

在桌面双击打开"此电脑"。在"搜索此电脑"的搜索框中输入想要查找的文件或文件夹的名称,如图 2-3-16 所示,系统会自动开始搜索,当搜索结束时,系统会列出所有带搜索名称的文件或文件夹。找到需要的文件,双击打开即可。

提示:Windows 的搜索功能是很强大的,如果只记得其中一部分文件或文件夹的名称,也可以输入搜索,系统会把计算机中所有包含搜索关键字的文件或文件夹搜索出来供用户选择。

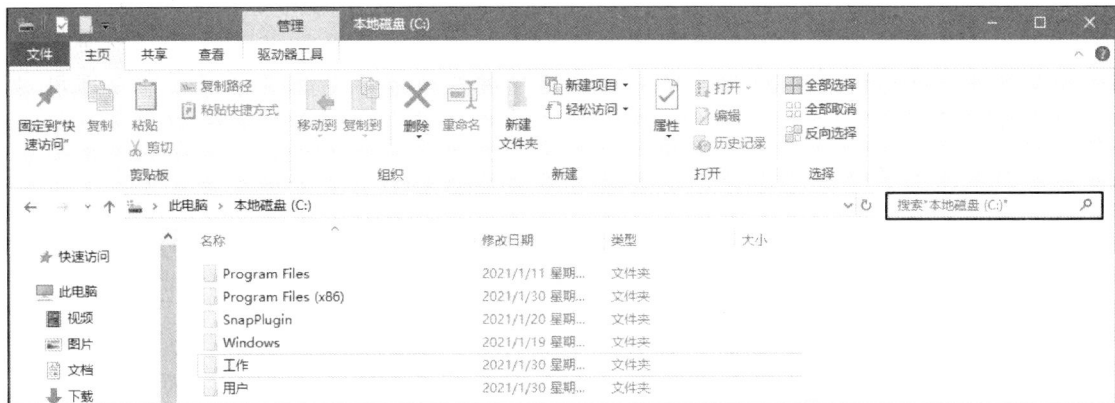

图 2-3-16　利用搜索框查找文件或文件夹

6. 复制和移动文件或文件夹

对一些文件或文件夹进行备份,也就是创建文件的副本,或者改变文件的位置,这就需要对文件或文件夹进行复制或移动操作。复制操作是将源文件或文件夹在目标位置创建一份副本,在原位置的文件或文件夹不发生改变,如果原始数据遭到破坏,可以用副本恢复数据。移动操作是将原位置的文件或文件夹移走,存放到新的位置。

(1)复制文件或文件夹。常用的几种复制文件或文件夹的操作方法如下。

方法 1:在需要复制的文件或文件夹上右击,在弹出的快捷菜单中选择"复制"命令,如图 2-3-17 所示,选定目标存储位置并右击,在弹出的快捷菜单中选择"粘贴"命令即可,如图 2-3-18 所示。

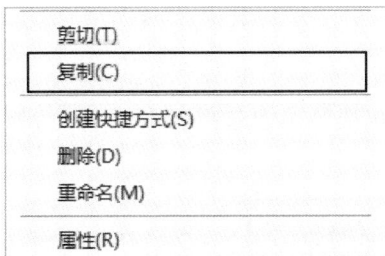

图 2-3-17　选择"复制"命令

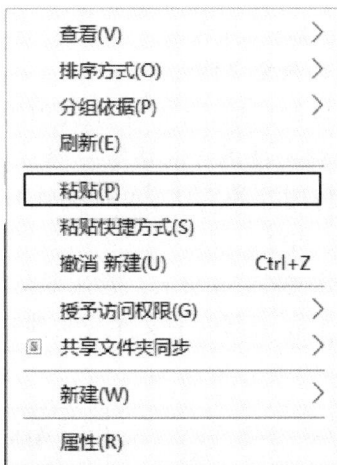

图 2-3-18　选择"粘贴"命令

方法 2:选择要复制的文件或文件夹,按住 Ctrl 键并拖动到目标位置,在弹出的快捷菜单中选择"复制到当前位置"命令即可。

方法 3:使用快捷键复制文件或文件夹:先选中要复制的文件或文件夹,按 Ctrl+C 组合键复制,然后打开目标文件夹窗口,按 Ctrl+V 组合键进行粘贴即可。

（2）移动文件或文件夹。常用的几种移动文件或文件夹的操作方法如下。

方法1：在需要移动的文件或文件夹上右击，在弹出的快捷菜单中选择"剪切"命令，如图2-3-19所示，选定目标存储位置并右击，在弹出的快捷菜单中选择"粘贴"命令即可，如图2-3-20所示。

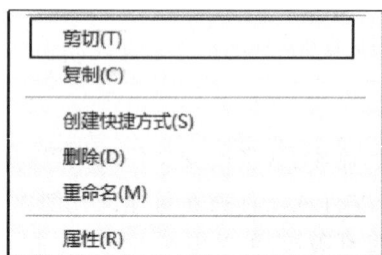

图 2-3-19　选择"剪切"命令　　　　　　图 2-3-20　选择"粘贴"命令

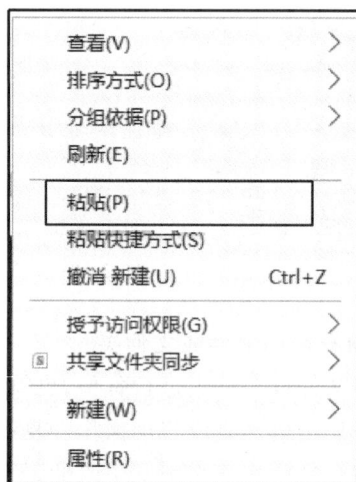

方法2：选定要移动的文件或文件夹，按住 Shift 键，并拖动到目标位置。

方法3：选中要移动的文件或文件夹，用鼠标直接拖动到目标位置即可完成文件或文件夹的移动，这是最简单的一种操作。

方法4：使用快捷键移动文件或文件夹。先选中要移动的文件或文件夹，按 Ctrl+X 组合键剪切，然后打开目标文件夹窗口，按 Ctrl+V 组合键进行粘贴。

7. 删除和恢复文件或文件夹

经过一段时间的工作，计算机中总会出现一些过时的、没用的文件。为了保证计算机硬盘的容量和文件系统的整洁并释放磁盘空间，需要删除硬盘上没有用的文件和文件夹。Windows 会将删除的文件或文件夹临时存储到"回收站"中（永久删除的文件或文件夹不会存储在"回收站"中）。

（1）删除文件或文件夹。常用的几种删除文件或文件夹的操作方法如下。

方法1：右击要删除的文件或文件夹，在弹出的快捷菜单中选择"删除"命令，如图2-3-21所示。

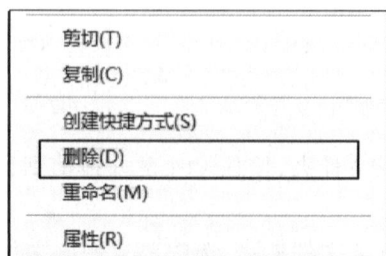

图 2-3-21　选择"删除"命令

方法 2:选择要删除的文件或文件夹,单击"主页"选项卡中的"删除"命令。

方法 3:选择要删除的文件或文件夹,按 Delete 键。

方法 4:用鼠标将选中的文件或文件夹直接拖动到"回收站"里。

如果需要永久删除文件或文件夹,在选中文件或文件夹后,按 Shift+Delete 组合键打开"删除文件"对话框,单击"是"按钮,永久删除选中的文件或文件夹。

(2)恢复文件或文件夹。当用户发现误删了某些文件或文件夹时,可以通过"回收站"窗口将其还原。Windows 10 将删除的文件暂时放入"回收站"中,用户可以使用"回收站"恢复误删除的文件或文件夹,也可以将"回收站"中的内容(部分或全部)永久删除。若要从"回收站"窗口中恢复文件或文件夹,则应首先双击桌面上的"回收站"图标,打开"回收站"窗口。

常用的恢复文件或文件夹的方法如下。

方法 1:选中要还原的文件或文件夹,单击"管理"→"回收站工具"→"还原"→"还原选定的项目"命令。

方法 2:右击要还原的文件或文件夹,从弹出的快捷菜单中选择"还原"命令。

如果需要还原所有的文件或文件夹,可单击"回收站工具"页面中的"还原所有项目"按钮,如图 2-3-22 所示,打开"回收站"对话框,提示"您确定要从回收站还原所有项目吗?",单击"是"按钮,将还原"回收站"中的所有项目到原保存位置。

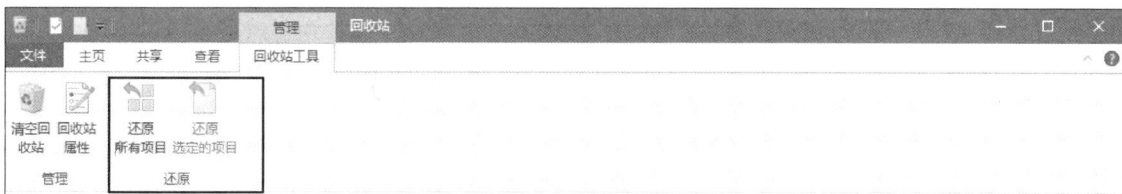

图 2-3-22　单击"回收站"中"还原所有项目"按钮

2.3.4　文件的属性设置

一个文件有很多属性,但最重要的是文件名、存储位置、内容,其中还有只读、存档、隐藏、大小等。文件属性是有关文件的一些详细信息,如文件的作者、创建日期及大小等,在 Windows 系统中,不同类型文件的属性会有所不同。可以通过下列方法查看或更改文件属性。

1. 打开文件的属性对话框

方法 1:右击文件图标,从弹出的快捷菜单中选择"属性"命令,如图 2-3-23 所示。

方法 2:按住 Alt 键,双击要查看或更改的属性文件。

方法 3:在文件夹或"库"窗口中选定文件,然后单击"主页"选项卡的"打开"组按钮,执行"属性"命令,切换到"详细信息"选项卡。

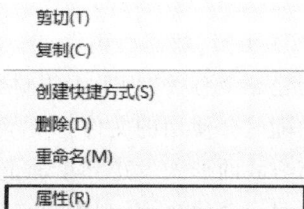

图 2-3-23　选择"属性"命令

2. 更改文件属性

如果要更改文件的某属性,单击该属性并输入新的内容。最后单击"确定"按钮,应用设置并关闭对话框,如图 2-3-24 所示。

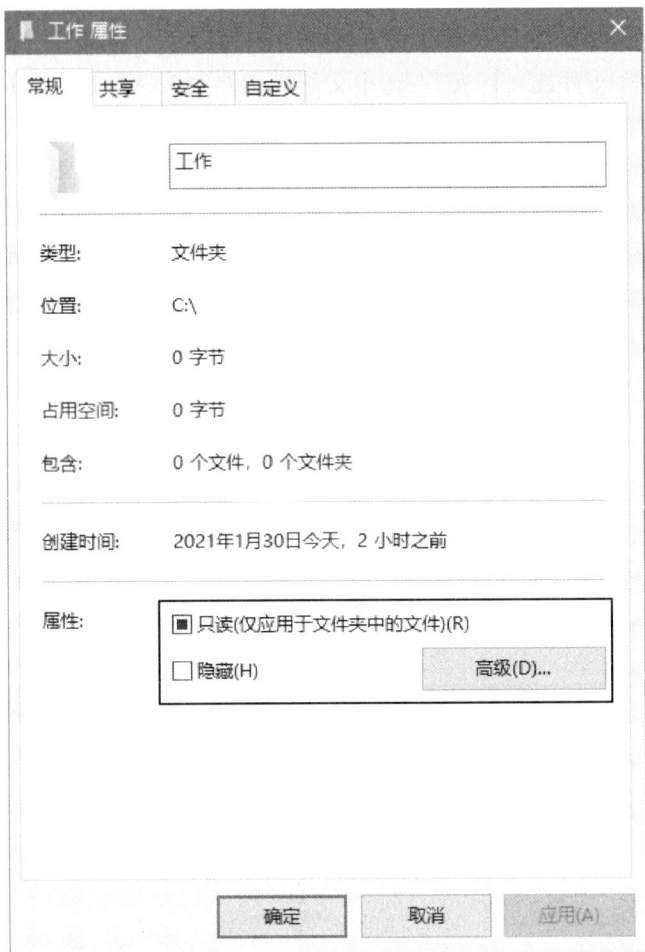

图 2-3-24 更改"属性"

2.3.5 使用库

　　库是 Windows 7 中就已经拥有的文件管理功能,是文件夹的标签利器,可以把它理解为"文件夹集合",无论把文件资料存放在哪一级目录中,只要打上统一的标签,都可以通过搜索"标签"来快速找到不同的文件。库在文件管理中,就可以起到标签的作用。比如,我们完成一份月度 PPT 汇报,就需要稿件、图片、案例元素等,这些内容可能散布在不同的文件夹中,而我们只需要新建一个有关"PPT 汇报材料"的库,把所有有关的文件夹都链接到库内,就相当于给这些工作中随时会使用的文件打上了标签,就可以统一在库中快速找到并使用它们,甚至还可以把库以快捷方式的形式发送到桌面上,帮你更快地调取内容,也可以避免每次都要在不同的文件夹中调取素材。总体来说,利用库来管理文件,打破了文件夹之间的单一层间关系,同时链接多个文件内容,进而优化工作流程。你可以把它当作 Windows 中的标签,协助你管理不同种类的文件。最后补充一点,在 Windows 10 中,库是被默认隐藏的。在"文件资源管理器"窗口中单击"查看"→"导航窗格"→"显示库"命令即可查看库。

1. 在左侧面板中显示库

使用库的最佳方式是通过"文件资源管理器"窗口中的导航窗口。但它必须首先被选中,操作如下。

在"文件资源管理器"中单击"查看"选项卡中的"选项"按钮,如图 2-3-25 所示。在弹出的"文件夹选项"对话框中的"高级设置"列表框中选中"显示库"复选框,如图 2-3-26 所示,单击"确定"按钮即可。

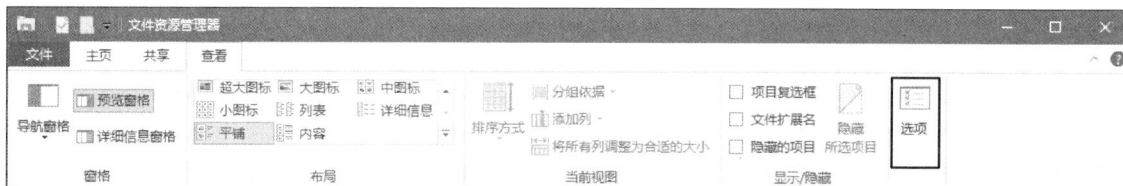

图 2-3-25　单击"选项"按钮

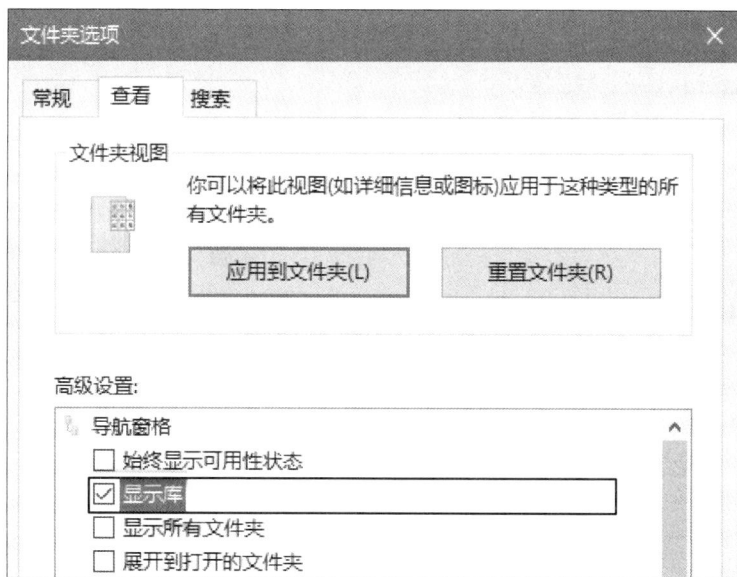

图 2-3-26　选中"显示库"复选框

2. 将文件夹添加到库

在库中选择或新建库文件夹,如选择"图片"库。在"图片"库上右击,在弹出的快捷菜单中选择"属性"命令,如图 2-3-27 所示。在打开的"图片属性"窗口中单击"添加"按钮,如图 2-3-28所示。弹出"将文件夹加入'图片'中"窗口,如图 2-3-29 所示,即可完成。

3. 新建库

转到"文件资源管理器"中的库。右击鼠标,在弹出的快捷菜单中选择"新建"命令,在其级联菜单中选择"库"命令,如图 2-3-30 所示。

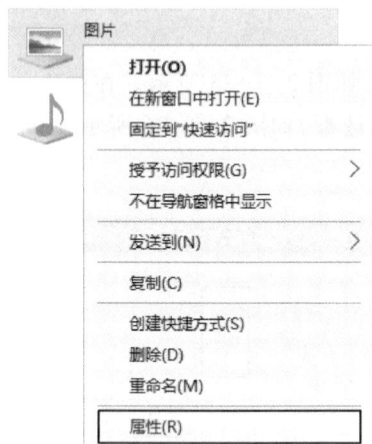

图 2-3-27 选择"属性"命令

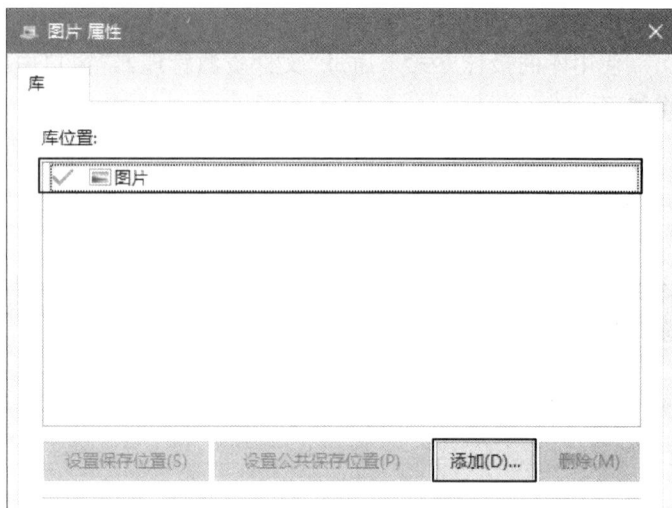

图 2-3-28 单击"添加"按钮

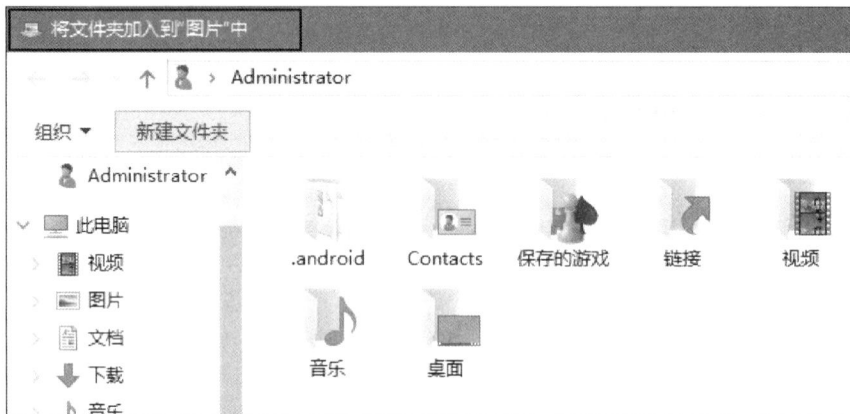

图 2-3-29 "将文件夹加入'图片'中"窗口

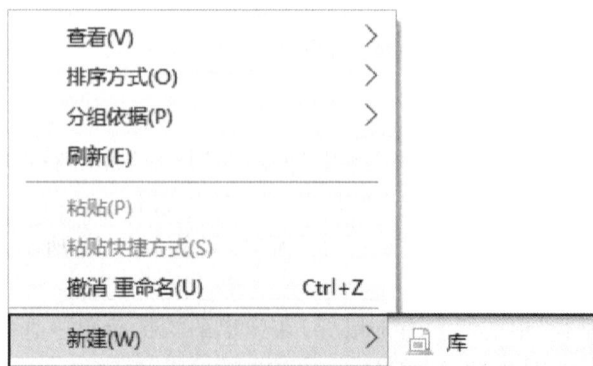

图 2-3-30 新建库

2.3.6　回收站

"回收站"是 Windows 操作系统的一个垃圾回收功能。当用户删除不需要的文件时,这些文件默认会被自动放入"回收站"中。如果以后发现误删了某些文件,那么可以从"回收站"中恢复这些文件。如果将文件从"回收站"删除了,那么将无法再恢复这些文件。这也意味着在将文件从"回收站"中删除之前,"回收站"中的这些文件一直占用着一定量的磁盘空间。每个分区有一个对应的"回收站"。换言之,"回收站"只存放从与其所属的分区中删除的文件。用好和管理好"回收站"功能,打造富有个性功能的"回收站"可以更加方便我们日常的文档维护工作。

2.4　个性化 Windows 10 工作环境

2.4.1　认识 Windows 10 设置

Windows 图形化的界面让计算机更具观赏性和趣味性,Windows 10 操作系统个性化的定制功能可以满足每个用户使用计算机的习惯和爱好。

"Windows 设置"用于更改系统设置,调整 Windows 的外观、工作方式等,使得操作系统更符合用户的喜好和习惯。单击"开始"按钮,在弹出的"开始"屏幕的左侧选择"设置"选项,即可打开"Windows 设置"页面,如图 2-4-1 所示。下面来初步了解一下"Windows 设置"的基本功能。

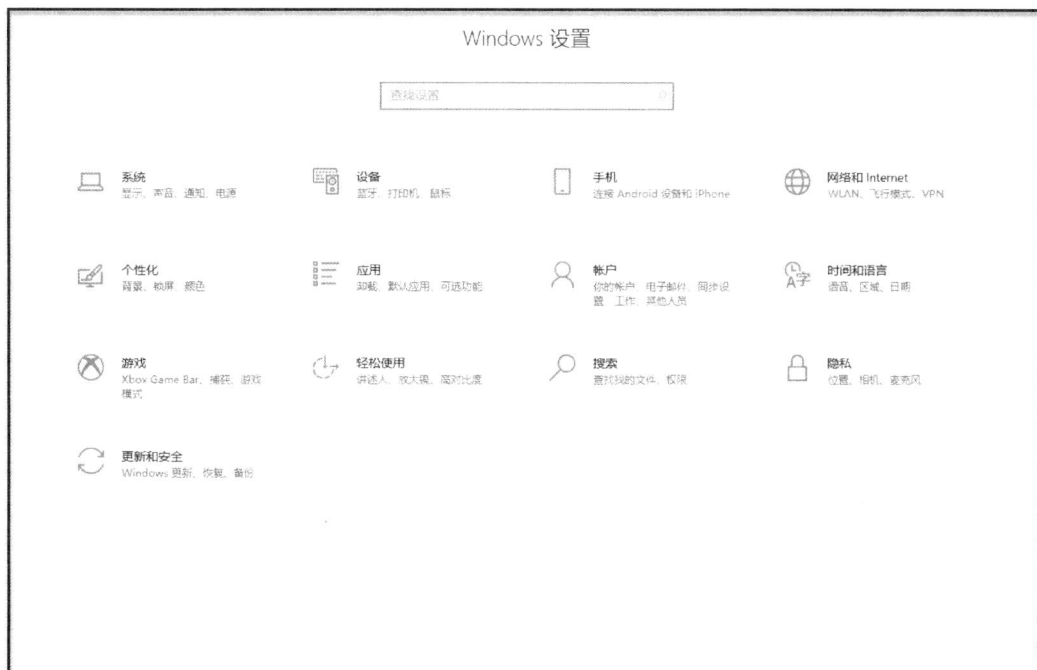

图 2-4-1　"Windows 设置"页面

2.4.2　显示设置

Windows 的显示设置是为了方便用户更好地了解桌面概况,方便用户进行操作。Windows 10 的显示效果要优于 Windows 7,更方便了用户。

1. 屏幕分辨率设置

屏幕分辨率是指屏幕的水平和垂直方向最多能显示的像素点,以水平像素点数乘以垂直像素点数表示。显示器可显示的像素点数越多,画面就越清晰,屏幕区域内能够显示的信息也就越多。在桌面的空白位置右击,在弹出的快捷菜单中选择"显示设置"选项,在弹出的对话框中选择"显示器分辨率"下拉列表中的选项即可,如图 2-4-2 所示。同时,也可以进行对文本、应用等项目的调整。

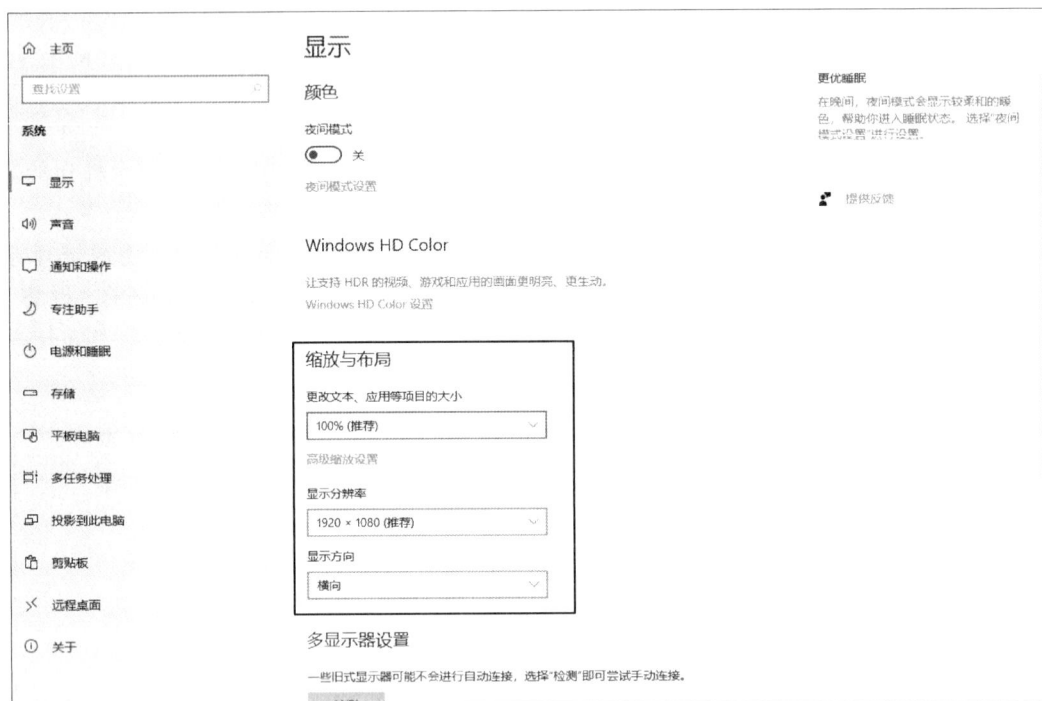

图 2-4-2　屏幕分辨率设置

2. 夜间模式设置

夜间模式是为了在夜间防止用户使用计算机期间受计算机所释放出的蓝光影响,而减少蓝光的释放。单击"设置"窗口中的"夜间模式设置"链接,在打开如图 2-4-3 所示的"夜间模式设置"对话框中进行设置,设定开启时间。

2.4.3　个性化设置

通过个性化调整,用户可以使操作系统的画面更漂亮,声音更动听,操作更方便。个性化调整包括更改主题、更改桌面背景、更改声音效果、更改屏幕保护程序等。右击桌面的空白处,在弹出的快捷菜单中选择"个性化"选项,在打开的个性化面板中即可进行个性化设置,如图 2-4-4 所示。

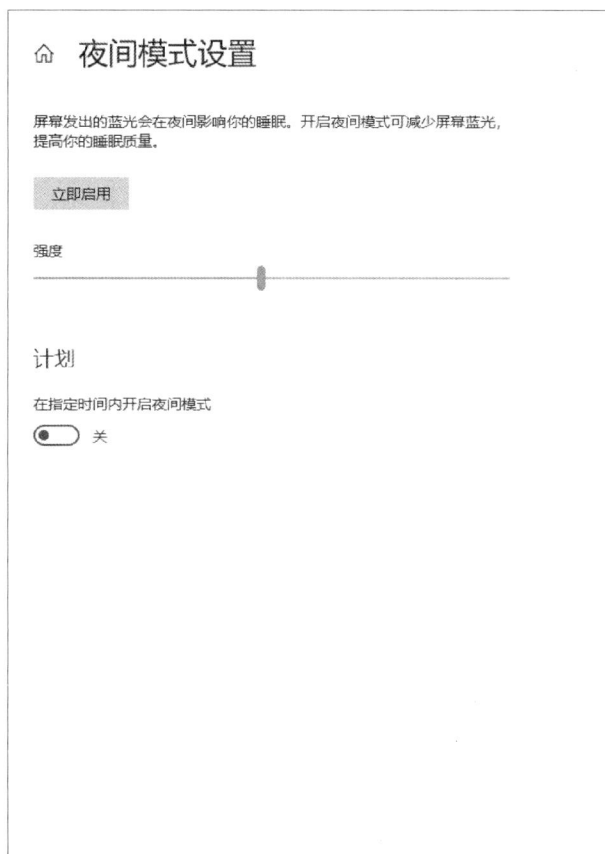

图 2-4-3　"夜间模式设置"对话框

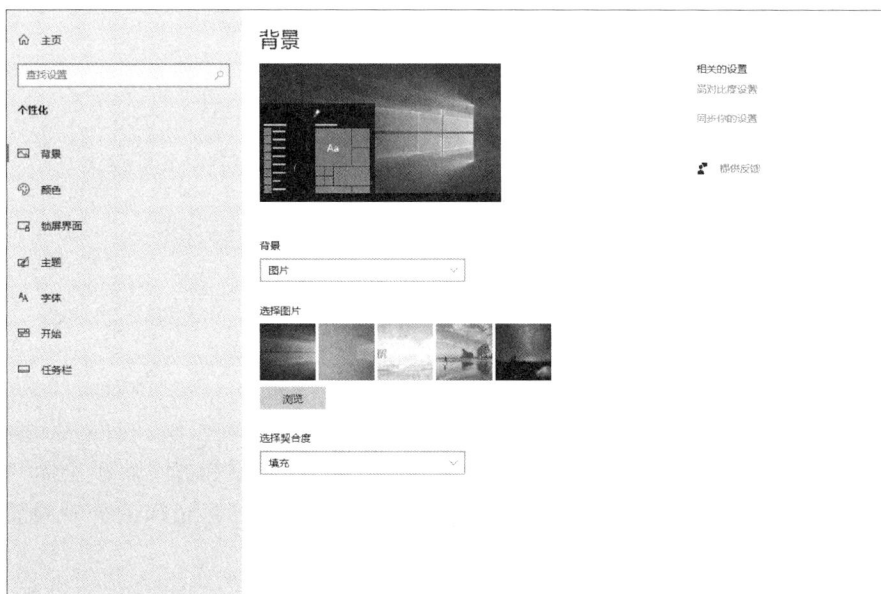

图 2-4-4　个性化面板

1. 主题设置

将个性化涉及的内容的组合称为主题,以更改主题的方式进行个性化调整,意味着"打包"调整,使得调整后桌面背景、窗口颜色、声音效果、鼠标光标彼此搭配,相得益彰。

(1) 背景设置。在"个性化"面板中单击"背景"图标,在面板的右侧可对背景模式进行更改。

(2) 颜色设置。通过"个性化"→"颜色"设置面板,可调整"'开始'菜单、任务栏和操作中心"和"标题栏和窗口边框"颜色。

(3) 声音设置。在计算机工作中,出现了一些特定的事件,操作系统会播放声音提醒用户。这样的声音可以由用户来手动调整,如图 2-4-5 所示。使用声音方案,可以对特定的一系列程序事件播放指定的声音。当然也可以对某个特定的事件播放指定的声音。

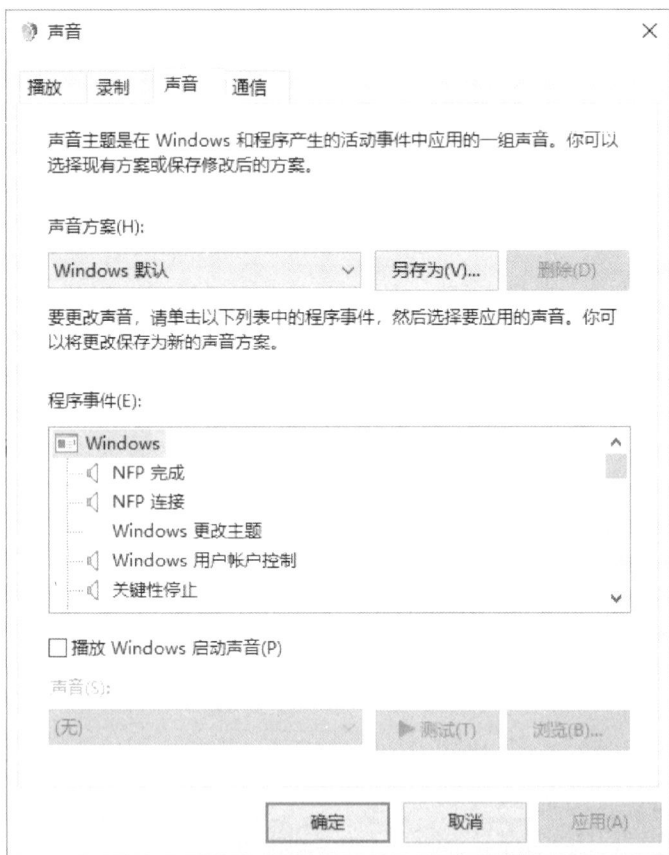

图 2-4-5　"声音"对话框

(4) 鼠标光标设置。在"个性化"面板中,选择"主题"选项后单击"鼠标光标"按钮,弹出"鼠标属性"对话框,选择"指针"选项卡,如图 2-4-6 所示,可对鼠标光标的外观设置进行方案调整。

在如图 2-4-7 所示的"鼠标键"选项卡中选中"切换主要和次要的按钮"复选框,以适应左手使用鼠标的用户。调整"双击速度"滑块,从而改变双击的速度,双击旁边的文件夹可以检验设置的速度。选中"启用单击锁定"复选框,则在移动项目时不用一直按着鼠标键就可以实现。

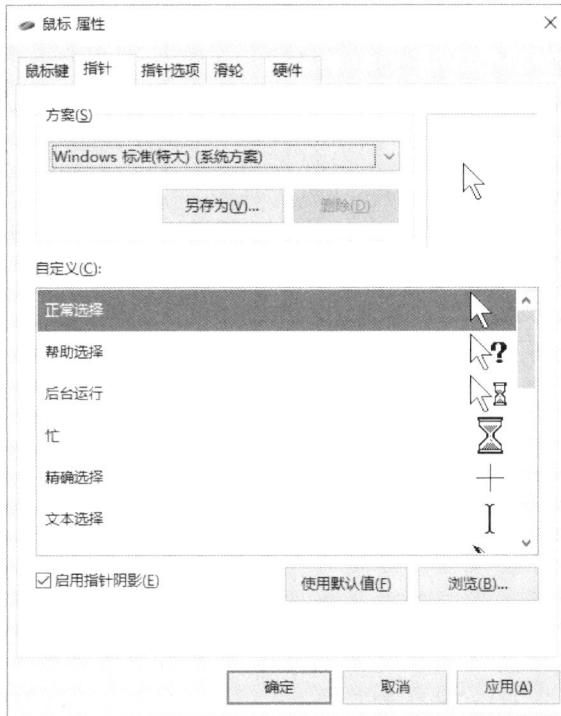

图 2-4-6　"指针"选项卡

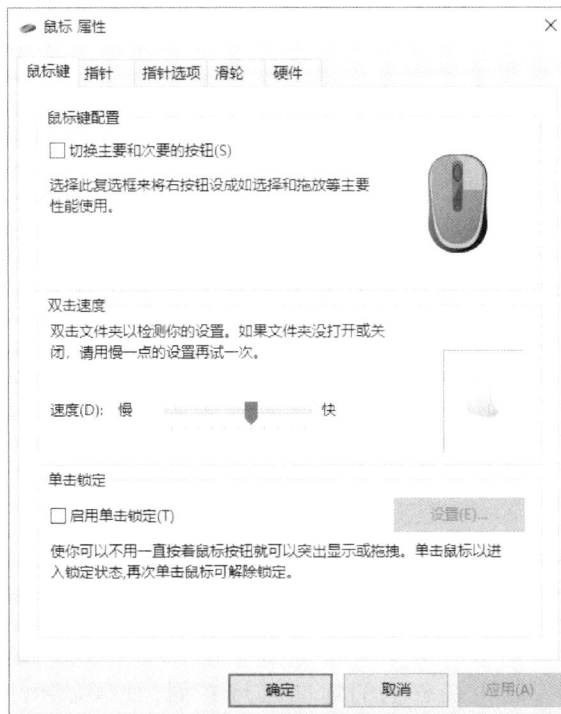

图 2-4-7　"鼠标键"选项卡

使拖动操作改为第一次按下(时间比单击稍长),此后移动鼠标等于拖动,直到再次单击,拖动结束;单击"设置"按钮,在弹出的"单击锁定的设置"对话框中,可以调整实现单击锁定需要按下鼠标或轨迹球按钮多久单击才能被"锁定"。

2. 锁屏界面设置

当规定的时间内没有接收到键盘和鼠标指令时,屏幕就会进入锁屏状态。通过选择"个性化"→"锁屏界面"面板,选择"屏幕超时设置"链接,打开"电源和睡眠"面板,如图 2-4-8 所示,可对屏幕、睡眠进行设置。选择"屏幕保护程序设置"链接,打开"屏幕保护程序设置"对话框,如图 2-4-9 所示,可对屏幕保护程序进行设置。

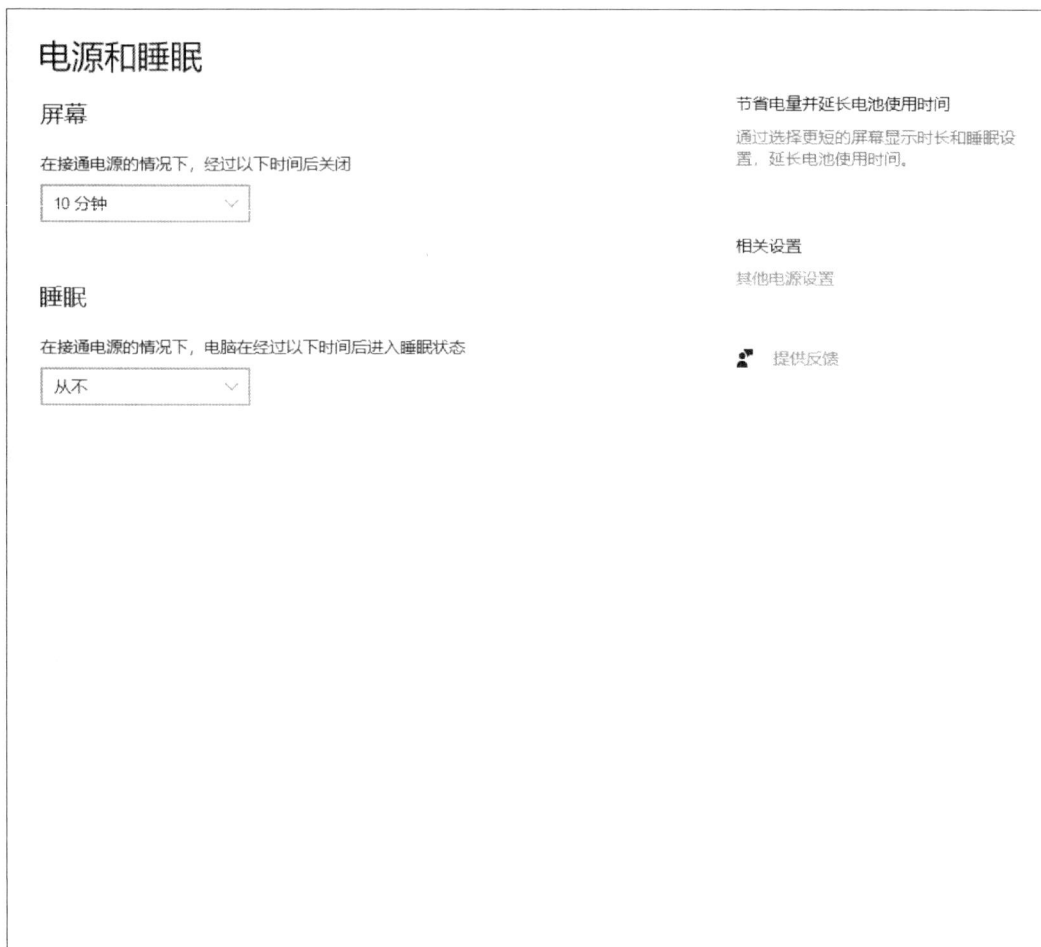

图 2-4-8　"电源和睡眠"面板

2.4.4　时间设置

在 Windows 10 操作系统中任务栏的通知区域右侧,默认显示了当前的系统时间和日期,操作系统在执行各项任务时,都会参照此时间,用户若有特殊需要时,也可以修改系统时间和日期。

可在"设置"面板中单击"时间和语言"按钮,也可以在通知区域时间上右击,选择"调整日期

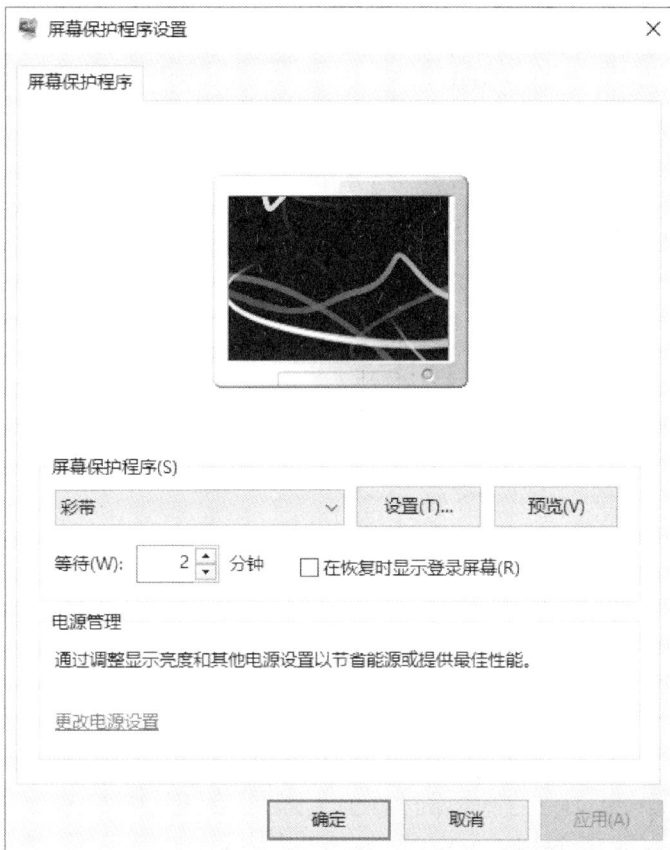

图 2-4-9　"屏幕保护程序设置"对话框

和时间"选项,单击"日期和时间"按钮,即可对日期和时间进行设置,如图 2-4-10 所示。

区域不同,其显示的格式也不同。在"时间和语言"界面中单击"区域"按钮,在"区域格式"下拉菜单中按照用户所需格式进行选择,如图 2-4-11 所示。

2.4.5　用户账户设置

1. 新建用户

(1) 打开"设置"面板,单击"账户"按钮,如图 2-4-12 所示。

(2) 单击"其他用户"按钮,选择"将其他人添加到这台电脑"选项,如图 2-4-13 所示。

(3) 在界面中间空白位置右击,选择"新用户"选项,按照步骤添加用户即可,如图 2-4-14 所示。

2. 登录方式

若要访问登录选项,则依次转到"开始"→"设置"→"账户"→"登录选项"。"登录选项"面板中提供了以下登录方法:Windows Hello 人脸、Windows Hello 指纹、Windows Hello PIN、安全密钥、密码、图片密码。

(1) Windows Hello。可使用户通过面部、虹膜、指纹或 PIN 登录到其设备、应用、在线服务和网络。用于标识用户的面部、虹膜或指纹的信息永远不会在其设备之外使用。Windows10 操作

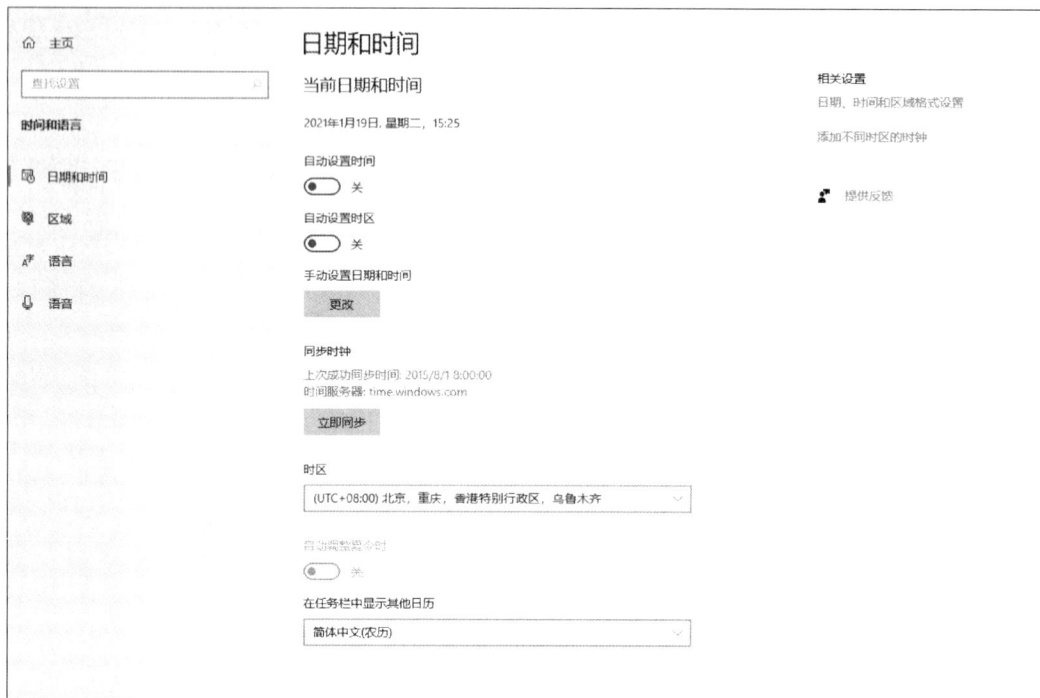

图 2-4-10　"日期和时间"设置

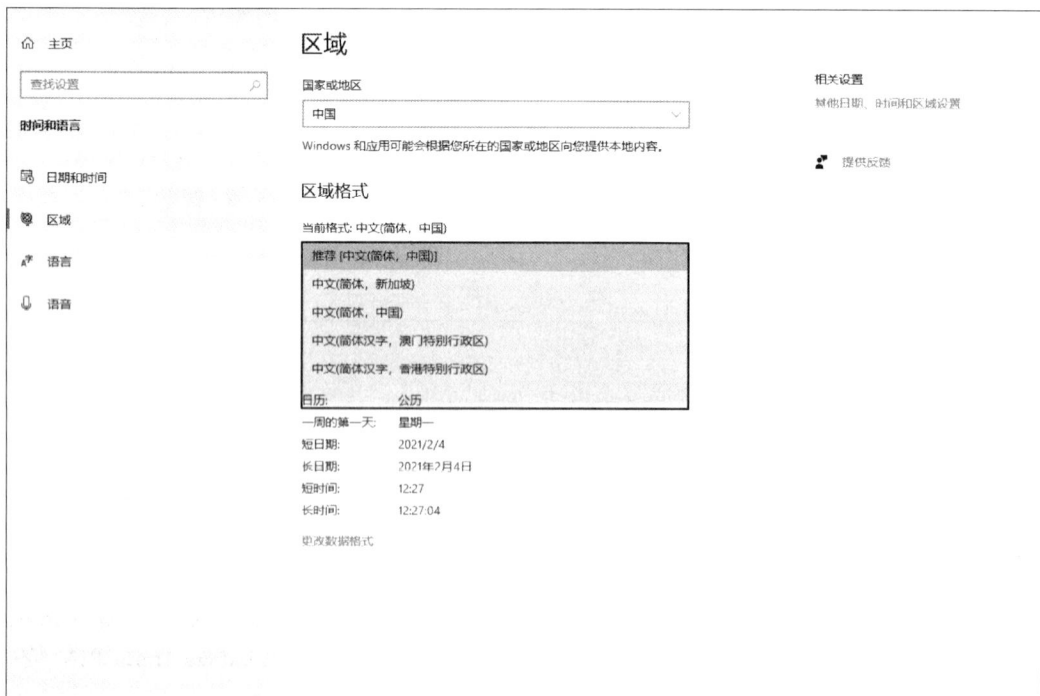

图 2-4-11　"区域格式"设置

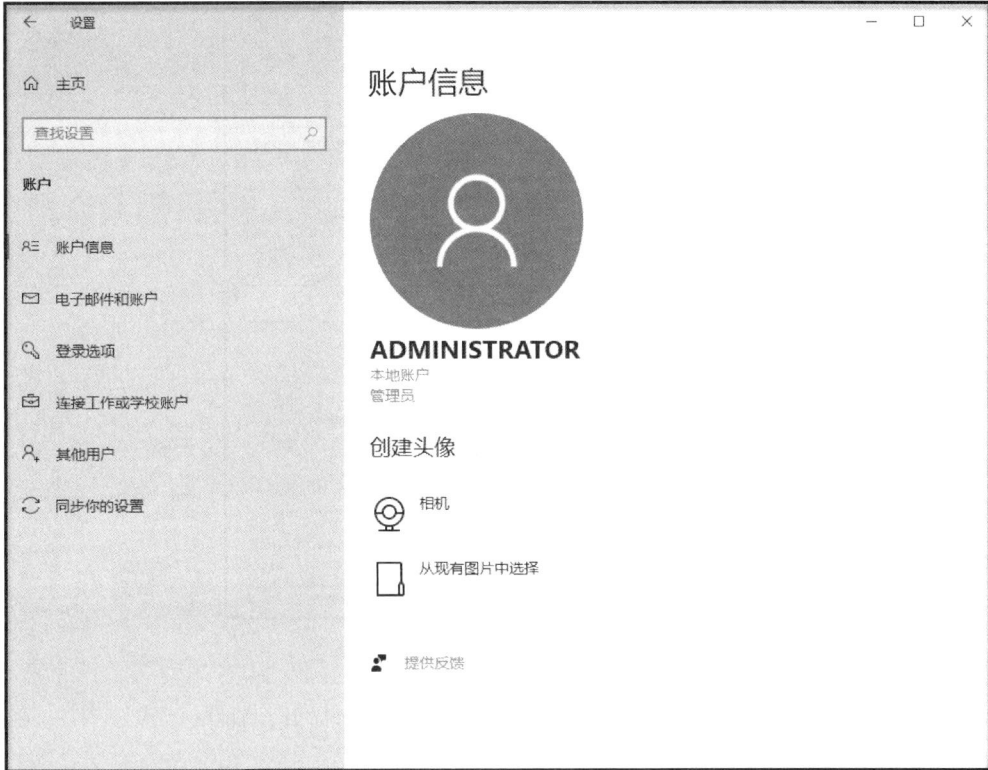

图 2-4-12　账户设置界面

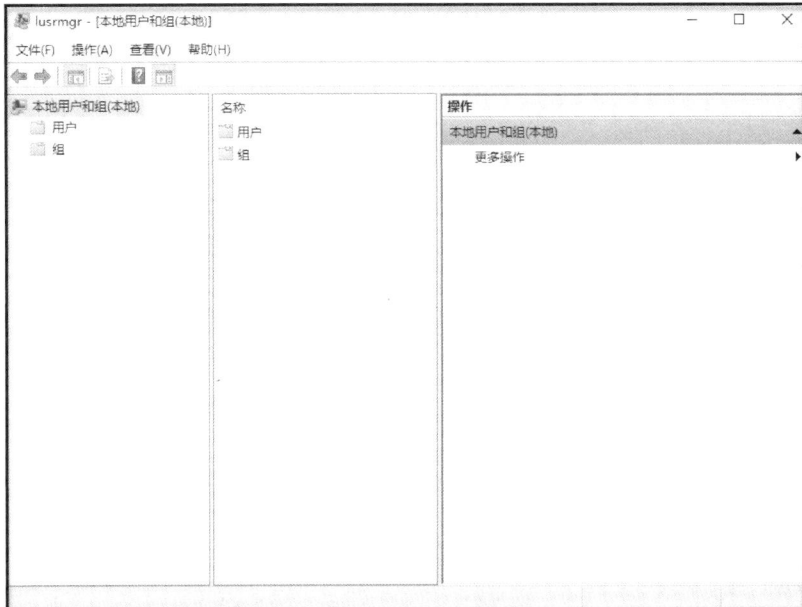

图 2-4-13　添加账户界面

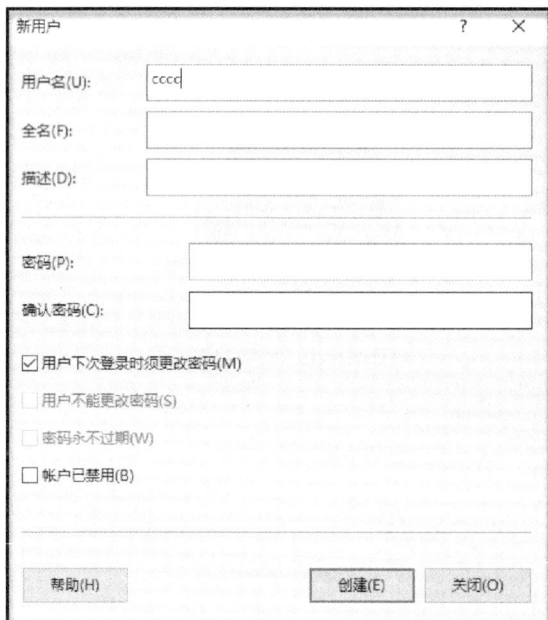

图 2-4-14　添加新用户界面

系统不会将用户的面部、虹膜或指纹的照片存储在设备上或任何其他地方。

（2）更改密码。

① 在"账户"界面中，单击"登录选项"按钮。

② 选择"密码"选项，单击"添加"按钮，按照步骤添加即可，如图 2-4-15 所示。

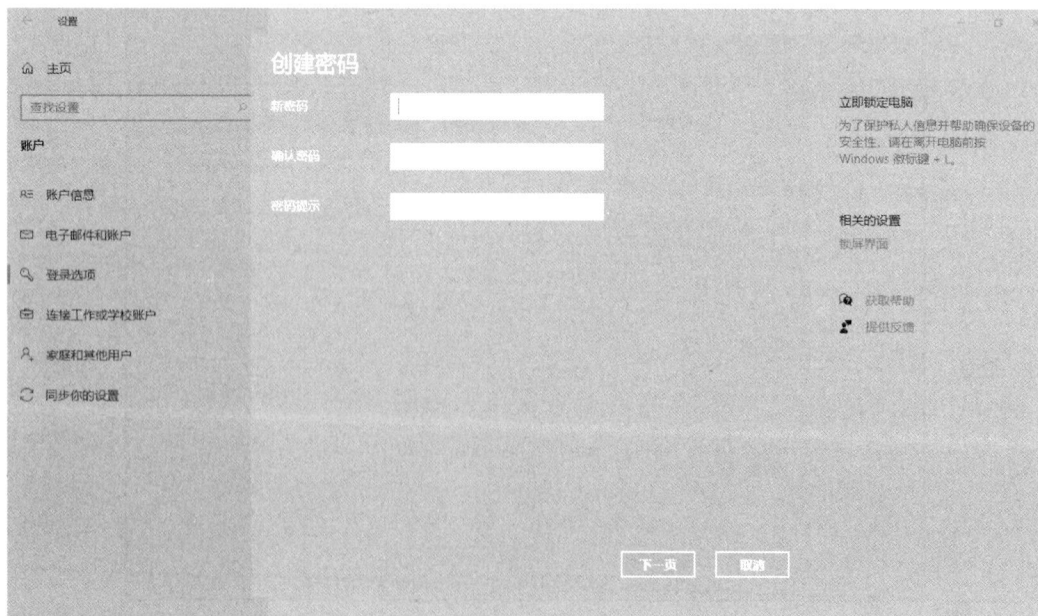

图 2-4-15　更改密码

（3）图片密码。图片密码是一种保护用户触屏电脑安全的新方法。在"登录选项"界面中单击"图片密码"下方的"添加"按钮。打开"创建图片密码"对话框,输入用户密码,然后按照其步骤进行操作即可。

3. Microsoft 账户管理

（1）添加 Microsoft 账户。在"账户"设置界面中,选择"电子邮件和账户"选项,界面右侧选择"添加 Microsoft 账户"选项,然后按照提示进行创建即可,如图 2-4-16 所示。

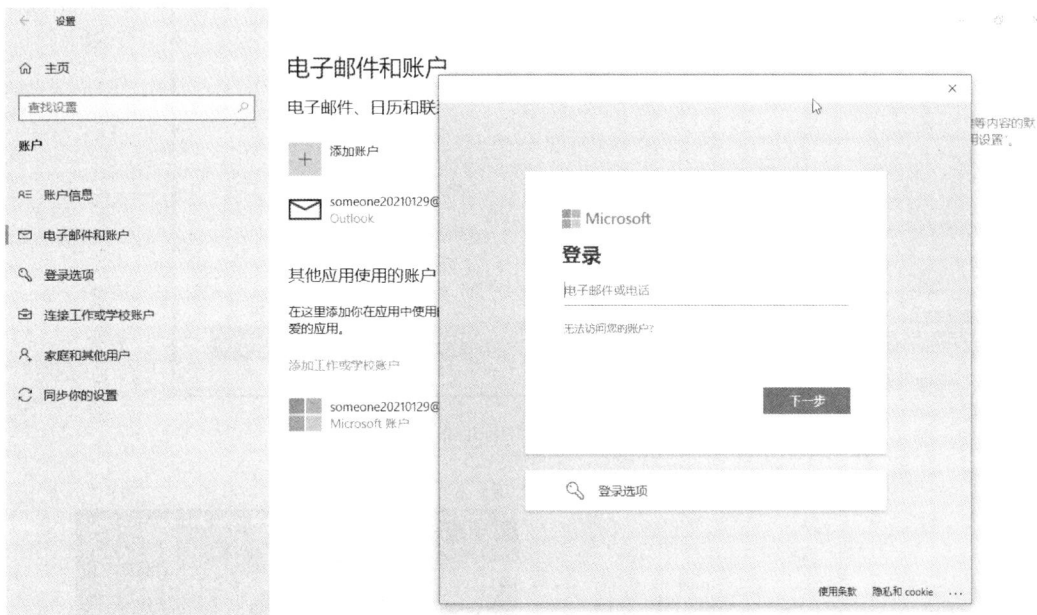

图 2-4-16　添加 Microsoft 账户界面

（2）更改 Microsoft 账户密码。在"账户"设置界面中,选择"登录选项"选项,在"登录选项"设置界面中单击"密码"区域下方的"更改"按钮,在打开的"更改密码"对话框中输入当前密码和新密码,如图 2-4-17 所示,单击"下一步"按钮,即可完成 Microsoft 账户登录密码的更改操作,最后单击"完成"按钮即可。

（3）删除 Microsoft 账户。在"账户"设置界面中,选择"电子邮件和账户"选项,选择所更改的账户,单击"管理"按钮,在弹出的对话框中选择"删除账户"选项即可。

2.4.6　Cortana 设置

微软 Cortana 是 Windows 10 最明显的新功能之一。微软的虚拟助理从 Windows Phone 的飞跃跃升到桌面,利用它可以做很多事情。它不仅仅是一个语音助手,也可以输入命令和问题。

（1）打开"开始"菜单,选择"Cortana"选项,在打开的对话框中单击"登录"按钮,如图 2-4-18 所示,在弹出的界面中选择已创建好的 Microsoft 账户或选择"使用其他账户"来进行账户创建。

（2）打开 Cortana 界面之后,可在文本框输入所需查找内容的关键字或直接使用麦克风录入语音内容即可,如利用语音要求 Cortana 打开 QQ 软件,如图 2-4-19 所示。

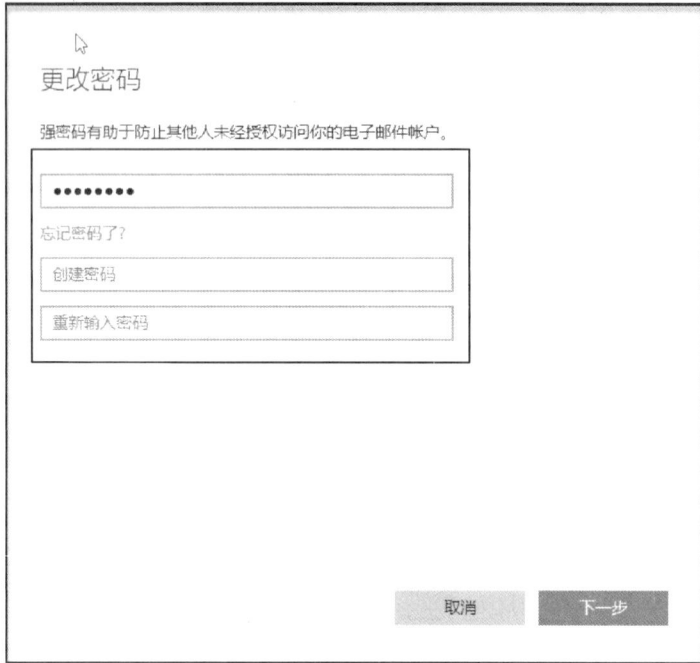

图 2-4-17 更改 Microsoft 账户密码

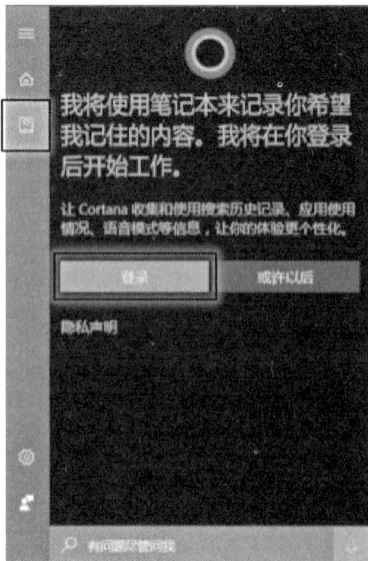

图 2-4-18 Cortana 登录界面

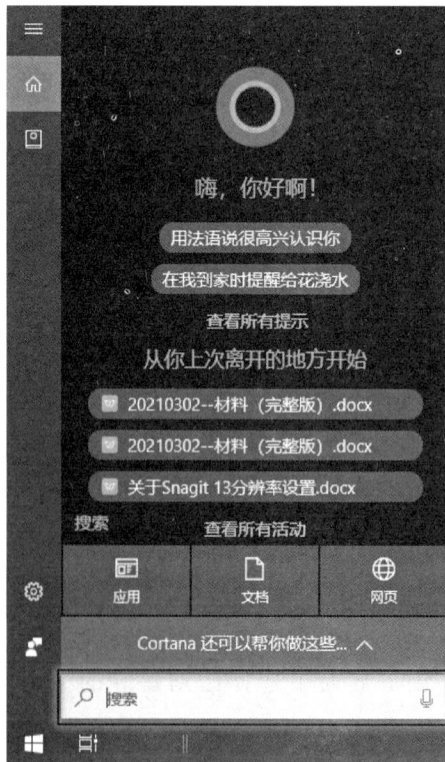

图 2-4-19 Cortana 询问界面

2.4.7　程序的安装与卸载

Windows 操作系统虽然提供了一些附件程序来帮助用户完成简单的任务,但想使计算机能够做更多更专业的任务,则需要在系统中安装相应的应用软件。正确掌握程序管理才能帮助我们提高计算机应用水平。Windows 10 操作系统新增了"应用商店"软件,可快速帮助用户安装与卸载应用程序。

1. 程序的安装

安装应用程序,首先要获取应用程序的安装软件。获取安装文件的途径有官网下载、电脑管家下载、Microsoft Store 应用商店下载等。

(1)官网下载。打开浏览器,查找到下载的软件,单击"立即下载"按钮,按照下载的要求步骤完成即可,如图 2-4-20 所示。

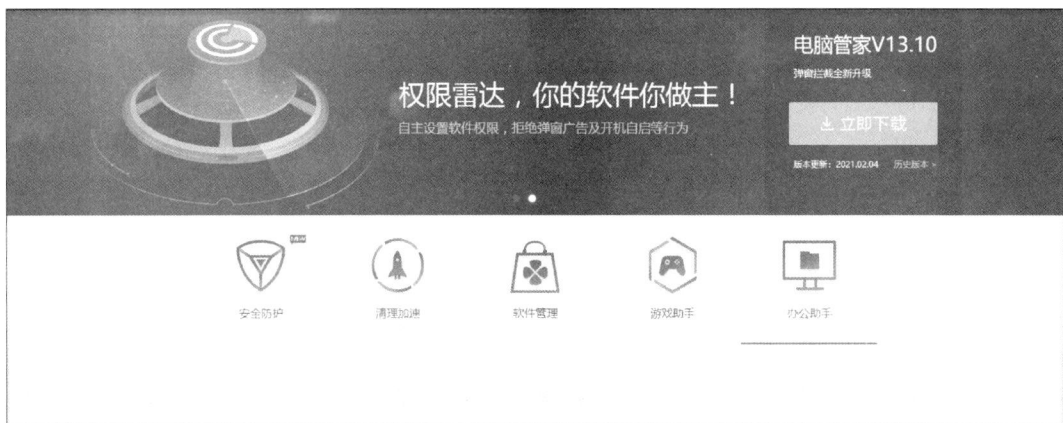

图 2-4-20　"电脑管家"官网界面

(2)电脑管家下载。打开"电脑管家"软件,选择"软件管理"界面,选择所需下载的软件,单击"安装"按钮,按照安装步骤进行操作即可,如图 2-4-21 所示。

(3)Microsoft Store 应用商店下载。

① 打开"开始"菜单,单击"Microsoft Store"图标。

② 在打开的应用界面中,可按照左上角所给的分类查找软件,也可在右上角的"搜索框"中输入软件名称进行精确查找。

③ 选择所需软件,单击"获取"按钮,按照弹出的对话框完成下载操作即可,如图 2-4-22 所示。

(4)Metro 应用

Metro 应用是 Windows 10 新增的一大特色,也称通用 Windows 平台应用,是为 Windows Phone 和 Windows 8 及其之后的操作系统推出的应用类型,是一种通过 Windows 应用商店向 Windows 操作系统分发的移动应用程序,它们在设计、开发、分发及内容上不同于传统桌面应用程序。

在安装方式方面,不同于其他应用程序,对于 Metro 风格的应用程序来说,只能够通过 Windows 商店来购买安装。购买而来的应用程序与账户绑定,因此无论身处何处,都可通过同一账

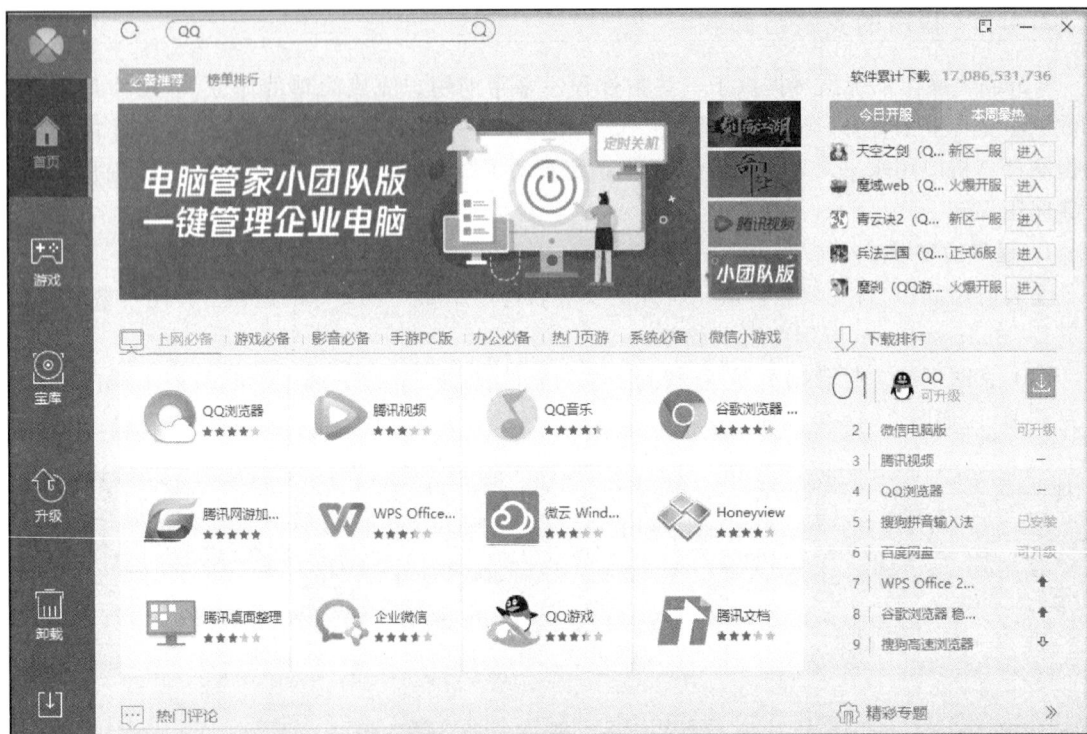

图 2-4-21　电脑管家下载界面

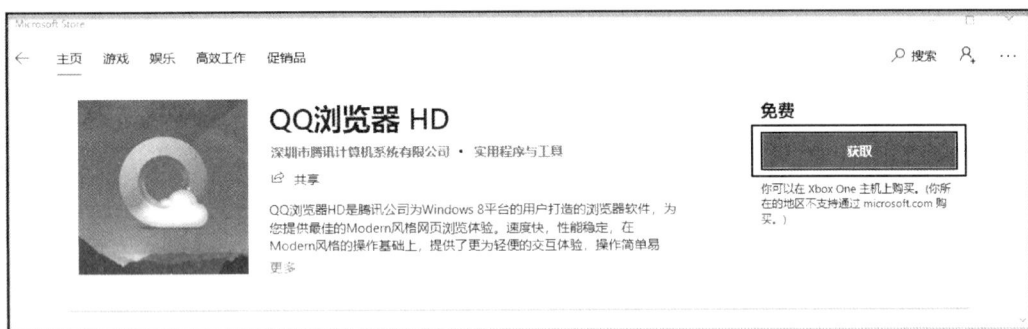

图 2-4-22　Microsoft Store 应用商店下载界面

户安装于不同的设备中。

　　Metro 应用从"开始"菜单进入,在"开始"菜单上的表示形式称为磁贴,每个通用 Windows 平台应用都有一个磁贴。用户可以启用不同的磁贴大小(小、中等、宽形和大)。一些应用可以使用磁贴通知更新磁贴,以向用户传达新信息。

　　2. 程序的卸载

　　程序的卸载有以下三种方法。

　　方法 1:打开"设置"面板,选择"应用和功能"选项,选择所需卸载的软件,单击"卸载"按钮,按照步骤完成卸载即可,如图 2-4-23 所示。

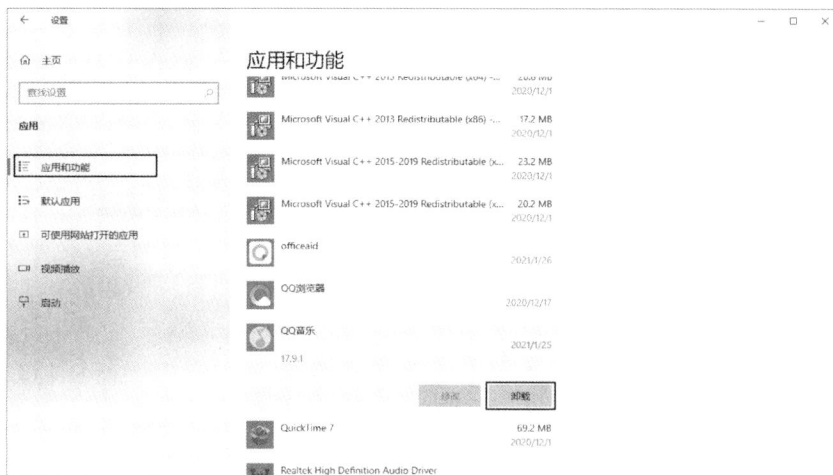

图 2-4-23　卸载方法 1

方法 2:打开"开始"屏幕界面,右击所需卸载的软件,单击"卸载"按钮,在弹出的"程序和功能"界面中,找到卸载软件并右击,选择"卸载"选项,即可完成卸载操作,如图 2-4-24 所示。

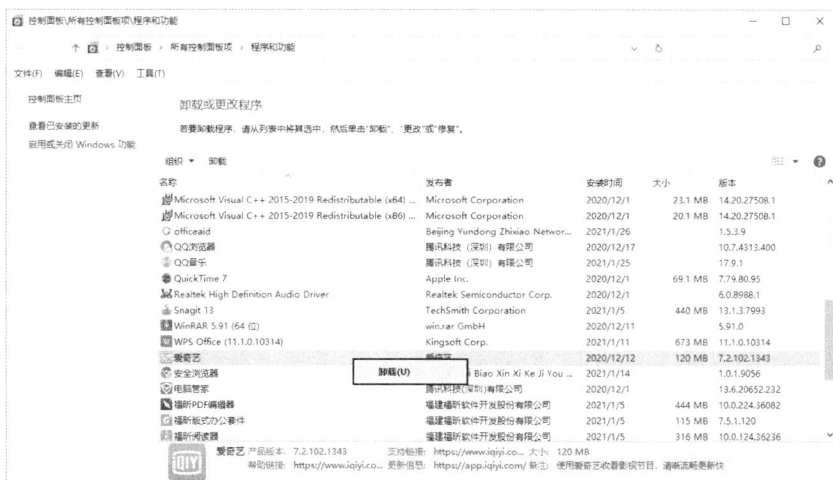

图 2-4-24　卸载方法 2

方法 3:打开"电脑管家"软件,选择"卸载"界面,选择所需卸载的软件,单击后方的"卸载"按钮,按照步骤即可完成卸载。

2.4.8　网络设置

网络设置是计算机接入互联网所需要做的一些必要的设置,通过 IP 地址来进行更改设置。

首先,在"开始"屏幕上单击"设置"图标,在"设置"窗口中单击"网络和 Internet"按钮,然后选择"更改适配器选项"链接,如图 2-4-25 所示,在新打开的窗口中选中正在使用的网络并右击,选择"属性"选项,选中"Internet 协议版本 4(TCP/IPv4)"复选框,双击进入,如图 2-4-26 所示,手动输入 IP 地址。

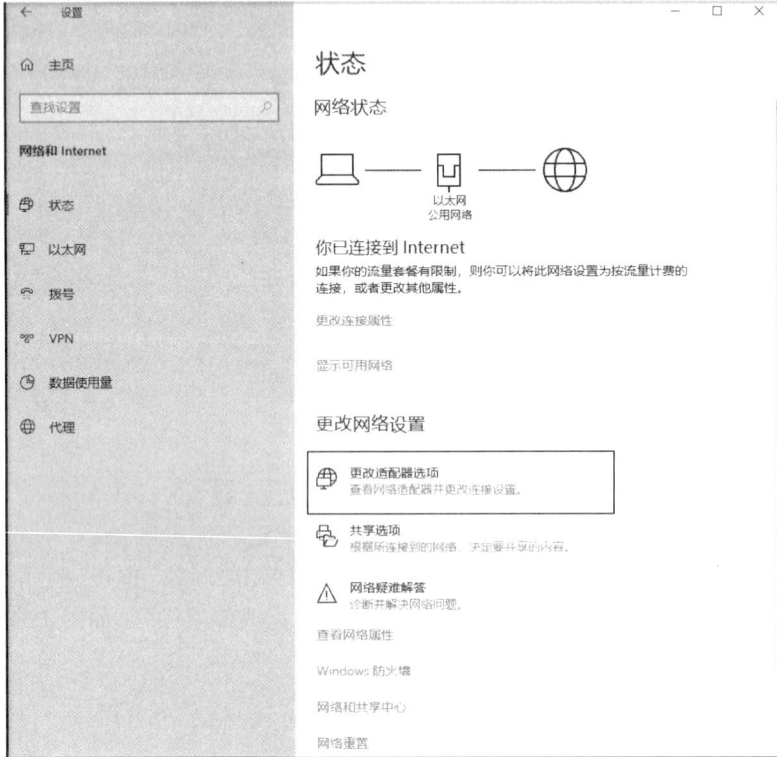

图 2-4-25　网络和 Internet 界面

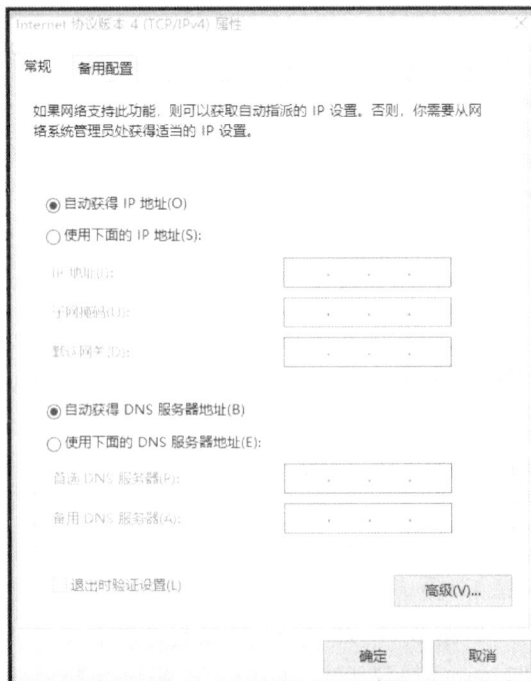

图 2-4-26　IP 地址更改

2.5　Windows 10 系统小工具

2.5.1　画图程序

Windows 10 系统自带的画图是一个位图编辑工具,"画图"程序可以对各种位图格式的图片进行编辑和美化。用户可以自己绘制图画,也可以对扫描的图片进行编辑修改,编辑完成后,可以用 PNG、BMP、JPEG、GIF 等格式存档,还可以打印和设置桌面背景。画图软件简单易用,速度非常快,裁剪、旋转、调整图像比 Photoshop 等专业工具更方便。

1. 画图窗口

在使用画图工具时,可选择"开始"→"所有程序"→"Windows 附件"→"画图"命令,打开"画图"窗口,如图 2-5-1 所示。

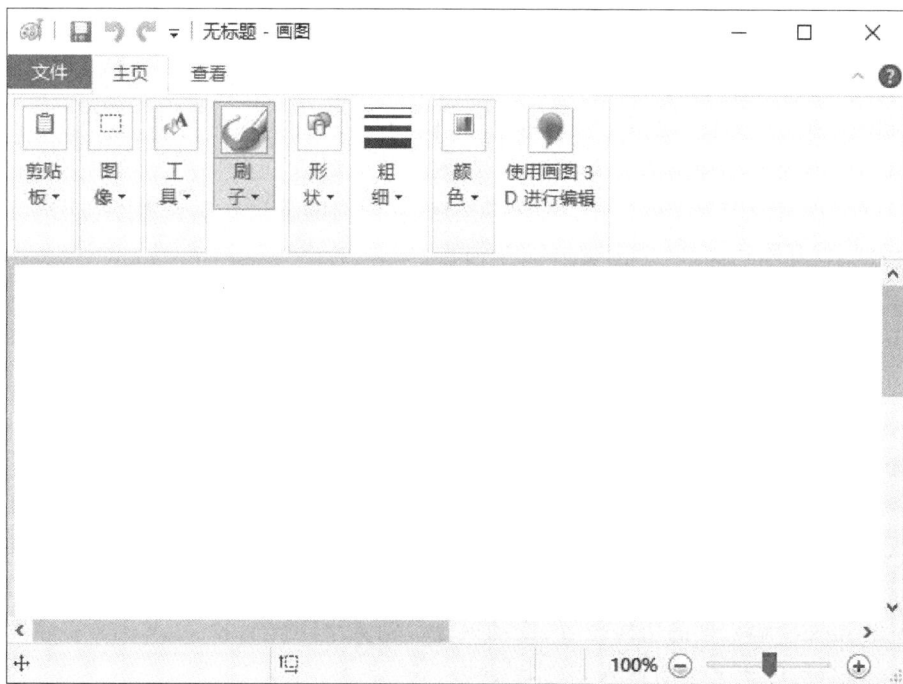

图 2-5-1　"画图"窗口

下面简单介绍一下程序界面的组成。

(1)快速访问工具栏。快速访问工具栏中的命令按钮是用来快速执行相应命令的,主要包括"保存"按钮、"撤销"按钮、"重做"按钮,以及"自定义快速访问工具栏"按钮。

(2)功能区。功能区包括主页和查看两个选项,主页选项卡中包括剪贴板、图像、工具、刷子、形状、粗细、颜色等命令组,提供了用户在操作时要用到的各种命令按钮和许多画图工具。查看选项卡中可以执行图片的缩放及全屏查看,并可以在绘图区域中显示标尺和网格线等。

（3）绘图区。绘图区处于整个窗口的中间，里面有一个空白的画布，用户可以在里面画画。详细信息栏显示当前的详细提示信息，如显示当前光标的位置、画布的大小、显示比例等。

（4）文件选项。文件选项在主页选项卡的左边，单击打开文件选项卡可以从弹出的菜单中完成对画图文件的新建、打开、保存、打印等操作。

2. 选择画布大小

绘图之前先确定画布大小，有两种方法。

方法1：选择"文件"选项卡中的"属性"命令，输入画布的宽度和高度。

方法2：在绘图区中，移动鼠标到画布的右下角的控制柄处，当鼠标指针呈对角改变大小时，按住鼠标左键拖动，调整画布的宽度和高度。

3. 用绘图工具绘制图画

下面以直线的绘制为例，介绍绘图工具按钮的使用。单击"形状"按钮，在展开的组中单击"直线"按钮，然后单击"轮廓"按钮，从弹出的下拉列表中设置直线的轮廓；接下来设置直线的粗细，单击"粗细"按钮，从弹出的下拉列表中选择直线的粗细；然后设置直线的颜色，在"颜色"组中选择直线的颜色，将鼠标指针移到画布的合适位置，按住鼠标左键拖拽，即可绘制直线。

4. 用画图工具对图片进行编辑

使用画图工具可以对图片进行复制、移动、裁剪、翻转、扭曲、调整大小及添加文字等编辑操作。下面以调整图片大小和添加文字为例，介绍图片的编辑操作。

首先打开要编辑的图片文件，单击"文件"按钮，从弹出的下拉菜单中选择"打开"命令，弹出"打开"对话框，找到图片文件，单击"打开"按钮。

（1）调整图片大小。单击"图像"组中的"重新调整大小"命令，打开"调整大小和扭曲"对话框。在"重新调整大小"分组框中选择"像素"单选按钮和"保持纵横比"复选框，并在"水平"和"垂直"文本框中输入画布的像素值，单击"确定"按钮，即可将图片调整为指定大小。

（2）为图片添加文字。单击"工具"命令组中的"文本"按钮，然后将鼠标指针移至绘图区域，接着在要输入文字的位置单击，此时将自动切换到"文本"选项卡中，并进入文字输入状态。最好在输入文字之前设置一下文字输入格式，单击"字体"按钮，在展开的列表中选择字体，然后在"字号"下拉列表中选择字号，在"颜色"组中设置字体颜色，最后输入文字。文字输入完成后，将鼠标指针移至文字输入框的边缘位置，拖动鼠标移动文字到合适的位置，在文字输入框之外的任意位置单击鼠标，完成文字的输入。

2.5.2 截图工具

新建截图的具体步骤如下。

（1）单击"开始"按钮，从弹出的"开始"菜单中选择"所有程序"→"Windows 附件"→"截图工具"命令。

（2）随即弹出"截图工具"窗口，如图 2-5-2 所示。

（3）使用"模式"按钮选择截图方式，然后单击"新建"按钮，鼠标指针变成"十"字形状，截取图片的起始位置，然后按住鼠标不放，拖动选择要截取的图像区域。

（4）释放鼠标即可完成截图，此时在"截图工具"窗口中会显示截取的图像。

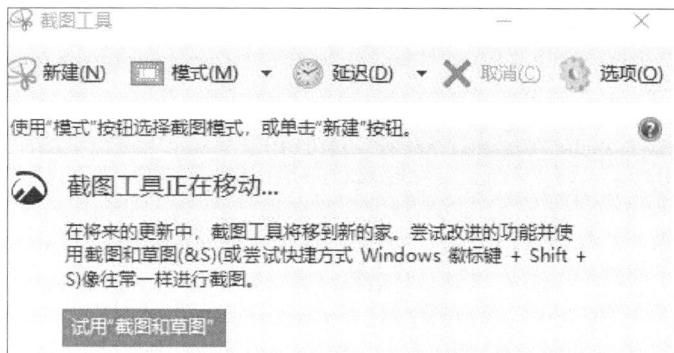

图 2-5-2　"截图工具"窗口

2.5.3　计算器

Windows 10 计算器采用了更加简洁的设计,操作起来更加简便。上一代 Windows 7 版本中计算器的诸多功能在这一代中进行了精简或去除,例如"统计模式",其中可能有本身使用率不高或没有开发的必要等原因。新计算器采用全新设计的 UI,整体上更倾向于扁平,竖版的模型模仿实体计算器,与 Windows 10 搭配起来相得益彰。

计算器可以帮助用户完成数据的运算,它分为"标准""科学""绘图""程序员""日期计算型"5 种模式。

"标准"型可以完成日常工作中简单的算术运算。

"科学"型可以完成较为复杂的科学运算,如函数运算等,运算的结果不能直接保存,而是存储在内存中,以供粘贴到别的应用程序或其他文档中。在"科学"型模式下,计算器会精确到 32 位数。

"绘图"型能够将用户输入的函数方程转换成图形,帮助用户(尤其是学生)更好地学习代数知识。

"程序员"型是专门为程序员设计的计算器。

"日期计算"型能够让用户轻松计算出两个日期之间相差多少年、月、周或天。

Windows 10 计算器的转换功能也增加了许多,不失为一个小巧、强大、方便的工具。

2.5.4　写字板

"写字板"是一个使用简单,但功能强大的文字处理程序,我们可以用它进行日常工作中文件的编辑。它不仅可以进行中英文文档的编辑,还可以图文混排,插入图片、声音、视频剪辑等多媒体资料。它在功能上比记事本强大,但是比 Word 弱。就其本身而论,它适合写一封信件,或者一篇短文。写字板具有 Word 的最初形态,有格式控制等,保存的文档类型也是 .doc,是 Word 的雏形。写字板容量比较大,对于较大的打开较慢或者打不开的文件记事本可以用写字板程序打开。

单击"开始"→"所有程序"→"Windows 附件"→"写字板"程序,打开"写字板"窗口,如图 2-5-3 所示。

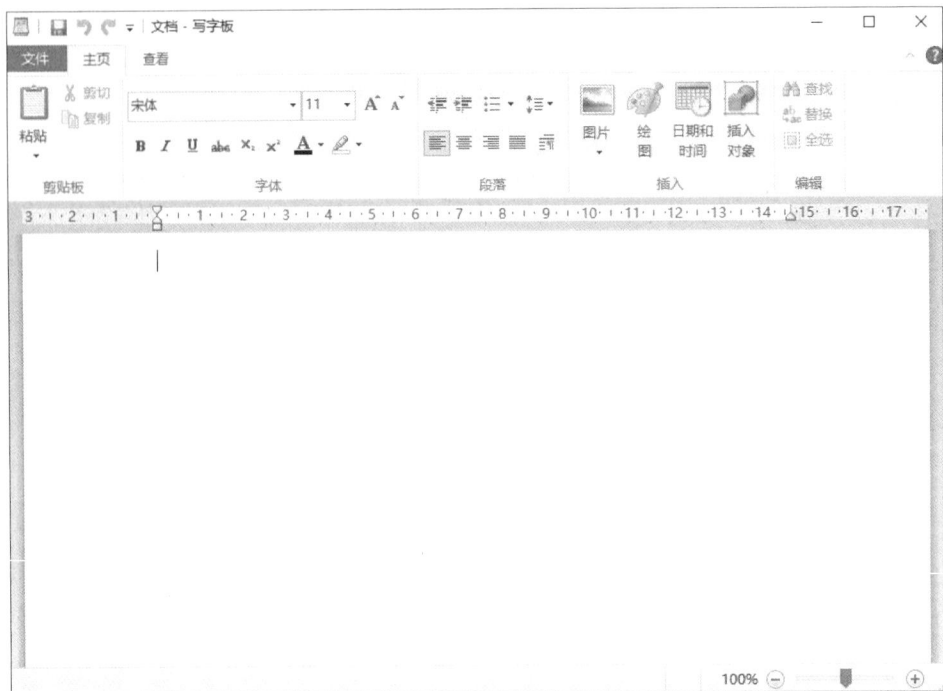

图 2-5-3　"写字板"窗口

1. 在写字板中输入文字

打开"写字板"窗口后,就可以在工作区输入文字。

2. 调整格式

在"字体"区域内调整字体格式,"段落"区域内调整段落格式,"插入"区域内添加图片、绘图等。

3. 保存并退出

完成文字编辑后,单击左上方"文件"菜单,在下拉菜单中选择"保存"选项,选择保存文件的位置和文件名。或单击"快速访问工具栏"上的"保存"按钮进行保存。最后单击窗口右侧的"关闭"按钮,即可退出写字板程序。

2.5.5　便笺

日常工作中有很多重要事件需要特意提醒,即使记在笔记本上,也难免有忘记的时候。系统中自带有非常好用的便笺功能,方便用户随手记录信息。

1. 启动便笺程序

单击"开始"按钮,单击"所有程序",单击"便笺"按钮,就可以启动便笺程序了,如图 2-5-4 所示。

2. 便笺的移动

鼠标左键按住便笺上边缘随意移动,可以在桌面上把便笺拖来拖去,轻松调整便笺的显示位置。

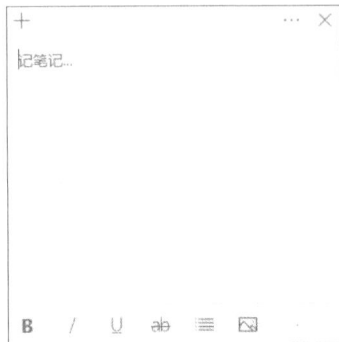

图 2-5-4　便笺

3. 便笺的大小调整

鼠标移动到便笺右下角,等到出现双向斜箭头时,按住鼠标左键拖动,可以自由调整便笺的面积大小。

4. 便笺的颜色调整

右击便笺文字区域,可以从弹出菜单中选择便笺的颜色。可以为多张便笺设置不同的颜色,分类记录不同的事情,一目了然。

5. 增加或删除便笺

单击便笺左上角的"+"按钮,可以轻松增加便笺,单击右上角的"关闭"按钮即可删除便笺。

用户在使用其他应用程序时,便笺会在后台运行,当需要查看便笺信息时,单击任务栏中的便笺图标,便笺就来到"台前",非常方便。

2.5.6　步骤记录器

Windows 10 系统中有一个很好用的"步骤记录器"工具,可以自动记录所有的操作内容,自动生成的图片及操作说明,在功能上与录屏功能有所不同,它记录的是计算机操作记录的图文步骤,可以利用它来写一些图文教程,记录一些常用的电脑操作和技巧。

1. 打开"步骤记录器"

依次单击"开始"→"所有应用"→"Windows 附件"→"步骤记录器"按钮,就可打开"步骤记录器"窗口,如图 2-5-5 所示。

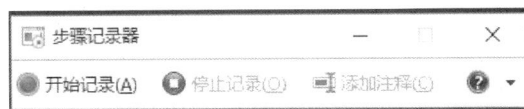

图 2-5-5　"步骤记录器"窗口

2. 开始记录

准备好要记录的内容,然后单击"开始记录"按钮,记录完之后单击"停止记录"按钮,中途还可以暂停记录。

3. 保存记录

单击"保存"按钮,系统将以 ZIP 格式保存记录文件。

4. 查看记录

单击"停止记录"按钮后,系统自动打开记录结果。也可将保存步骤记录的 ZIP 文件解压缩,原文件是 .mht 格式的文件,可以用网页浏览的形式查看步骤,也可以用幻灯片形式查看步骤,十分方便。

2.5.7　视频编辑器

视频编辑软件一般较大,不易安装且大多收费,而 Windows 10 自带的"视频编辑器"解决了这一问题,基本能达到专业视频剪辑软件"会声会影"的效果,性能优异,对于广大需要制作教育视频的用户来说可谓是大大的福利。

单击"开始"→"所有应用"→"视频编辑器"按钮,弹出"视频编辑器"操作界面,如图 2-5-6 所示。

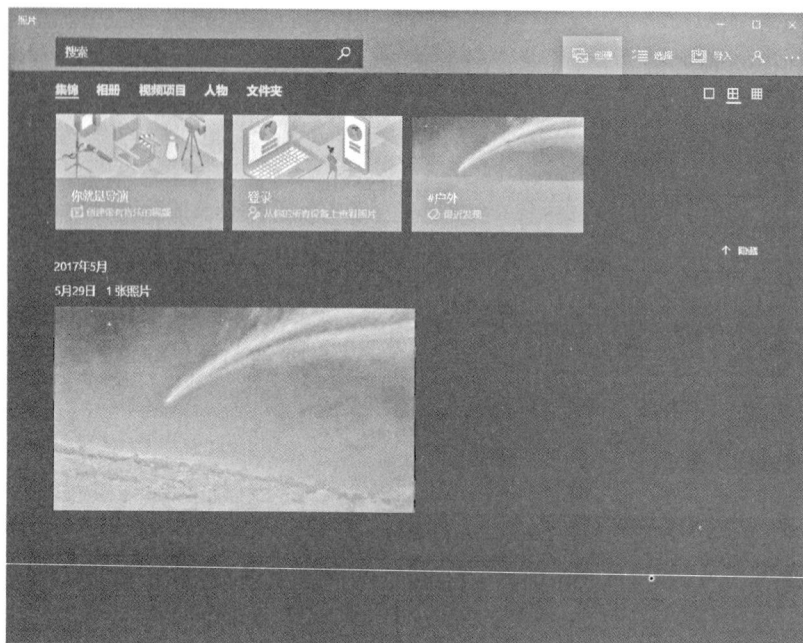

图 2-5-6 "视频编辑器"操作界面

1. 新建视频项目

单击新建视频项目后,在弹出的"为视频命名"对话框中为新项目命名,然后单击"确定"按钮,如图 2-5-7 所示。

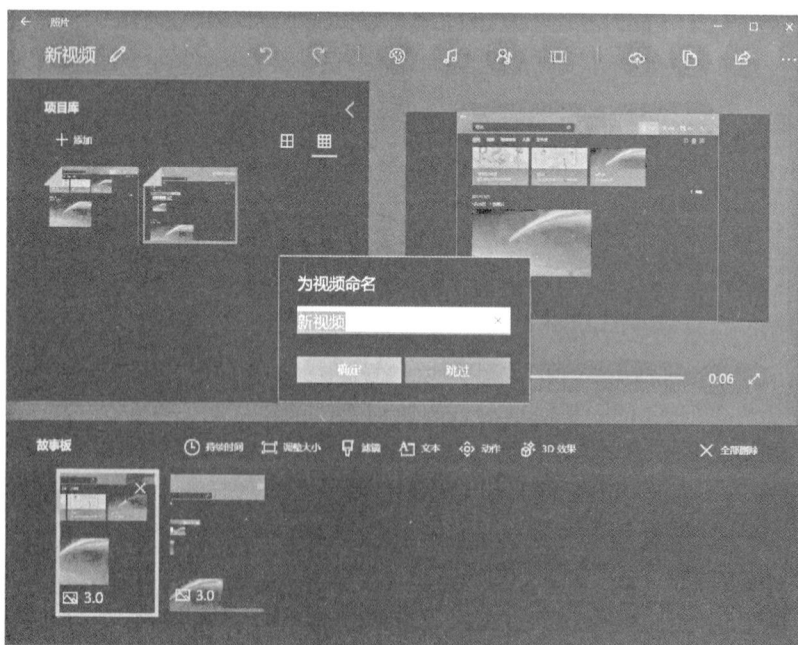

图 2-5-7 视频编辑器命名

2. 编辑视频项目

如果想编辑已有视频或图片,选择"添加"按钮,添加已经录制好的多段视频或图片后再编辑就可以了,如图 2-5-8 所示。

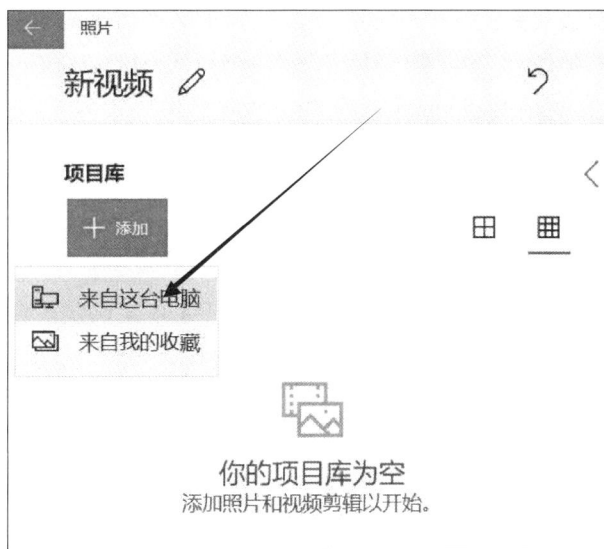

图 2-5-8　视频项目编辑

3. 添加视频效果

如果还想加入字幕、特效等效果,可以在播放过程中暂停,然后单击故事板上面的文本、滤镜等,修改完成后单击"导出"按钮即可。

扩展内容

新一代信息技术及其主要代表技术的基本概念

新一代信息技术是国务院专门确定的战略性产业,它是对传统计算机、集成电路与无线通信的升级,并且将原来的信息技术平台和产业进行变迁,打造适合未来市场的一种技术。进入 21 世纪以来,全球科技创新空前密集活跃。以人工智能、量子信息、移动通信、物联网、区块链为代表的新一代信息技术加速突破应用,以合成生物学、基因编辑、脑科学、再生医学等为代表的生命科学领域孕育新的变革,融合机器人、数字化、新材料的先进制造技术正在加速推进制造业向智能化、服务化、绿色化转型……新一轮科技革命和产业变革正在重构全球创新版图,重塑全球经济结构。

人工智能(Artificial Intelligence)是研究使计算机模拟人的某些思维过程和智能行为(如学习、推理、思考、规划等)的学科,研究领域主要包括专家系统、自然语言理解、机器学习、模式识别等,使计算机能实现更高层次的应用。人工智能将涉及计算机科学、心理学、哲学和语言学等学科。可以说几乎是自然科学和社会科学的所有学科,其范围已远远超出了计算机科学的范畴,人工智能与思维科学的关系是实践和理论的关系,人工智能处于思维科学的技术应用层次,是它的一个应用分支。

　　量子信息（Quantum Information）是关于量子系统"状态"所带有的物理信息。通过量子系统的各种相干特性（如量子并行、量子纠缠和量子不可克隆等）进行计算、编码和信息传输的全新信息方式。量子信息最常见的单位是量子比特（qubit）——一个只有两个状态的量子系统。然而不同于经典数位状态（其为离散），它实际上可以在任何时间为两个状态的叠加态，这两个状态也可以是本征态。

　　移动通信（Mobile Communication）是移动体之间或移动体与固定体之间的通信。移动体可以是人，也可以是汽车、火车、轮船、收音机等在移动状态中的物体。这种技术是电子计算机与移动互联网发展的重要成果之一。移动通信技术经过第一代、第二代、第三代、第四代技术的发展，目前，已经迈入了第五代发展的时代（5G移动通信技术），这也是目前改变世界的主要技术之一。

　　物联网（Internet of Things）即"万物相连的互联网"，是在互联网基础上的延伸和扩展的网络，将各种信息传感设备与网络结合起来而形成的一个巨大网络，可在任何时间、任何地点实现人、机、物的互联互通。物联网是新一代信息技术的重要组成部分，IT行业又称泛互联，意指物物相连，万物万联。由此，"物联网就是物物相连的互联网"，这有两层意思，第一，物联网的核心和基础仍然是互联网；第二，其用户端延伸和扩展到了任何物品与物品之间，进行信息交换和通信。因此，物联网的定义是通过射频识别、红外感应器、全球定位系统、激光扫描器等信息传感设备，按约定的协议，把任何物品与互联网相连接，进行信息交换和通信，以实现对物品的智能化识别、定位、跟踪、监控和管理的一种网络。

　　区块链（Blockchain）是一个信息技术领域的术语。从本质上讲，它是一个共享数据库，存储于其中的数据或信息，具有"不可伪造""全程留痕""可以追溯""公开透明""集体维护"等特征。基于这些特征，区块链技术奠定了坚实的"信任"基础，创造了可靠的"合作"机制，具有广阔的应用前景。

第2章　习题及答案

第 3 章

文字处理软件 Word 2016

Microsoft Office 是当前世界上应用最广泛的办公软件,Word 是微软公司用于文字处理的办公软件的其中一个组件,通常用于文档的创建和排版,例如通知、计划、总结、报告、表格、图文混合排版,还可以进行长文档的处理。

3.1 Word 2016 概述

Word 版本经历了从 Word 2003、Word 2007、Word 2010、Word 2013 到 Word 2016 的变化过程,通常版本越高,功能越强。Word 2016 具有的新特性如下。

(1) 在"云"中共同编辑文档。Office 2016 引入了"云"的操作,用户可以打开 OneDrive 中的文档,或者将文档保存到 OneDrive 中。

(2) "告诉我你想要做什么"功能。只需用自然语言就能快速找到正确的命令。输入某个关键字,"告诉我你想要做什么"将会直接引导你到所需要的功能。

(3) "智能查找"功能。通过输入查找的关键词,直接在 Word 中自动打开浏览器,打开该搜索对应的链接。

(4) 多窗口显示功能。在同一界面中可以选择不同的窗口,避免了切换不同文档窗口带来的麻烦。

(5) 主题色彩新增彩色和黑色。Word 2016 的主题色彩包括四种主题,分别为彩色、深灰色、黑色、白色,其中彩色和黑色是新增加的,而彩色是默认的主题颜色。

(6) 界面扁平化新增触摸模式。界面与之前的版本相比较,将扁平化的设计进一步加重,按钮、复选框都彻底扁平化。

(7) 手写公式。可以快速地在编辑区域手写输入数学公式,并能够将这些公式转换成系统可识别的文本格式。

(8) 简化文件分享操作。将共享功能和 OneDrive 进行了整合,在"文件"菜单的"共享"界面中,直接将文件保存到 OneDrive 中,然后可以和其他用户一起来查看、编辑文档。

3.1.1 Word 2016 的启动与退出

1. 启动 Word 2016

选择"开始"菜单中的"所有程序"→"Word 2016",进入 Word 2016 界面,如图 3-1-1 所示。

2. 退出 Word 2016

退出 Word 2016 通常有以下三种方法。

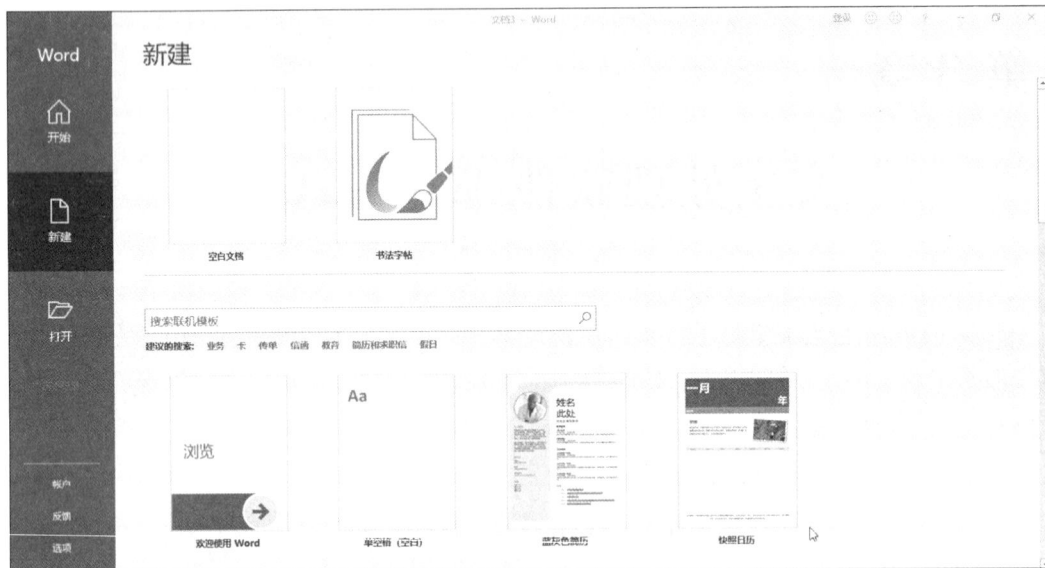

图 3-1-1 Word 2016 界面

方法 1：单击 Word 2016 窗口右上角的"关闭"按钮。

方法 2：执行 Word 2016 窗口"文件"选项卡中的"退出"命令。

方法 3：直接按 Alt+F4 组合键。

3.1.2 Word 2016 的窗口

Word 2016 的工作界面由标题栏、功能区、快速访问工具栏、选项卡、功能区、编辑区等几部分构成，如图 3-1-2 所示。

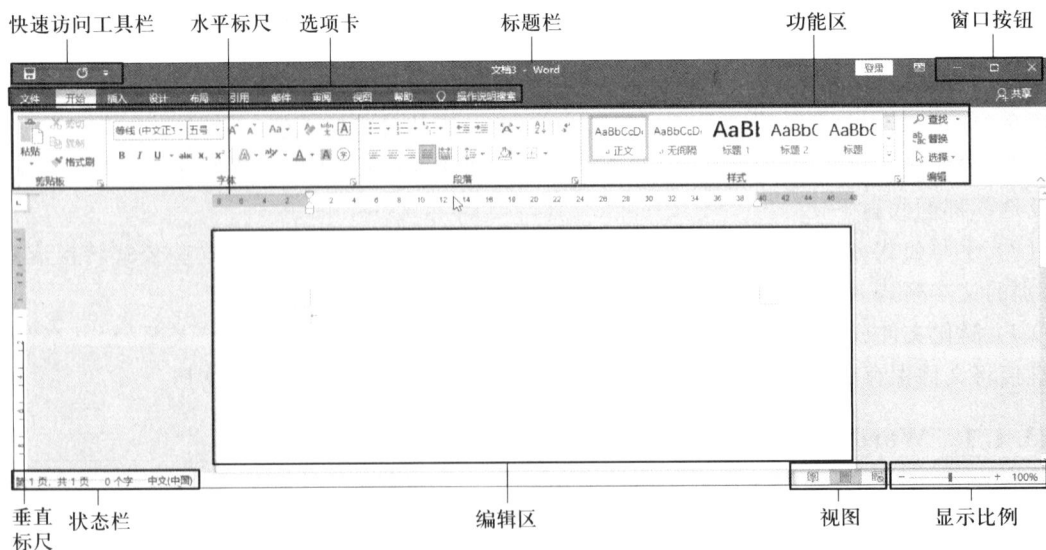

图 3-1-2 Word 2016 的窗口

（1）标题栏：显示当前文档的名称。包括快速访问工具栏、文档名称、窗口名称、窗口控制按钮等。

（2）窗口按钮：窗口最小化、最大化和关闭，功能区显示方式。

（3）快速访问工具栏：显示常用命令的快捷按钮，便于快速操作，如保存、撤销等。

（4）选项卡：显示各个功能的名称。

（5）功能区：放置各选项卡的功能按钮，分组显示。

（6）编辑区：是用户输入、编辑、修改文档的重要窗口，该窗口由标尺、滚动条、视图选择按钮及显示比例组成。

标尺：分为水平标尺和垂直标尺，用于调整页边距或段落。滚动条：分为水平滚动条和垂直滚动条，分别位于文档窗口的底部和右侧。用于使窗口移动，以显示在屏幕中看不到的内容。使用方法是将鼠标指针置于滚动条上，按住鼠标左键拖动。视图选择按钮：用于选择文档的显示方式。显示比例：放大和缩小编辑区。

（7）状态栏：显示文档信息。在窗口的底部，显示光标位置及文档的字数。

3.1.3　Word 2016 的视图

Word 2016 提供给用户 5 种视图方式来显示文档内容，分别是页面视图、阅读视图、Web 版式视图、大纲视图和草稿视图，如图 3-1-3 所示。

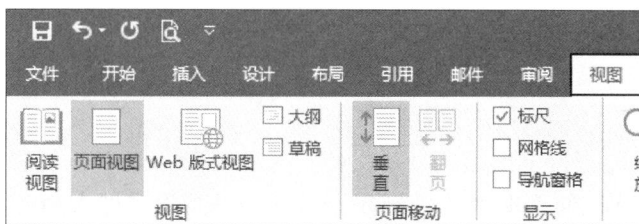

图 3-1-3　"视图"选项卡"视图"组内容

（1）阅读视图：以图书的分栏形式显示文档，便于用户阅读文档，让人感觉在翻阅书籍。单击"阅读视图"图标，切换到阅读视图（图 3-1-4）。

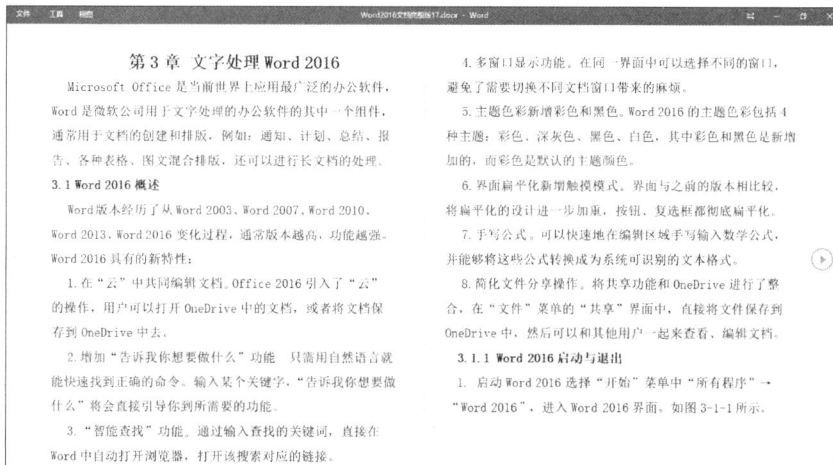

图 3-1-4　阅读视图

（2）页面视图：显示文档的打印结果，与打印出来的结果几乎是完全一样的，即"所见即所得"。其中文档中的页眉、页脚、分栏设置、页面边距等都会显示在实际打印的位置上。选择"视图"→"编辑文档"选项，即可从"阅读视图"切换到"页面视图"，如图 3-1-5 所示。

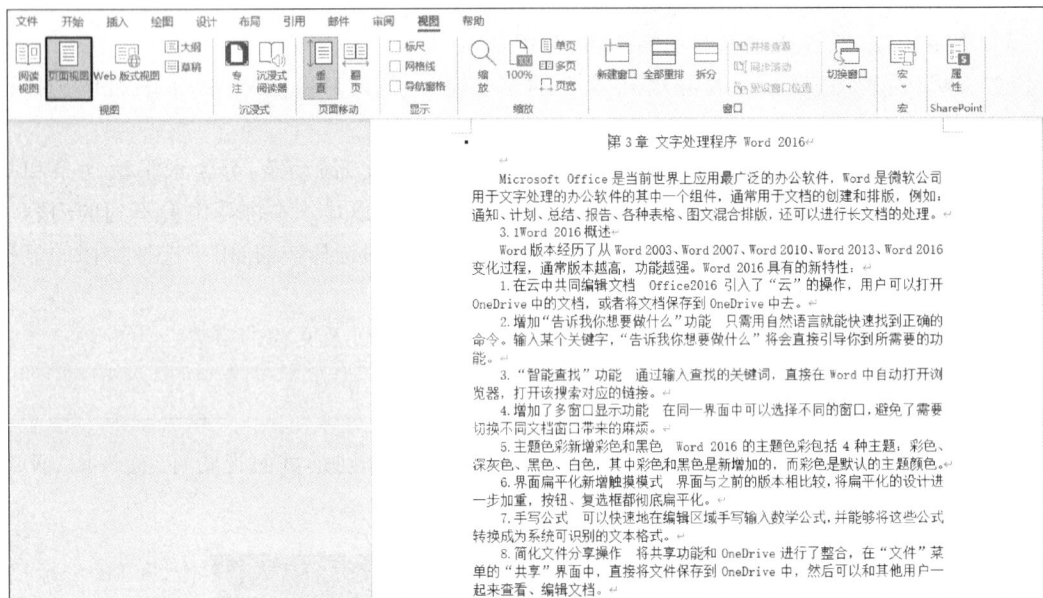

图 3-1-5　页面视图

（3）Web 版式视图：以网页的形式显示文档。这种视图一般用于创建 Web 页，它能够模拟 Web 浏览器来显示文档。在 Web 版式视图下，文本将以适应窗口的大小自动换行。适用于发送电子邮件和创建网页。在页面视图中，单击"Web 版式视图"图标，即可切换到 Web 版式视图，如图 3-1-6 所示。

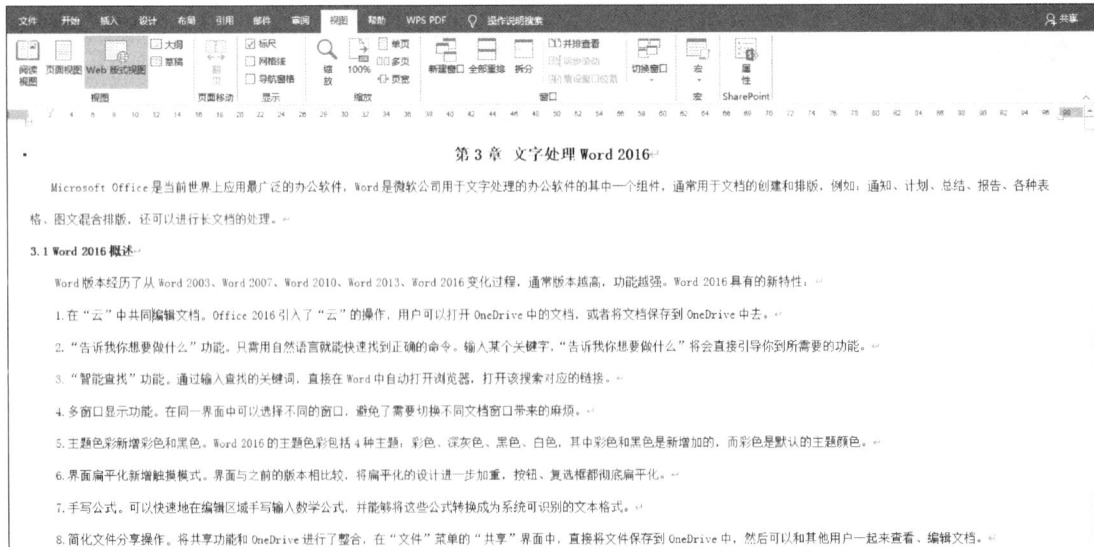

图 3-1-6　Web 视图

（4）大纲视图：主要用于查看文档的结构、长文档的快速浏览和设置。单击"大纲视图"图标切换到大纲视图，屏幕上会显示"大纲"选项卡，通过选项卡命令可以选择"大纲视图"查看文档的标题、升降各标题的级别。在大纲视图中，每行的前面都有一个灰色的小圆圈，文字只显示在文档的宽度范围内，并没有显示到整个屏幕，可以编辑内容，单击"关闭大纲视图"按钮，回到页面视图编辑文档。大纲视图如图 3-1-7 所示。

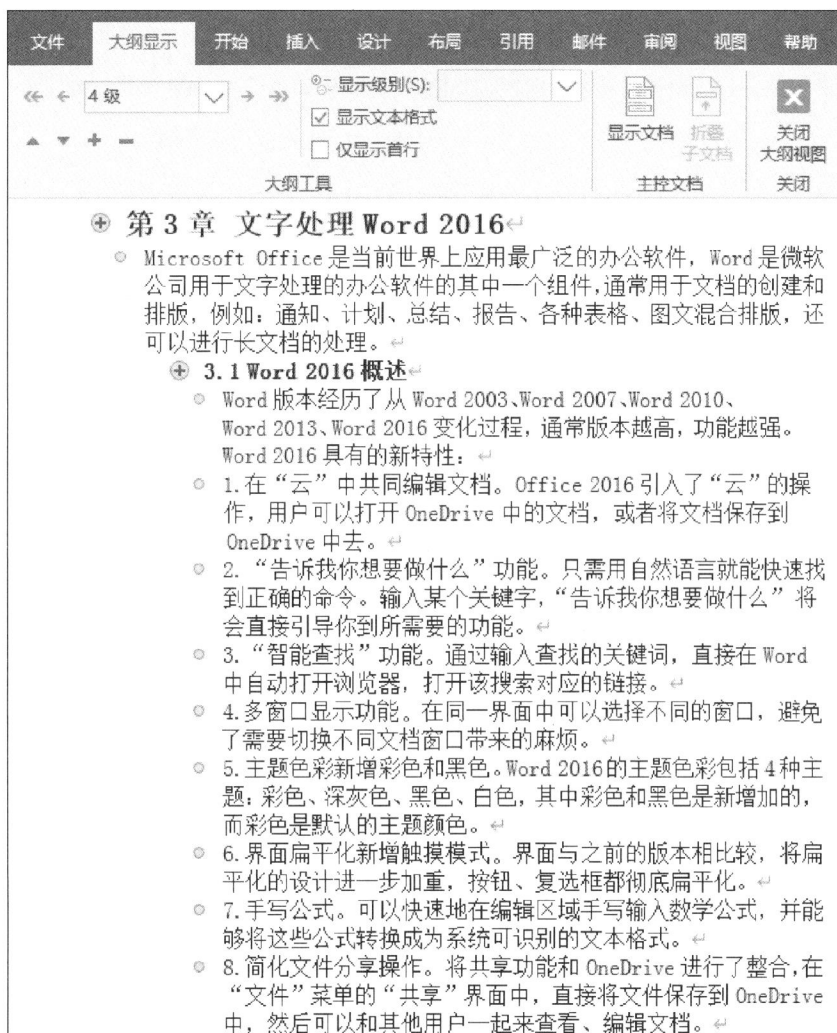

图 3-1-7　大纲视图

（5）草稿视图：可以完成大多数的输入和编辑工作，也可以设置字符和段落格式，但是只能将多栏格式显示为单栏格式，无法显示页眉、页脚、页号、页边距等。在草稿视图下，页与页之间使用一条虚线表示分页符，这样更易于用户编辑和阅读文档。选择功能区的"视图"选项卡，再单击"草稿"图标，切换到草稿视图，草稿视图跟大纲视图相似，文字也只显示在文档宽度的范围内，只是每行没有灰色的小圆圈，如图 3-1-8 所示。

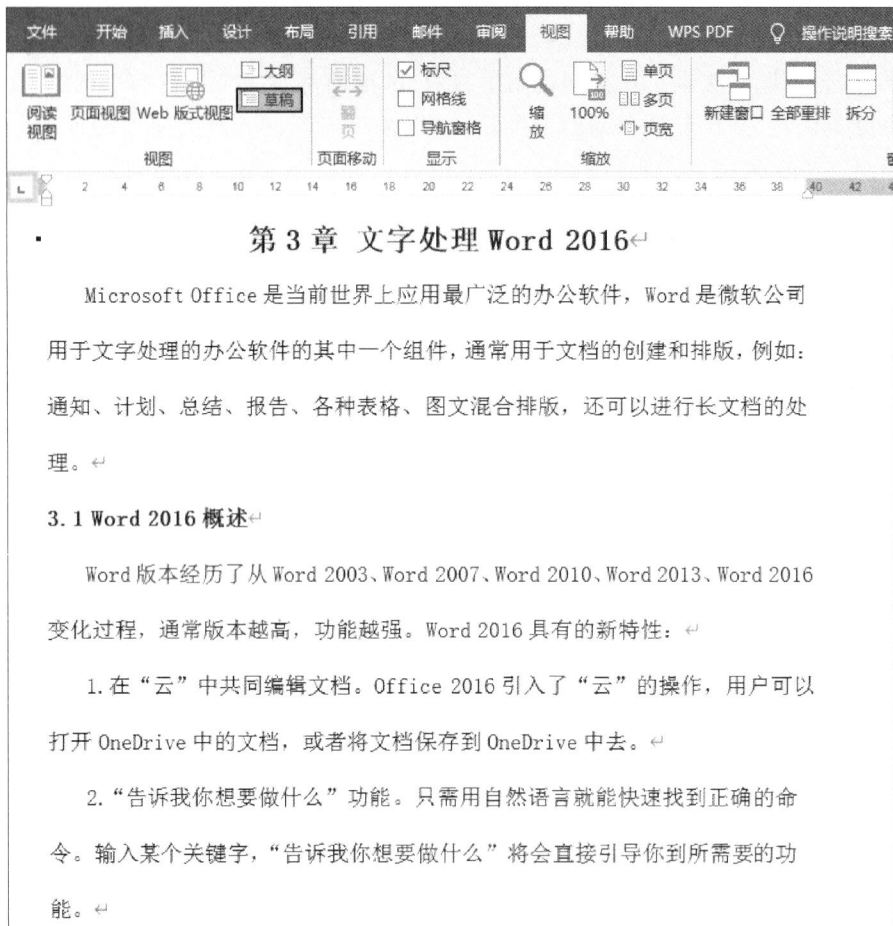

图 3-1-8　草稿视图

3.2　Word 2016 文档操作

3.2.1　新建文档

启动 Word 2016 后,通常需要新建一个文档来输入和编辑内容。新建文档的方法有以下四种。

方法 1:启动 Word 程序,选择新建"空白文档"选项,Word 会自动创建一个名为"文档 1"的空白文档。

方法 2:在 Word 窗口中,按 Ctrl+N 组合键。

方法 3:选择"文件"菜单下的"新建"命令。

方法 4:模板创建文档。在 Word 2016 中,可以通过两种方式获取模板文件,一种是 Word 程序自带的模板,如最近打开的模板、样本模板等;另一种是从 Microsoft Office Online 中下载模板,如会议议程、证书、奖状和名片等,如图 3-2-1 所示。

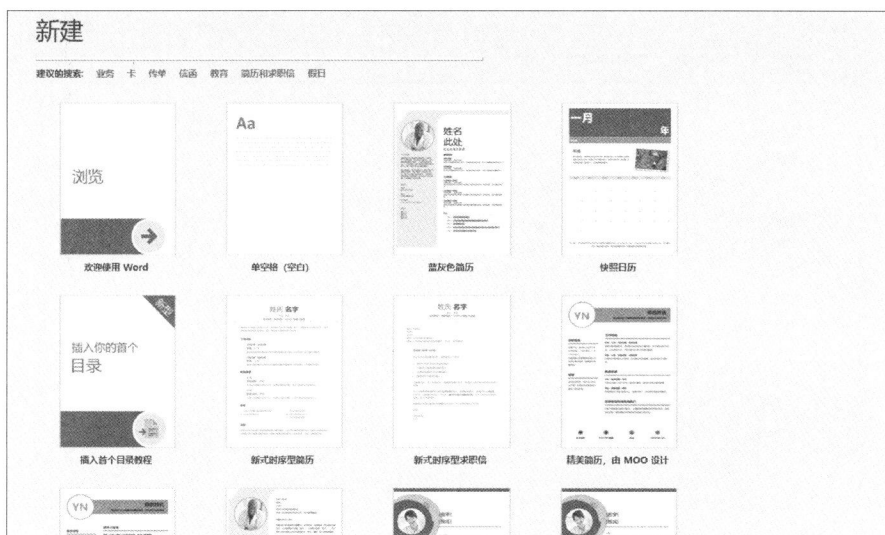

图 3-2-1　通过模板创建文档

3.2.2　保存文档

用户对文档进行编辑是在内存中进行的,如果需要长期保存,需使用"保存"命令将其存储在磁盘上。

(1)保存新建的文档。在新建的文档中,单击"保存"按钮,在弹出的"另存为"对话框中设置保存路径、文件名及保存类型,再单击"保存"按钮即可,如图 3-2-2 所示。

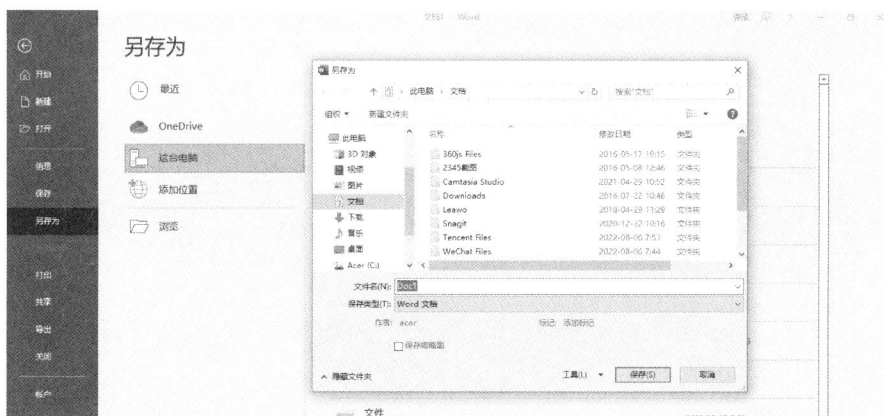

图 3-2-2　保存文档

(2)保存已有的文档。对于已有的文档,在编辑过程中要及时保存,以防因断电、死机或系统自动关闭等情况造成信息丢失。选择"文件"选项卡→"保存"选项即可。

(3)文档保存为 PDF 格式。编辑好文档后选择"文件"→"另存为"选项,再选择保存的位置,之后会弹出一个对话框,单击"保存类型"下拉按钮,弹出一个下拉列表,在其中选择"PDF"选项,如图 3-2-3 所示。

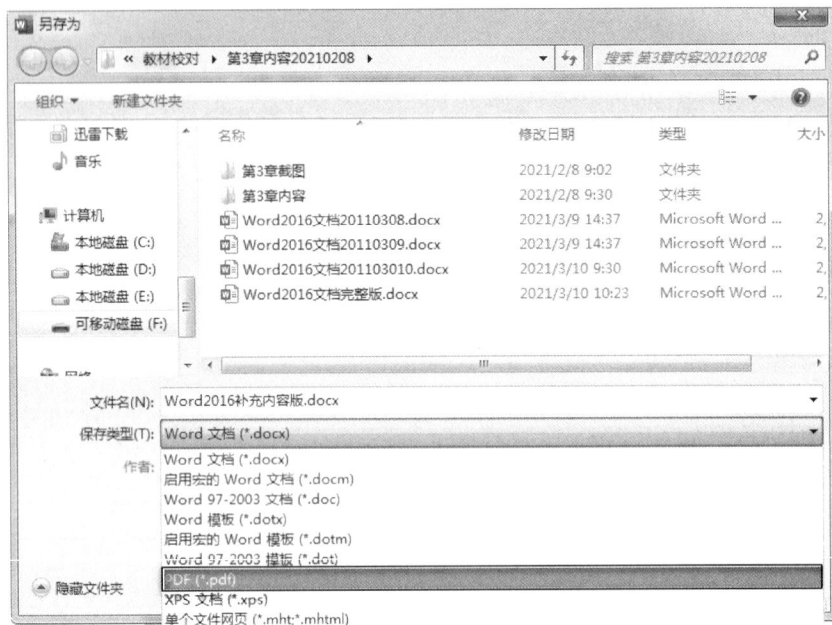

图 3-2-3　保存为 PDF 格式对话框

（4）Word 文档转换成加密的 PDF 文件。为了防止其他人复制我们的 Word 文档内容，可以把其转换成 PDF 文档后再传送，另外也可以给 PDF 文档加密，只有输入了密码后才可以打开并阅读 PDF 文档。单击"选项"按钮，打开"选项"对话框，选中对话框中的"使用密码加密文档"复选框（图 3-2-4），弹出"加密 PDF 文档"对话框，输入加密 PDF 的密码，如图 3-2-5 所示。

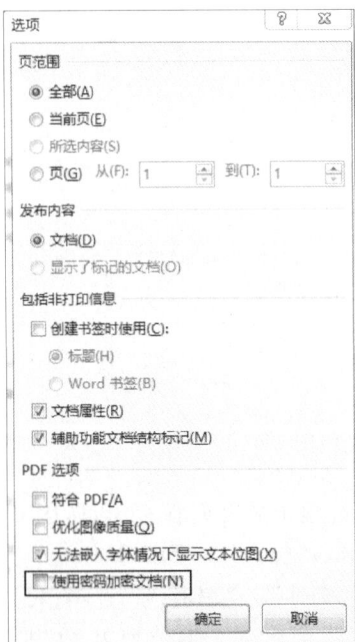

图 3-2-4　加密 PDF 选项

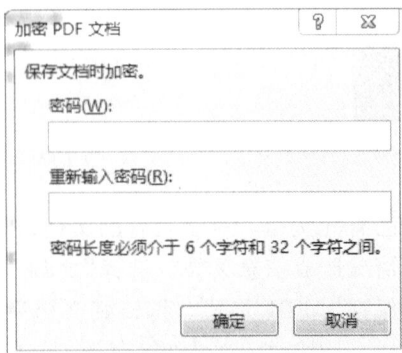

图 3-2-5　加密 PDF 对话框

加密后输入密码才可以打开该 PDF 文档,如图 3-2-6 所示。

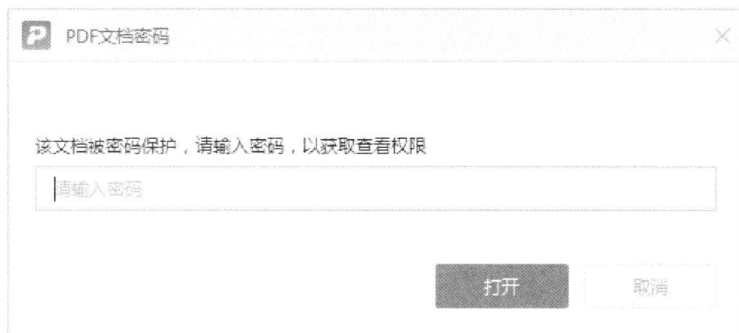

图 3-2-6　打开加密的 PDF 文档

(5) 保护文档。对文档中的内容进行加密,只有通过输入密码才能打开此文档,具体操作如下。

选择 Word 菜单栏中的"文件"选项卡,在打开的界面中选择"信息"→"保护文档"选项,如图 3-2-7 所示。可以看到有 5 种类型的保护方式,分别为:标记为最终状态、用密码进行加密、限制编辑、限制访问、添加数字签名。可以选择用密码进行加密。在打开的对话框中输入密码,注意要输入两次,以防密码输入错误。单击"确定"按钮,如图 3-2-8 所示。

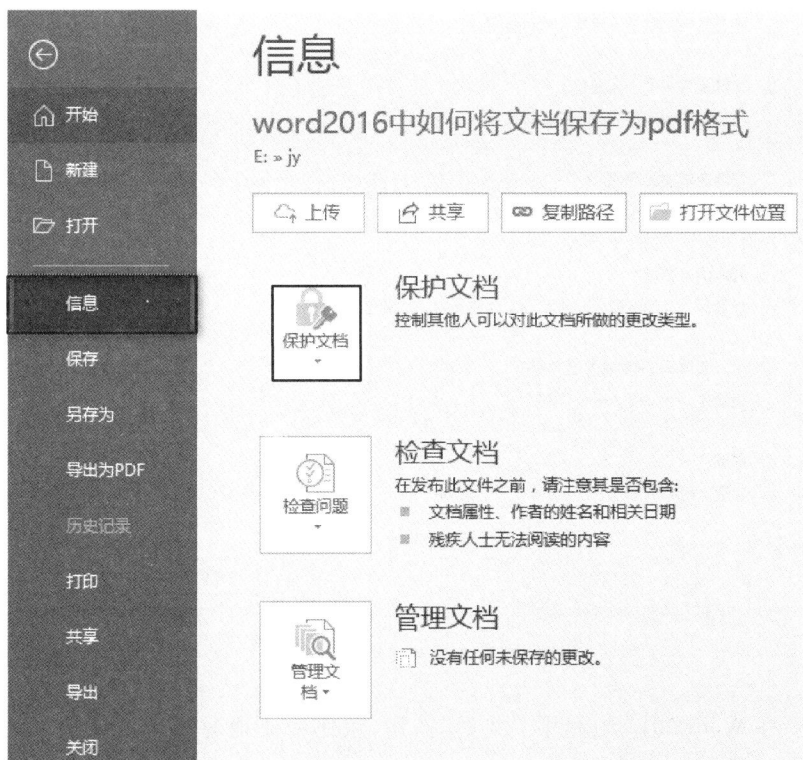

图 3-2-7　保护文档

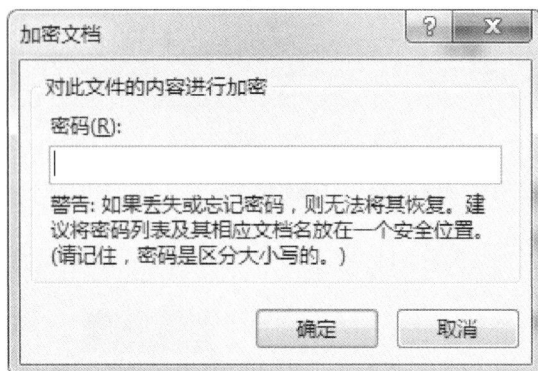

图 3-2-8　加密文档

（6）检查文档。在发布文档之前,检查文档属性、作者姓名和相关日期等内容。选择图 3-2-7 中的"检查文档"选项,弹出"文档检查器"对话框,如图 3-2-9 所示,选中需要检查的内容前的复选框即可。

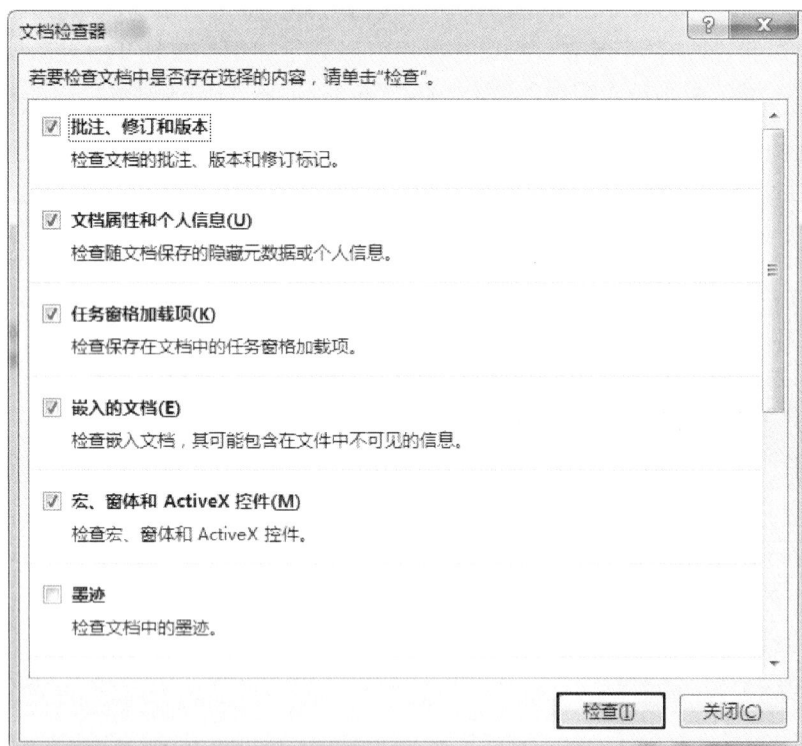

图 3-2-9　文档检查器

（7）共享。在 Word 2016 中利用"共享"按钮,快速便捷地邀请他人共同审阅或编辑文档。通过以下三种方法可实现文档共享。

方法 1:使用 Office 365 或微软账号登录 Word,选择"文件"→"另存为"→"OneDrive"选项, 然后选择要共享的文件夹名称即可,如图 3-2-10 所示。

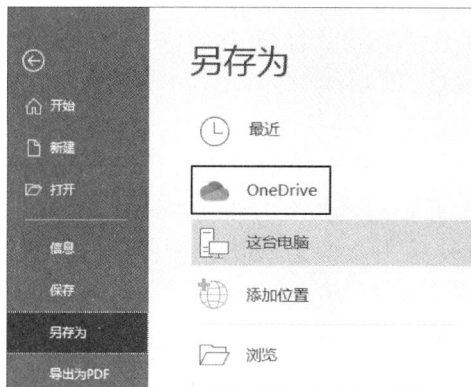

图 3-2-10　"云"共享

方法 2：选择"文件"→"共享"→"与人共享"选项（图 3-2-11），输入邀请人员的邮件地址，选择"可编辑"或"可看权限"选项，单击"共享"按钮。

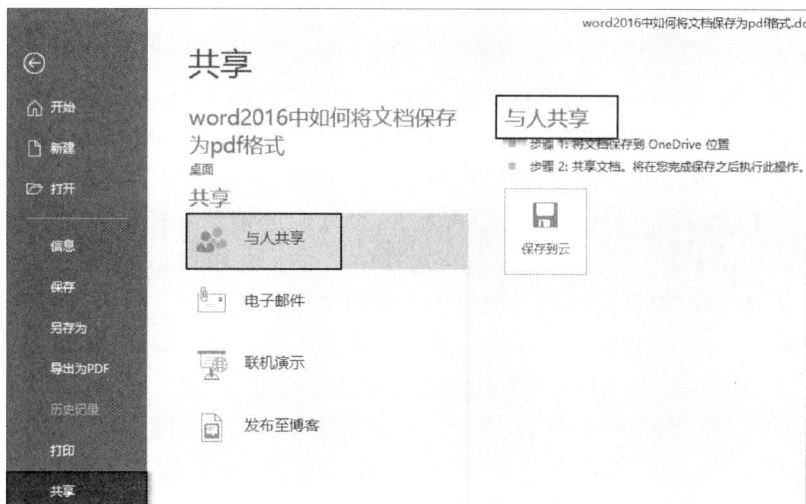

图 3-2-11　与人共享

方法 3：多人协作编辑文档。

① 在收到的含有共享文档链接的邮件中，单击带链接的文档名称，即可打开共享的文档。

② 在文档右侧会列出所有参与者，而文档的正文左侧，则会显示出正在编辑此部分内容的人员。

3.2.3　打开文档

文档以文件的形式存放在磁盘中，要编辑已经存在的 Word 文档，首先要将其打开，打开文档的方法主要有以下四种。

方法 1：找到该文档的存放路径，再双击文档图标即可将其打开。

方法 2：在 Word 窗口中选择"文件"选项卡，在左侧选择"打开"命令，在弹出的"打开"对话框中找到需要打开的文档并将其选中,然后单击"打开"按钮即可。

方法 3:单击"快速访问工具栏"中的"打开"按钮。

方法 4:使用 Ctrl+O 组合键。

3.2.4 关闭文档

编辑并保存 Word 文档后,可以通过如下三种方法关闭文档。

方法 1:选择"文件"选项卡,在弹出的菜单中选择"关闭"选项。

方法 2:直接单击文档右上方的"关闭"按钮。

方法 3:使用 Alt+F4 组合键。

3.3 Word 2016 文本编辑

3.3.1 文字与特殊符号输入

Word 2016 新文档创建后需要在建立的新文档中输入文字,在光标闪动的插入点位置上输入文本,随着文字的输入,插入点会自动后移,Word 2016 会根据页面自动换行,输入过程中如果按回车键,将在插入点处出现段落标记,并重新开始新的段落。在 Word 中经常输入的文字内容有中文、英文及中英文状态下的特殊符号等。

(1)英文和中文输入。在英文输入法状态下,可以使用键盘直接输入字符,大小写可以用 Caps Lock 键切换。而中文字符的输入首先应选择中文输入法,按 Ctrl+空格组合键可切换中英文输入状态,按 Ctrl+Shift 组合键可在不同输入法之间切换。

(2)符号输入。① 应用 Word"插入"符号。确定插入点,然后选择"插入"选项卡,单击"符号"组中的"符号"按钮,在展开的列表中选择所需要的特殊符号(图 3-3-1)或选择"其他符号"选项打开"符号"对话框(图 3-3-2),在"字体"下拉列表中显示不同的字体,其下方的符号列表中显示不同的符号,用户可以根据需要选择,单击"插入"按钮,即可将选定的符号插入到文档光标处。

② 对于近期使用过的符号,系统会自动显示在"近期使用过的符号"列表中,方便用户直接选择。

使用动态键盘输入,动态键盘又称为软键盘,它方便用户输入一些特殊符号,如数字序号、数学符号和希腊字母等。

使用软键盘的方法:打开任意中文输入法,然后在输入法状态条上右击"软键盘"图标,从弹出的快捷菜单中选择一种符号的名称,再单击"软键盘"上的符号,即可将其输入到文档中,输入完成后单击软键盘图标,则软键盘消失。

3.3.2 文本的基本编辑

1. 选择文本

编辑文档时,首先要选定文本对象,既可以用鼠标操作,也可用键盘操作。选定的对象一般为黑底白字。通过在选定区域内或选定区域外单击鼠标即可取消对文本区域的选定。

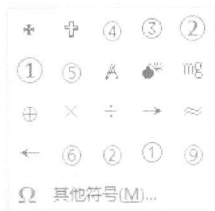

图 3-3-1　特殊符号　　　　　　　　　　　　　　图 3-3-2　符号

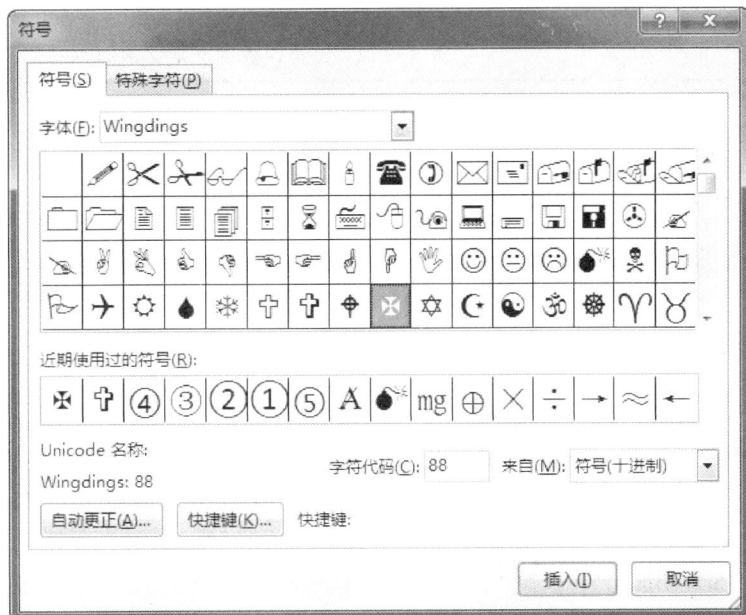

（1）选定任意长度的文本。将光标移动到选择内容的开始位置，按下鼠标左键不放并拖动到结束处，松开鼠标左键，则开始和结束之间的文本被选定。要选定大范围的文本，将光标移到文本的开始位置，按下 Shift 键不放，并用鼠标单击结束位置，则开始和结束位置之间的文本被选定。

（2）选定不连续的文本。先选定一段文本，按下 Ctrl 键不放，同时用鼠标左键拖动选定其他文本即可。

（3）选定矩形区。将鼠标移动到矩形区域的左上角，按下 Alt 键不放，再按下鼠标左键移动光标到矩形区域的右下角，松开 Alt 键和鼠标左键即可。

鼠标选定文本的操作方法如表 3-3-1 所示。

表 3-3-1　鼠标选定文本的操作方法

选定对象	操作方法
一般选取	将鼠标指针放到对象前，按住左键拖拽到对象结尾
选定单词	双击单词
选定一行或多行文本	单击行左边的文本选定区，则选定一行，如继续沿垂直方向拖动便可选定多行
选定一个段落	在段落左侧的选定区域双击，或三击段落中的任何位置
选定矩形区域	在矩形文本块的一个顶点按住 Alt 键，同时按住鼠标左键拖拽
选定句子	按住 Ctrl 键，同时单击该句的任意位置
选定不连续的多个文本块	先选中一个文本块，再按住 Ctrl 键，同时拖动鼠标选中其他的文本块
选定全部文本	按住键盘上的 Ctrl+A 组合键或选择"编辑"菜单中的"全选"命令
撤销选定的文本	在文档任何地方单击

使用键盘快捷键选定文本的方法如表 3-3-2 所示。

表 3-3-2　　键盘快捷键选定文本的方法

快捷键	功能
Shift+←	选择光标左边的一个字符
Shift+→	选择光标右边的一个字符
Shift+↑	选择从光标位置开始到上一行相同位置之间的所有字符
Shift+↓	选择从光标位置开始到下一行相同位置之间的所有字符
Shift+Home	选择区域为从当前光标位置至该行的开始处
Shift+End	选择区域为从当前光标位置至该行的结尾处
Ctrl+A	选择整个文档
Ctrl+Shift+↑	选择区域为从当前光标位置至该段落的开始位置处
Ctrl+Shift+↓	选择区域为从当前光标位置至该段落的结束位置处
Ctrl+Shift+Home	选择区域为从当前光标位置至该文档的开始处,同时页面会转到文档开始处
Ctrl+Shift+End	选择区域为从当前光标位置至该文档的结束处,同时页面会转到文档结束处

2. 复制和移动文本

编辑文本时,很多情况下需要调整内容顺序及对一些内容进行重复输入,这时候为了快速操作,可以使用复制及剪切功能。

(1)复制粘贴文本。复制粘贴文本功能可以大大降低文本输入的工作量。以下是几种文本复制粘贴方法。

方法 1:选择要复制的区域并右击,在弹出的快捷菜单中选择"复制"选项,然后将光标定位到目标位置,单击鼠标右键,在出现的快捷菜单中选择"粘贴"选项,粘贴文本内容,如图 3-3-3所示。

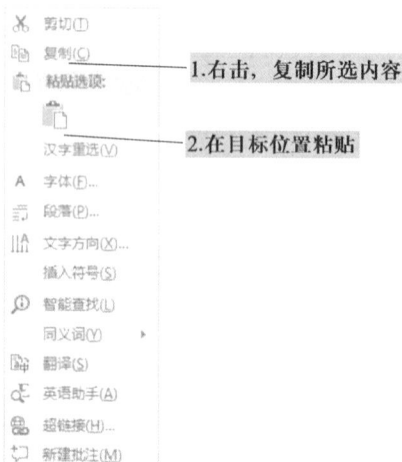

图 3-3-3　复制粘贴

　　方法 2：使用工具栏中的选项进行复制粘贴。选中文本后单击"开始"选项卡"剪贴板"组中的"复制"按钮，在目标位置单击"粘贴"按钮即可粘贴文本。

　　方法 3：使用快捷键。选中文本后按 Ctrl+C 组合键完成复制，在目标位置按 Ctrl+V 组合键完成粘贴。

　　（2）移动文本。在调整文本顺序时，使用移动文本操作会很方便地完成目标。

　　方法 1：选中目标，然后把鼠标指针放到选择区域（出现阴影的区域），然后按住鼠标左键并进行拖拽，此时会出现一个黑色光标，光标所在的位置即为拖曳的目标位置。

　　方法 2：使用工具栏中的选项移动文本。选中文本后单击"开始"选项卡"剪贴板"组中的"剪切"按钮，在目标位置单击"粘贴"按钮即可移动文本。

　　方法 3：使用快捷键。选中文本后按 Ctrl+X 组合键，在目标位置按 Ctrl+V 组合键即可移动文本。

　　方法 4：选择要移动的文本，单击鼠标右键，在弹出的快捷菜单中选择"剪切"命令，然后在目标位置右击，选择"粘贴"命令。

3. 查找和替换文本

　　（1）查找文本。查找功能可以迅速地帮用户找到特定的内容。单击"开始"选项卡"编辑"组中的"查找"按钮，打开导航窗格，输入所想查找的内容即可实现快速查找。查找内容可以是全文的任意文本，输入关键词查找之后，文本中符合关键词的内容会用特殊颜色标出，如果有很多符合关键词的内容，可以使用"上一个"按钮或"下一个"按钮进行查看。如图 3-3-4 所示。

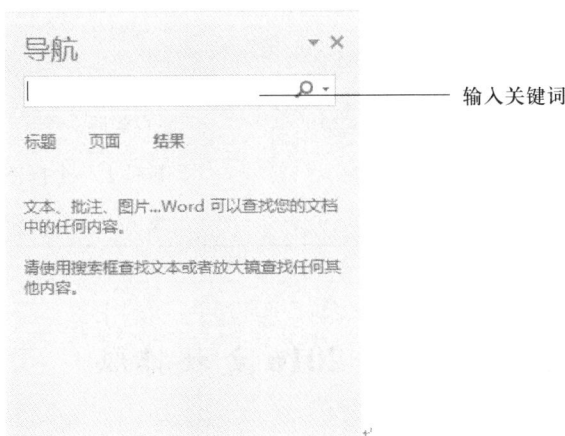

图 3-3-4　查找导航窗格

　　（2）替换文本。替换功能最大的用处是可以帮助用户快速修改相同的内容。

　　在 Word 文档中，单击"开始"选项卡"编辑"组中的"替换"按钮，打开"查找与替换"对话框，在"查找内容"文本框中输入要查找的字符，在"替换为"文本框中输入要替换的字符，单击"替换"或"全部替换"按钮，即可完成部分或全部相同字符的替换，如图 3-3-5 所示。

4. 改写文本

　　在输入文字时，Word 2016 有两种状态："插入"和"改写"。在"插入"状态下，如果在光标处输入文字，那么光标后面的文字将往后移动。在"改写"状态下，如果在光标处输入文字，那么光标后面的文字被逐一替换改写。Insert 键主要用来在插入模式和改写模式之间切换，默认情况下

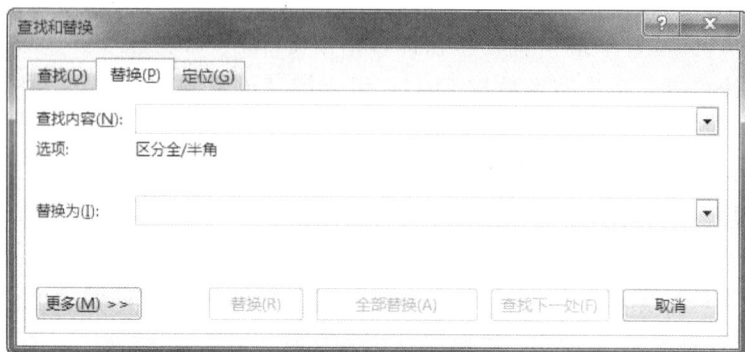

图 3-3-5　查找和替换对话框

处于插入模式,用户可以正常输入内容;按 Insert 键之后再输入内容,变为改写模式,新输入的字符会替换它右侧的字符。

5. 删除文本

用户可以使用快捷键从文档中删除不需要的文本。删除文本的快捷键,如表 3-3-3 所示。

表 3-3-3　删除文本的快捷键

快捷键	功能
Backspace	向左删除一个字符
Delete	向右删除一个字符
Ctrl+Backspace	向左删除一个字词
Ctrl+Delete	向右删除一个字词
Ctrl+Z	撤销上一个操作
Ctrl+Y	恢复上一个操作

3.4　Word 2016 文档排版

为了使文档具有漂亮的外观,要对文档进行必要的排版。文档排版包括设置字符格式和段落格式,利用 Word 2016 提供的各种工具,可以设置字体、字号、字形、颜色、对齐方式和缩进等效果。

3.4.1　设置字体外观

设置字体外观是指对各种字符设置字体、字形、字号、颜色等效果,字符格式的设置可以通过"开始"选项卡"字体"组中的命令按钮或使用"字体"对话框来实现。

1. 设置字体、字号、字形、字体颜色、下划线和字符效果

(1) 字体:字符的形体。Word 提供了丰富的字体,默认是宋体。

(2) 字号:字符的大小。Word 提供了两种表示字号的方法,一种是使用中文标准(如五号、四号等），最大的是初号，最小的是八号；另一种是使用国际上通用的"磅"来表示（如 12、14 等数字），最小的是 5，最大的是 72，也可以自定义字号。

（3）字形：字符的形状，包括常规、加粗（B）、倾斜（I）、加粗倾斜 4 种。

（4）字体颜色：字符的颜色效果。

（5）下划线：字符下面所画的线条。

（6）字符效果：包括上标、下标、删除线等效果。

设置字体、字号、字形、字体颜色、下划线和字符效果主要有以下两种方法。

方法 1：使用"开始"选项卡"字体"组中的按钮，如图 3-4-1 所示。

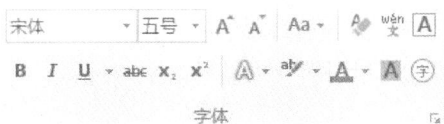

图 3-4-1　"字体"组命令按钮

方法 2：使用"字体"对话框设置，操作步骤如下：

① 选中需要设置的字符。

② 单击"开始"选项卡"字体"组中的"对话框启动器"按钮，弹出"字体"对话框。

③ 在"字体"选项卡中可以设置字体、字号、字形、字体颜色、下划线线型、下划线颜色、着重号及字符效果，如图 3-4-2 所示。

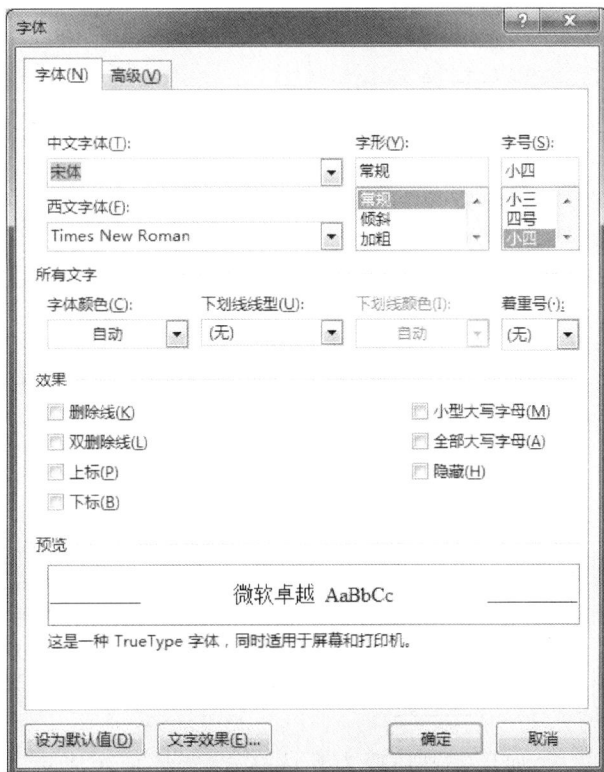

图 3-4-2　"字体"选项卡

2. 设置字符缩放、字符间距、字符位置

（1）字符缩放。改变字符的大小，用百分比表示，默认为 100%。如果字符缩放小于 100%，字符会被"拉长"成长体字；如果字符缩放大于 100%，字符被"压扁"成扁体字。

（2）字符间距。改变字符的水平间距。Word 提供了 3 种字符间距：标准、加宽和紧缩。默认是"标准"，如果想加大字符间距，可在"间距"下拉列表框中选择"加宽"选项，再设置磅值，磅值越大，字符间距就越大。如果要压缩字符间距，那么在"间距"下拉列表框中选择"紧缩"选项，再设置磅值，磅值越小，字符间距就越小。

（3）字符位置。改变字符的垂直位置。Word 提供了 3 种字符位置：标准、提升和降低。默认是"标准"，如果要提升或降低字符的位置，可在"位置"下拉列表框中选择"提升"或"降低"选项，然后设置磅值，磅值越大，字符提升或降低的位置距离标准位置就越远。

设置字符缩放、间距和位置可以使用"字体"对话框来完成。

① 选中要设置格式的字符。

② 打开"字体"对话框，切换到"高级"选项卡设置即可。如图 3-4-3 所示。

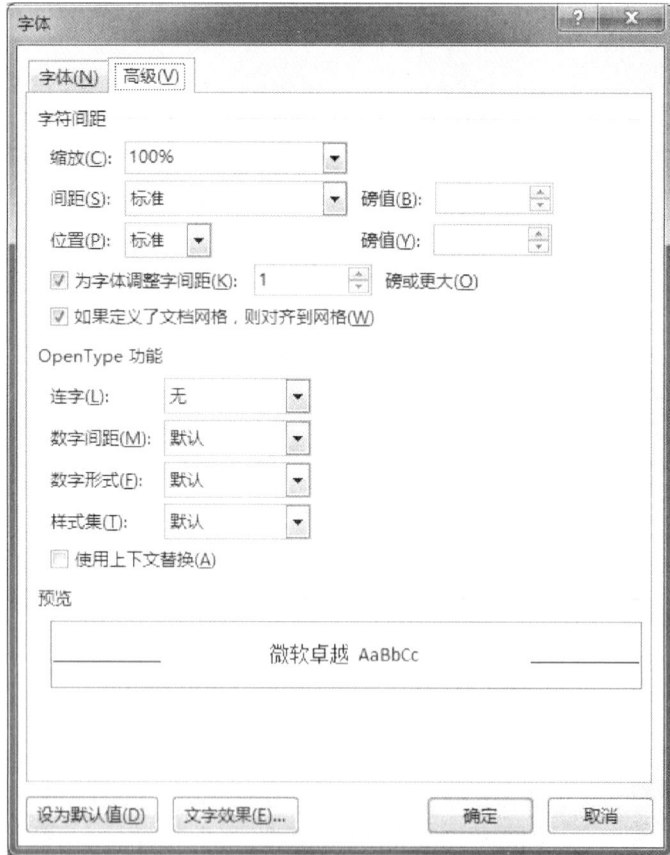

图 3-4-3 "字体"对话框"高级"选项卡

3. 快速清除格式

对字符设置各种格式后，如果需要还原为默认格式，需要依次清除已经设置的格式。Word 2016 提供了"清除格式"功能，通过该功能，用户可以快速清除字符格式。

选择需要清除格式的文本,然后单击"开始"选项卡"字体"组中的"清除所有格式"按钮,之前所设置的字体、字形、颜色等格式即可被清除掉,并还原为默认格式。

3.4.2　设置段落格式

在 Word 文档中,每按一次 Enter 键会产生一个段落标记,凡是以段落标记结束的一段内容都称为一个段落。设置段落格式是指对段落的外观进行设置,包括对齐方式、缩进、行间距及段间距等。

1. 设置对齐方式

对齐方式是指段落相对于页面的位置,段落对齐方式有左对齐、居中、右对齐、两端对齐和分散对齐 5 种,默认是两端对齐。对齐方式如表 3-4-1 所示。

表 3-4-1　设置对齐方式

对齐方式	功能
两端对齐	文本左右两端均对齐,但段落末尾不满一行的字符右边是不对齐的
左对齐	文本左边对齐,右边参差不齐
右对齐	文本右边对齐,左边参差不齐
居中对齐	文本居中排列
分散对齐	文本左右两边均对齐,而且每个段落的最后一行不满一行时,将拉开字符间距使该行均匀分布

设置段落对齐方式时首先选中目标段落,或者把光标定位在目标段落中。常用的设置方法有以下两种。

方法 1:在"开始"选项卡"段落"组中单击相应的按钮,如图 3-4-4 所示。

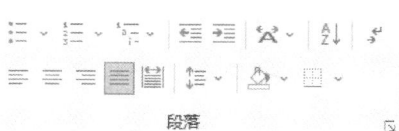

图 3-4-4　"段落"组按钮

方法 2:使用"段落"对话框设置对齐方式,如图 3-4-5 所示。操作步骤如下。

① 单击"开始"选项卡"段落"组中的"对话框启动器"按钮,弹出"段落"对话框。

② 选择"缩进和间距"选项卡,在"对齐方式"下拉列表框中选择相应的选项。

③ 单击"确定"按钮。

2. 设置段落缩进

段落缩进是指缩进段落中的文本与页边距之间的距离。Word 2016 提供了 4 种缩进方式:左缩进、右缩进、首行缩进和悬挂缩进。

(1)左缩进是指整个段落左边界距离页面左侧的缩进量。

(2)右缩进是指整个段落右边界距离页面右侧的缩进量。

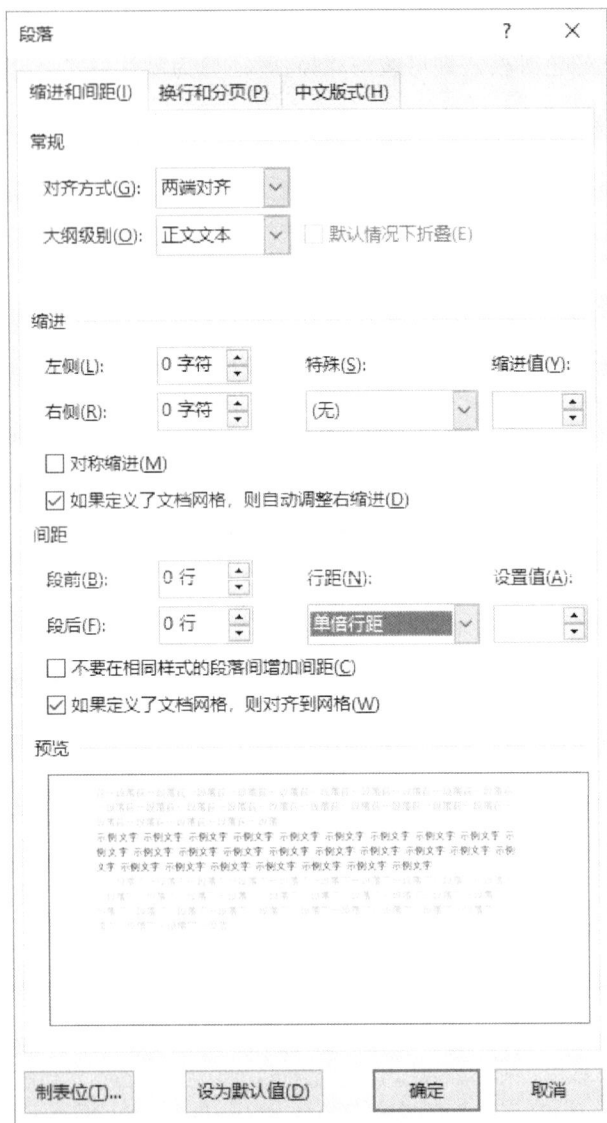

图 3-4-5　"缩进和间距"选项卡

（3）首行缩进是指段落首行第 1 个字符的起始位置距离其他行左侧的缩进量。

（4）悬挂缩进是指段落中除首行以外的其他行距离页面左侧的缩进量。

设置段落缩进可以使用"段落"对话框，也可以使用标尺。

方法 1：使用"段落"对话框设置缩进，操作步骤如下。

① 单击"开始"选项卡"段落"组中的"对话框启动器"按钮，弹出"段落"对话框。

② 在"缩进和间距"选项卡的"缩进"选项区域中，通过"左侧"微调框可设置左缩进的缩进量，通过"右侧"微调框可设置右缩进的缩进量。

③ 在"特殊格式"下拉列表框中可选择"首行缩进"或"悬挂缩进"方式，通过右侧的"缩进值"微调框设置缩进量。

④ 单击"确定"按钮。

　　方法 2:使用"标尺"设置缩进。选择要设置的段落,将缩进标记拖动到合适位置即可,如图 3-4-6 所示。

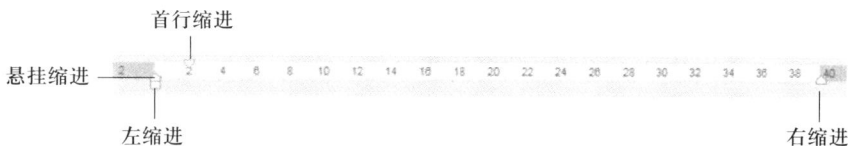

图 3-4-6　水平标尺

3. 设置行间距和段间距

　　行间距是指相邻的行之间的距离;段间距是指前后相邻的段落之间的距离。默认情况下,行间距是单倍行距,段间距是 0 行,要增加或者减少行与行、段与段之间的距离,可以通过"段落"对话框来完成,操作步骤如下。

　　(1) 选定要更改行间距或段间距的段落。

　　(2) 单击"开始"选项卡"段落"组中的"对话框启动器"按钮,弹出"段落"对话框。

　　(3) 在"缩进和间距"选项卡的"间距"选项区域中,通过"段前"或"段后"微调框可设置段前或段后距离。

　　(4) 可在"行距"下拉列表框中选择行间距大小。

　　(5) 单击"确定"按钮。

3.4.3　项目符号与编号

　　在制作规章制度、管理条例等方面的文档时,可通过项目符号或编号来组织内容,从而使文档层次分明、条理清晰。

1. 项目符号

　　项目符号是为文档中某些并列的段落所加的标记,具体操作如下。

　　(1) 添加项目符号。

　　① 选中需要添加项目符号的段落。

　　② 单击"开始"选项卡"段落"组中的"项目符号"右侧的下拉按钮,在弹出的下拉列表中选择需要的项目符号即可。

　　(2) 添加自定义项目符号。如果用户对预设的项目符号都不满意,可以自己定义项目符号。

　　① 选中需要添加项目符号的段落。

　　② 在"段落"组中单击"项目符号"按钮右侧的下拉按钮,在弹出的下拉列表中选择"定义新项目符号"选项,弹出"定义新项目符号"对话框,如图 3-4-7 所示。

　　③ 单击"符号"或"图片"按钮,在弹出的对话框中选择新的符号或图片作为项目符号,单击"确定"按钮。

　　④ 返回"定义新项目符号"对话框,单击"确定"按钮。

2. 编号

　　对于与排列次序有关的段落,可以加上编号,编号可以用数字、字母或有序的汉字表示,操作如下。

（1）添加编号。

① 选中需要添加编号的段落。

② 单击"开始"选项卡"段落"组中的"编号"右侧的下拉按钮，在弹出的下拉列表中选择需要的编号即可。

（2）添加自定义样式编号。如果对预设的编号都不满意，也可以进行自定义。

① 选中要添加编号的段落。

② 在"段落"组中单击"编号"按钮右侧的下拉按钮，在弹出的下拉列表中选择"定义新编号格式"选项，弹出"定义新编号格式"对话框，如图 3-4-8 所示。

③ 在"编号样式"下拉列表框中选择需要的编号样式，单击"确定"按钮。

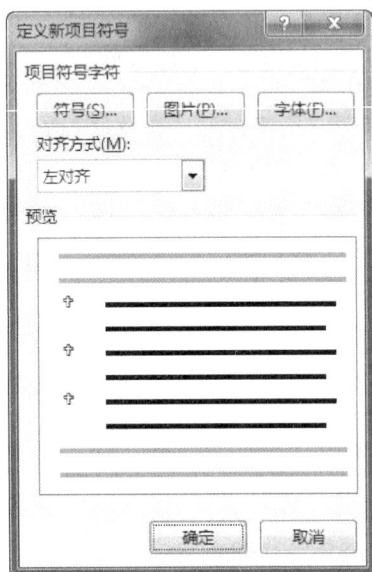

图 3-4-7　"定义新项目符号"对话框　　　　图 3-4-8　"定义新编号格式"对话框

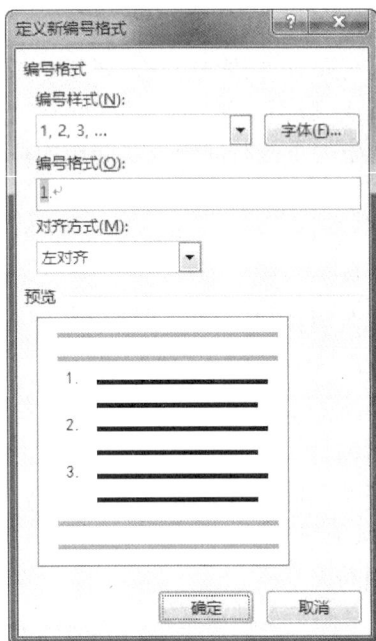

3.5　Word 2016 页面设置

页面设置是指设置纸张大小、页边距、页眉页脚等，它会直接影响文档的整体打印效果。

3.5.1　页面布局

页面布局主要包括设置页边距、纸张大小和纸张方向等。

可以通过"布局"选项卡"页面设置"组中的按钮来完成，也可以使用"页面设置"对话框来完成。

方法 1：使用"页面设置"组中的按钮，操作方法如下。

切换到"布局"选项卡，在"页面设置"组中通过单击相应的按钮进行设置，如图 3-5-1 所示。

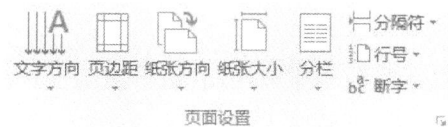

图 3-5-1　"页面设置"组

（1）页边距。文档内容与页面边沿之间的距离,用于控制页面中文档内容的宽度和长度。单击"页边距"按钮,可在弹出的下拉列表中选择页边距大小。

（2）纸张方向。默认为"纵向"。若要更改纸张方向,可单击"纸张方向"按钮,在弹出的下拉列表中选择。

（3）纸张大小。默认为"A4"。若要更改纸张大小,可单击"纸张大小"按钮,在弹出的下拉列表中进行选择。

方法 2:使用"页面设置"对话框,操作方法如下。

（1）单击"布局"选项卡"页面设置"组中的"对话框启动器"按钮,弹出"页面设置"对话框。

（2）在"页边距"选项卡"页边距"选项区域中,可自定义页边距大小,以及设置装订线的位置;在"纸张方向"选项区域中,可设置纸张的方向,如图 3-5-2 所示。

（3）切换到"纸张"选项卡,在"纸张大小"下拉列表框中可选择纸张大小。如果希望自定义纸张大小,可通过"宽度"和"高度"微调框分别设置纸张的宽度与高度,如图 3-5-3 所示。

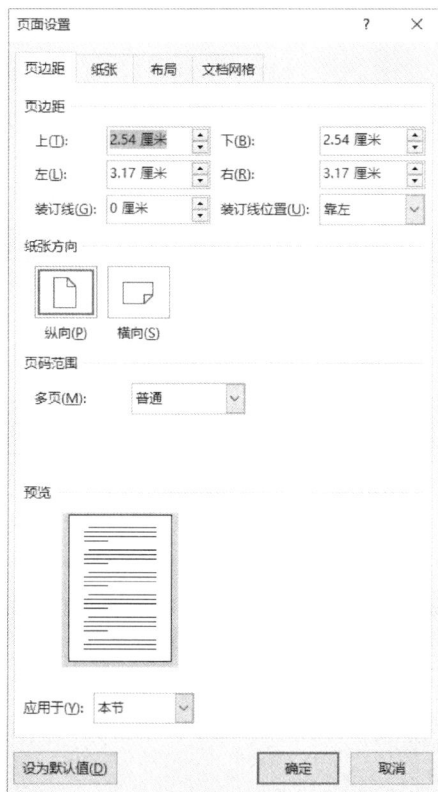

图 3-5-2　"页边距"选项卡

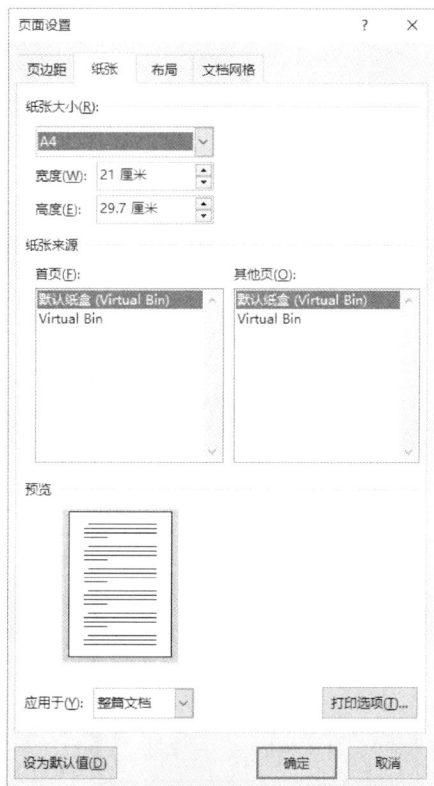

图 3-5-3　"纸张"选项卡

3.5.2　插入页码

如果一篇文档含有很多页,为了便于排列和阅读,可以为文档添加页码。在 Word 2016 中,可以将页码添加在页面顶端(页眉)、页面底端(页脚)、页边距和当前位置。

1. 添加页码

单击"插入"选项卡"页眉和页脚"组中的"页码"按钮,在弹出的下拉列表中选择页码位置,在弹出的级联列表中选择需要的页码样式即可。

2. 设置页码格式

(1) 单击"插入"选项卡"页眉和页脚"组中的"页码"按钮,在弹出的下拉列表中选择"设置页码格式"选项,弹出"页码格式"对话框,如图 3-5-4 所示。

(2) 在该对话框中设置页码的编号格式、页码编号等参数。

3.5.3　插入页眉页脚

页眉和页脚通常出现在文章的顶部和末端,是一些说明性的信息,如文章标题、作者名、日期或时间等,可以是文字、图片、图形等。页眉位于上边距内,而页脚位于下边距内。

1. 插入页眉和页脚

(1) 单击"插入"选项卡"页眉和页脚"组中的"页眉"按钮,弹出如图 3-5-5 所示的页眉样式下拉列表,可以从内置样式中选择一种,也可以选择"编辑页眉"选项。

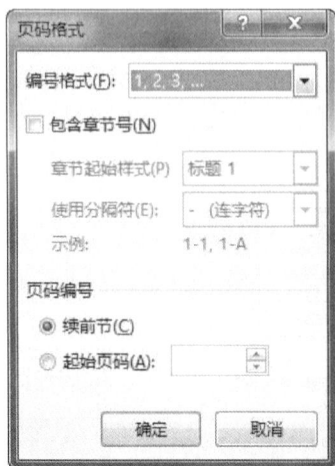

图 3-5-4　"页码格式"对话框　　　　　　　　图 3-5-5　页眉样式列表

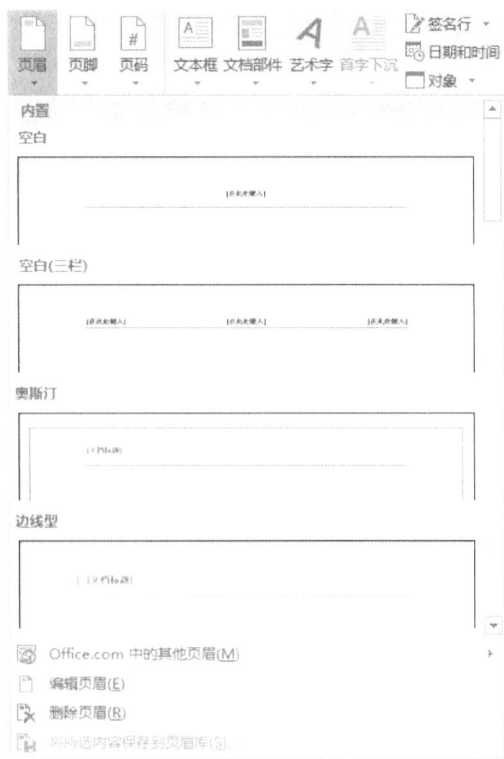

（2）插入页眉后，自动进入页眉和页脚的编辑状态。在页眉区单击，将插入点置于页眉区中，输入需要的文本内容。也可以单击"页眉和页脚工具–设计"选项卡中的"页码""日期和时间""图片"等按钮，在页眉上插入相应内容。

（3）在页眉和页脚的编辑状态下，单击"页眉和页脚工具–设计"选项卡中的"页脚"按钮，弹出页脚的样式列表，其操作方法与插入页眉基本一样。

（4）在页脚区中输入所需文本或插入所需对象后，单击"页眉和页脚工具–设计"选项卡中的"关闭页眉和页脚"按钮，即可返回到文档编辑状态。这时可以看到，所有页面中都设置了相同的页眉和页脚。

2. 设置不同的页眉和页脚

默认情况下，同一文档中所有页面的页眉和页脚都是相同的（页码除外），但根据需要可以设置不同的页眉和页脚，操作方法如下。

（1）进入到页眉页脚编辑状态后，在"页眉和页脚工具–设计"选项卡"选项"组中选中"首页不同"复选框，可以为首页设置不同于其他页的页眉和页脚。

（2）选中"奇偶页不同"复选框时，可以为奇数页和偶数页分别设置不同的页眉和页脚。

3. 编辑页眉和页脚

创建了页眉和页脚后，在文档编辑状态下，可以通过双击页眉或页脚进入页眉和页脚编辑状态。编辑完成后，可以在页眉页脚编辑区外双击鼠标，退出页眉页脚编辑状态。

3.5.4 分栏

分栏是编辑报纸杂志时常用到的一种排版效果，它将版面分成若干栏，更方便阅读，操作步骤如下。

（1）选定要分栏的段落。

（2）切换到"布局"选项卡，在"页面设置"组中单击"分栏"按钮，在弹出的下拉列表中选择分栏方式，也可以通过选择"更多分栏"命令，打开"分栏"对话框进行设置，如图 3-5-6 所示。

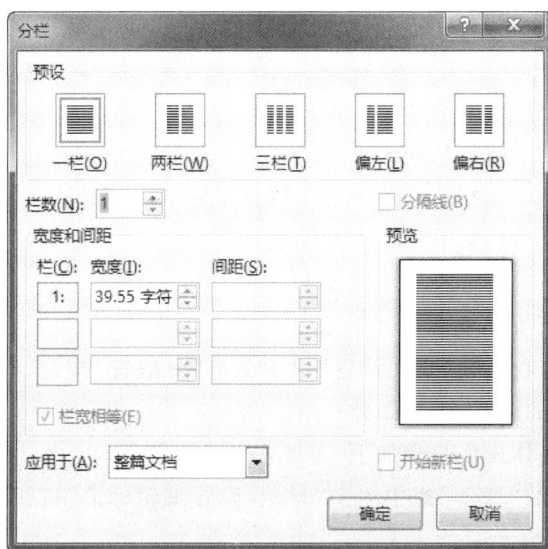

图 3-5-6 "分栏"对话框

① 预设和栏数：在"预设"选项区域中选择分栏数目，也可在"栏数"文本框中具体设置要分的栏数。

② 栏宽相等：选中此复选框，则各栏宽度相同；若栏宽不同，则取消选中。

③ 宽度和间距：可以设置各栏的宽度和间距。

④ 分隔线：用于选择是否显示分隔线。

⑤ 应用于：该下拉列表框中通常有"所选文字""所选节"和"整篇文档"选项。

（3）单击"确定"按钮，完成分栏设置。

3.5.5 分页和分节

1. 分页

Word 2016 具有自动分页的功能，当输入的文档内容满一页时系统会自动换到下一页，并在文档中插入一个自动分页符。除了自动分页，也可以根据需要插入人工分页符用来强制分页。

（1）插入分页符。插入人工分页符的步骤如下。

① 将光标定位到要分页的位置。

② 切换到"布局"选项卡，在"页面设置"组中单击"分隔符"右侧的下拉按钮，在弹出的下拉列表中选择"分页符"命令，如图 3-5-7 所示。也可以通过 Ctrl + Enter 组合键插入人工分页符。

（2）删除分页符。删除分页符的步骤如下。

① 在"开始"选项卡"段落"组中单击"显示/隐藏编辑标记"按钮，可以显示出隐藏的人工分页符标记。

② 把光标定位到分页符前面，按 Delete 键即可删除。

这里要注意的是只能删除人工分页符，而自动分页符不能手动删除。

2. 分节

节是独立的编辑单位，不同的节可以设置成不同的格式，插入分节符即可将文档分成多节。分节排版可以美化页面，达到丰富多彩的排版效果。

（1）分节符的类型。

下一页：插入一个分节符，新节从下一页开始。

连续：插入一个分节符，新节从同一页开始。

奇数页：插入一个分节符，新节从下一个奇数页开始。

偶数页：插入一个分节符，新节从下一个偶数页开始。

（2）插入分节符。插入分节符的步骤如下。

① 将光标定位在需要插入分节符的位置。

② 切换到"布局"选项卡，在"页面设置"组中单击"分隔符"按钮，在弹出的下拉列表中选择相应的分节符命令即可，如图 3-5-8 所示。

（3）删除分节符。具体操作步骤如下。

① 在"开始"选项卡的"段落"组中单击"显示/隐藏编辑标记"按钮，可以显示出隐藏的分节符标记。

② 将光标定位到分节符标记前面，按 Delete 键即可删除。

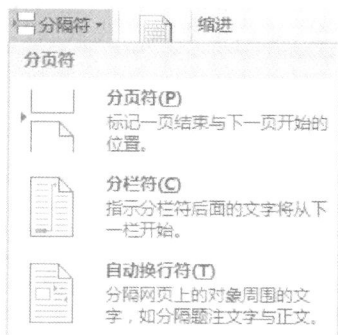

图 3-5-7　插入分页符　　　　　　　　图 3-5-8　插入分节符

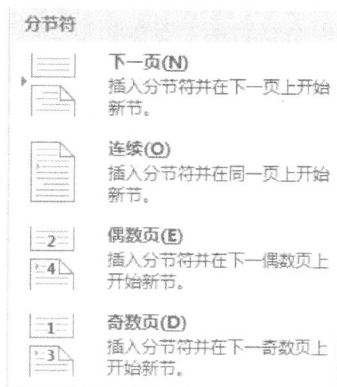

3.5.6　打印

在 Word 2016 中,打印之前可以对页面、页数和份数等进行设置,可以直接在"打印"命令列表中选择操作。

打开需要打印的 Word 文档,依次选择"文件"→"打印"选项,在中间窗格的"份数"文本框中设置打印份数,单击"打印"按钮即可开始打印,如图 3-5-9 所示。

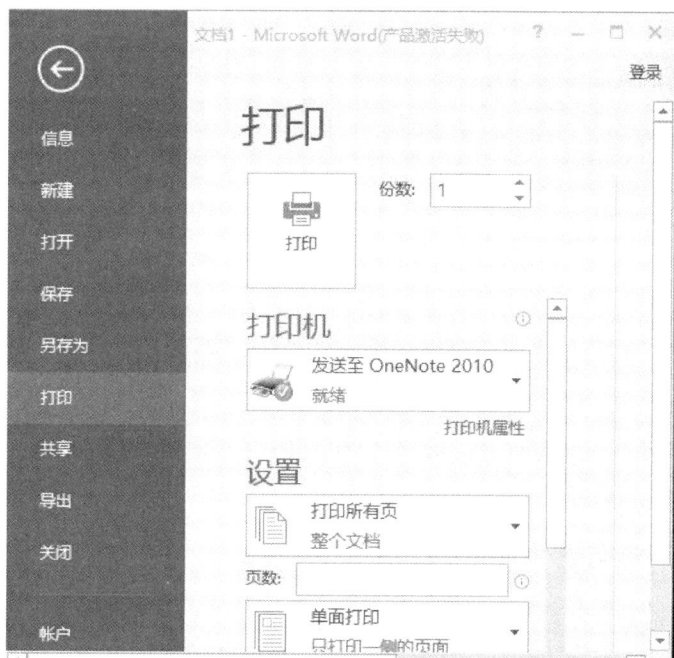

图 3-5-9　设置打印的份数

Word 2016 默认的是打印文档中的所有页面,单击此时的"打印所有页"按钮,在打开的列表中选择相应的选项,可以对需要打印的页面进行设置,如选择"打印当前页"选项,则只打印当前页面。

在"打印"命令的列表窗格中提供了常用的打印设置按钮,如设置页面的打印顺序、打印方向及页边距等。用户只需要单击相应的选项按钮,在下级列表中选择预设参数即可。如果需要进一步设置,可以单击"页面设置"按钮,打开"页面设置"对话框来进行设置,设置完成后单击"确定"按钮即可,如图 3-5-10 所示。

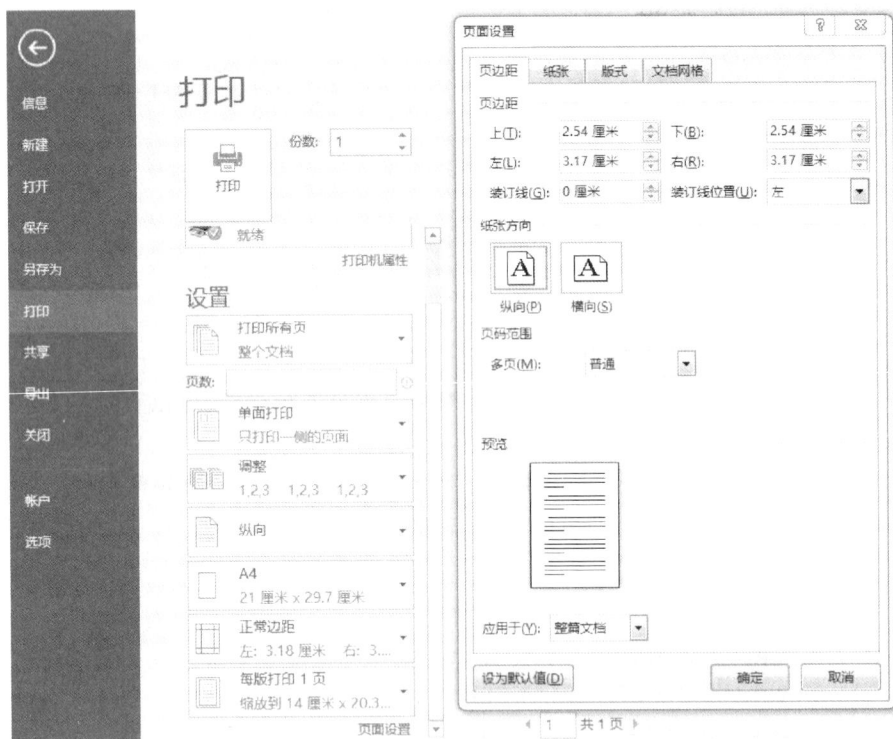

图 3-5-10　打开"页面设置"对话框

3.6　图　文　混　排

为了使文档内容更丰富、版面更精彩,可以在文档中插入图片、图形、艺术字等对象,从而使文档图文并茂,更有吸引力。

3.6.1　编辑图形与艺术字

1. 插入艺术字

艺术字在 Word 中的应用极为广泛,它是一种具有特殊效果的文字,比一般的文字更具艺术性,因此,在编辑排版文档的时候,往往需要使用到艺术字来实现某种特殊效果。具体操作如下。

(1) 将光标定位在要插入艺术字的位置。

(2) 在"插入"选项卡的"文本"组中单击"艺术字"按钮,从弹出的下拉列表中选择一种艺术字样式,如图 3-6-1 所示。

(3) Word 中显示输入艺术字的文本框,输入艺术字内容即可。

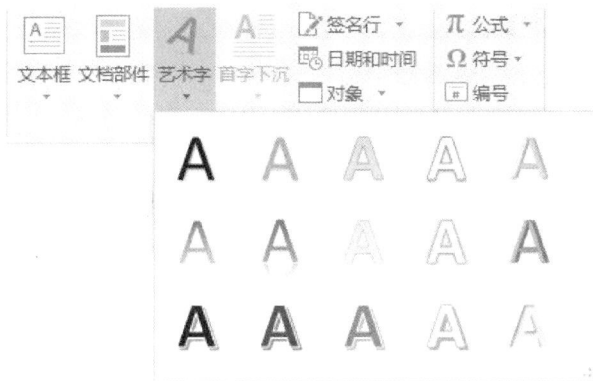

图 3-6-1　艺术字样式

另外,选中文字后再执行插入艺术字操作,可将现有文字快速转换成艺术字。

2. 编辑艺术字

插入艺术字后,在功能区中将显示"绘图工具-格式"选项卡,可通过该选项卡中的"艺术字样式""文本"等组对艺术字的格式进行设置。

(1) 在"艺术字样式"组中(图 3-6-2),可对艺术字应用内置样式,以及对艺术字文本设置填充、文本效果等格式。也可以单击该组右下角的"对话框启动器"按钮,弹出"设置形状格式"任务窗格(图 3-6-3),在"文本选项"中对艺术字进行详细设置。

(2) 在"文本"组中(图 3-6-4),可设置艺术字文本的文字方向等格式。

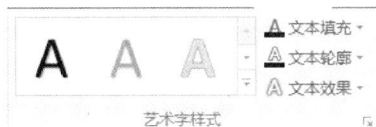

图 3-6-2　"艺术字样式"组

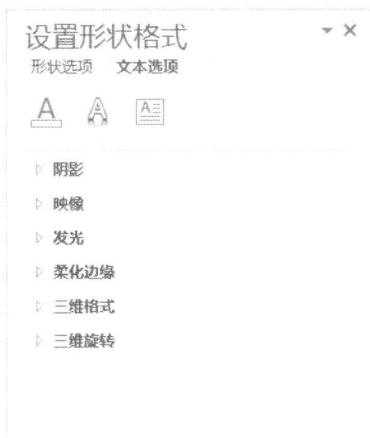

图 3-6-3　"设置形状格式"任务窗格

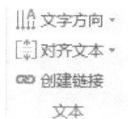

图 3-6-4　"文本"组

3.6.2 绘制自选图形

Word 自带了一组可直接在文档中使用的自选图形(图 3-6-5),有线条、基本形状、流程图、星与旗帜等各种类型的形状,利用它们可以很方便地绘制各种不同的图形。

1. 插入自选图形

(1)单击"插入"选项卡"插图"组中的"形状"按钮,弹出"形状"下拉列表。

(2)在该下拉列表中选择需要的图形,此时鼠标指针呈十字形。

(3)在需要插入自选图形的位置按住鼠标左键不放,然后拖动鼠标进行绘制,当绘制到合适大小时释放鼠标即可。

2. 编辑自选图形

插入自选图形后,可通过"绘图工具-格式"选项卡中的相应按钮,设置自选图形的大小、样式等格式。

(1)在"插入形状"组(图 3-6-6)中,单击"编辑形状"按钮,可将选中的自选图形更改为其他形状,或者编辑其各个节点。

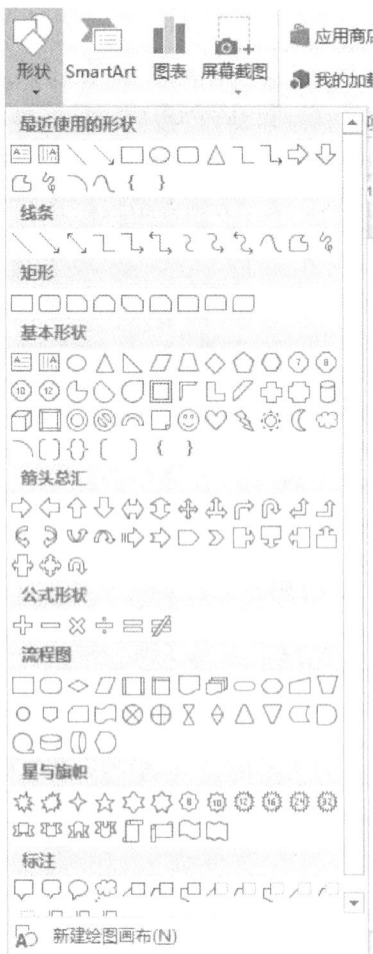

图 3-6-5 "形状"下拉列表   图 3-6-6 "插入形状"组

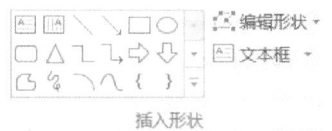

（2）在"形状样式"组（图 3-6-7）中，可对自选图形应用内置样式，以及设置填充效果、轮廓样式及形状效果等，也可以单击"形状样式"组右下角的"对话框启动器"按钮，弹出"设置形状格式"任务窗格，进行详细设置，如图 3-6-8 所示。

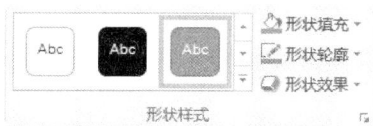

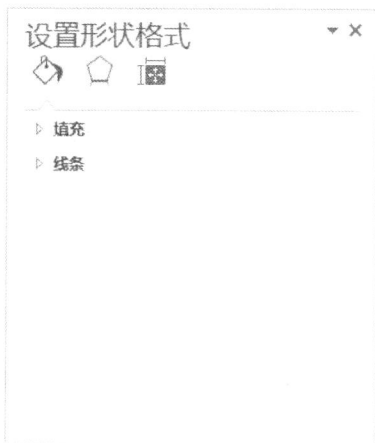

图 3-6-7　"形状样式"组　　　　　　　　图 3-6-8　"设置形状格式"任务窗格

（3）在"排列"组中（图 3-6-9），可设置自选图形的对齐方式、环绕方式、叠放次序和旋转方向等。如果选择多个图形，然后单击"组合"按钮，可将它们组合为一个整体。

（4）在"大小"组中（图 3-6-10），可调整自选图形的高度和宽度。若单击该组右下角的"对话框启动器"按钮，会弹出"布局"对话框（图 3-6-11），可在该对话框中进行详细设置。另外，在选中某个图形时，其四周会出现控制点，用鼠标拖动控制点也可以调整图形的大小。

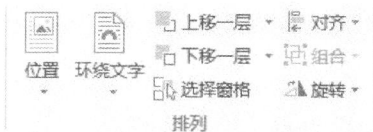

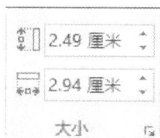

图 3-6-9　"排列"组　　　　　　　　图 3-6-10　"大小"组

3.6.3　文本框、图片与 SmartArt 图形

1. 文本框

想要在文档的任意位置输入文本，可通过文本框实现。

（1）插入文本框。单击"插入"选项卡"文本"组中的"文本框"按钮，在弹出的下拉列表中选择需要的文本框样式。也可以在下拉列表中选择"绘制文本框"或"绘制竖排文本框"选项，手工绘制文本框。

（2）编辑文本框。插入文本框后，若要对其进行美化，同样在"绘图工具-格式"选项卡中实现。

若要设置文本框的形状、填充效果和轮廓样式等格式，可通过"插入形状""形状样式"等组实现，其方法与编辑自选图形的操作相同。

若要对文本框内的文本内容进行艺术修饰，可先选中文本内容，然后通过"艺术字样式"组

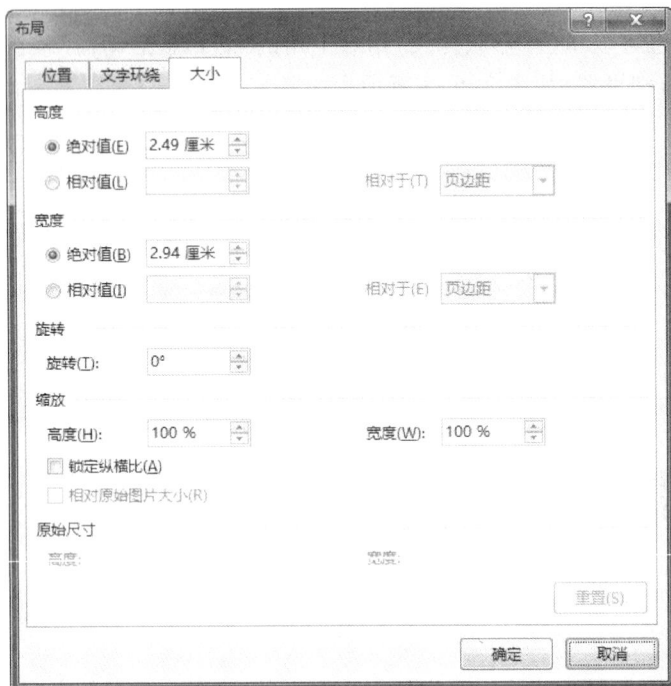

图 3-6-11　"布局"对话框

实现,其方法与艺术字的设置相同。

若要设置文本框内文本的格式,可切换到"开始"选项卡,在"字体"组或"段落"组中进行设置。

2. 图片

(1) 插入图片。在"插入"选项卡的"插图"组中单击"图片"按钮,打开"插入图片"对话框(图 3-6-12),在该对话框中选择需要插入的图片,然后单击"插入"按钮即可。

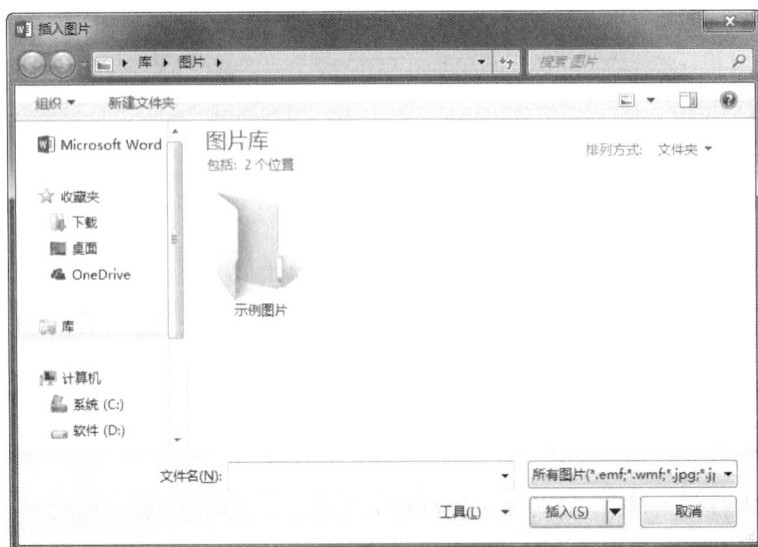

图 3-6-12　"插入图片"对话框

（2）编辑图片。插入图片后,通过"图片工具-格式"选项卡,可对选中的图片进行调整颜色、设置图片样式和环绕方式等操作。

① 在"调整"组中(图 3-6-13)可删除图片的背景,调整图片的亮度、对比度、饱和度和色调等,还可以设置艺术效果。

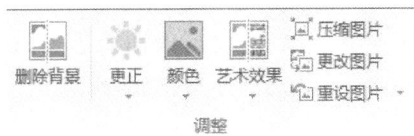

图 3-6-13　"调整"组

② 在"图片样式"组中(图 3-6-14)可对图片应用内置样式,设置边框样式、图片效果、图片版式等。也可以单击该组右下角的"对话框启动器"按钮,弹出"设置图片格式"窗格(图 3-6-15),在该窗格中进行详细设置。

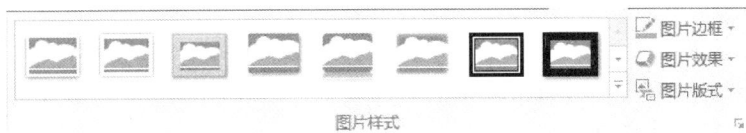

图 3-6-14　"图片样式"组

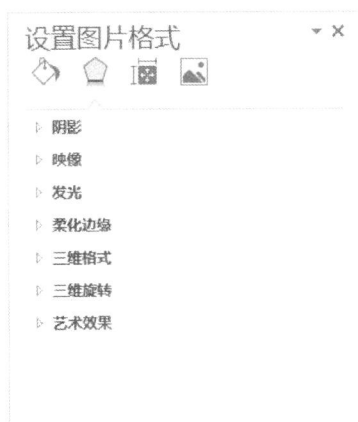

图 3-6-15　"设置图片格式"窗格

③ 在"排列"组中(图 3-6-16)可对图片进行调整位置,设置环绕方式、旋转方式等操作。

④ 在"大小"组中(图 3-6-17)可对图片进行调整大小和剪裁等操作。

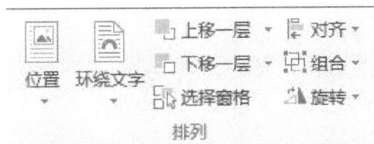

图 3-6-16　"排列"组　　　　图 3-6-17　"大小"组

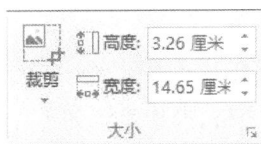

3.7　表　　格

表格是一种简明、直观的表达方式,有时候一个简单的表格远比一大段文字更能表达清楚一组数据或一个问题。在 Word 2016 中,用户不仅可以插入表格,还可以对表格进行编辑和格式化,使表格美观、大方、布局合理。

3.7.1　插入表格

Word 2016 提供了多种创建表格的方法,既可以直接插入规范表格,也可以手工绘制表格。

1. 使用虚拟表格

(1) 将光标定位在要插入表格的位置,单击“插入”选项卡“表格”组中的“表格”按钮。

(2) 在弹出的下拉列表中有一个 10 列 8 行的虚拟表格(图 3-7-1),拖动鼠标到所需的行数和列数后单击,即可插入相应的表格。

2. 使用“插入表格”对话框

当需要的表格超过 10 行 8 列时,就无法通过虚拟表格功能插入表格。此时可通过“插入表格”对话框来完成,操作步骤如下。

(1) 将光标定位在需要插入表格的位置,单击“插入”选项卡“表格”组中的“表格”按钮,在弹出的下拉列表中选择“插入表格”选项,弹出“插入表格”对话框,如图 3-7-2 所示。

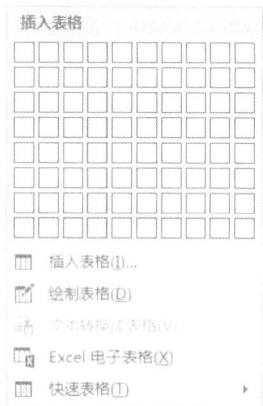

图 3-7-1　“表格”下拉列表　　　　图 3-7-2　“插入表格”对话框

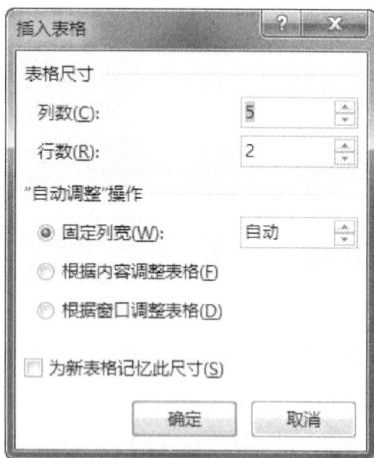

(2) 在对话框的“表格尺寸”选项区域中分别输入表格的列数和行数,单击“确定”按钮即可。

3. 手动绘制表格

对于格式比较复杂的表格,如行高、列宽、单元格大小不一致或不规则的表格,可以使用“绘制表格”命令绘制表格,操作步骤如下。

(1) 单击“插入”选项卡“表格”组中的“表格”按钮,在弹出的下拉列表中选择“绘制表格”选项。

（2）移动鼠标指针到编辑区,鼠标指针呈笔状,按住鼠标左键从左上角拖到右下角,绘制出表格的边框大小;按住鼠标左键从左到右拖动,绘制表格的行线;按住鼠标左键从上到下拖动,绘制表格的列线。

在绘制表格的过程中,功能区会出现"表格工具-布局"选项卡和"表格工具-设计"选项卡。利用"表格工具-设计"选项卡中的"边框"组(图 3-7-3),可设置表格的线型、线宽及颜色等。利用"表格工具-布局"选项卡"绘图"组中的"橡皮擦"按钮(图 3-7-4),可以删除错画或多画的表格线。

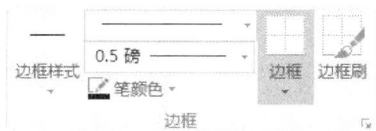　　　　　　　　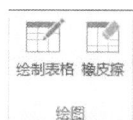

图 3-7-3　"边框"组　　　　　　　　图 3-7-4　"绘图"组

（3）绘制完成后,按 Esc 键或单击"绘制表格"按钮,即可退出绘制表格状态。

3.7.2　绘制表格

表格创建完成后,即可对其进行编辑和修改。

1. 单元格的选定

对表格进行各种操作之前,需要先选择操作对象。

（1）表格工具选定。将光标定位在某一单元格中,切换到"表格工具-布局"选项卡,单击"表"组中的"选择"按钮,在打开的下拉列表中选择单元格、行、列或整个表格,如图 3-7-5 所示。

（2）使用鼠标选定。

① 选定单元格。将鼠标指针移到单元格左边界选定区,单击鼠标,可以选定该单元格;拖动鼠标,可以选定连续单元格区域。

② 选定行。将鼠标指针移到表格边框某行左边界选定区,此时鼠标指针变成空心箭头,单击鼠标可选定该行;上、下拖动鼠标可选定多行。

③ 选定列。将鼠标指针移到表格边框某列上边界选定区,此时鼠标指针变成向下箭头,单击鼠标可选定该列;左、右拖动可选定多列。

④ 选定整个表格。单击表格左上角的控制柄即可选定整个表格。

2. 插入行或列

在已有的表格中可以插入行或列,操作方法如下。

将光标定位到某个单元格中,切换到"表格工具-布局"选项卡,在"行和列"组中单击相应的按钮(图 3-7-6),即可将行或列插入到表格的相应位置。

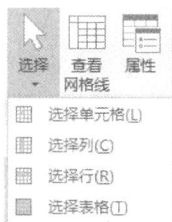　　　　　　　　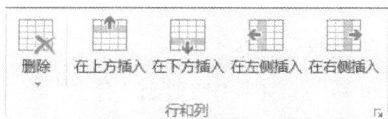

图 3-7-5　"选择"下拉列表　　　　图 3-7-6　"行和列"组

3. 删除行、列或单元格

对于多余的行、列或单元格,可以将其删除,从而使表格更加整洁、美观。

选中要删除的行、列或单元格,切换到"表格工具-布局"选项卡,单击"行和列"组中的"删除"按钮,在下拉列表中选择相应的命令即可删除。

4. 调整行高和列宽

创建表格后,还可以调整表格的行高和列宽,具体操作方法如下。

方法 1:使用表格框线调整。将鼠标指针移到表格的行线或列线上,当鼠标指针变为上下方向双箭头或左右方向双箭头,按住鼠标左键拖动,即可改变行高或列宽。

方法 2:使用"表格属性"对话框调整。选定需要改变行高的一行或多行,切换到"表格工具-布局"选项卡,单击"表"组中的"属性"按钮,弹出"表格属性"对话框,在该对话框的"行"选项卡中,选中"指定高度"复选框,输入行高值,单击"确定"按钮,则定量地调整了行高。用同样的方法可调整列宽,如图 3-7-7 所示。

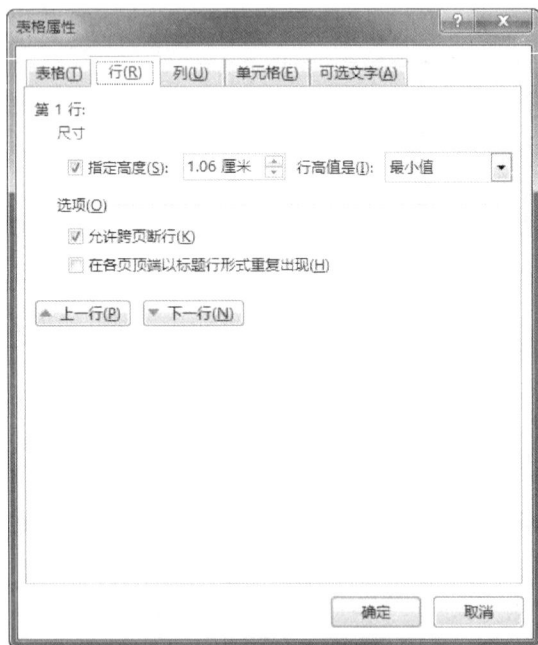

图 3-7-7 "行"选项卡

方法 3:使用"单元格大小"组调整。将光标定位在某个单元格内,切换到"表格工具-布局"选项卡,在"单元格大小"组中通过"高度"微调框可调整单元格所在行的行高,通过"宽度"微调框可调整单元格所在列的列宽,如图 3-7-8 所示。

此外,在"单元格大小"组中,若单击"分布行"或"分布列"按钮,则表格中所有行或列的高度或宽度将自动进行平均分布。

5. 合并与拆分单元格、表格

在"表格工具-布局"选项卡中,通过"合并"组中的"合并单元格"或"拆分单元格"按钮,可对选中的单元格进行合并或拆分操作,也可以通过"拆分表格"按钮对表格按要求进行拆分或合并,如图 3-7-9 所示。

（1）拆分单元格。选中需要拆分的某个单元格或多个单元格,单击"拆分单元格"按钮,在弹出的"拆分单元格"对话框中设置拆分的行、列数,单击"确定"按钮。

（2）合并单元格。选中需要合并的多个单元格,单击"合并单元格"按钮,即可将其合并成一个单元格。

（3）拆分表格。选中拆分表格的位置,单击"拆分表格"按钮即可将一个表格拆分成上下两个表格。需要注意:表格只能从行拆分,不能从列拆分。

（4）合并表格。将两个表格间的段落标记删除,即可将表格合并。

6. 单元格对齐方式

表格单元格中的文本对齐方式有水平对齐和垂直对齐两种,水平方向有左对齐、居中对齐和右对齐三种方式,垂直方向有顶端对齐、居中对齐和底端对齐三种方式,这样一来单元格的文本对齐方式就有靠上两端对齐、靠上居中对齐等九种对齐方式。

选中需要设置对齐方式的单元格,单击"表格工具-布局"选项卡"对齐方式"组中的相关按钮可设置相应的对齐方式,如图 3-7-10 所示。

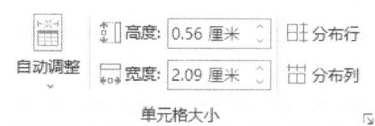

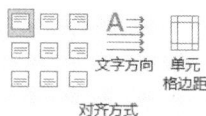

图 3-7-8　"单元格大小"组　　　　图 3-7-9　"合并"组　　　　图 3-7-10　"对齐方式"组

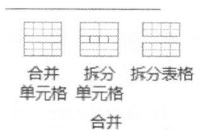

7. 设置边框和底纹

在 Word 中制作表格后,为了使表格更加美观,还可对表格设置边框和底纹效果。操作步骤如下。

（1）选中要设置效果的表格区域,单击"表格工具-设计"选项卡"边框"组右下角的"对话框启动器"按钮,弹出"边框和底纹"对话框,在"边框"选项卡中可设置边框的样式、颜色和宽度等参数,如图 3-7-11 所示。

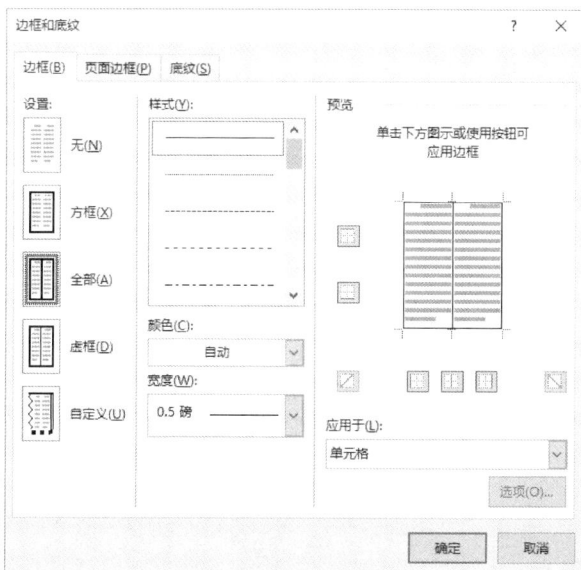

图 3-7-11　"边框"选项卡

（2）在"预览"选项区域中单击相应按钮可以调整对应的框线,在"应用于"下拉列表框中可以选择应用的范围。

（3）切换到"底纹"选项卡,在"填充"下拉列表框中设置表格的底纹颜色,在"图案"选项区域的"样式"下拉列表框中设置图案的样式,如图3-7-12所示。

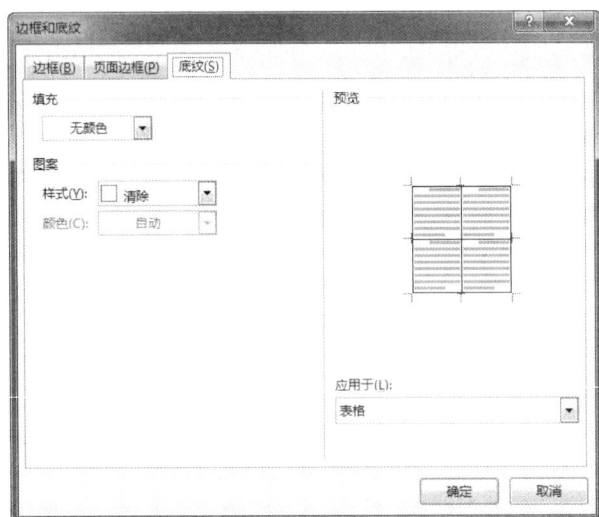

图3-7-12 "底纹"选项卡

8. 自动套用格式

Word 2016 提供了许多漂亮的表格样式,用户可直接使用,操作步骤如下。

选择表格,在"表格工具-设计"选项卡"表格样式"组中单击"其他"按钮展开样式列表(图3-7-13),选择所需的样式。如有需要,可选择"修改表格样式…"命令,在打开的"修改样式"对话框中对"属性""样式基准""格式"等各项参数进行设置修改。

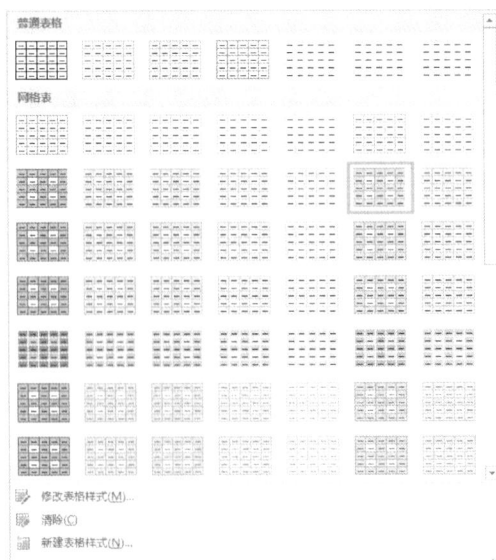

图3-7-13 套用表格样式

3.7.3　表格与文本相互转换

1. Word 2016 文本转换成表格

在 Word 文档中,用户可以很容易地将文字转换成表格,操作步骤如下。

（1）首先使用分隔符号将文本合理分隔。打开创建好的 Word 文档,在要转换的文本中按 Tab 键插入制表符将文字进行分隔,完成之后选中所有的文字,如图 3-7-14 所示。

（2）在菜单栏的"插入"选项卡中单击"表格"按钮,在弹出的下拉列表中选择"文本转换成表格"选项,如图 3-7-15 所示。

图 3-7-14　文本中插入制表符　　　　图 3-7-15　文本转换成表格

（3）在弹出的"将文字转换成表格"对话框中设置"列数",然后选中"制表符"单选按钮,完成之后单击"确定"按钮,如图 3-7-16 所示。

（4）文本转换成表格的效果如图 3-7-17 所示。

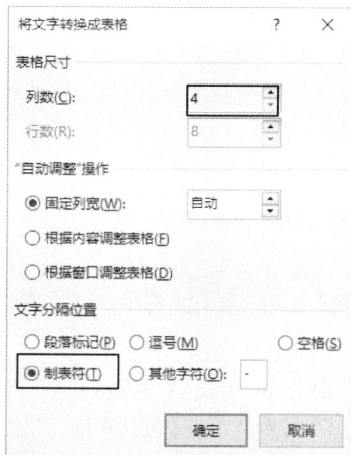

国家/地区	金牌	银牌	铜牌
中国	51	21	28
美国	36	39	37
俄罗斯	24	13	23
英国	19	13	19
德国	16	11	14
澳大利亚	14	15	17
韩国	13	11	8

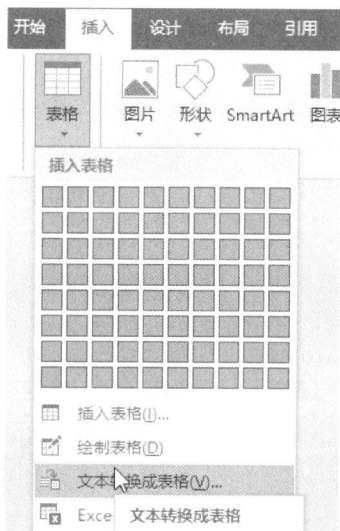

图 3-7-16　"将文字转换成表格"对话框　　　　图 3-7-17　文字转换成表格效果图

2. Word 2016 表格转换成文本

（1）选择需要转换的表格，单击"表格工具-布局"选项卡"数据"组中的"转换为文本"按钮，如图3-7-18所示。

（2）在弹出的"表格转换成文本"对话框中选中需要的文字分隔符，单击"确定"按钮，如图3-7-19所示。

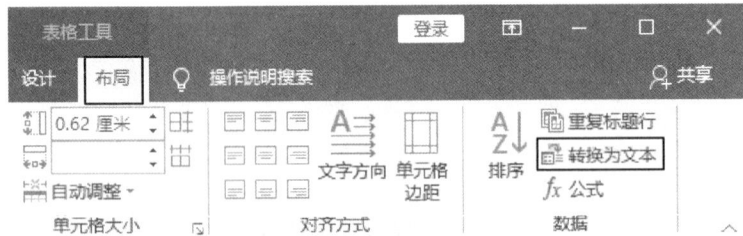

图 3-7-18　表格转换为文本窗口

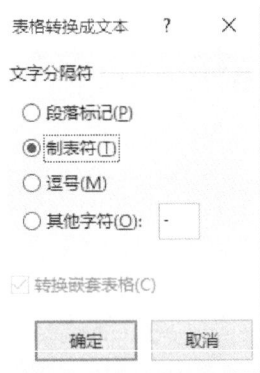

图 3-7-19　"表格转换成文本"对话框

3.8　Word 2016 高级操作

3.8.1　文档样式

样式是指一组已经命名的字符和段落格式。在编辑文档时，使用样式可以省去一些格式设置上的重复性操作，使长文档的编辑、排版、阅读和管理更加轻松自如。

1. 快速样式库

样式可分为标准样式和自定义样式两种。标准样式是 Word 预先定义好的内置样式，在"开始"选项卡"样式"组的快速样式列表中内置有正文、标题1、标题2等样式（图3-8-1），用户可以从中选择某种样式，该样式所包含的格式就会被快速应用到当前所选的文本，将现有样式快速套用到文档中。

2. 新建样式

当内置样式无法满足用户的需要时，如 Word 默认的正文样式是"宋体""五号"，用户可以按实际需要自定义样式，操作步骤如下。

（1）单击"开始"选项卡"样式"组右下角的"对话框启动器"按钮，弹出"样式"任务窗格，如图3-8-2所示。

（2）在"样式"任务窗格中单击"新建样式"按钮，打开"根据格式化创建新样式"对话框（图3-8-3），在"属性"选项区域设定样式名称，默认为"样式1""样式2"，以此类推，可以自定义为"一级标题""二级标题"等。"样式类型"下拉列表中可选择"字符""段落"等，设定相应的格式后，单击"确定"按钮，在"样式"组的快速样式列表中可以看到刚才所定义的样式。

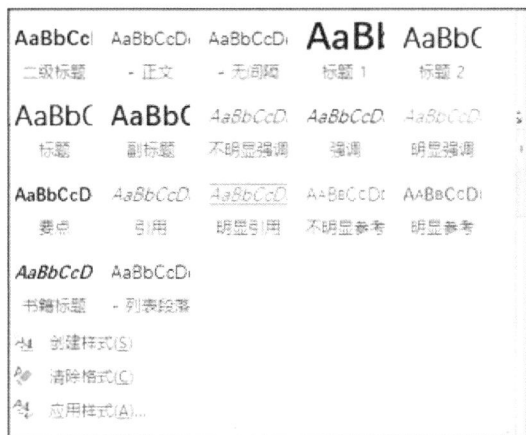

图 3-8-1　快速样式列表库

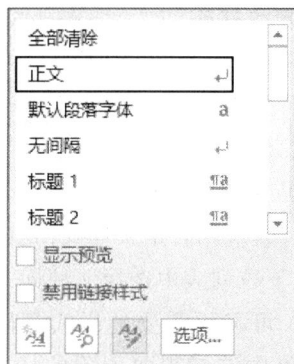

图 3-8-2　"样式"任务窗格

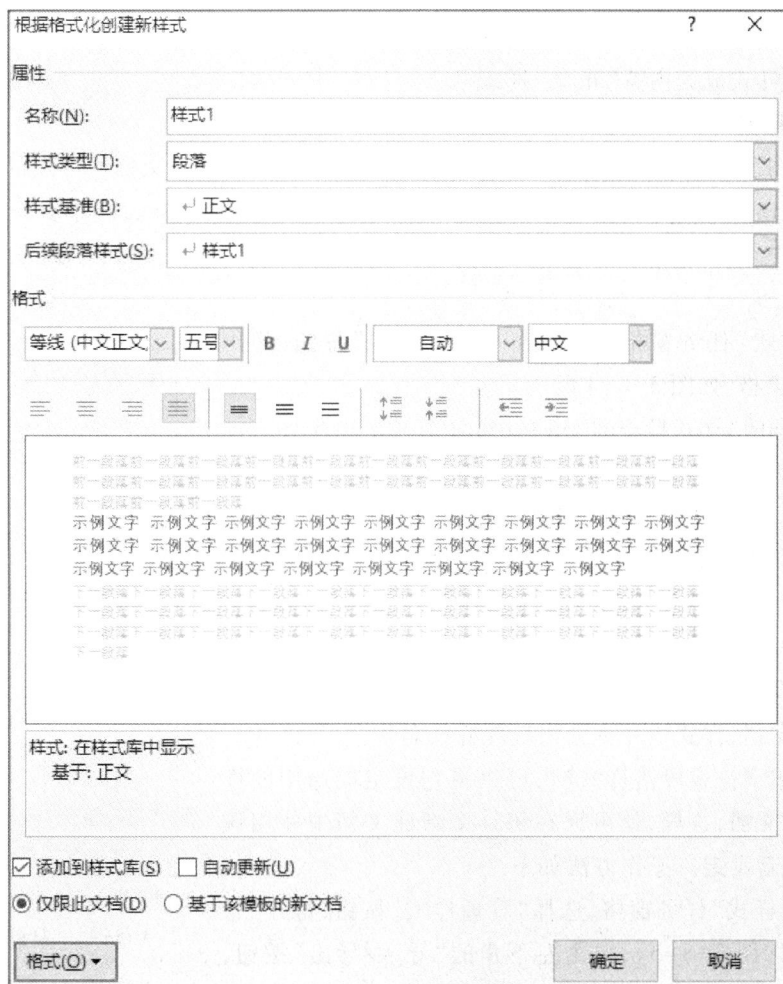

图 3-8-3　"根据格式化创建新样式"对话框

（3）在"根据格式化创建新样式"对话框中单击左下角的"格式"按钮，在弹出的菜单中可以对字体、段落、制表位、边框、编号、快捷键和文字效果等进行综合设置。

3. 修改样式

如果 Word 所提供的样式不符合应用要求，用户可以对已有的样式进行修改，右击要修改的样式，选择"修改"命令，出现"修改样式"对话框，可以对样式进行进一步修改，重新设定样式名称、样式类型及其相应的格式。

4. 应用与删除样式

（1）若应用自定义样式，先选择文本或光标定位于段落，单击"样式"组的"对话框启动器"按钮，从下拉列表中选择一种样式即可。

（2）可将不需要的样式删除，免得样式菜单中选项太多，影响选择的效率。在"样式"任务窗格中选择想要删除的样式，然后选择样式名称旁的下拉列表中的"从样式库中删除"命令，出现询问窗口，单击"是"按钮即可删除样式，文件中套用此样式的段落会改为内置"正文"的样式。

（3）若选择文本，使用"样式"任务窗格中的"全部清除"命令，在自定义样式不删除的情况下，清除文本的样式成为内置"正文"样式。

5. 样式检查器

Word 2016 提供的"样式检查器"功能可以帮助用户显示和清除文档中应用的样式格式，"样式检查器"将段落格式和字体格式分开显示，用户可以分别修改或清除，操作步骤如下。

（1）单击"开始"选项卡"样式"组的"对话框启动器"按钮，弹出"样式"任务窗格，如图 3-8-2 所示。

（2）在"样式"任务窗格中单击"样式检查器"按钮，弹出"样式检查器"窗格，如图 3-8-4 所示。

（3）在打开的"样式检查器"窗格中，分别显示出光标当前所在位置的段落格式和文字格式，如果想看到更为清晰详细的格式描述，可单击"样式检查器"窗格下方的"显示格式"按钮，弹出"显示格式"对话框，可以进行"重设为普通段落格式""清除字符样式""清除字符格式"操作。

6. 管理样式

在文档中设定样式后，此样式只适用于该文档，若打开其他文档或新的文档，样式栏并不会出现此样式名称。

若碰到常用字符或段落样式时，可以将它设定成通用的样式，保存到默认文档，这样，就可以在每一个新建文档中使用该样式了，不必重新设定。操作方法如下。

（1）打开"样式"任务窗格，选择"管理样式"按钮，打开"管理样式"对话框（图 3-8-5），单击左下角的"导入/导出"按钮，会弹出"管理器"对话框，如图 3-8-6 所示。

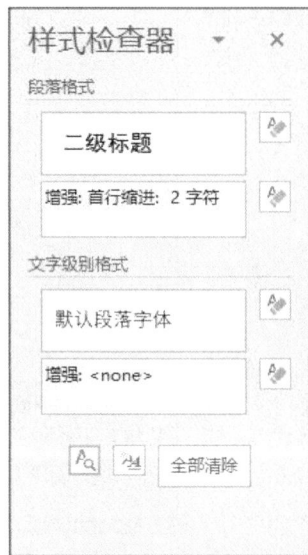

图 3-8-4　"样式检查器"窗格

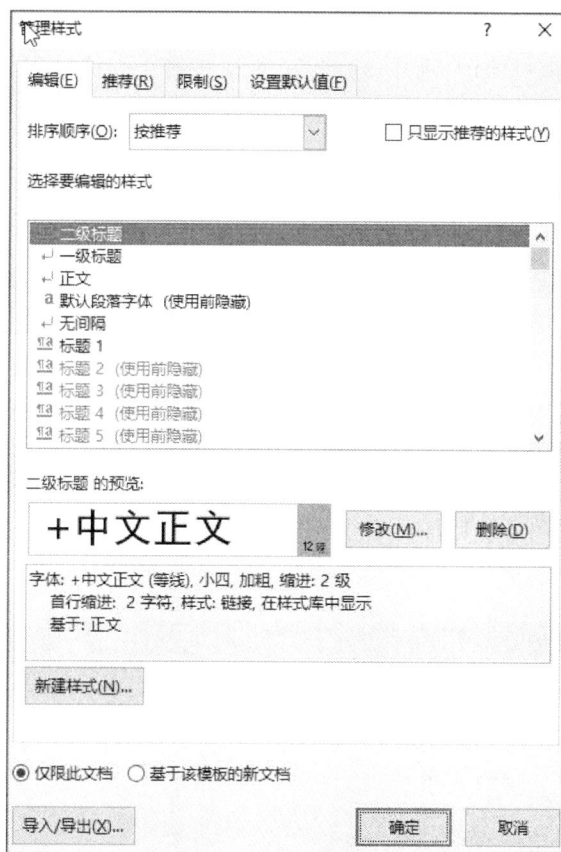

图 3-8-5　"管理样式"对话框

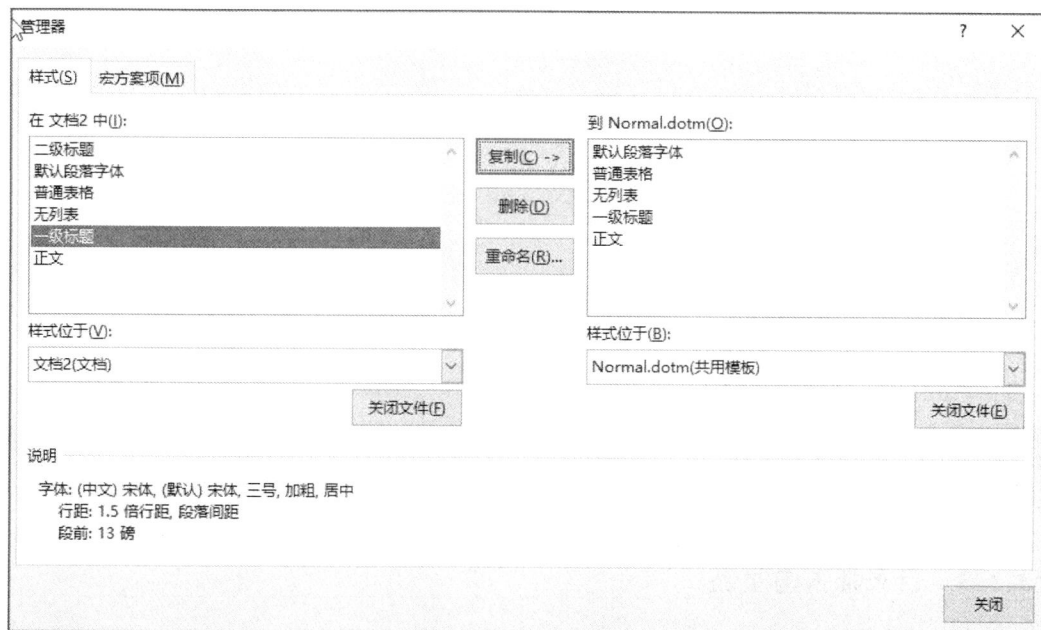

图 3-8-6　样式"管理器"对话框

（2）在"管理器"对话框中,从左侧选择想要复制的样式名称,选择"复制"按钮,样式名称会出现在右侧列表中,关闭窗口即可,刚才选择的段落样式就会变成通用样式,当下一次打开新的Word文档时,在"样式"任务窗格中,就会显示所复制的段落样式。

3.8.2　大纲视图管理文档

Word 提供多种视图方式以方便文档的编辑、阅读和管理,其中,大纲视图便于查看、组织文档的结构,更加有利于对长文档进行编辑和管理。当为文档中的文本应用了内置标题样式或在段落格式中指定了大纲级别后,就可以在大纲视图中通过调整文本的大纲级别来调整文档的结构。

在大纲视图中组织和管理文档的方法如下。

（1）在文档中为各级标题应用内置的标题样式,或者为文本段落指定大纲级别。在"视图"选项卡中单击"视图"组中的"大纲"按钮,即可切换到大纲视图。

（2）在"大纲显示"选项卡中利用"大纲工具"组中的各项工具可以设定窗口中的显示级别,展开/折叠大纲项目、上移/下移大纲项目、提升/降低大纲项目的级别,也可以直接指定文本段落的大纲级别,如图 3-8-7 所示。

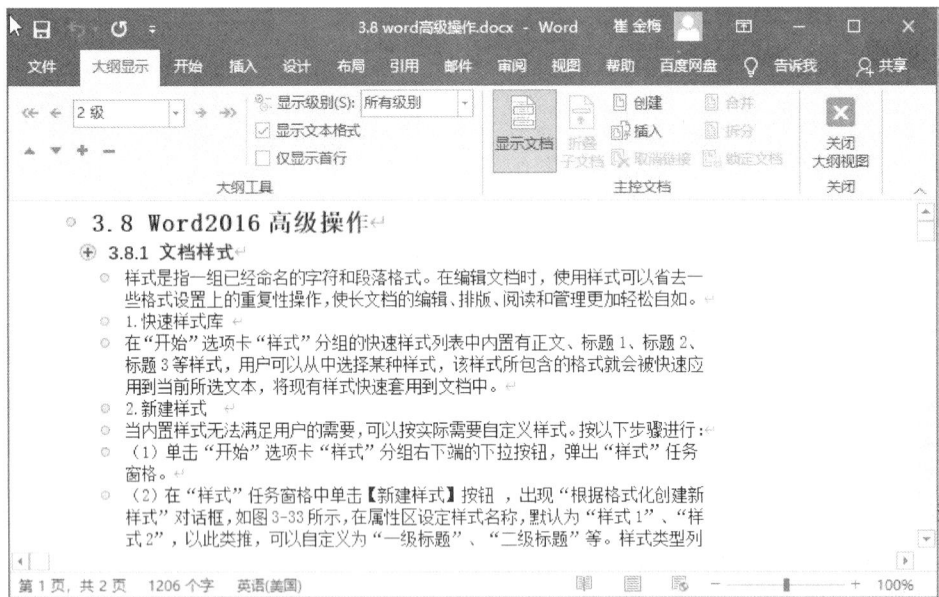

图 3-8-7　在大纲视图中组织管理文档

（3）单击"主控文档"组中的"显示文档"按钮,可以展开"主控文档"组。选择任一有级别的标题,单击其中的"创建"按钮,可以为当前选中的大纲项目创建子文档。在子文档中的修改可以即时反馈到主文档中。

（4）单击"关闭"组中的"关闭大纲视图"按钮,即可返回普通编辑状态。

3.8.3　目录插入与更新

目录的作用是列出文档中各级标题及其所在的页码。一般情况下,出版物都有目录,其中包含书刊中的章节及各章节的页码位置等,是快速检索和查阅文档内容必不可少的手段。

1. 插入目录

在文档中正确应用了具有大纲级别格式的各级标题样式后,可以非常方便地应用 Word 自动创建目录。创建目录的方法:将光标定位到要插入目录的位置,选择功能区的"引用"选项卡→"目录"组→"目录"下拉列表中的一种内置目录样式即可。

如果需要自行设置目录样式,那么通过"目录"组→"目录"下拉列表中的"自定义目录"命令,打开"目录"对话框中的"目录"选项卡,如图 3-8-8 所示。

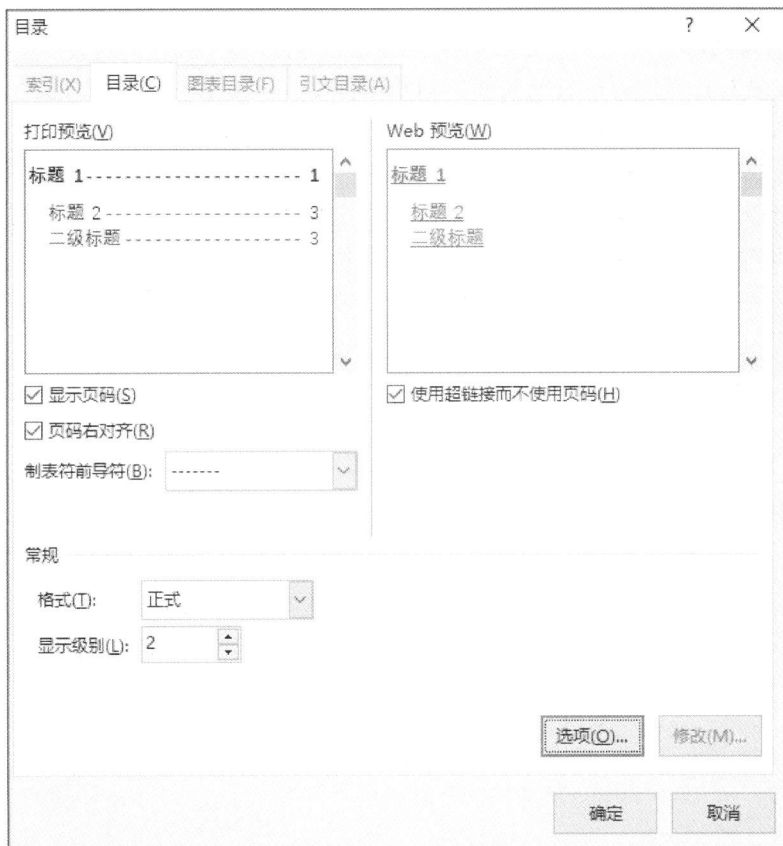

图 3-8-8　"目录"对话框

在"目录"选项卡中选中"显示页码"和"页码右对齐"复选框;在"制表符前导符"下拉列表框中选择标题名与对应页码之间的连接符号;在"常规"选项区域中设置"格式"和"显示级别"属性,Word 默认的目录级别是 3 级,如果在"显示级别"文本框中输入数字"2",Word 就会在插入点处生成包含 2 级标题的目录。

2. 更新目录

目录是以文档的内容为依据的,在编制目录后,如果文档的内容有所改变,如页码或标题发生变化,Word 可以很方便地对目录进行更新,使目录与文档保持一致。更新目录的方法如下。

方法 1:单击"目录"组中的"更新目录"按钮,弹出"更新目录"对话框(图 3-8-9),在该对话框中选择更新类型即可。

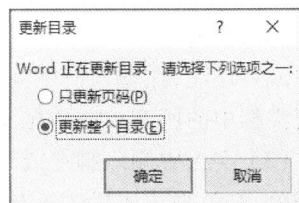

图 3-8-9　"更新目录"对话框

方法 2：在需要更新的目录任何位置右击，从弹出的快捷菜单中选择"更新域"命令，打开"更新目录"对话框，可以根据需要选择相应的选项对目录进行更新。

3.8.4   脚注、尾注和题注

在长文档的编辑过程中，文档内容的脚注、尾注和题注等的引用信息非常重要。正确添加这类信息，可以使文档的引用内容和关键内容得到有效组织，并可以随着文档内容的更新而自动更新。

1. 插入脚注或尾注

脚注和尾注是对正文内容的补充说明。通常脚注是与本页内容有关的说明，位于每一页的底端，如注释；尾注是与整篇文档有关的说明，位于文档的末尾，如引用的参考文献。脚注和尾注均通过一条短横线与正文分隔开，且都比正文文本字号小一些。

（1）文档中插入脚注和尾注。在文档中选择要添加脚注和尾注的文本，或将光标定位于文本的右侧，在功能区"引用"选项卡中单击"脚注"组中的"插入脚注"或"插入尾注"按钮，光标定位处出现一个数字序号，在脚注或尾注区域处输入注释文本即可，如图 3-8-10 所示。

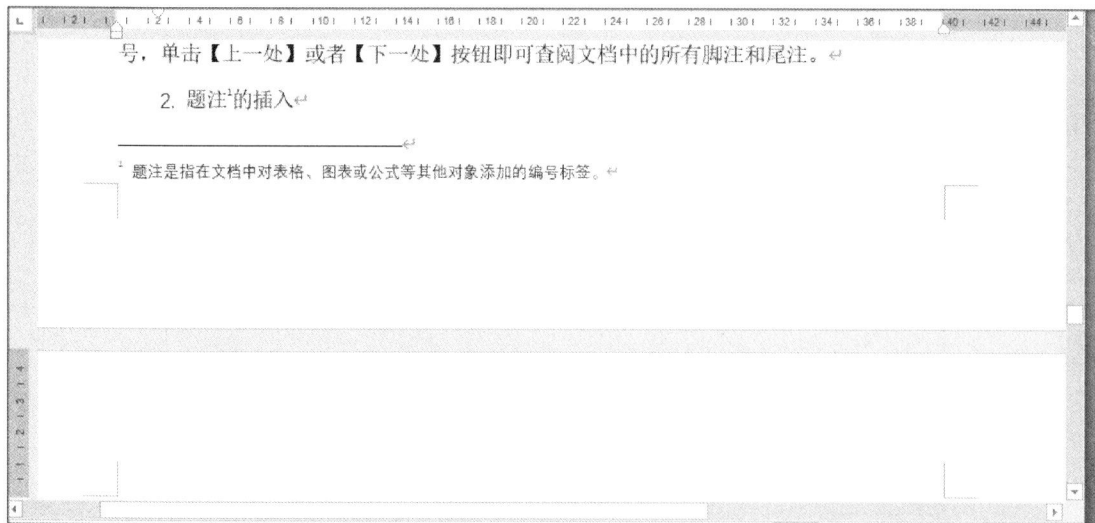

图 3-8-10   在文档中插入脚注

通过单击"脚注"组右下角的"对话框启动器"按钮，弹出"脚注和尾注"对话框（图 3-8-11），可以对脚注或尾注的编号格式、起始编号及应用范围等进行设置。单击"转换"按钮，弹出"转换注释"对话框（图 3-8-12），可以实现脚注与尾注的相互转换。

（2）文档中查阅脚注或尾注。选择功能区"开始"选项卡，选择"编辑"组 "查找"下拉列表中的"转到"命令，弹出"查找和替换"对话框，切换到"定位"选项卡，在"定位目标"列表中选择脚注或者尾注，在输入框中输入"脚注"或"尾注"的序号，单击"前一处"或者"下一处"按钮即可查阅文档中的所有脚注和尾注。

（3）文档中删除脚注或尾注。如果需要删除脚注或尾注，只需将文档中的脚注或尾注的编号删除，有关脚注或尾注所有相关内容就会被删除。

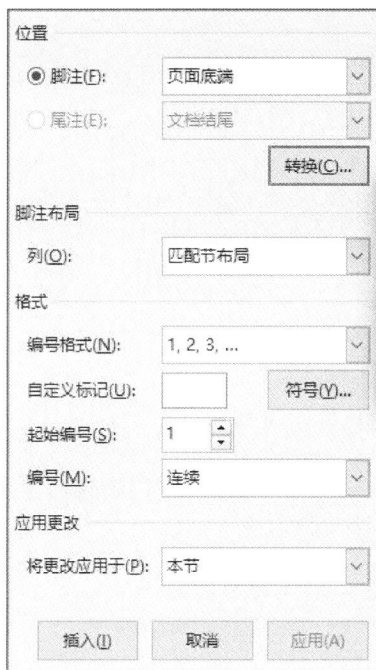

图 3-8-11　"脚注和尾注"对话框　　　图 3-8-12　"转换注释"对话框

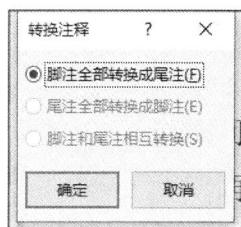

2. 插入题注

题注是一种可以为文档中的表格、图表、公式或其他对象添加编号的标签。下面以插入图片题注为例说明操作方法。

（1）将光标定位在要插入题注的位置，在功能区"引用"选项卡中单击"题注"组中的"插入题注"按钮，会弹出"题注"对话框，如图 3-8-13 所示。

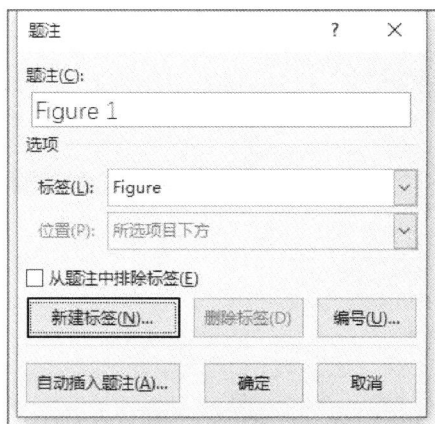

图 3-8-13　"题注"对话框

（2）在"题注"对话框中单击"标签"右侧的下拉按钮，选择不同的标签类型。

（3）单击"编号"按钮，会弹出"题注编号"对话框，如图 3-8-14 所示，在这个对话框中可以设置编号的格式，若选中"包含章节号"复选框，则可以在题注前自动增加标题序号（该标题应已经应用了内置的标题样式,如标题 1 等),单击"确定"按钮完成编号设置。

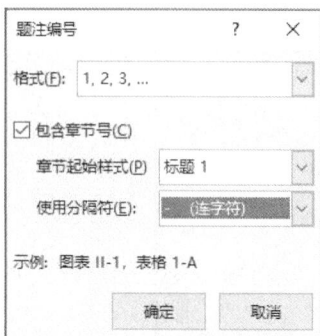

图 3-8-14　"题注编号"对话框

（4）用户也可以自定义新的标签类型,单击"题注"对话框中的"新建标签"按钮,打开"新建标签"对话框,在"标签"文本框中输入"图",单击"确定"按钮。

（5）设置完成后在图的下方就会出现"图 3-×"的效果,然后将图的说明性文字跟在其后即可。

3. 交叉引用题注

在编辑文档的过程中,经常需要引用已插入的题注,如"如图 3-×所示",通过交叉引用的方式在文中引用各个图片的题注,其操作步骤如下。

（1）首先在文档中应用标题样式,插入题注,将光标定位在要引用题注的位置。

（2）在"引用"选项卡中单击"题注"组中的"交叉引用"按钮,会弹出"交叉引用"对话框（图 3-8-15）,选择引用类型,设定引用内容,指定所引用的具体题注,单击"插入"按钮。

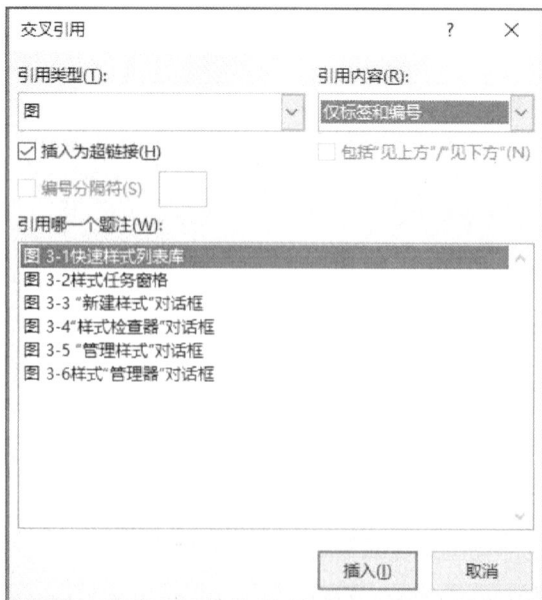

图 3-8-15　"交叉引用"对话框

如果在文档的编辑过程中对题注执行了添加、删除或移动操作,希望所有的题注都进行更新,则在选中全文后按 F9 键,可以一次性更新所有题注编号,文档中的题注序号及引用内容就会随之自动更新,使它们重新按顺序排列,而不需要再进行单独调整。

3.8.5　邮件合并

邮件合并是利用 Word 的文档合并功能,把数据文档的每一笔数据填入到预先制好的文档中,以便把同一份文档批量发给不同的对象。邮件合并常用于信函、电子邮件、信封、标签等相关事务的处理,经常用于学生录取通知书、学期成绩单或医生胸卡等的批量生成。使用"邮件"选项卡,通过 Word 提供的向导完成邮件合并。下面以"住院患者费用清单"为例,来说明邮件合并的基本操作过程。

1. 建立主文档

Word 提供的邮件合并是将相同内容,即邮件合并中内容固定不变的部分创建为主文档,如信函中的通用部分、信封上的落款等,主文档与一般文档的编辑排版方式完全相同,本例中需要创建主文档"费用清单.docx"。

2. 创建数据源

数据源又称数据列表或数据库,由多条记录组成,而每一条记录又由多个字段(如姓名、电话、电子邮件、家庭住址等)组成。用户可以在邮件合并中使用多种格式的数据源,如 Microsoft Outlook 联系人列表、Excel 表格、Access 数据库或 Word 文档等,本例的数据源已整理在 Excel 电子表格"数据.xlsx"中。

3. 合并域

域是 Word 中的特殊命令,利用 Word 域可以实现许多复杂工作,如自动编制页码、创建目录、插入题注、插入文档属性,实现邮件合并,如本例数据源中的"姓名"字段,插入主文档后会自动产生括号,其中由域名"姓名"(域代码)和选项开关构成。

4. 邮件合并

(1) 打开"费用清单.docx"主文档,选择"邮件"选项卡(图 3-8-16),在"开始邮件合并"组中单击"开始邮件合并"下拉按钮,在其下拉列表中,可以选择"信封""信函""标签""目录""电子邮件"等,表示能够创建相应类型的文档,本例选择"普通 Word 文档"类型;或使用"邮件合并分步向导",出现"邮件合并"任务窗格后,可以在"选择文档类型"选项区域,单击"下一步:开始文档"按钮,在"选择开始文档"选项区域选中"使用当前文档"单选按钮。

(2) 连接数据源。单击"选择收件人"按钮,选中"使用现有列表"单选按钮,打开"选取数据源"对话框(图 3-8-16),选择数据源文档所在的位置,选择"数据.xlsx"选项,单击"打开"按钮,弹出"选择表格"对话框(图 3-8-17),选择"患者信息"工作表,单击"确定"按钮。

(3) 插入合并域。在主文档中插入数据源中的字段名称,如将"姓名"字段合并到主文档中。选择好收件人列表后,功能区的"编写和插入域"组中的命令激活,将光标定位在文档中需要插入合并域字段的位置,单击"编写和插入域"组中的"插入合并域"按钮,选择要合并的名称,如"姓名",则该字段域出现在主文档中(图 3-8-18),依次插入其他合并域,完成合并操作。

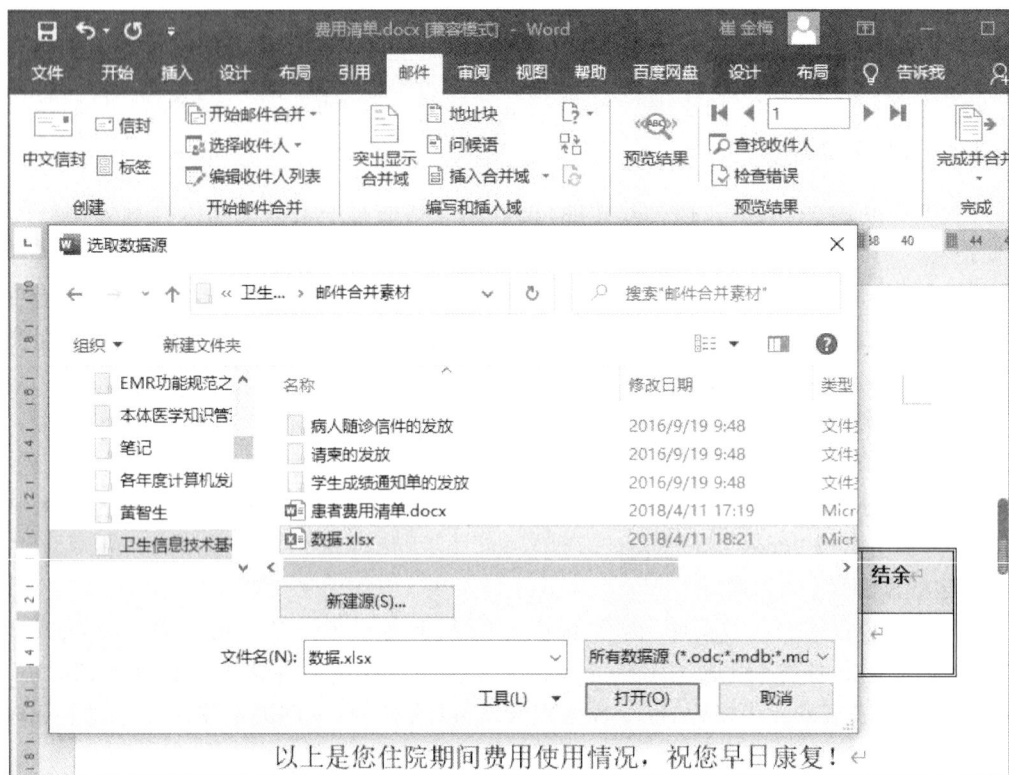

图 3-8-16 "选取数据源"对话框

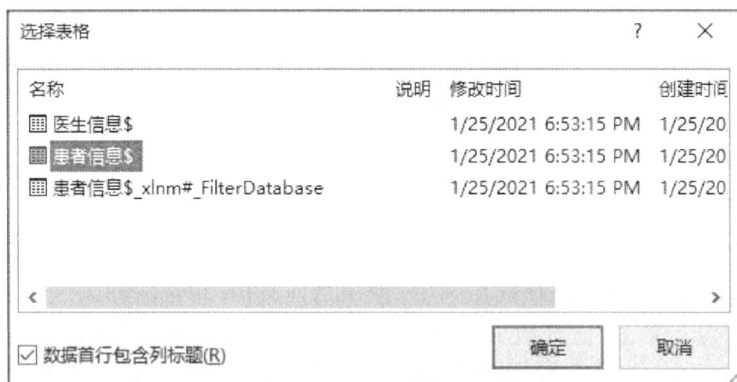

图 3-8-17 "选择表格"对话框

（4）查看合并数据。单击"预览结果"按钮,核对文档是否正确无误,利用"首记录""上一记录""下一记录""尾记录",查看各笔数据合并至文档的结果。

（5）生成合并文档。核对无误后可打开"完成并合并"下拉列表,选择"编辑单个文档"选项,出现"合并到新文档"对话框,选中"全部"单选按钮后,单击"确定"按钮,便可生成新的文档,保存文档或选择"发送电子邮件",批量发送电子邮件,合并文档也可直接打印出来。

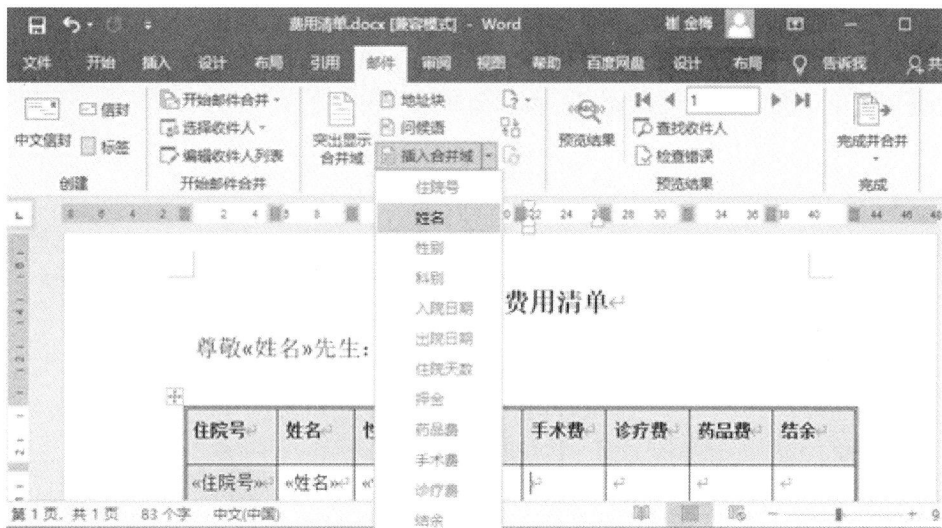

图 3-8-18　主文档中插入合并域

3.8.6　文档审阅与修订

在与他人一同处理文档的过程中,审阅、跟踪文档的修订状况是较为重要的环节,作者可以通过 Word 的审阅与修订功能及时了解其他修订者更改了文档的哪些内容,以及为何要进行这些更改。

1. 修订文档

当修订者在修订状态下修改文档时,Word 应用程序将跟踪文档中所有内容的变化状况,同时会把修订者在当前文档中修改、删除、插入的每一项内容标记下来。

(1)开启修订状态。默认状态下,修订处于关闭状态,若要开启修订并标记修订过程,应执行以下操作。

打开所要修订的文档,在“审阅”选项卡中单击“修订”组的“修订”按钮,即可开启文档的修订状态,如图 3-8-19 所示。

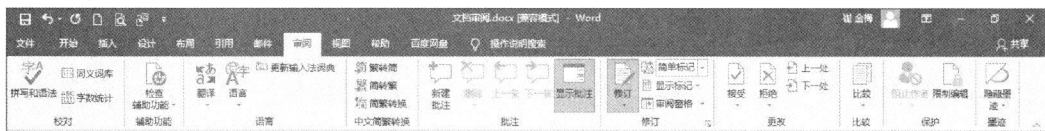

图 3-8-19　开启文档修订状态

在修订状态下对文档进行编辑修改,此时直接插入的文档内容会通过颜色和下划线标记下来,删除的内容可以在右侧的页边空白处显示出来,所有修订记录均会在右侧的修订区域中显示。

(2)更改修订选项。当多人同时对同一文档进行修订时,文档将通过不同的颜色来区分不同修订者的修订内容,从而可以很好地避免由于多人参与文档修订而造成的混乱局面。为了更好地区分不同的修订内容,可以对修订样式进行自定义设置,具体的操作步骤如下。

在"审阅"选项卡的"修订"组中单击"对话框启动器"按钮,打开"修订选项"对话框,如图 3-8-20 所示。单击"高级选项"按钮,打开"高级修订选项"对话框,如图 3-8-21 所示,可以根据自己的浏览习惯和具体需求设置修订内容的显示情况。

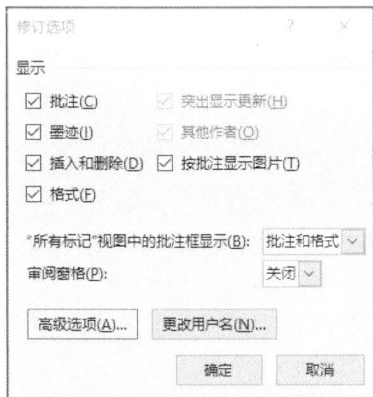

图 3-8-20 "修订选项"对话框

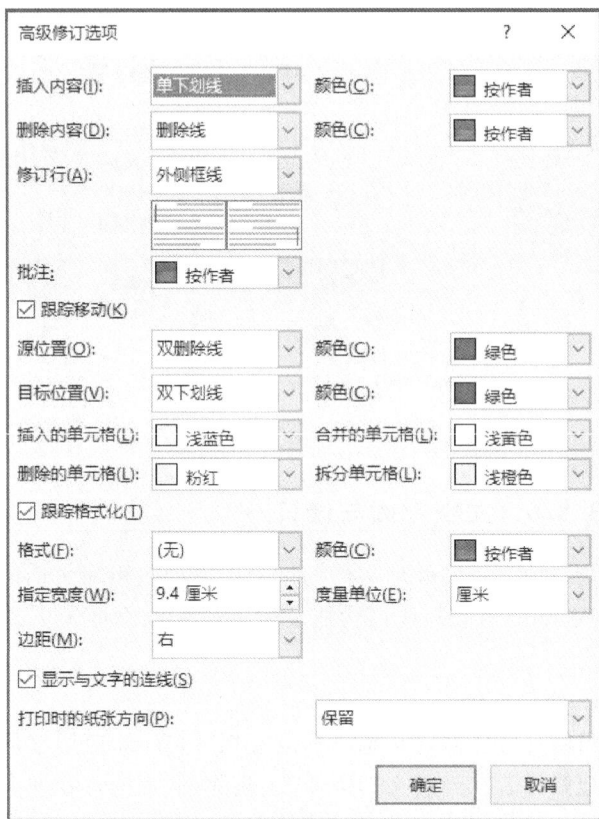

图 3-8-21 "高级修订选项"对话框

（3）设置修订的标记和状态。

① 更改修订者名称。在"审阅"选项卡中单击"修订"组的"对话框启动器"按钮,在打开的"修订选项"对话框中单击"更改用户名"按钮,进入 Word 选项对话框,选择"常规"选项,在"用户名"文本框中输入新名称,在"缩写"文本框中输入缩写,单击"确定"按钮。

② 设置修订状态。在"审阅"选项卡的"修订"组中单击"简单标记"下拉按钮,打开下拉列表,从中选择一种查看文档修订建议的方式,如果需要在文档中查看修订信息,那么应选择带有修订标记的选项,如"所有标记"。

③ 设置显示标记。在"审阅"选项卡的"修订"组中单击"显示标记"按钮,从打开的下拉列表中设置显示何种修订标记及修订标记显示的方式。

（4）退出修订状态。当文档处于修订状态时,在"审阅"选项卡的"修订"组中单击"修订"按钮,即可退出修订状态。

2. 添加与删除批注

在多人审阅文档时,可能需要彼此之间对文档内容的变更状况作一个解释,或者向文档作者询问一些问题,这时就可以在文档中插入"批注"信息。"批注"与"修订"的不同之处在于,"批注"并不在原文的基础上进行修改,而是在文档页面的空白处添加相关的注释信息,并用带颜色的方框框起来。

（1）添加批注。如果需要为文档内容添加批注信息,那么只需在"审阅"选项卡的"批注"组中单击"新建批注"按钮,然后直接输入批注信息即可,如图 3-8-22 所示。

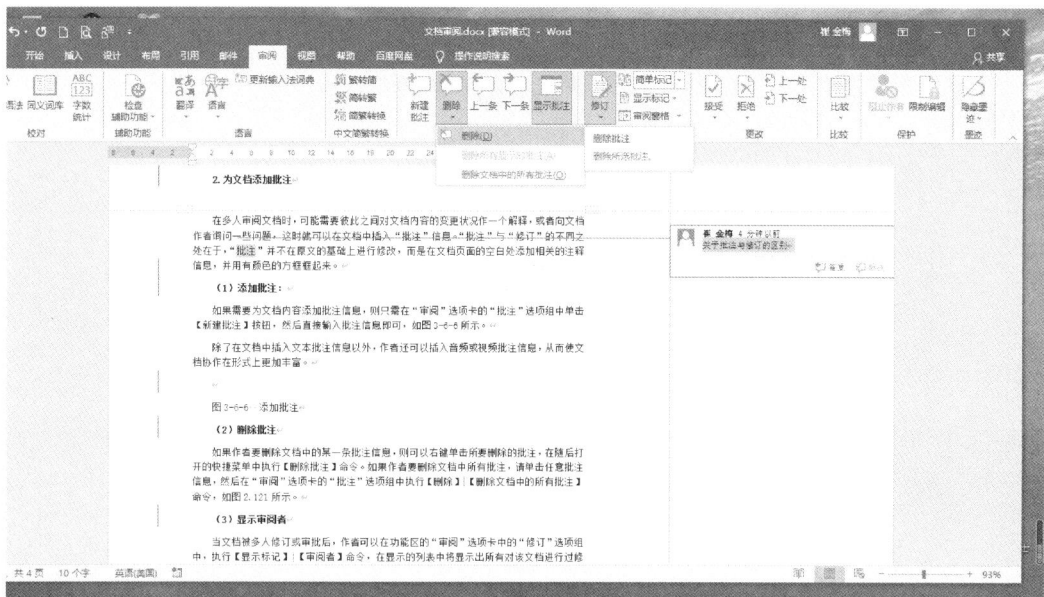

图 3-8-22　添加与删除批注

除了在文档中插入文本批注信息,还可以插入音频或视频批注信息,从而使文档协作在形式上更加丰富。

（2）删除批注。如果要删除文档中的某一条批注信息,那么可以右击所要删除的批注,在弹出的快捷菜单中执行"删除批注"命令。如果要删除文档中的所有批注,单击任意批注信息,然后在"审阅"选项卡的"批注"组中执行"删除"→"删除文档中的所有批注"命令,如图 3-8-22所示。

3. 审阅修订和批注

文档内容修订完成以后,作者还需要对文档的修订和批注状况进行最终审阅,并确定出最终的文档版本。当审阅修订和批注时,可以按照如下方式来接受或拒绝文档内容的每一项更改。

（1）在"审阅"选项卡的"更改"组中单击"上一条"（或"下一条"）按钮,即可定位到文档中的上一条（或下一条）修订或批注。

（2）对于修订信息可以单击"更改"组中的"拒绝"或"接受"按钮,来选择拒绝或接受当前修订;对于批注信息可以在"批注"组中单击"删除"按钮将其删除。

（3）重复"（1）～（2）",直到文档中不再有修订和批注。

（4）如果要拒绝对当前文档做出的所有修订,可以在"更改"组中执行"拒绝"→"拒绝所有修订"命令;如果要接受所有修订,可以在"更改"组中执行"接受"→"接受所有修订"命令,如图 3-8-23 所示。

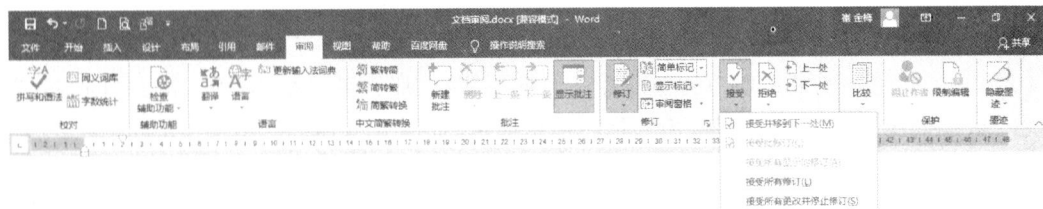

图 3-8-23 接受对文档的所有修订

第 3 章 习题及答案

第 4 章

电子表格软件 Excel 2016

4.1 Excel 2016 概述

Excel 2016 电子表格处理软件是 Microsoft Office 2016 中最基本的三大组件之一,它有良好的操作界面,能轻松地完成表格操作。它具有强大的数据处理功能,可以同时制作多张表格,还可以对表格中的数据按照一定的规则进行排序、运算等,可以有效地提高数据处理的准确性。本章以 Excel 2016 为蓝本,阐述 Excel 的应用。

4.1.1 Excel 2016 启动与程序界面

1. Excel 2016 的启动

启动 Excel 2016 程序窗口的操作方法主要有以下几种。

方法 1:从"开始"按钮启动 Excel。单击屏幕左下角的"开始"按钮,弹出"开始"菜单。在"开始"菜单中选择"所有程序",在办公软件 Microsoft Office 中找到 Excel 项,单击"Excel 2016"图标启动。

方法 2:通过 Excel 文档启动 Excel。直接双击 Excel 文件图标可启动 Excel,同时打开该文档。

方法 3:通过快捷方式启动 Excel。用户可以在桌面上为 Excel 建立快捷图标,双击快捷图标,即可启动 Excel。

方法 4:通过快速启动栏启动 Excel。在 Windows 10 的任务栏中,如果有 Excel 的快速启动图标,可直接单击该图标启动 Excel。

2. Excel 2016 的退出

退出 Excel 2016 程序窗口的操作方法主要有以下几种。

方法 1:单击标题栏右上角的"关闭"按钮。

方法 2:右击 Excel 窗口标题栏,然后选择"关闭"选项。

方法 3:单击"文件"菜单中的"关闭"命令。

方法 4:按 Alt+F4 组合键。

在退出 Excel 的操作环境时,如果输入或修改后的文档尚未保存,那么 Excel 将出现一个对话框,询问是否要保存未保存的文档,用户应做出正确选择。

4.1.2 Excel 2016 程序主窗口

启动 Excel 程序后,用户即可看到 Excel 应用程序窗口,主要由选项卡、快速访问工具栏、标题栏、功能区、工作表编辑区和状态栏等部分组成(图 4-1-1)。

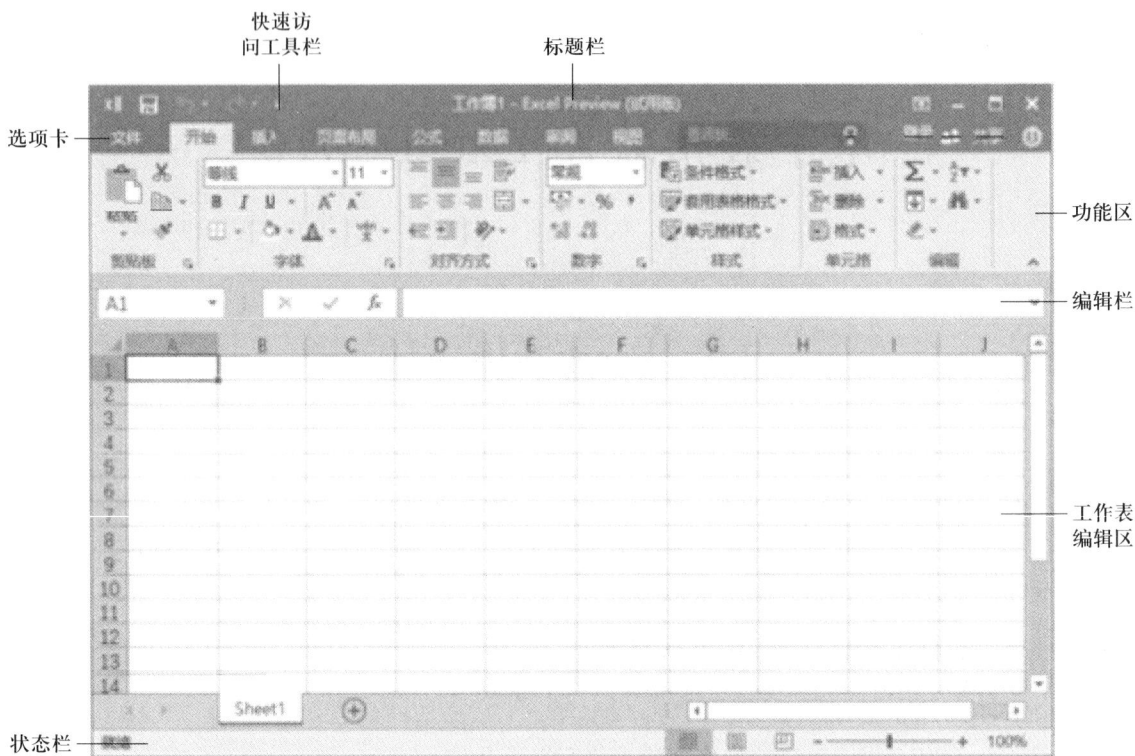

图 4-1-1　Excel 程序主窗口

功能区能帮助用户快速找到完成某一任务所需要的命令,这些命令组成一个组,集中放在各个选项卡内。每个选项卡只与一种类型的操作相关,Excel 2016 的功能区主要包括"开始""插入""页面布局""公式"等选项卡。

1. "开始"选项卡

启动 Excel 2016 后,在功能区默认打开的就是"开始"选项卡。"开始"选项卡中集合了"剪贴板"组、"字体"组、"对齐方式"组、"数字"组、"样式"组、"单元格"组和"编辑"组(图 4-1-2)。在选项卡中有些组的右下角有一个"对话框启动器"按钮,如"字体"组,该按钮表示这个组还包含其他操作窗口或对话框,可以进行更多的设置和选择。

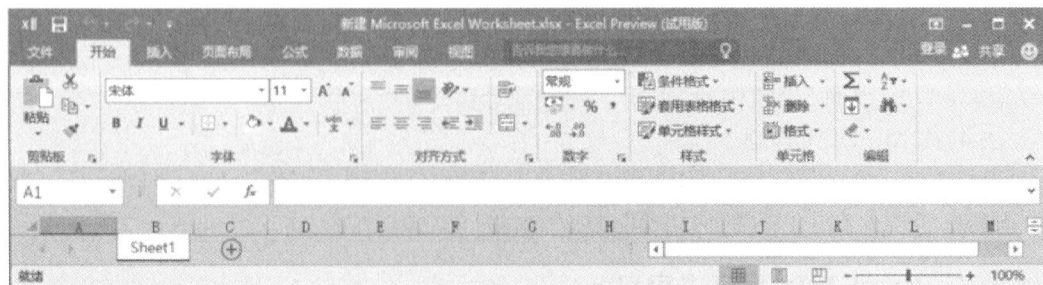

图 4-1-2　"开始"选项卡

2. "插入"选项卡

"插入"选项卡包括"表格"组、"插图"组、"图表"组、"迷你图"组、"文本"组、"符号"组等,主要用于在表格中插入各种绘图元素,如图片、形状和图形、特殊效果文本、图表等,如图 4-1-3 所示。

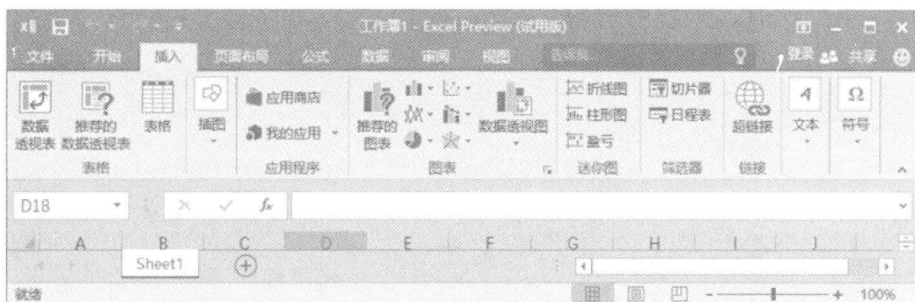

图 4-1-3　"插入"选项卡

3. "页面布局"选项卡

"页面布局"选项卡包含的组有"主题"组、"页面设置"组、"工作表选项"组等,其主要功能是设置工作簿的布局,如页眉页脚的设置、表格的总体样式设置、打印时纸张的设置等,如图 4-1-4 所示。

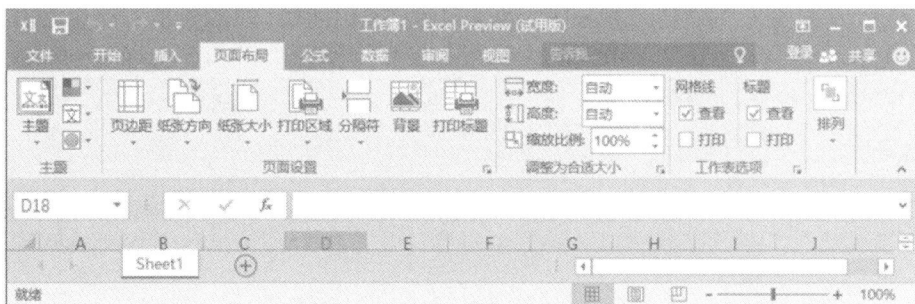

图 4-1-4　"页面布局"选项卡

4. "公式"选项卡

"公式"选项卡主要集中了与公式有关的按钮和工具,包括"函数库"组、"公式审核"组、"计算"组等。"函数库"组包含了 Excel 2016 提供的各种函数类型,单击某个按钮即可直接打开相应的函数列表,并且将鼠标指针移动到函数名称上时会显示该函数的说明,如图 4-1-5 所示。

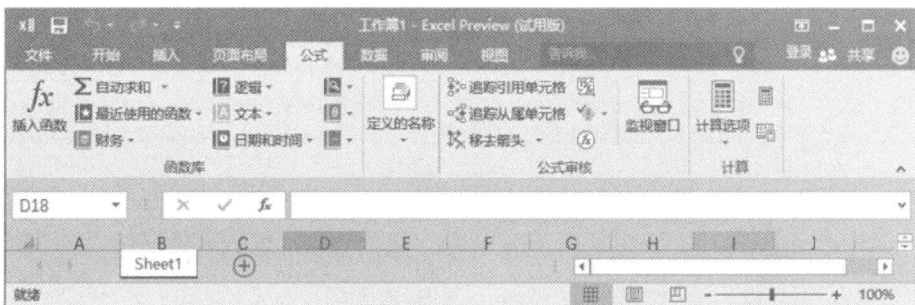

图 4-1-5　"公式"选项卡

5. "数据"选项卡

"数据"选项卡中包括"连接"组、"排序和筛选"组、"数据工具"组等,如图 4-1-6 所示。

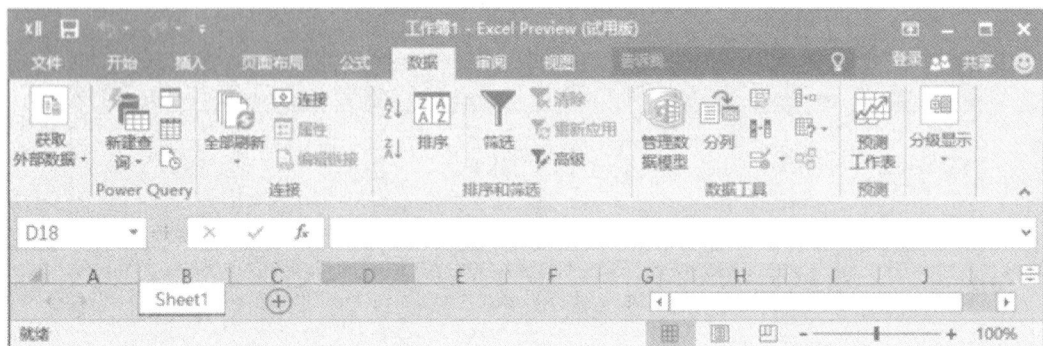

图 4-1-6 "数据"选项卡

6. "审阅"选项卡

"审阅"选项卡中包括"校对"组、"语言"组、"批注"组及"更改"组,如图 4-1-7 所示。

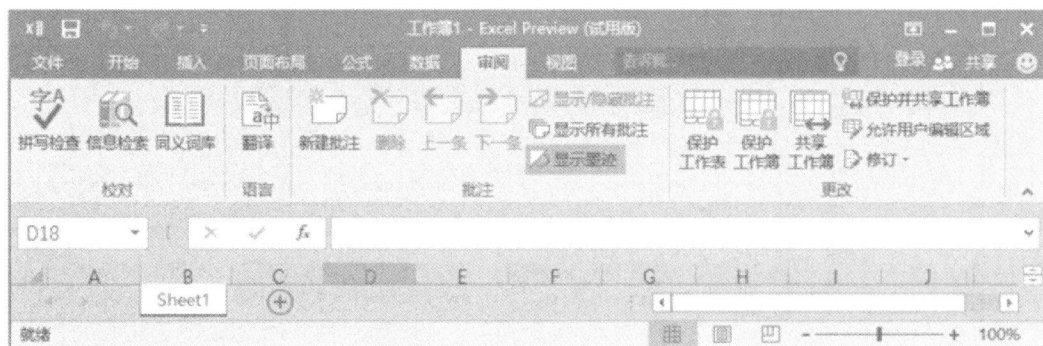

图 4-1-7 "审阅"选项卡

7. "视图"选项卡

"视图"选项卡中包括"工作簿视图"组、"显示"组、"显示比例"组、"窗口"组及"宏"组,如图 4-1-8 所示。

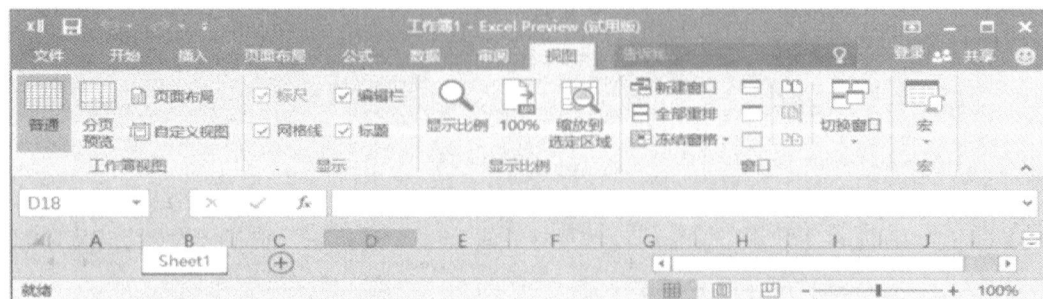

图 4-1-8 "视图"选项卡

8. 其他选项卡

还有一些特殊的选项卡隐藏在 Excel 中,只有在特定的情况下才会显示。例如"开发工具"选项卡。如果要显示"开发工具"选项卡,可以按照以下步骤进行操作。

步骤 1:单击"文件"按钮,然后在下拉列表中选择"选项"命令,打开"Excel 选项"对话框。

步骤 2:选择左侧窗格的"自定义功能区"选项,然后选中"自定义功能区"下方列表中的"开发工具"复选框,如图 4-1-9 所示。

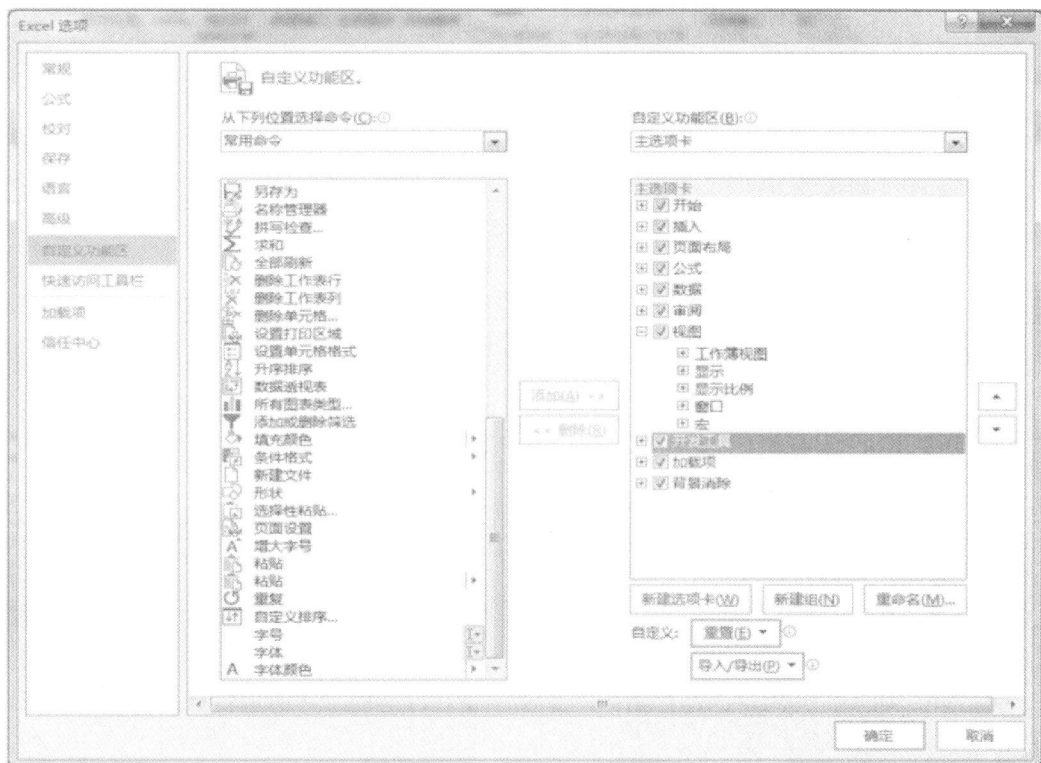

图 4-1-9　"开发工具"复选框

步骤 3:单击"确定"按钮,此时在功能区会显示"开发工具"选项卡,如图 4-1-10 所示。

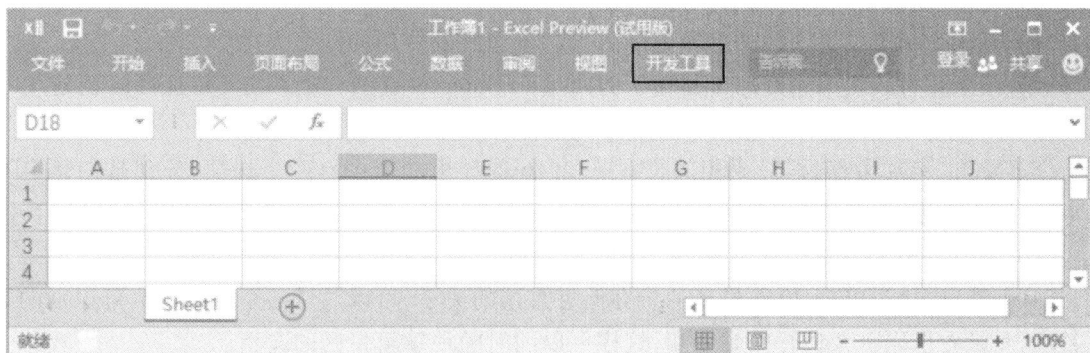

图 4-1-10　"开发工具"选项卡

9. "文件"按钮

"文件"按钮代替了以前版本的"文件"菜单或 Office 按钮，它位于 Excel 2016 程序的左上角。与单击 Microsoft Office 早期版本中的"文件"菜单或 Office 按钮后显示的命令一样，切换到"文件"选项卡，也会显示许多基本命令，如"打开""保存""另存为"等，如图 4-1-11 所示。

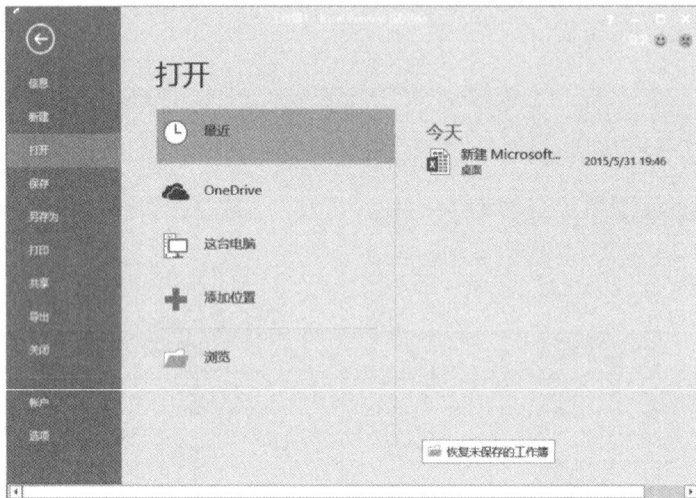

图 4-1-11　"文件"选项卡

（1）信息。用于显示有关工作簿的信息，如工作簿的大小、标题、类别、创建时间和作者等，并且可以设置工作簿的操作权限。

（2）新建。用于创建一个新的 Excel 工作簿。当用户想在新的工作簿中重新输入数据时，可以使用"新建"命令创建一个新的工作簿。

（3）打开。用于打开用户已经存档的工作簿。要对以前的工作簿进行更改或查看时可以使用"打开"命令。

（4）保存。用于将创建的工作簿保存到硬盘驱动器上的文件夹、网络位置、磁盘、CD、桌面或其他存储位置。

（5）另存为。用于将文件按用户指定的文件名、格式和位置进行保存。若用户之前从未保存过该文件，则在执行"保存"命令时会弹出"另存为"对话框。

（6）打印。用于设置文档的打印范围、份数、页边距及使用的纸张大小。

（7）共享。可以将编辑好的工作簿通过 E-mail、Internet 传真进行发送，并且可以创建 PDF 或 XPS 文档。

（8）导出。与"另存为"命令相似。Excel 2016 的导出功能中有两个选项，分别是创建 PDF 或 XPS 文档和更改文件类型，这里可以将表格内容导出为 .pdf、.txt、.csv 等格式。

（9）关闭。用于关闭当前的 Excel 文档。

（10）账户。与 Office 2016 最新的云存储有直接的关系，可以注册一个 Windows 可识别的账户名称，登录后可以将文档存储到云端，这样可以随时随地编辑自己的文档。

（11）选项。用于打开"Excel 选项"对话框，用户可以根据使用习惯设置 Excel 2016 程序的工作方式。

在 Excel 2016 标题栏的左侧为快速访问工具栏,默认的命令为"保存""撤销键入"和"重复键入"。单击快速访问工具栏右侧的下拉按钮,即可打开"自定义快速访问工具栏"列表,如图 4-1-12 所示。选中命令左侧的复选标记,即可将其加入快速访问工具栏。

使用快捷键可以提高用户的工作效率,使用户通过简单的操作即可完成对工作表的编辑。例如,Ctrl+Z 组合键对应"撤销"命令,Ctrl+N组合键对应"新建"命令,Ctrl+S 组合键对应"保存"命令等。要了解 Excel 的常用快捷键,读者可参阅有关书籍,在此不做详细介绍。

状态栏用于显示当前工作区的状态,默认情况下状态栏显示"就绪"字样,表示工作表正准备接收新的信息。在单元格中输入数据时,状态栏会显示"输出"字样;当对单元格的内容进行编辑和修改时,状态栏会显示"编辑"字样。在默认情况下,打开的 Excel 工作表是普通视图,如果要切换到其他视图,单击状态栏上相应的按钮即可,还可以单击"+"和"-"按钮改变工作表的显示比例,如图 4-1-13 所示。

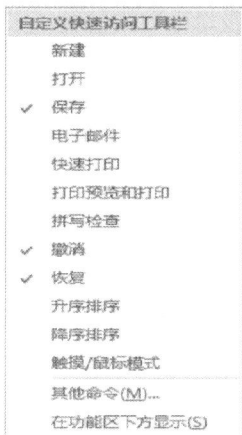

图 4-1-12　"自定义快速访问工具栏"列表

图 4-1-13　状态栏

Tell Me 功能可以通过"告诉我您想要做什么"功能快速检索 Excel 功能按钮,用户不用再到选项卡中寻找某个命令的具体位置了。在输入框里输入任何关键字,"Tell Me"都能提供相应的操作选项(图 4-1-14)。例如,输入"表格",下拉菜单中会出现添加表、表格属性、表格样式等可操作命令,当然,最后还会提供查看"表格"的帮助。

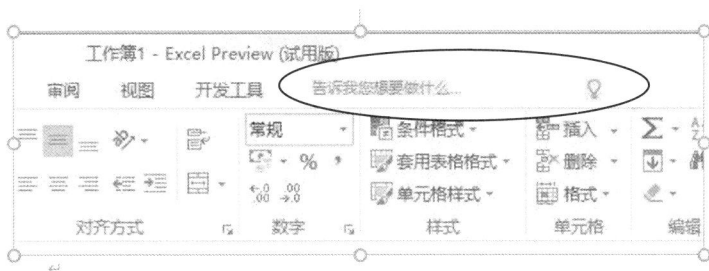

图 4-1-14　Tell Me 功能

4.2　Excel 2016 的基本操作

4.2.1　Excel 2016 工作簿的基本操作

1. 工作簿

工作簿是指在 Excel 2016 中用来存储数据的文件,工作簿的扩展名为 .xslx。一个工作簿可以包含多张工作表。可将工作簿看作是一本书,而工作表就是书中的每一页。一般情况下,新的工作簿中默认包含 3 张工作表,以 Sheet1、Sheet2、Sheet3 来命名。每个工作簿至少包含 1 张可见的工作表,最多可容纳 255 张工作表。

2. 新建工作簿

打开 Excel 2016 程序后,可通过以下几种方法来创建工作簿。

方法 1:启动 Excel 2016 程序,单击"新建"→"空白工作簿",如图 4-2-1 所示。

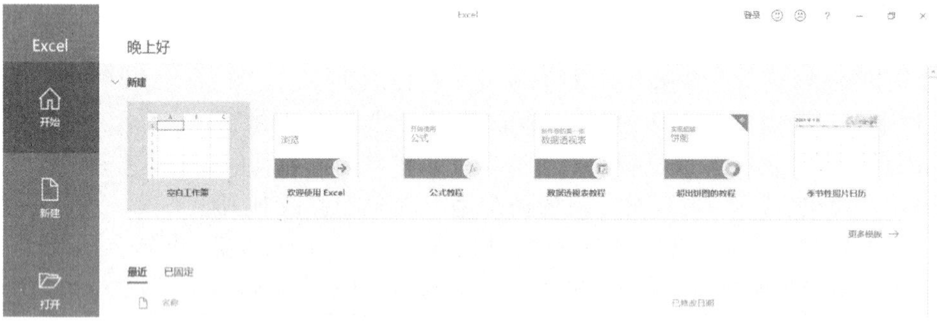

图 4-2-1　新建空白工作簿

方法 2:通过 Ctrl+N 组合键新建工作簿。

方法 3:在"文件"选项卡下选择"新建"选项。

3. 工作簿的保存及命名

编辑好后的工作簿,可通过保存来选择保存的路径及为 Excel 文件命名。在"文件"选项卡下,选择"保存"或"另存为"命令(第一次执行"保存"命令时,打开的也是"另存为"对话框,以后再次保存时则不再显示)。在"另存为"对话框中,可选择想要保存的路径,"文件名"文本框中可输入新的工作簿名,并可以调整保存的文件类型。如图 4-2-2 所示,单击"保存"按钮,即可保存工作簿。

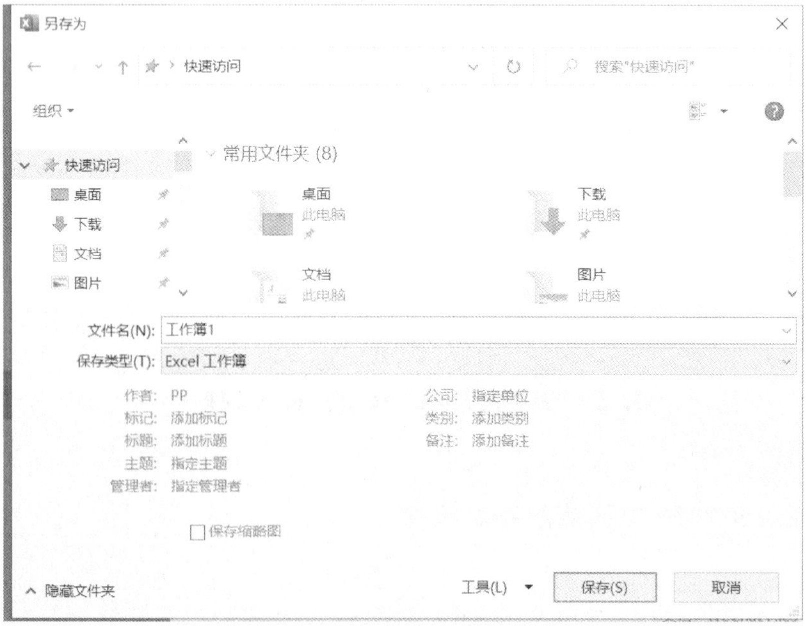

图 4-2-2　"另存为"对话框

4. 打开现有工作簿

在"文件"选项卡下选择"打开"命令,找到相应的工作簿,单击即可打开。也可运用 Ctrl+O 组合键来打开已存在的工作簿。

5. 工作簿的关闭

鼠标单击 Excel 2016 工作簿窗口右上角的"关闭"按钮,即可关闭工作簿。如有多个工作簿,即关闭的是当前的工作簿,如图 4-2-3 所示。也可选择"文件"选项卡下的"关闭"命令。

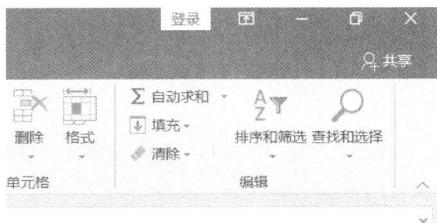

图 4-2-3　Excel 2016 关闭按钮

4.2.2　工作表基本操作

工作表是由行号、列标、单元格、工作表标签组成的。行号由数字 1、2、3……表示,列标由字母 A、B、C……表示,默认情况下,一个工作簿包含 3 张工作表,可以通过单击工作表标签后的"⊕"按钮来添加新的工作表。

1. 修改默认工作表数量

Excel 2016 默认的工作表数量为 3 个,但其默认值可以改变。用户可在"文件"选项卡中选择"选项"命令,在弹出的"选项"对话框中选择"常规"选项卡,在"包含的工作表数"文本框中输入新设定的工作表数,如图 4-2-4 所示,单击"确定"按钮即可。

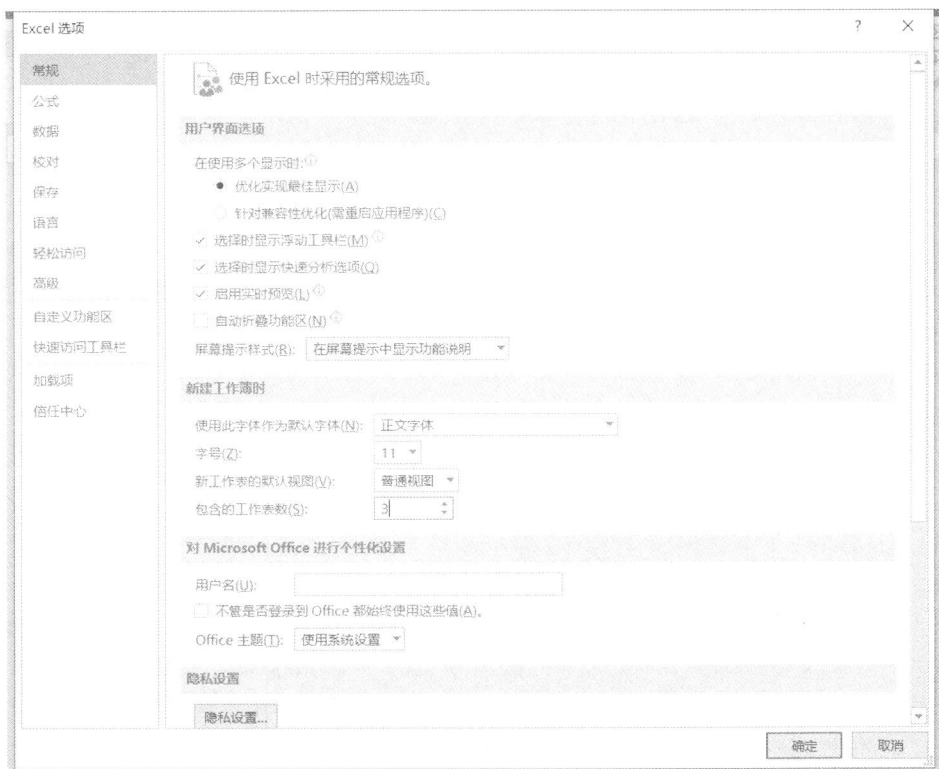

图 4-2-4　更改默认工作表个数

2. 插入工作表

在工作簿中,除通过单击工作表标签后的"⊕"按钮来添加工作表外,还可以单击"开始"选项卡"单元格"组中的"插入"下拉按钮,在下拉列表中选择"插入工作表"命令,如图 4-2-5 所示,即可在当前工作表左侧插入一个新的工作表,默认名为"Sheet4"。

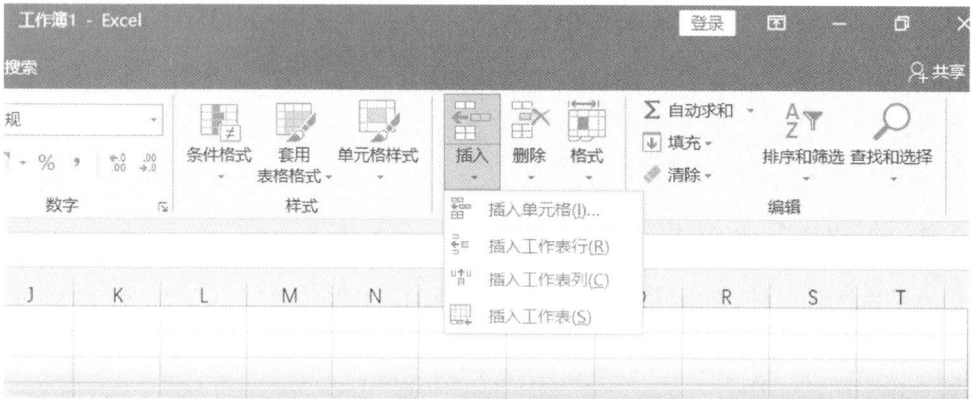

图 4-2-5　"插入"列表

3. 删除工作表

在要删除的工作表标签上右击,在弹出的快捷菜单中选择"删除"命令,即可将所选的工作表删除。也可以在"开始"选项卡"单元格"组中单击"删除"下拉按钮,在下拉列表中选择"删除工作表"命令,即可删除当前工作表。

4. 移动或复制工作表

用户可根据需要来调整工作表顺序、移动或复制工作表。单击想要移动的工作表标签,横向拖动至想要放置的位置,出现向下黑色箭头时释放鼠标,即可完成工作表的移动。还可以选择要移动的工作表标签,单击鼠标右键,在弹出的快捷菜单中选择"移动或复制"命令,在弹出的"移动或复制工作表"对话框"下列选定工作表之前"列表框中,选择所要移动的位置。如果要复制工作表,那么选中下方的"建立副本"复选框,选择要复制的工作表名称,单击"确定"按钮。如果是在不同工作簿之间移动或复制工作表,那么只需要在"移动或复制工作表"对话框中的"工作簿"下拉列表中选择目标工作簿,单击"确定"按钮即可。

5. 隐藏与显示工作表

(1)隐藏工作表。当想要隐藏工作表时,可在当前工作表标签上右击,在弹出的快捷菜单中选择"隐藏"命令,或者选择要隐藏的工作表界面,在"开始"选项卡"单元格"组中,单击"格式"下拉按钮,在下拉列表中选择"隐藏和取消隐藏"→"隐藏工作表"命令,即可将工作表隐藏。

(2)显示工作表。打开已有隐藏工作表的工作簿,在工作表标签上右击,在弹出的快捷菜单中选择"取消隐藏"命令,在弹出的对话框中选择想显示的工作表即可。还可以在"开始"选项卡"单元格"组中,单击"格式"下拉按钮,在下拉列表中选择"隐藏和取消隐藏"→"取消隐藏工作表"命令,在弹出的"取消隐藏"对话框中,选择要取消隐藏的工作表,单击"确定"按钮。

6. 重命名工作表

工作表数量过多时,为了便于查找,用户还可以更改工作表的名称。可在工作表标签上右击,在弹出的快捷菜单中选择"重命名"命令,输入名称即可为工作表重新命名,如图 4-2-6 所示。

7. 设置工作表标签颜色

在工作表标签上右击,在弹出的快捷菜单中选择"工作表标签颜色"命令,从颜色列表中选择颜色,即可更改工作表标签颜色,如图 4-2-7 所示。

8. 设置保护工作表

保护工作表也就是冻结工作表,一个工作簿中有多张工作表,如在某个工作表中想要设置限定内容,用户可选用保护工作表功能。在工作表标签上右击,在弹出的快捷菜单中选择"保护工作表"命令,此时弹出"保护工作表"对话框,第一项可

图 4-2-6　工作表重命名

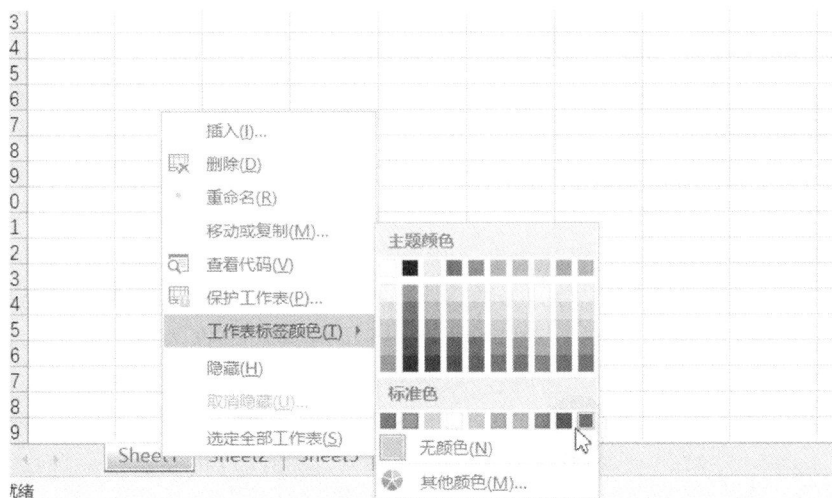

设置密码,其余选项用户可以根据具体需要进行勾选,如"选定锁定单元格""设置单元格格式"等,若不选中这些复选框,则在此工作表中会禁止进行这些操作。例如,要设置工作表的内容都不允许修改,则只需选中"保护工作表及锁定的单元格内容"复选框,单击"确定"按钮后,会弹出如图 4-2-8 所示的提示框,此工作表内的任何内容都无法修改。若想要取消保护工作表,在工作表标签上右击,选择"取消保护工作表"命令,输入之前的密码即可。

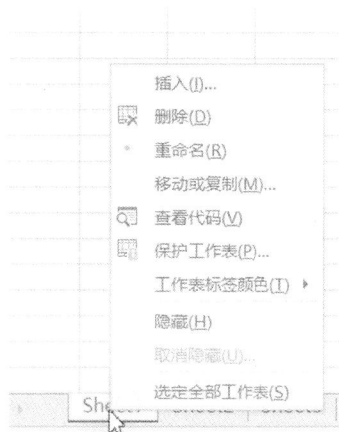

图 4-2-7　设置工作表标签颜色

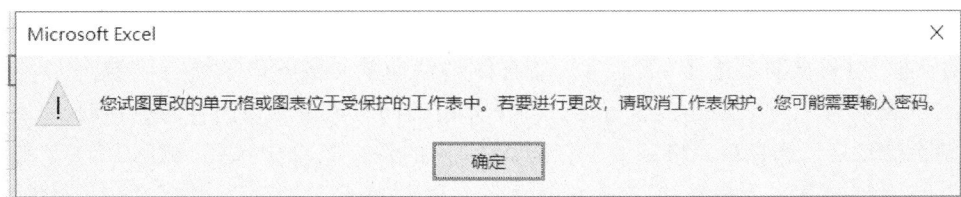

图 4-2-8　Microsoft Excel 提示框

4.2.3　单元格的基本操作

1. 单元格

单元格是指工作表中存储数据的基本单位,每个方格代表一个单元格,数据则放在单元格中。在工作表中,每个单元格的地址由所在的列标和行号组成,例如,A1 就是表示单元格位置在第 A 列第 1 行。在单元格中,在某一时刻只有一个单元格是活动单元格,单击某个单元格即可将其设为活动单元格。被选择的单元格会用绿色框线来标识,同时编辑栏的名称框中会显示该单元格地址。

2. 单元格的选择

可以选择某一个单元格或某一些单元格组成的区域,如 A1 单元格到 B4 单元格区域、整行、整列等。

选择单个单元格:单击要选定的某一个单元格,此单元格即被选择为当前活动单元格,并用绿色框线来标识。

选择相连的多个单元格:可通过按住鼠标左键并拖动来选择连续的单元格。

选择不相连的多个单元格:可单击第一个单元格后,按住 Ctrl 键,再单击其他不相连的单元格,可以多次选择。

选择连续的单元格:先单击某一个单元格,按住 Shift 键,再单击另一个单元格,则可选中这两个单元格之间的所有区域。

选择整行或整列单元格:鼠标指针放在行号位置,出现向右箭头时单击即可选择整行。鼠标指针放在列标位置,出现向下箭头时单击即可选择整列。

选择全部单元格:单击工作表左上角的“全选”按钮即可,或者运用 Ctrl+A 组合键来选择全部单元格。

3. 单元格的编辑

(1) 移动、复制单元格。选择要移动的单元格,也可选择多个单元格区域,将鼠标指针放置在此单元格区域的边缘,当鼠标指针变为十字箭头时,按住鼠标左键拖动,将选定的内容放置在要调整的区域后释放鼠标即可完成单元格的移动。也可以选择单元格区域,右键选择复制、粘贴等方式,完成复制单元格内容。当选择粘贴时,Excel 2016 为用户提供了选择性粘贴选项,可根据需要自行选择。在复制、粘贴单元格内容时,会存在需要对单元格内容数据或格式等特定内容选择粘贴的情况。将复制或剪切好的单元格内容粘贴在其他单元格目标中时,会出现“选择性粘贴”对话框,粘贴中包含全部、公式、数值、批注、验证等选项。可按照需要来选择,选择后单击“确定”按钮即可,如图 4-2-9 所示。

(2) 插入、删除单元格。

① 插入单元格。选择要插入单元格的位置,单击“开始”选项卡“单元格”组中的“插入”按钮,可根据需要选择“插入单元格”“插入工作表行”“插入工作表列”。选择相应命令后,会弹出“插入”对话框,可根据需要选择“活动单元格右移”“活动单元格下移”“整行”“整列”。例如,选择“活动单元格右移”,则表明当前位置插入新单元格的同时原单元格内容向右移动。

② 删除单元格。选择单元格区域并右击,在弹出的快捷菜单中选择“删除”命令,在弹出的对话框中可选择“右侧单元格左移”“下方单元格上移”“整行”“整列”,如图 4-2-10 所示。例如,选择“下方单元格上移”,则表示原单元格位置以下的内容依次移动至此区域。

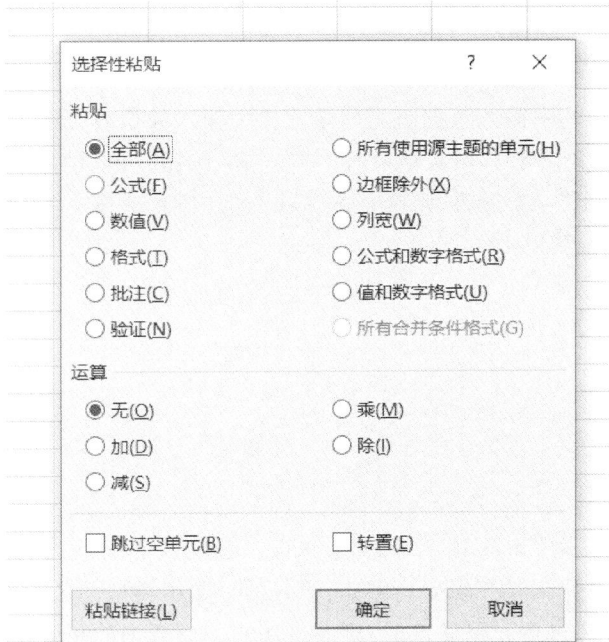

图 4-2-9　"选择性粘贴"对话框

（3）合并单元格。选择需要合并的单元格区域,在"开始"选项卡"对齐方式"组中单击"合并后居中"下拉按钮,在弹出的菜单里包含"合并后居中""跨越合并""合并单元格""取消单元格合并"选项,为了美化表格和文字效果,可直接选择"合并后居中"选项,即单元格区域合并且单元格内文字居中显示,如图 4-2-11 所示。

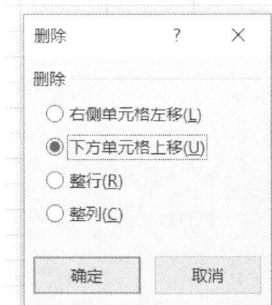

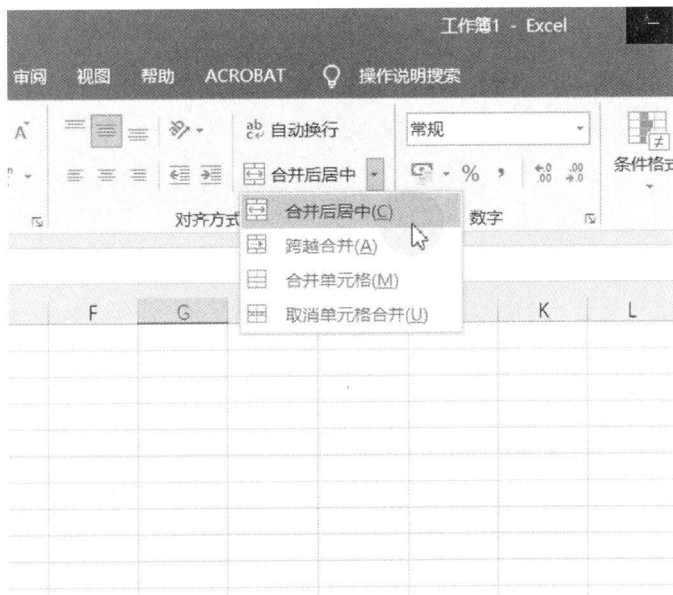

图 4-2-10　删除单元格　　　　　　　　　图 4-2-11　"合并后居中"设置

4.2.4　数据的输入

1. 基础数据的输入

双击某一单元格,在其中输入数据。当向单元格中输入数据时,编辑栏中的公式框左边会出现 3 个按钮,如图 4-2-12 所示。输入结束时,单击"✖"按钮,可取消本次输入内容,或按下 Esc 键同理;输入结束时,单击"✔"按钮,则确认本次输入的内容,或按下 Enter 键同理;单击"f_x"按钮,则表示要在当前单元格插入函数。

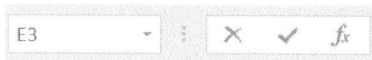

图 4-2-12　编辑栏按钮

2. 文本输入

文本输入可输入字符、数字、符号等。字符与数字的混合输入,也可作为文本常量。在输入文本时,一个单元格内最多可以存放 32 000 个字符。在默认情况下,当在 Excel 2016 工作表中输入数据时,系统会遵循默认对齐规律。例如,输入的是文本类型的数据,系统会自动左对齐;当前单元格文本内容过多超过单元格宽度时,则会占用右侧无数据的单元格显示;若右侧单元格有数据时,则隐藏显示,增大其单元格列宽宽度也可查看全部文本内容。若要求数据内容完全显示在本单元格内,可以在"单元格"组中"格式"下拉菜单内,将"对齐方式"设置为自动换行。

输入文本时,如输入代号 007,系统则会显示 7,若想体现 00,需要先输入英文状态下的单引号"'",再输入数据,此时单元格左上方出现绿色三角标记,则表示本单元格数据为文本型。

3. 数值输入

数值输入由数字和符号组成。如输入的是数值型数据,系统会自动右对齐。当数值内容超过 11 位时,系统将以科学计数法表示。例如,输入"202002300",单元格则显示为"2.02E+08"。当输入负数时,需在输入的数字前加"−",或将数字用"( )"括起来;当输入分数时,需在输入的分数前加 0 和空格;输入带分数时,整数与真分数之间要加空格。

具体数据输入方式可参考图 4-2-13 。

数据的输入			
输入文本	文本格式	加英文'	
输入数值	分数	加0和空格	
	负数	−	
输入日期和时间	日期	/或-	当前日期 Ctrl+;
	时间	am	当前时间 Ctrl+Shift+;
		pm	
同一单元格输入日期和时间时,用空格隔开,否则按文本数据处理。			

图 4-2-13　数据输入

4. 设置数据类型

Excel 2016 为方便各行各业的广泛应用,系统为用户准备了多种数据格式。单元格中常见的数据类型有文本型、数值型、日期型、时间型等。在单元格中输入数据后,选择该数据所在的单元格,在"开始"选项卡下数字组右下角的"对话框启动器"按钮,或者单击"单元格"组中的"格式"下拉按钮,在下拉菜单中选择"设置单元格格式"命令,打开"设置单元格格式"对话框,在"数字"选项卡下的"分类"列表框中可选择数据类型,可根据需要更改数据类型,例如,更改数值小数点位数等,如图 4-2-14 所示。

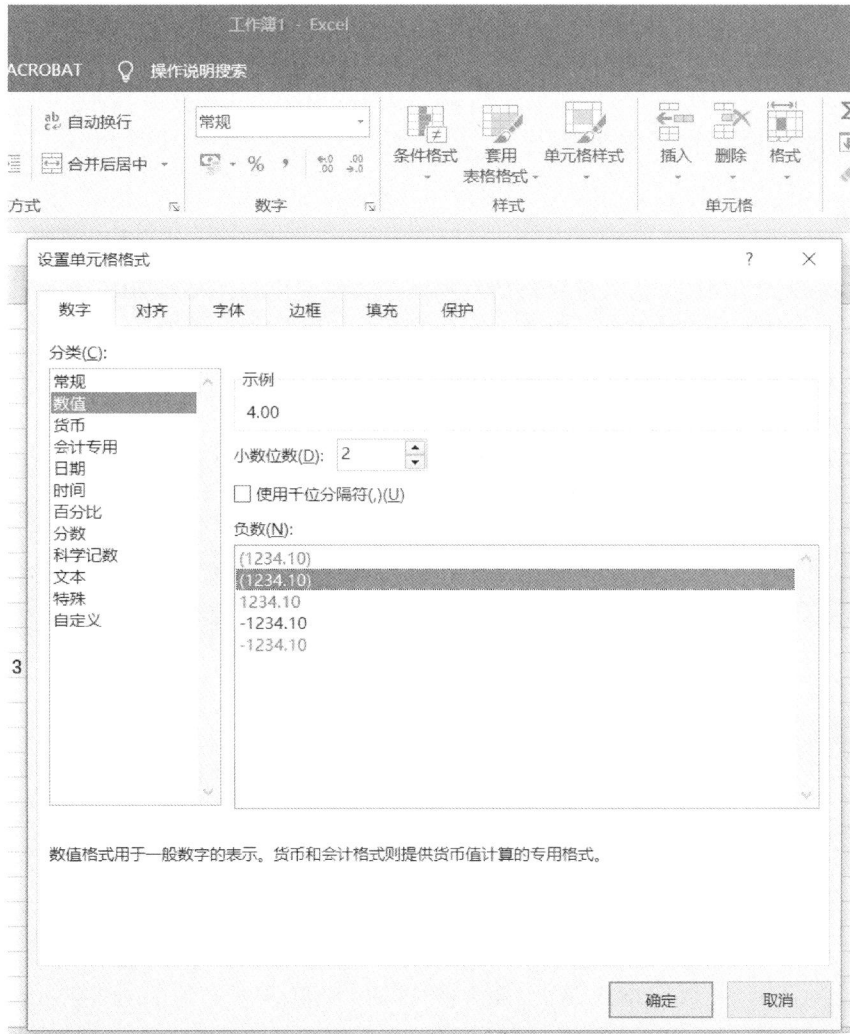

图 4-2-14　数据的类型

5. 数据的自动填充

当用户输入的数据呈现一定的规律时,可按照其序列快速完成数据的填充,提高工作效率。

（1）自动填充柄。例如,在 A1 单元格内输入数值"1",在 A2 单元格内输入数值"2",数值形成等差数列。选中 A1 和 A2 单元格,将鼠标指针移至单元格区域右下角,鼠标指针变为黑色十字光标,此处为自动填充柄,向下拖动鼠标到需要添加的单元格后释放鼠标,则本列数值自动填充完毕;同时,文本型数据也可以通过自动填充柄填充序列。

（2）填充序列。数据较多或复杂时,用户可通过填充序列来完成填充。例如,在 A1 单元格内输入"1",选择要填充数据的单元格区域,单击"开始"选项卡"编辑"组中的"填充"按钮,选择"系列"命令,对话框中序列可选择产生在行或列,序列的类型可选择为等差序列、等比序列、日期或自动填充,步长值可根据所需设置,单击"确定"按钮则完成序列填充。

4.3 工作表的格式化

4.3.1 设置数字格式与对齐方式

1. 设置数字格式

数字格式是指单元格中数字的外观形式,改变数字的格式不影响数值的本身,数值本身会显示在编辑栏中。通常情况下,输入单元格的数据是未经格式化的, Excel 2016 会将其显示为最接近的格式,但也不能满足所有需求。例如,当试图在单元格中输入超过 11 位的一串数字（如身份证号、银行卡号）时,信息在单元格中就会以科学记数法显示,这时就需要通过设置数字格式将其指定为文本类型,信息才能正确显示出来。

对于 Excel 2016 工作表中的数据类型,可以根据需要设置多种格式,如图 4-3-1 所示。

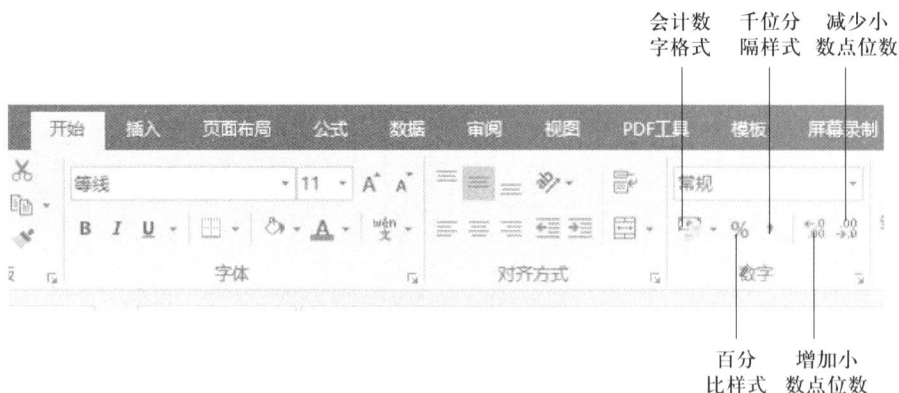

图 4-3-1 "开始"选项卡"数字"组的格式设置按钮

系统默认的情况下,数字格式是"常规"格式。用户可自主选择数据类型,如图 4-2-14 所示。

2. 设置对齐方式

在 Excel 2016 工作表中输入信息时,如果输入的是文本类型的数据,系统会自动左对齐;如果输入的是数字,系统默认右对齐。为了使表格更加整洁和统一,用户可以根据实际需要设置单元格的对齐方式。在"开始"选项卡"对齐方式"组中单击不同按钮即可设置不同的对齐方式,包括旋转、水平和垂直方向的对齐、自动换行,以及合并后居中,如图 4-3-2 所示。

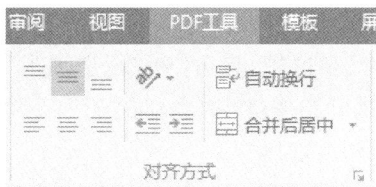

图 4-3-2　"开始"选项卡"对齐方式"组

如果需要进行多个选项设置,也可以在"设置单元格格式"对话框"对齐"选项卡进行详细设置,如图 4-3-3 所示。其中,"水平对齐"下的"跨列居中"可以实现无须合并单元格即可使文字在选定的区域内跨列居中显示的效果。

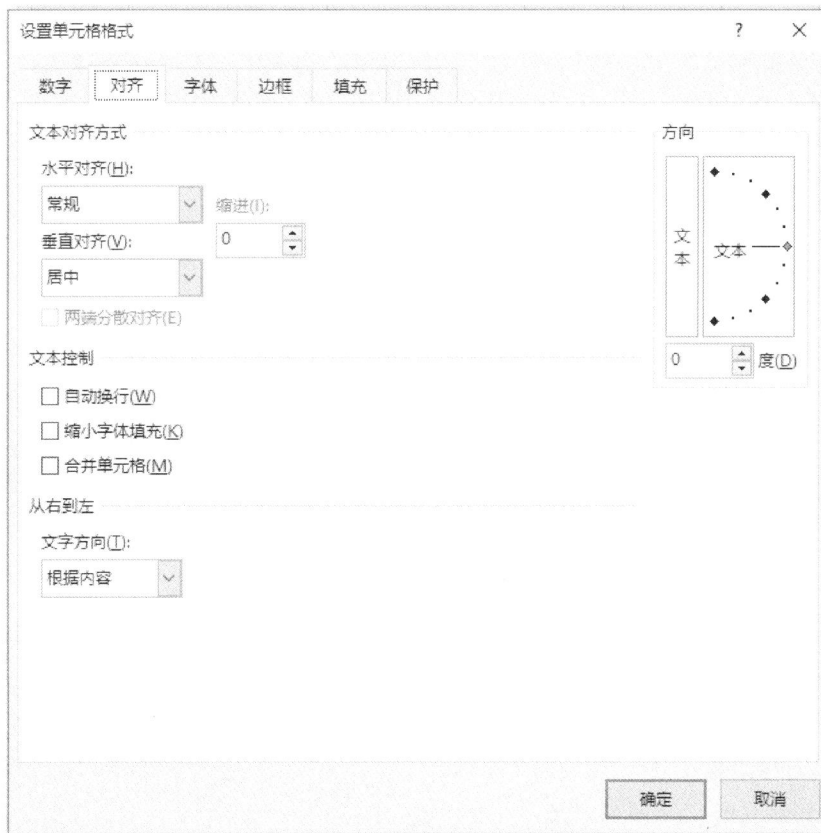

图 4-3-3　"设置单元格格式"对话框"对齐"选项卡

4.3.2　改变行高和列宽

系统默认情况下,Excel 2016 的每个单元格都具有相同的行高和列宽,但是由于输入的数据形式多样,用户可以根据实际情况自行改变行高和列宽。

1. 改变行高

(1)手动改变行高。将鼠标指针指向行号之间的分隔线上,当鼠标指针变为垂直双向箭头时,按住鼠标左键并上下拖动鼠标,可以改变分隔线上面一行的行高,也可以先选定多行的行号,拖动鼠标同时改变多行的高度。

（2）精确改变行高。选定单元格区域，单击"开始"选项卡"单元格"组的"格式"下拉按钮，在下拉菜单中选择"行高"命令，打开图4-3-4所示的"行高"对话框，在该对话框中可输入所需的磅值，确定所选行的高度（磅是行高的单位）。

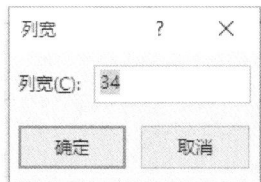

（3）自动调整行高。单击"开始"选项卡"单元格"组的"格式"下拉按钮，在下拉菜单中选择"自动调整行高"命令，Excel 2016系统会根据当前工作表中用户已输入的数据，自动调整行高以适应表格中字符的高度。

2. 改变列宽

（1）手动改变列宽。将鼠标指针指向列标之间的分隔线上，当鼠标指针变为水平双向箭头时，按住鼠标左键并左右拖动鼠标，可以改变分隔线左侧一列的列宽，也可以先选定多列的列标，拖动鼠标同时改变多列的宽度。

（2）精确改变列宽。选定单元格区域，单击"开始"选项卡"单元格"组中的"格式"下拉按钮，在下拉菜单中选择"列宽"命令，打开图4-3-5所示的"列宽"对话框，利用该对话框可精确设置列宽，此时在该对话框中输入的数值的单位是字符。

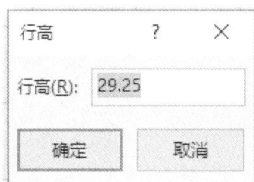

图 4-3-4　"行高"对话框　　　图 4-3-5　"列宽"对话框

（3）自动调整列宽。操作方式同行高，单击"开始"选项卡"单元格"组中的"格式"下拉按钮，在下拉菜单中选择"自动调整列宽"命令，此时选定的单元格就被调整到适应表格中字符的长度。

4.3.3　边框和底纹

Excel 2016和以前的版本一样，系统默认情况下，显示出的网格线是虚的，打印不会显示出来，为了使表格更加美观易读，用户根据需要可以为单元格添加边框线，也可以设置底纹颜色以便突出重点。

1. 设置单元格边框

设置单元格边框有以下两种方法。

方法1：选择单元格区域，单击"开始"选项卡"字体"组中的"边框"下拉按钮，在下拉列表中用户可以根据需要选择不同类型的预置边框。

方法2：打开"设置单元格格式"对话框，在"边框"选项卡"样式"列表框和"颜色"下拉列表中选择相应的选项，如图4-3-6所示。

2. 设置单元格底纹

设置单元格的底纹有以下两种方法。

方法1：选择单元格区域，单击"开始"选项卡"字体"组中的"填充颜色"下拉按钮，在下拉列表中用户可以根据需要选择相应的颜色。

方法2：打开"设置单元格格式"对话框，选择"填充"选项卡，在"背景色"及"图案颜色"和

"图案样式"中可以对单元格的底纹和图案进行详细的设置,如图 4-3-7 所示。

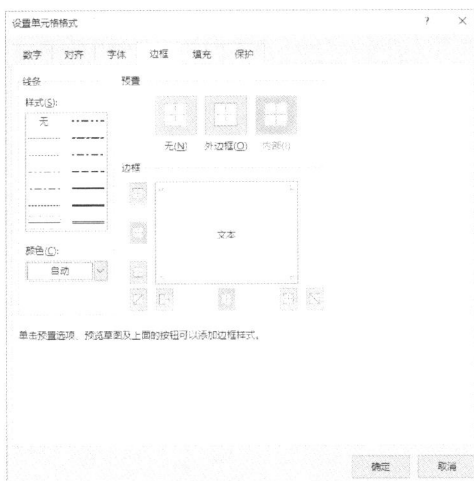

图 4-3-6　"设置单元格格式"对话框"边框"选项卡

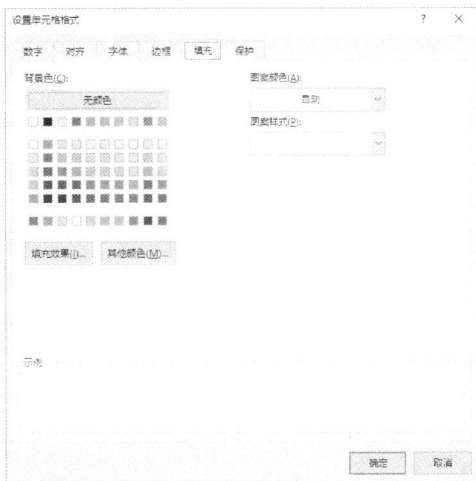

图 4-3-7　"设置单元格格式"对话框"填充"选项卡

4.3.4　使用自动套用格式美化工作表

Excel 2016 提供了能够实现自动格式化的高级格式设置,即自动套用格式,可轻松实现包括字体大小、边框、底纹和对齐方式等单元格格式集合的应用,可以根据实际需要为数据表格快速指定预定样式,从而快速实现报表格式化,在节省时间的同时产生美观统一的效果。

1. 设置单元格样式

该功能只对选定的单元格设置预置样式,具体方法如下。

选择单元格区域,单击"开始"选项卡"样式"组中的"单元格样式"下拉按钮,即可弹出"单元格样式"下拉列表,如图 4-3-8 所示。从下拉列表中选择一个预置样式,选中的样式即可应用到当前选定的单元格区域中。

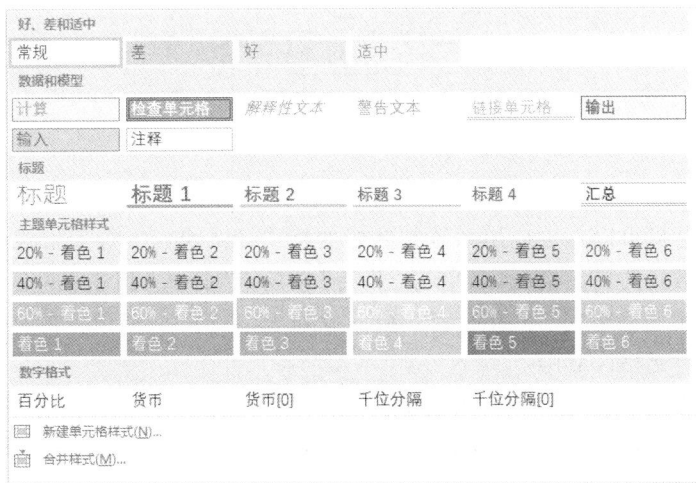

图 4-3-8　"单元格样式"下拉列表

当工作表窗口处于最大化时,如图 4-3-9 所示,可以直接选择需要的单元格样式。

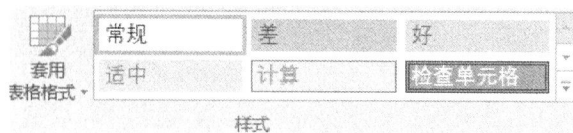

图 4-3-9 窗口最大化时单元格样式

如果需要自定义单元格样式,可以选择"单元格样式"下拉列表中的"新建单元格样式"命令,即可打开图 4-3-10 所示的"样式"对话框。在"样式"对话框中,为样式命名后再单击"格式"按钮设定相应的格式,新建样式将会保存在"单元格样式"列表最上面的"自定义"区域中供选择。

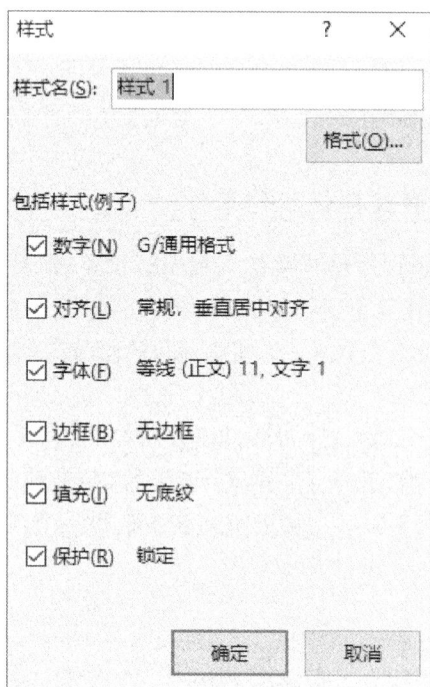

图 4-3-10 "样式"对话框

2. 套用表格格式

套用表格格式是指可以直接应用系统预置好的格式样式快速设置表格格式,方法如下。

选择需要设置格式的单元格区域,单击"开始"选项卡"样式"组中的"套用表格格式"下拉按钮,即可弹出"套用表格格式"下拉列表。在下拉列表中选择一个预置的样式,相应的格式即可应用到所选择的单元格区域中。

如果要自定义快速样式,选择"套用表格格式"下拉列表中的"新建表格样式"命令,可弹出"新建表样式"对话框,如图 4-3-11 所示,输入"样式"名称后,选择需要设置的"表元素",单击"格式"按钮设定相应的格式后,新建的样式将会保存在"套用表格格式"列表最上面的"自定义"区域中供选择。

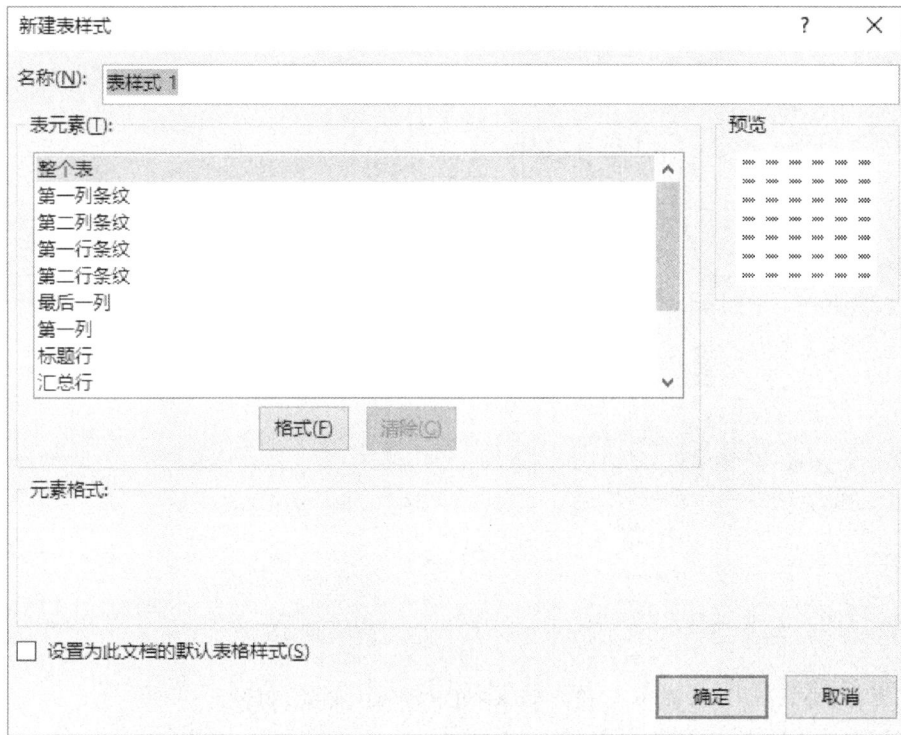

图 4-3-11　"新建表样式"对话框

　　要取消自动套用表格格式,先选中已套用表格格式的单元格区域,单击"表格工具-设计"选项卡"表格样式"组中的"其他"下拉按钮,在下拉列表中选择"清除"命令即可。

4.3.5　设置条件格式

　　Excel 2016 提供的条件格式,即按照一定的条件对数据设置不同的格式,可以让满足条件的单元格以醒目的方式突出显示,便于对工作表数据进行更好的比较和分析。

1. 利用预置条件实现快速格式化

　　Excel 2016 快速使用预置条件格式的方法如下。

　　选择单元格区域,单击"开始"选项卡"样式"组中的"条件格式"下拉按钮,在下拉列表中选择一个条件规则,在弹出的级联列表中选择一种预置的条件格式即可完成操作,如图 4-3-12 所示。

　　预置的各项条件格式的功能说明如下。

　　突出显示单元格规则:使用大于、小于、介于、等于、文本包含、重复值等运算符限定条件,对属于该条件范围内的单元格设定特定的格式,以便突出显示。

　　项目选取规则:可以对选取的单元格区域中的前面若干个最大值或后面若干个最小值、高于或低于该区域平均值的单元格设定特定的格式,以突出显示。

　　数据条:可以查看某个单元格相对于其他单元格的值。数据条的长度代表单元格中数值的大小。数值越大,数据条越长;数值越小,数据条越短。

　　色阶:通过使用不同颜色的渐变效果来直观地比较单元格区域中的数据,用来显示数据分布

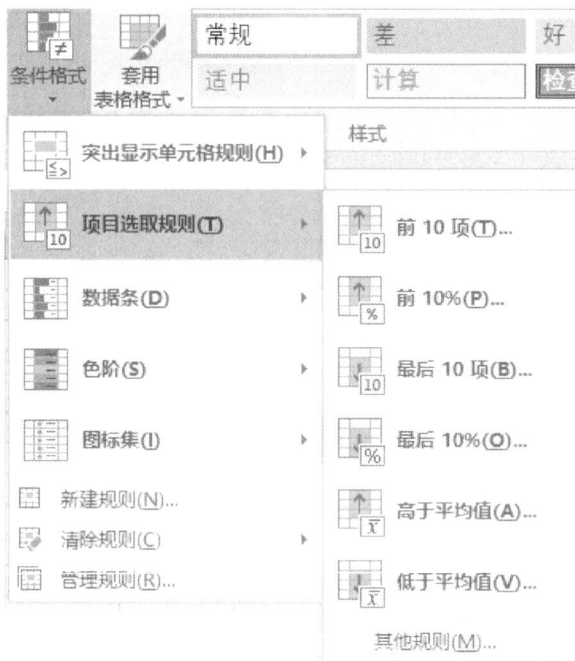

图 4-3-12　"样式"组中的"条件格式"列表

和数据变化。一般情况下,颜色的深浅表示数值的高低。

　　图标集:可以使用图标集对数据进行注释,每个图标代表一个值的范围。

2. 自定义条件实现高级格式化

自定义条件实现高级格式化的方法如下。

(1) 选择单元格区域,单击"开始"选项卡"样式"组中的"条件格式"下拉按钮,在下拉列表中选择"管理规则"命令,弹出图 4-3-13 所示的"条件格式规则管理器"对话框。

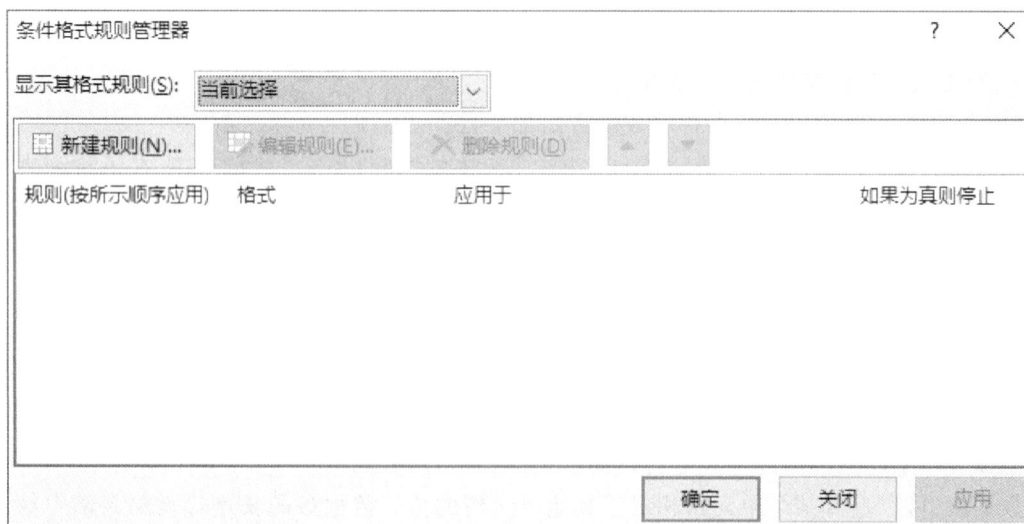

图 4-3-13　"条件格式规则管理器"对话框

（2）单击"新建规则"按钮，弹出图 4-3-14 所示的"新建格式规则"对话框。首先在"选择规则类型"列表框中选择自己所需的规则类型，然后在"编辑规则说明"文本框中设定条件及格式，最后单击"确定"按钮。

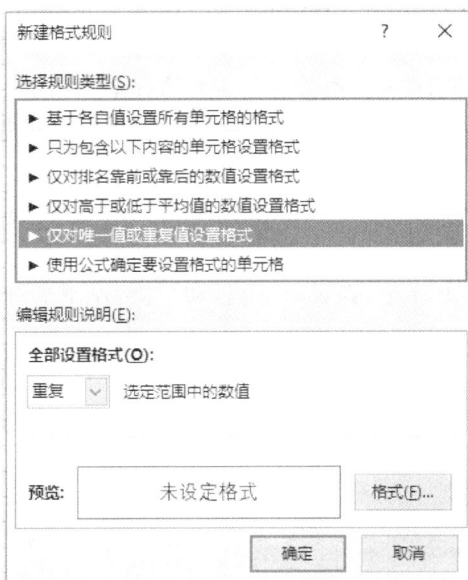

图 4-3-14　"新建格式规则"对话框

（3）若要修改规则，在"条件格式规则管理器"对话框的规则列表中选择要修改的规则，单击"编辑规则"按钮进行修改，若单击"删除规则"按钮，则会删除指定的规则。

（4）规则设置完成后，单击"确定"按钮，退出对话框。

4.4　公式的使用

4.4.1　公式基础

公式就是一组表达式，由单元格引用、常量、运算符、括号组成，复杂的公式还可以包括函数，用于计算生成新的值。

1. 认识公式

在 Excel 2016 中，公式总是以"="开始的。默认情况下，公式的计算结果显示在单元格中，公式本身则可以通过编辑栏查看。构成公式的常用要素包括如下几个。

（1）单元格引用。单元格引用用于表示单元格在工作表中所处位置的坐标。例如，显示在 A 列和第 2 行交叉处的单元格，其引用形式为"A2"。公式中还可以引用经过命名的单元格或区域。

（2）常量。常量指那些固定的数值或文本，它们不是通过计算得出的值。例如，数字"321"和文本"性别"均为常量。表达式或由表达式计算得出的值都不属于常量。

（3）运算符。运算符用于连接常量、单元格引用、函数等，从而构成完整的表达式。Excel 2016 包含 4 种类型的运算符，分别为算术运算符、比较运算符、文本运算符和引用运算符。

算术运算符：如加号（+）、减号（-）、乘号（*）、除号（/）、乘方（^）、百分号（%）。作用是完成基本的数学运算，返回值为数值。例如，在单元格中输入" = 3^2 + 2^3"后按 Enter 键，结果是 17。

比较运算符：有 6 个，即等于（=）、不等于（<>）、大于（>）、大于等于（≥）、小于（<）和小于等于（≤）。用于实现两个值的比较，结果是逻辑值"TRUE（真）"或"FALSE（假）"。在单元格中输入" = 5>6"，结果为 FALSE。

文本运算符：可以将两个或多个文本值串起来产生一个连续的文本值。例如，输入""中国 & 北京""（文本输入时要加英文引号）会生成"中国北京"。

引用运算符：引用运算符有 3 个，即冒号、逗号和空格，作用是对单元格区域进行合并计算。

2. "公式"选项卡

Excel 2016 中的"公式"选项卡（图 4-4-1）为用户提供了大量的、类型丰富的实用性函数，当源数据发生变化时，通过这些公式和函数计算出的结果也会自动更新，极大地提高了用户的工作效率。

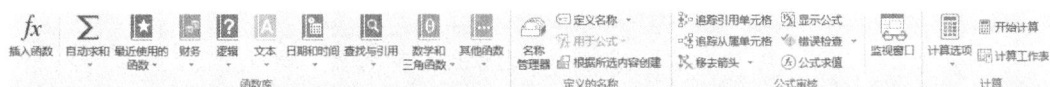

图 4-4-1　"公式"选项卡

（1）"函数库"组。"函数库"中包含了日常所用的各种函数，方便用户选择使用（见表 4-4-1）。

表 4-4-1　"函数库"组

按钮	名称	功能
fx 插入函数	插入函数	通过选择函数并编辑函数，可编辑当前单元格中的公式
Σ 自动求和	自动求和	紧接所选单元格之后显示所选单元格的求和值
★ 最近使用的函数 ▾	最近使用的函数	浏览最近使用过的函数列表，并从中进行选择
财务	财务函数	浏览财务函数列表，并从中进行选择
? 逻辑	逻辑函数	浏览逻辑函数列表，并从中进行选择
A 文本	文本函数	浏览文本函数列表，并从中进行选择

续表

按钮	名称	功能
日期和时间	日期和时间函数	浏览日期和时间函数列表,并从中进行选择
查找与引用	查找与引用函数	浏览查找和引用函数列表,并从中进行选择
数学和三角函数	数学和三角函数	浏览数学和三角函数列表,并从中进行选择
其他函数	其他函数	浏览统计、工程、多维数据集、信息和兼容性函数的列表,从中进行选择

Excel 2016 中的函数是事先定义好的特殊公式。函数的使用大大简化了公式,实现了一般公式所无法实现的计算。

(2)"定义的名称"组。为单元格区域指定一个名称,以实现绝对引用。名称是一种特殊的公式,因此也是以等号"="开始的,它可以包括常量、单元格或单元格区域、公式等,其常用按钮的功能如表 4-4-2 所示。

表 4-4-2　"定义的名称"组中常用按钮的功能

按钮	名称	功能
名称管理器	名称管理器	创建、编辑、删除和查找工作簿中使用的名称。可以在公式中使用这些名称,以代替单元格的引用
定义名称	定义名称	命名单元格,以便在公式中使用该名称引用这些单元格
用于公式	用于公式	选择此工作簿中使用的名称,并将其插入当前公式
根据所选内容创建	根据所选内容创建	根据所选单元格自动生成名称

(3)"公式审核"组。通过此组可以将任意单元格中的数据来源和计算结果显示出来,使用户了解整个计算过程,判断引用的数据源是否正确,其常用按钮的功能如表 4-4-3 所示。

表 4-4-3　"公式审核"组中常用按钮的功能

按钮	名称	功能
追踪引用单元格	追踪引用单元格	显示箭头,用于指示影响当前所选单元格值的单元格
追踪从属单元格	追踪从属单元格	显示箭头,用于指示受当前所选单元格值影响的单元格
移去箭头	移去箭头	删除"追踪引用单元格"或"追踪从属单元格"绘制的箭头

续表

按钮	名称	功能
显示公式	显示公式	在每个单元格中显示公式,而不是结果值
错误检查	错误检查	检查公式中常见的错误
公式求值	公式求值	显示"公式求值"对话框,对公式每个部分单独求值以调试公式
监视窗口	监视窗口	更改工作表时,监视某些单元格值。这些值在单独的窗口中显示,无论工作簿中显示的是哪部分区域,该窗口始终可见

（4）"计算"组。"计算"组用于对表格内容进行实时计算,表 4-4-4 列出了该组各按钮功能。

表 4-4-4　"计算"组中各按钮的功能

按钮	名称	功能
计算选项	计算选项	制定计算公式的条件。默认情况下,只要更改的值会影响其他值,就会立即计算新的值
开始计算	开始计算	立即对整个工作簿进行计算。仅当关闭自动计算时才有必要启用该功能
计算工作表	计算工作表	立即对当前工作表进行计算。仅当关闭自动计算时才有必要启用该功能

3. 公式的输入与编辑

在 Excel 2016 中输入公式与输入普通文本不同,需要遵循一些特殊规定。

（1）输入公式的 4 个步骤。

① 定位结果:在要显示公式计算结果的单元格中单击,使其成为当前活动单元格。

② 构建表达式:输入等号"=",表示正在输入公式,否则系统会将其判断为文本数据,不会产生计算结果。

③ 引用位置:直接输入常量或单元格地址,或者用鼠标选择需要引用的单元格或单元格区域。

④ 确认结果:按 Enter 键完成输入,计算结果会显示在相应单元格中。

（2）修改公式。用鼠标双击公式所在的单元格,进入编辑状态,单元格及编辑栏中均会显示公式本身,在单元格或编辑栏中均可对公式进行修改。修改完毕,按 Enter 键确认即可。

（3）删除公式。选择公式所在的单元格或单元格区域,然后按 Delete 键即可删除。

4. 公式的复制与填充

输入到单元格中的公式,可以像普通数据一样,通过拖动单元格右下角的填充柄或者单击"开始"选项卡"编辑"组中的"填充"按钮进行公式的复制填充,此时自动填充的实际上不是数据本身,而是复制的公式。默认情况下,填充时公式对单元格的引用采用的是相对引用。

4.4.2　单元格引用

在公式中很少输入常量,最常用到的元素就是单元格引用。可以在公式中引用一个单元格、一个单元格区域,或者引用另一个工作表或工作簿中的单元格及单元格区域。单元格引用方式分为以下几大类。

1. 相对引用

相对引用与包含公式的单元格位置相关。引用的单元格地址不是固定地址,而是相对于公式所在单元格的相对位置。相对引用地址表示为“列标行号”,如 B1。默认情况下,在公式中对单元格的引用都是相对引用。例如,在 C1 单元格中输入公式“＝B1”,表示的是在 C1 中引用紧邻它左侧的那个单元格中的值,当沿 C 列向下拖动复制该公式到单元格 C2 中时,那么紧邻它左侧的那个单元格就变成了 B2,于是 C2 中的公式也就变成了“＝B2”。

2. 绝对引用

绝对引用与包含公式的单元格位置无关。在复制公式时,如果不希望所引用的位置发生变化,那么就要用到绝对引用。绝对引用是在引用的地址前插入符号“$”,表示为“$列标$行号”。例如,如果希望在 C 列中总是引用 B1 单元格中的值,那么在 C1 中输入“＝$B$1”,此时再向下拖动复制公式时,公式就总是“＝$B$1”了。定义名称可以快速实现绝对引用。

3. 混合引用

当需要固定引用行而允许列变化时,在行号前加符号“$”,如“＝B$1”;当需要固定引用列而允许行变化时,在列标前加符号“$”,如“＝$B1”。

4.4.3　运算优先级

公式中的运算符优先级为:引用运算符、算术运算符、文本连接符、比较运算符。

运算符必须在英文半角状态下输入,公式的运算对象尽量引用单元格地址,以便于复制引用公式。

4.5　函　数　应　用

函数是为解决那些复杂计算需求而提供的一种预置算法。Excel 2016 为用户提供了大量的函数,包括常用函数、财务函数、日期与时间函数、数学和三角函数等,用户可以根据需要选择使用。

4.5.1　函数概述

1. 认识函数

函数是 Excel 已经定义好的内置公式,通过引用参数来接收数据并返回计算结果,函数的表达形式为:函数名(参数 1,参数 2…)。函数中的参数可以是常量、逻辑值、单元格地址、数组、已定义的名称、公式、函数等,参数之间以逗号分隔。若函数以公式的形式出现,则需在函数名称前面输入等号。

2. 函数的分类

Excel 按照功能把函数分为数学和三角函数、统计函数、文本函数、多维数据集函数、数据库函数、日期和时间函数、工程函数、财务函数、信息函数、逻辑函数、查找和引用函数,以及与加载项一起安装的用户定义的函数。

3. 函数的输入与编辑

函数的输入方式与公式类似,可以直接在单元格中输入"=函数名(所引用的参数)",但是要想记住每一个函数名称并正确输入所有参数是相当困难的。因此,通常情况下采用以下方式输入一个函数。

(1) 通过"函数库"组插入。当能够明确地知道函数属于哪一类别时,可以采用该方法,操作步骤如下。

① 在要输入函数的单元格中单击。

② 单击"公式"选项卡"函数库"组中某一函数类别下方的下拉按钮。

③ 从打开的函数列表中单击所需要的函数,弹出"函数参数"对话框(图 4-5-1)。

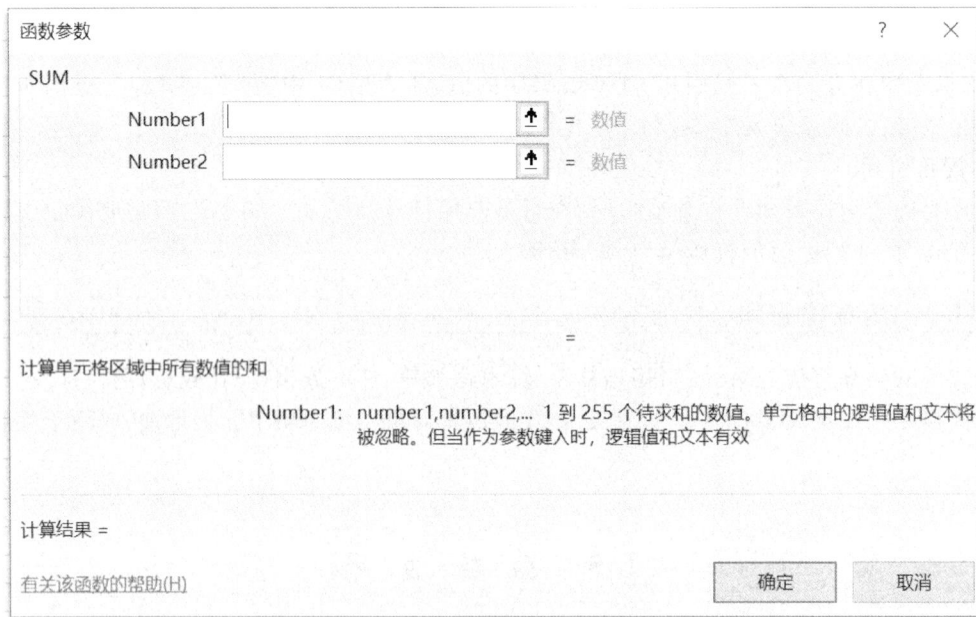

图 4-5-1　"函数参数"对话框

④ 按照对话框中的提示输入或选择参数。

⑤ 单击对话框左下角的"有关该函数的帮助"链接,可以获取相关的帮助信息(图 4-5-2)。

⑥ 输入完毕,单击"确定"按钮。

(2) 通过"插入函数"按钮插入。当无法确定所使用的具体函数或其所属类别时,可通过该方法进行"模糊"查询,操作步骤如下。

① 在要输入函数的单元格中单击。

② 单击"公式"选项卡"函数库"组中的"插入函数"按钮,打开"插入函数"对话框,如图 4-5-3 所示。

③ 在"或选择类别"下拉列表中选择函数类别。

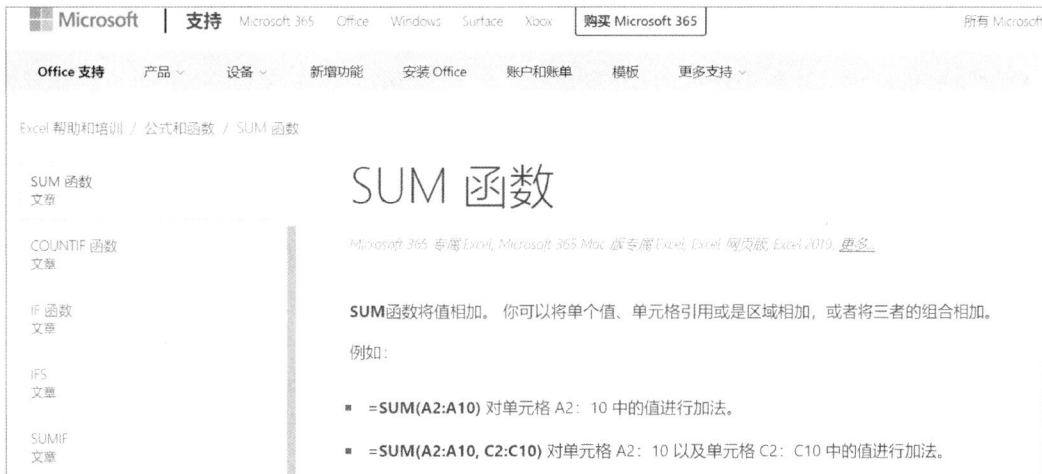

图 4-5-2　Excel"有关该函数的帮助"对话框

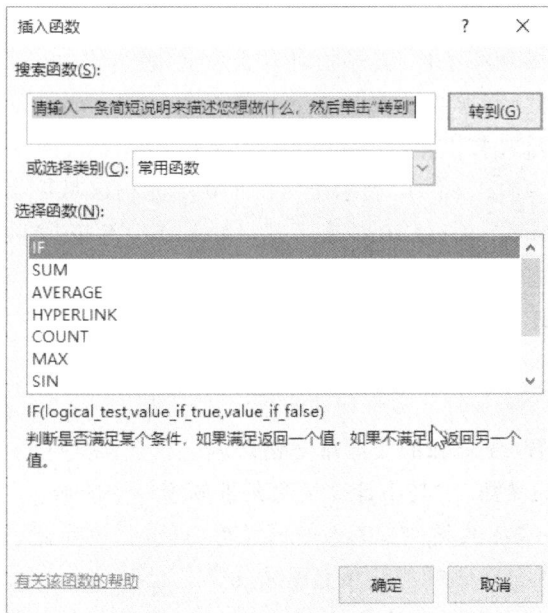

图 4-5-3　"插入函数"对话框

④ 如果无法确定具体函数,可按需求在"搜索函数"文本框中输入函数的简单描述,如"查找文件",然后单击"转到"按钮。

⑤ 在"选择函数"列表框中选择所需的函数名。同样,可以通过"有关该函数的帮助"链接获取相关的帮助信息。

⑥ 单击"确定"按钮,在打开的"函数参数"对话框中输入参数,单击"确定"按钮。

(3) 修改函数。在包含函数的单元格中双击鼠标,进入编辑状态,对函数及参数进行修改后按 Enter 键确认。

4.5.2 数学和三角函数

数学和三角函数主要用于数值的计算和处理,在 Excel 中应用范围最广,下面介绍几种常用的数学和三角函数。

1. 求和函数 SUM

语法格式:SUM(number1,[number2],…)

功能:将指定的参数 number1,number2,… 相加求和。

参数说明:至少需要包含一个参数 number1。每个参数都可以是区域、单元格引用、数组、常量、公式或另一个函数的结果。

例如,"=SUM(B1:B5)"是将单元格 B1 ~ B5 中的所有数值相加,"=SUM(B1,B2,B5)"是将单元格 B1、B2 和 B5 中的数字相加。

2. 条件求和函数 SUMIF

语法格式:SUMIF(range,criteria,[sum_range])

功能:对指定单元格区域中符合指定条件的值求和。

range:必需的参数,用于条件计算的单元格区域。

criteria:必需的参数,求和的条件,其形式可以为数字、表达式、单元格引用、文本或函数。

sum_range:可选的参数,要求和的实际单元格区域。如果 sum_range 省略,那么 Excel 会对在 range 参数中指定的单元格求和。

例如,"=SUMIF(A1:A10,">5")"表示求 A1:A10 单元格区域中大于 5 的单元格数值的总和;"=SUMIF(Al:A10,"Alice",C1:C10)"表示求 A1:A10 中等于"Alice"的单元格所在行对应的 C1:C10 中单元格数值总和。

3. 多条件求和函数 SUMIFS

语法格式:SUMIFS(sum_range,criteria_range1,criteria1,[criteria_range2,criteria2],…)

功能:对指定单元格区域中满足多个条件的单元格求和。

sum_range:必需的参数,要求和的实际单元格区域。

criteria_range1:必需的参数,在其中计算关联条件的第一个区域。

criterial:必需的参数,求和的条件。条件的形式可为数字、表达式、单元格地址或文本,可用来定义将对 criteria_range1 参数中的哪些单元格求和。

criteria_range2,criteria2,…:可选的参数,附加的区域及其关联条件,最多允许 127 个区域/条件对。

其中每个 criteria_range 参数区域所包含的行数和列数必须与 sum_range 参数相同。

例如,"=SUMIFS(Al:A10,B1:B10,">1",C1:C10,"<10")"表示对区域 Al:A10 中符合以下条件的单元格的数值求和,即 B1:B10 中的相应数值大于 1 且 C1:C10 中的相应数值小于 10。

4. 绝对值函数 ABS

语法格式:ABS(number)

功能:返回值 number 的绝对值,number 为必需的参数。

例如,"=ABS(-3)"表示求 -3 的绝对值,"ABS(B2)"表示对单元格 B2 中的数值求取绝对值。

5. 向下取整函数 INT

语法格式:INT(number)

功能:将数值 number 向下舍入到最接近的整数,number 为必需的参数。

例如,"=INT(7.8)"表示将 7.8 向下舍入到最接近的整数,结果为 7;"=INT(-7.8)"表示将-7.8 向下舍入到最接近的整数,结果为-8。

6. 四舍五入函数 ROUND

语法格式:ROUND(number,num_digits)

功能:将指定数值 number 按指定的位数 num_digits 进行四舍五入。

例如,"=ROUND(15.7813,2)"表示将数值 15.7813 四舍五入为小数点后两位,结果为 15.78。

7. 取整函数 TRUNC

语法格式:TRUNC(number,[num_digits])

功能:将指定数值 number 的小数部分截去,返回整数。num_digits 为取整精度,默认为 0。

例如,"=TRUNC(7.8)"表示取 7.8 的整数部分,结果为 7;"=TRUNC(-7.8)"表示取-7.8 的整数部分,结果为-7。

4.5.3　统计函数

统计函数主要用于各种统计计算,在统计领域中有着极其广泛的应用,这里仅介绍几个常用的统计函数。

1. 统计计数函数 COUNT

语法格式:COUNT(value1,value2,…)

功能:统计指定数据区域中包含数值型数据的单元格个数。

至少包含 1 个参数,最多可包含 255 个。

例如,"=COUNT(A2:A10)"表示统计单元格区域 A2～A10 中包含数值的单元格的个数。

2. 条件计数函数 COUNTIF

语法格式:COUNTIF(range,criteria)

功能:统计指定单元格区域中符合单个条件的单元格个数。

range:必需的参数,计数的单元格区域。

criteria:必需的参数,计数的条件。条件的形式可以为数字、表达式、单元格地址或文本。

例如,"=COUNTIF(A1:A10,">70")"表示统计单元格区域 A1:A10 中数值大于 70 的单元格的个数。

3. 多条件计数函数 COUNTIFS

语法格式:COUNTIFS(criteria_range1,criteria1,[criteria_range2,criteria2],…)

功能:统计指定单元格区域中符合多组条件的单元格的个数。

criteria_range1:必需的参数,第 1 组条件中指定的区域。

criteria1:必需的参数,第 1 组条件中指定的条件,条件的形式可以为数字、表达式、单元格地址或文本。

criteria_range2,criteria2:可选的参数,第 2 组条件中指定的区域和条件,还可以有其他许多条件。

例如,"= COUNTIFS(A1:A10,">70",B1:B10,"<80")"表示统计同时满足以下条件的单元格所对应的行数,即 A1:A10 区域中大于 70 的单元格且 B1:B10 区域中小于 80 的单元格。

4. 排位函数 RANK

语法格式:RANK(number,ref,[order])

功能:返回一个数值在指定数值列表中的排位;如果多个值具有相同的排位,使用函数 RANK.AVG 将返回平均排位;使用函数 RANK.EQ 则返回实际排位。

number:必需的参数,表示需要排位的数值。

ref:必需的参数,表示要查找的数值列表所在的单元格区域。

order:可选的参数,指定数值列表的排序方式(如果 order 为 0 或者忽略,就按降序排名,即数值越大,排名结果数值越小;如果为非 0 值,就按升序排名,即数值越大,排名结果数值越大)。

例如,"= RANK(B1,$B$1:$B$10,0)"表示求取 B1 单元格中的数值在单元格区域 B1:B10 中的降序排位。

4.5.4　日期与时间函数

日期与时间函数主要用于对日期和时间进行运算和处理,下面介绍几个常用的日期与时间函数。

1. 当前日期与时间函数 NOW

语法格式:NOW()

功能:返回当前日期和时间。

该函数没有参数,所返回的是当前计算机系统的日期和时间。

例如,在 A2 单元格中输入公式"= NOW()",则按 YYYY/MM/DD HH:MM 的格式显示当前的系统日期和时间。

2. 年函数 YEAR

语法格式:YEAR(serial_number)

功能:返回指定日期对应的年份。返回值为 1 900~9 999 的整数。

serial_number:必需的参数,是一个日期值,其中包含要查找的年份。

例如,"= YEAR(A1)"当在 A1 单元格中输入日期 2020/12/27 时,该函数返回年份 2020。

3. 当前日期函数 TODAY

语法格式:TODAY()

功能:返回当前的系统日期。

该函数没有参数,所返回的是当前计算机系统的日期。

例如,在 B1 单元格中输入公式"= TODAY()",则按 YYYY/MM/DD 的格式显示当前的系统日期。

4.5.5　文本函数

文本函数主要用于帮助用户快速设置文本方面的操作,包括文本的比较、查找、截取、合并、删除等操作,在文本处理中有着极其重要的作用。

1. 文本连接函数 CONCATENATE

语法格式:CONCATENATE(text1,[text2],…)

功能:将几个文本项合并为一个文本项,最多可将 255 个文本字符串连接成一个文本字符串。连接项可以是文本、数字、单元格地址或这些项目的组合。

至少有一个文本项,最多可有 255 个,文本项之间以逗号分隔。

例如,"=CONCATENATE(C2,"",B2)"表示将单元格 C2 中的字符串、空格字符及单元格 B2 中的值相连接,构成一个新的字符串。

2. 截取字符串函数 MID

语法格式:MID(text,start_num,num_chars)

功能:从文本字符串中的指定位置开始返回特定个数的字符。

text:必需的参数,包含要提取字符的文本字符串。

start_num:必需的参数,文本中要提取的第一个字符的位置。文本中第一个字符的位置为 1,以此类推。

num_chars:必需的参数,指定希望从文本字符串中提取并返回字符的个数。

例如,"=MID(B2,7,4)"表示从单元格 B2 中的文本字符串中第 7 个字符开始提取 4 个字符。

3. 左侧截取字符串函数 LEFT

语法格式:LEFT(text,[num_chars])

功能:从文本字符串最左边开始返回指定个数的字符,也就是最前面的一个或几个字符。

text:必需的参数,包含要提取字符的文本字符串。

num_chars:可选的参数,指定要提取的字符的数量。num_chars 必须要大于等于零,若省略该参数,则默认值为 1。

例如,"=LEFT(B2,4)"表示从单元格 B2 中的文本字符串中提取前 4 个字符。

4. 右侧截取字符串函数 RIGHT

语法格式:RIGHT(text,[num_chars])

功能:从文本字符串最右边开始返回指定个数的字符,也就是最后面的一个或几个字符。

text:必需的参数,包含要提取字符的文本字符串。

num_chars:可选参数,指定要提取的字符的数量。num_chars 必须要大于等于零,若省略该参数,则默认值为 1。

例如,"=RIGHT(B2,4)"表示从单元格 B2 中的文本字符串中提取后 4 个字符。

5. 删除空格函数 TRIM

语法格式:TRIM(text)

功能:删除指定文本或区域中的空格。除了单词之间的单个空格,该函数可以删除文本中所有的空格,包括前后空格及文本中间的空格。

例如,"=TRIM("第 1 名")"表示删除中文文本的前导空格、尾部空格及字间空格。

6. 字符个数函数 LEN

语法格式:LEN(text)

功能:统计并返回指定文本字符串中的字符个数。

text:必需的参数,代表要统计其长度的文本。空格也将作为字符进行计数。

例如,"＝LEN(B1)"表示统计位于单元格 B1 中的字符串的长度。

4.5.6　逻辑函数

在 Excel 中,通过条件判断得出逻辑结果的函数是逻辑函数。在实际应用中,逻辑函数常常和其他函数一起综合使用,完成复杂的判断情况。下面介绍常用的逻辑函数。

逻辑判断函数 IF(logical_test,[value_ if _true],[value_ if_ false])

功能:若指定条件的计算结果为 TRUE,则 IF 函数将返回某个值;若该条件的计算结果为FALSE,则返回另一个值。

logical_test:必需的参数,作为判断条件的任意值或表达式。

value_if_true:可选的参数,计算结果为 TRUE 时所要返回的值。

value_if_false:可选的参数,计算结果为 FALSE 时所要返回的值。

例如,"＝IF(Al>＝60,"及格","不及格")"表示如果单元格 A1 中的值大于等于 60,则显示"及格",否则显示"不及格"。

4.5.7　查找与引用函数

在 Excel 中,可以利用查找与引用函数的功能实现按照指定的条件对数据进行查询、选择与引用等操作,下面介绍常用的查找与引用函数。

垂直查询函数 VLOOKUP(lookup_value,table_array,col_index_num,[range_lookup])

功能:搜索指定单元格区域的第一列,然后返回该区域相同行上任何指定单元格中的值。

lookup_value:必需的参数,查找目标,即要在表格区域的第一列中搜索到的值。

table_array:必需的参数,查找范围,即要查找的数据所在的单元格区域。

col_ index_num:必需的参数,返回值的列数,即最终返回数据所在的列号。

range_lookup:可选的参数,为一逻辑值,决定查找精确匹配值还是近似的值。如果为 1(TRUE)或被省略,就返回近似匹配值。也就是说,如果找不到精确匹配值,就返回小于 lookup_value 的最大值。如果为 0(FALSE),那么只查找精确匹配值;如果找不到精确匹配值,就返回错误值#N/A。

例如,"＝VLOOKUP(1,$B$1:$D$10,2)"要查找的区域为 B1:D10,因此 B 列为第 1 列,C列为第 2 列,D 列为第 3 列,表示使用近似匹配搜索 B 列(第 1 列)中的值 1,如果在 B 列中没有1,就近似找到 B 列中与 1 最接近的值,然后返回同一行中第 2 列(C 列)的值。

4.5.8　常见函数的使用方法

1. 使用求和函数 SUM 计算每名学生的总分

(1)打开素材"学生成绩统计表.xlsx"的 Sheet1 工作表。

(2)选定 H3 单元格,然后单击"公式"选项卡"函数库"组中的"自动求和"下拉按钮,选择"求和"命令,如图 4-5-4 所示,在 H3 单元格中显示公式"＝SUM(C3:G3)",如图 4-5-5 所示,按回车键即可显示运算结果。

(3)选定 H3 单元格,鼠标指针指向该单元格右下角填充柄位置,按住鼠标左键向下填充即可完成其余结果的计算。

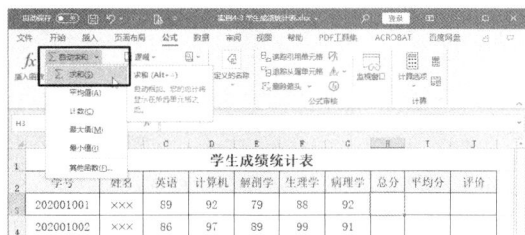

图 4-5-4　选择"求和"命令

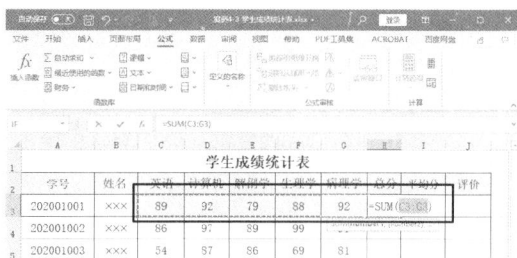

图 4-5-5　显示求和函数

2. 利用平均值函数 AVERAGE 计算每名学生的平均分

（1）选定 I3 单元格，在单元格中输入"＝AVERAGE（C3：G3）"，如图 4-5-6 所示，按回车键显示结果。

（2）选定 I3 单元格，鼠标指针指向该单元格右下角填充柄位置，按住鼠标左键向下填充即可完成其余结果的计算。

3. 利用 COUNT 函数和 COUNTIF 函数计算各门课的及格率

及格率是 60 分及以上的人数与参加该科目考试总人数的比值，并且将结果以百分数的形式显示。

（1）选定 C13 单元格，输入公式"＝COUNTIF（C3：C12，"＞=60"）/COUNT（C3：C12）"，按回车键显示结果，向右填充完成其余结果的计算。其中，"COUNTIF（C3：C12，"＞=60"）"为统计 60 分以上的人数，COUNT（C3：C12）为统计参加该科目考试的总人数，如图 4-5-7 所示。

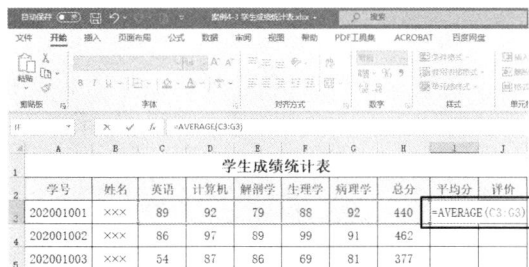

图 4-5-6　显示平均值函数

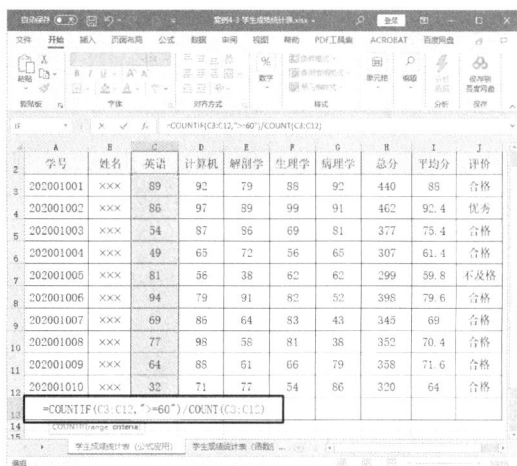

图 4-5-7　显示统计函数

（2）将 C13 单元格格式设置为百分比格式 。右击 C13 单元格，在弹出的快捷菜单中选择"设置单元格格式"选项，弹出"设置单元格格式"对话框，在"分类"列表框中选择"百分比"选项，如图 4-5-8 所示，单击"确定"按钮。拖动 C13 单元格的填充柄至 G13 即可完成其余结果的计算。

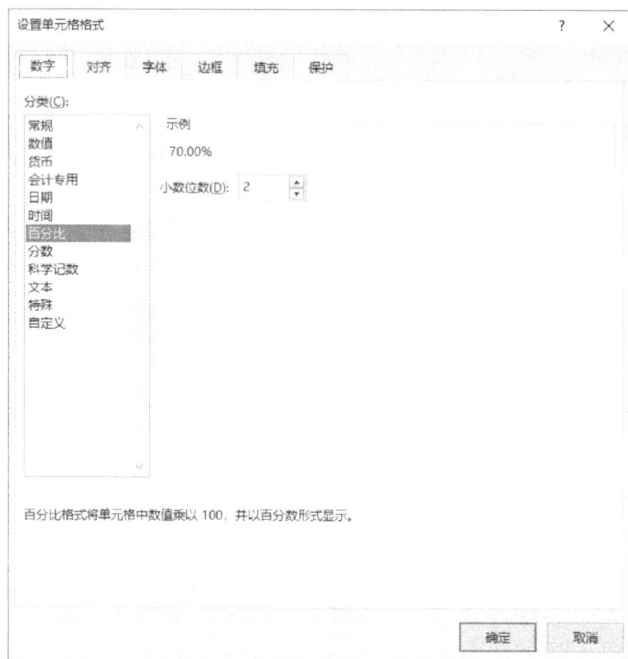

图 4-5-8　设置百分比格式

4. 利用 MAX 函数和 MIN 函数计算各门课的最高分与最低分

（1）选定 C14 单元格，然后单击"公式"选项卡"函数库"组中的"自动求和"下拉按钮，选择"最大值"命令，在 C14 单元格中显示公式"＝MAX(C3：C12)"，如图 4-5-9 所示，按回车键即可显示运算结果。

（2）选定 C14 单元格，鼠标指针指向该单元格右下角填充柄位置，按住鼠标左键向右填充即可完成其余结果的计算。

（3）选定 C15 单元格，然后单击"公式"选项卡"函数库"组中的"自动求和"下拉按钮，选择"最小值"命令，在 C15 单元格中显示公式"＝MIN(C3：C12)"，如图 4-5-10 所示，按回车键即可显示运算结果。

（4）选定 C15 单元格，鼠标指针指向该单元格右下角填充柄位置，按住鼠标左键向右填充即可完成其余结果的计算。

图 4-5-9　显示最大值函数

图 4-5-10　显示最小值函数

4.6　数据分析与处理

Excel 2016 的数据清单具有类似数据库的特点,可以实现数据的排序、筛选、分类汇总、统计和查询等操作,具有组织、管理和处理数据的功能,因此,Excel 数据清单也称 Excel 数据库。

4.6.1　建立数据清单

具有二维表特性的电子表格在 Excel 中被称为数据清单。数据清单类似于数据库表,可以像数据库表一样使用,其中行表示记录,列表示字段。数据清单的第一行必须为文本类型,为相应列的名称。在此行的下面是连续的数据区域,每一列包含相同类型的数据。

在执行数据库操作(如查询、排序等)时,Excel 2016 会自动将数据清单视作数据库,并使用下列数据清单中的元素来组织数据:数据清单中的列是数据库中的字段,列标志是数据库中的字段名称,每一行对应数据库中的一条记录。

可以直接在工作表中输入标题行和数据来建立数据清单。

注意:在每张工作表上只能建立并使用一份数据清单,应避免在一张工作表上建立多份数据清单,因为某些数据清单管理功能(如筛选等)一次也只能在一份数据清单中使用。

使用数据清单,应当注意并遵循下列准则。

① 将类型相同的数据项置于同一列中。

② 数据清单要独立于其他数据。在工作表中,数据清单与其他数据间至少要留出一个空列和一个空行,以便在执行排序、筛选或插入自动汇总等操作时,Excel 检测和选定数据清单。

③ 将关键数据置于数据清单的顶部或底部。避免将关键数据放到数据清单的左右两侧,因为这些数据在 Excel 筛选数据清单时可能会被隐藏。

④ 注意显示行和列。在修改数据清单之前,应确保隐藏的行或列也被显示,否则数据有可能会被删除。

⑤ 避免空行和空列。避免在数据清单中随便放置空行和空列,将有利于 Excel 检测和选定数据清单。此外,单元格开头和末尾的多余空格会影响排序与搜索,所以不要在单元格内文本前面或后面输入空格,可采用缩进单元格内文本的方法来代替输入空格。

4.6.2　数据排序

排序即按照一定的规则对数据进行重新排列。排序后的数据可以方便用户查看和使用。Excel 2016 提供了多种对工作表区域进行排序的方法,用户可以根据需要按行或列、升序或降序或自定义序列来排序。下面介绍简单排序、多关键字排序、自定义排序数据。

1. 简单排序

简单排序是指按照单个列的值进行排序。

例如,对"医院药品库存表"(图 4-6-1)中的"实际库存"这列数据按递减(降序)规律排列。

(1) 单击 G 列的任意一个单元格。

(2) 选择"数据"选项卡,在"排序和筛选"组中单击"降序"按钮,排序结果如下(图 4-6-2)。

医院药品库存表

	序号	药品名称	规格	剂型	单位	进价	实际库存	最佳库存	金额
3	1	青霉素	80万	针剂	支	0.38	3000	4000	
4	2	青霉素	160万	针剂	支	0.64	2000	2000	
5	3	阿莫西林	0.25*20#	胶囊	盒	2.50	300	500	
6	4	头孢氨苄	0.135*50#	胶囊	盒	4.90	500	400	
7	5	头孢曲松	1g	针剂	支	2.95	800	500	
8	6	庆大霉素	2ml*8万	针剂	支	1.50	2000	300	
9	7	阿奇霉素	0.25*6#	胶囊	盒	2.70	600	500	
10	8	磷霉素	1g	针剂	支	1.50	3000	2500	
11	9	诺氟沙星	0.1g	胶囊	盒	1.60	1500	2000	
12	10	利巴韦林	1ml*10	针剂	支	1.10	3000	2500	

图 4-6-1　医院药品库存表

医院药品库存表

	序号	药品名称	规格	剂型	单位	进价	实际库存	最佳库存	金额
3	1	青霉素	80万	针剂	支	0.38	3000	4000	
4	8	磷霉素	1g	针剂	支	1.50	3000	2500	
5	10	利巴韦林	1ml*10	针剂	支	1.10	3000	2500	
	2	青霉素	160万	针剂	支	0.64	2000	2000	
7	6	庆大霉素	2ml*8万	针剂	支	1.50	2000	300	
8	9	诺氟沙星	0.1g	胶囊	盒	1.60	1500	2000	
9	5	头孢曲松	1g	针剂	支	2.95	800	500	
10	7	阿奇霉素	0.25*6#	胶囊	盒	2.70	600	500	
11	4	头孢氨苄	0.135*50#	胶囊	盒	4.90	500	400	
12	3	阿莫西林	0.25*20#	胶囊	盒	2.50	300	500	

图 4-6-2　降序结果

2. 多关键字排序

多关键字排序是指对选定的数据区域按照两个及以上的关键字进行排序的方法。在上例中,160 万规格的“青霉素”和“庆大霉素”库存量都是 2 000,那么谁排在前谁排在后呢？我们规定,在出现并列的情况下,谁的最佳库存量大谁排前面。这时,需要用到多关键字排序。

(1) 单击数据表中的任意一个单元格。

(2) 选择“数据”选项卡,在“排序和筛选”组中单击“排序”按钮,弹出“排序”对话框,在该对话框中选择“主要关键字”下拉列表中的“实际库存”选项,排序依据选择默认的“单元格值”,次序选择“降序”。

(3) “主要关键字”设置好后,单击“添加条件”按钮,在“次要关键字”下拉列表中选择“最佳库存”选项,排序依据选择默认的“单元格值”,次序选择“降序”(图 4-6-3),单击“确定”按钮,多关键字排序结果如图 4-6-4 所示。

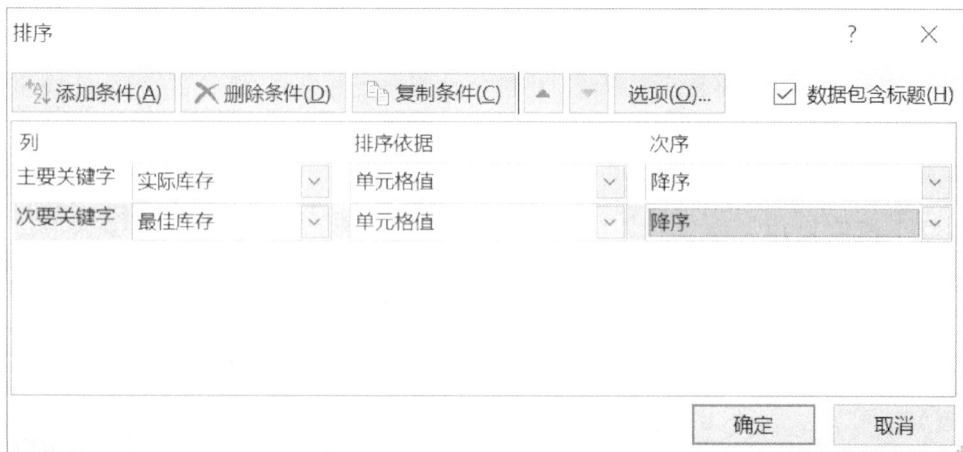

图 4-6-3　多关键字排序设置

3. 自定义排序

Excel 除了根据数字、字母的顺序进行排序,还可以按需要自行设置排序方式。如果用户对

医院药品库存表								
序号	药品名称	规格	剂型	单位	进价	实际库存	最佳库存	金额
1	青霉素	80万	针剂	支	0.38	3000	4000	1140
8	磷霉素	1g	针剂	支	1.50	3000	2500	4500
10	利巴韦林	1ml*10	针剂	支	1.10	3000	2500	3300
6	庆大霉素	2ml*8万	针剂	支	1.50	2000	3000	3000
2	青霉素	160万	针剂	支	0.64	2000	2000	1280
9	诺氟沙星	0.1g	胶囊	盒	1.60	1500	2000	2400
5	头孢曲松	1g	针剂	支	2.95	800	500	2360
7	阿奇霉素	0.25*6#	胶囊	盒	2.70	600	500	1620
4	头孢氨苄	0.135*50#	胶囊	盒	4.90	500	400	2450
3	阿莫西林	0.25*20#	胶囊	盒	2.50	300	500	750

图 4-6-4　多关键字排序结果

数据的排序有其他特殊要求，可以选择“排序”对话框“次序”下拉列表中的“自定义序列”选项（图 4-6-5），在打开的“自定义序列”对话框（图 4-6-6）中输入序列之后选择自定义的序列排序。

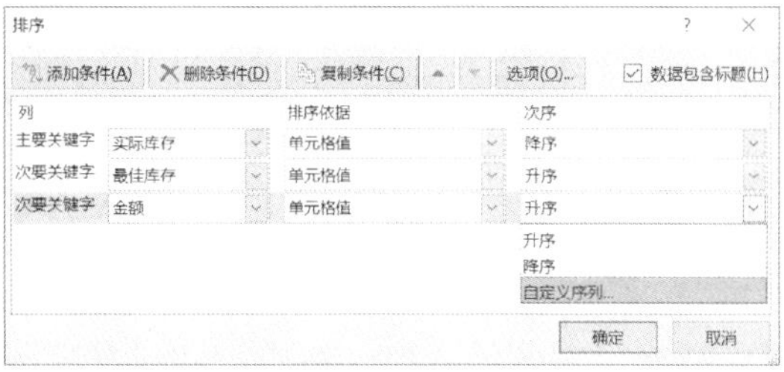

图 4-6-5　“自定义序列”选项

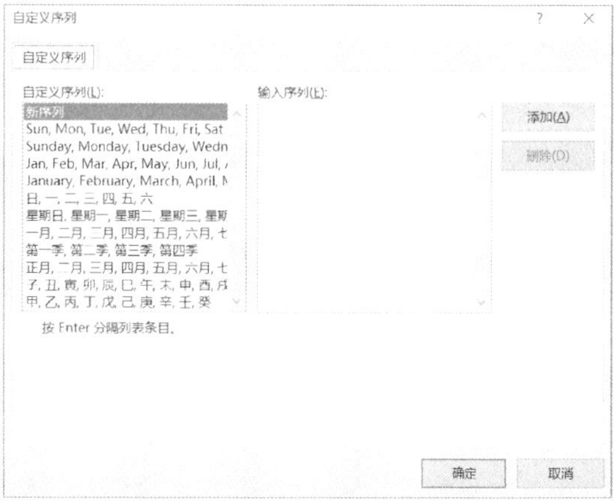

图 4-6-6　“自定义序列”对话框

4.6.3　数据筛选

筛选是指让某些符合条件的数据记录显示出来，而暂时隐藏不符合条件的数据记录。筛选分为自动筛选、自定义筛选和高级筛选等方式。

1. 自动筛选

自动筛选是一种简单快速的筛选方法。例如，对上节中的“医院药品库存表”进行自动筛选，筛选出“剂型”是“针剂”的药品记录，具体操作如下。

（1）打开文件“医院药品库存表 . xlsx”，选择“Sheet1”工作表。

（2）单击数据列表中的任意一个单元格。

（3）选择“数据”选项卡，单击“排序和筛选”组中的“筛选”按钮，此时在数据清单的列标题右侧就会出现筛选按钮（图 4-6-7）。

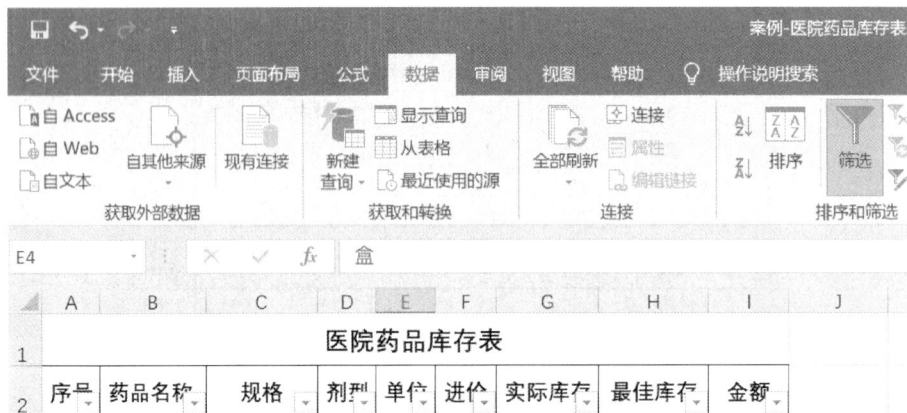

图 4-6-7 排序和筛选功能

（4）单击"剂型"右侧的筛选按钮，只在列表中选中"针剂"复选框，单击"确定"按钮，筛选结果如图 4-6-8 所示。

图 4-6-8 自动筛选结果

2. 自定义筛选

自定义筛选可以设定多个筛选条件，在筛选过程中具有很大的灵活性。例如，筛选"医院药品库存表"中"金额"大于等于 2 000 且小于等于 3 000 的药品信息，具体操作如下。

（1）打开文件"医院药品库存表.xlsx"，选择"Sheet1"工作表。

（2）单击数据列表中的任意一个单元格。

（3）选择"数据"选项卡，单击"排序和筛选"组中的"筛选"按钮，此时在数据清单的列标题右侧就会出现筛选按钮。

（4）单击"金额"右侧的筛选按钮，在列表中选择"数字筛选"→"自定义筛选"命令，弹出"自定义自动筛选方式"对话框，设置筛选条件后（图 4-6-9）单击"确定"按钮，筛选结果如图 4-6-10 所示。

3. 高级筛选

高级筛选可以设置比较复杂的筛选条件，筛选结果还可以复制到其他工作表中。例如，在"医院药品库存表.xlsx"中，将"剂型"为"胶囊"，"进价"大于 2 元并且"金额"大于 1 000 元的药品筛选出来。

图 4-6-9　设置自定义筛选条件

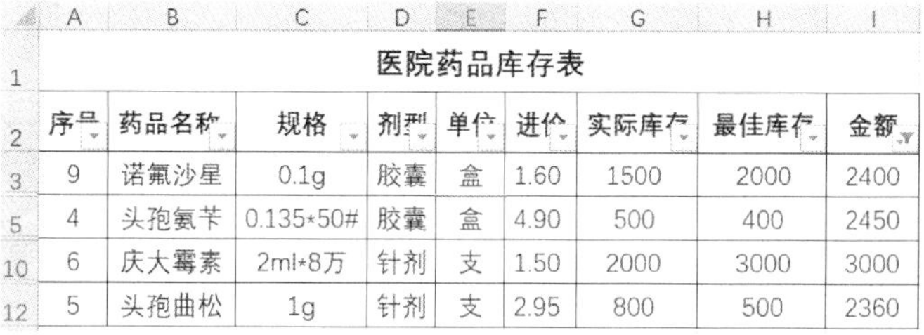

医院药品库存表								
序号	药品名称	规格	剂型	单位	进价	实际库存	最佳库存	金额
9	诺氟沙星	0.1g	胶囊	盒	1.60	1500	2000	2400
4	头孢氨苄	0.135*50#	胶囊	盒	4.90	500	400	2450
6	庆大霉素	2ml*8万	针剂	支	1.50	2000	3000	3000
5	头孢曲松	1g	针剂	支	2.95	800	500	2360

图 4-6-10　自定义筛选结果

(1) 设置条件区域。第一行输入条件的字段名,第二行输入条件。任意选取 K3、L3 和 M3 单元格分别输入“剂型”“进价”“金额”,对应下一行单元格中分别输入相应的条件,如图 4-6-11 所示。

(2) 选择“数据”选项卡,单击“排序和筛选”组中的“高级”按钮,弹出“高级筛选”对话框(图 4-6-12)。

(3) 单击“条件区域”文本框右侧的按钮,用鼠标选中已设置的条件区域“K3:M4”,此时在“条件区域”文本框中会自动输入“Sheet2! $K $3:$M $4”(图 4-6-13),在“方式”文本框中选中“在原有区域显示筛选结果”单选按钮,单击“确定”按钮,完成高级筛选(图 4-6-14)。

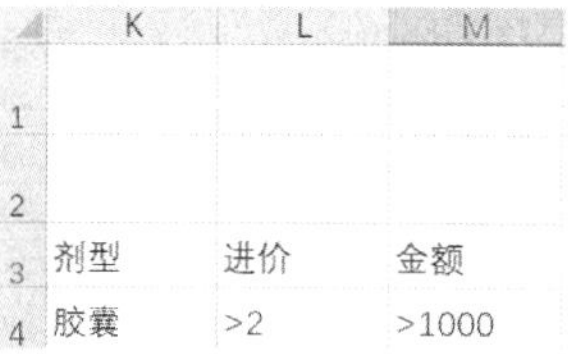

K	L	M
剂型	进价	金额
胶囊	>2	>1000

图 4-6-11　设置条件区域

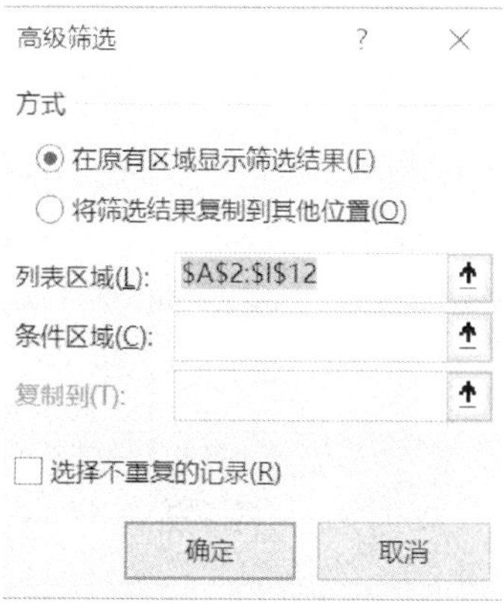

图 4-6-12　高级筛选对话框

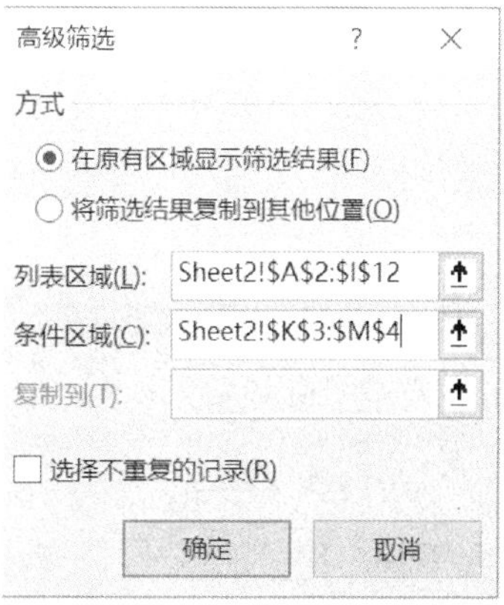

图 4-6-13　设置条件区域

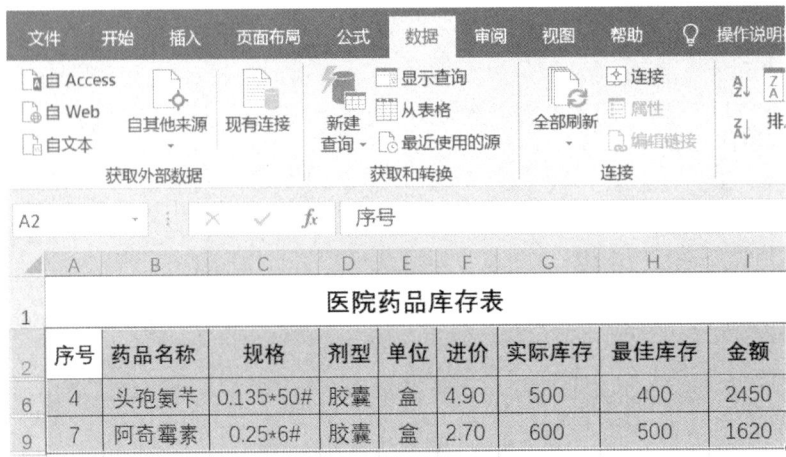

图 4-6-14　高级筛选结果

4.6.4　分类汇总

分类汇总是 Excel 中最常用的功能之一,它能够快速地以某一个字段为分类项,对数据列表中的数值字段进行各种统计计算,如求和、计数、平均值、最大值、最小值、乘积等。分类汇总时,应先对要分类汇总的字段进行排序。

例如,按"医院药品库存表"中的"剂型"分类汇总,具体操作如下。

(1) 打开文件"医院药品库存表.xlsx",选择"Sheet1"工作表。

(2) 以"剂型"为关键字排序,选择"剂型"单元格,单击"数据"选项卡中的"升序"按钮。

(3) 单击"数据"选项卡"分级显示"组中的"分类汇总"按钮,弹出"分类汇总"对话框,设置"分类字段"为"剂型","汇总方式"是"求和","选定汇总项"列表框中选中"金额"复选框(图 4-6-15),单击"确定"按钮完成分类汇总(图 4-6-16)。

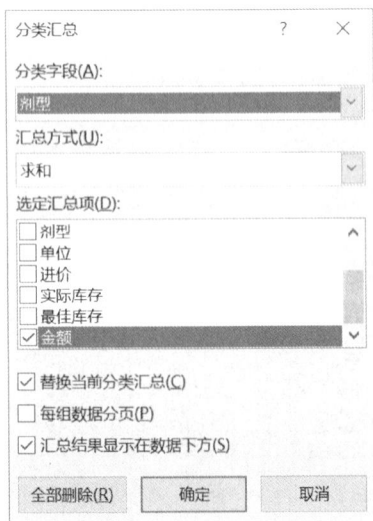

图 4-6-15　设置分类汇总

图 4-6-16　分类汇总结果

4.7　图表的使用

4.7.1　图表概述

图表以图形化的方式直观地展示数据。Excel 可以通过不同的图表类型展示表格中的数据，从而直观、有效地表达数据，增加数据的可读性，让数据更易于理解。图表是动态的，改变图表所依赖的数据后，系统就会更新图表。

不同类型的图表，组成部分不尽相同，但总体来讲，图表的组成部分包括图表区、绘图区、网格线、坐标轴、图表标题、图例、数据系列、数据标签、背景墙及基底等。

（1）图表区。整个图表的画布，可以设置填充色、边框、阴影效果等。

（2）绘图区。绘制图表所在区域，是图表的核心部分。

（3）网格线。根据水平方向和垂直方向，分为水平网格线和垂直网格线；根据主次不同，分为主要网格线和次要网格线。

（4）坐标轴。为图表提供度量的参考线，通常 X 轴为水平坐标轴，表示分类；Y 轴为垂直坐标轴，表示数据。

（5）图表标题。图表名称，一般自动与坐标轴对齐或在图表顶部居中。

（6）图例。用色块代表图表的数据系列，色块的颜色或图案与数据系列相对应。

（7）数据系列。图表中图形的部分，每一种图形对应一组数据，并由统一的颜色或图案来呈现。

（8）数据标签。用来辅助数据系列，能够显示数据系列的数值、系列名称或类别名称等。

（9）背景墙及基底。三维图表中，用于显示图表的维度和边界。

4.7.2　图表的创建

Excel 2016 提供了各种类型的图表，如柱形图、条形图、折线图、面积图、饼图、散点图等，根据需要可以为表格中的数据创建所需类型的图表。因此，在创建图表之前，需要先编辑表格中的数据，然后选择数据区域，再选择图表类型，可完成图表的创建。下面以图 4-7-1 中的"学生期中成绩表.xlsx"为例，介绍创建图表的具体操作步骤。

（1）在"学生期中成绩表.xlsx"中，按住 Ctrl 键，选择 B2:B7 和 D2:F7 单元格区域的数据。

（2）在"插入"选项卡"图表"组中单击"推荐的图表"按钮，打开"插入图表"对话框，如图 4-7-2 所示。

（3）在"推荐的图表"选项卡中提供了适合当前数据的图表类型，可以从中进行选择，也可以在"所有图表"选项卡中选择所需的图表类型。所有图表中，"柱形图"包括"簇状柱形图""堆积柱形图""百分比堆积柱形图""三维簇状柱形图""三维堆积柱形图""三维百分比堆积柱形图""三维柱形图"，用于设置图表的形状。本例使用"簇状柱形图"创建图表，如图 4-7-3 所示。

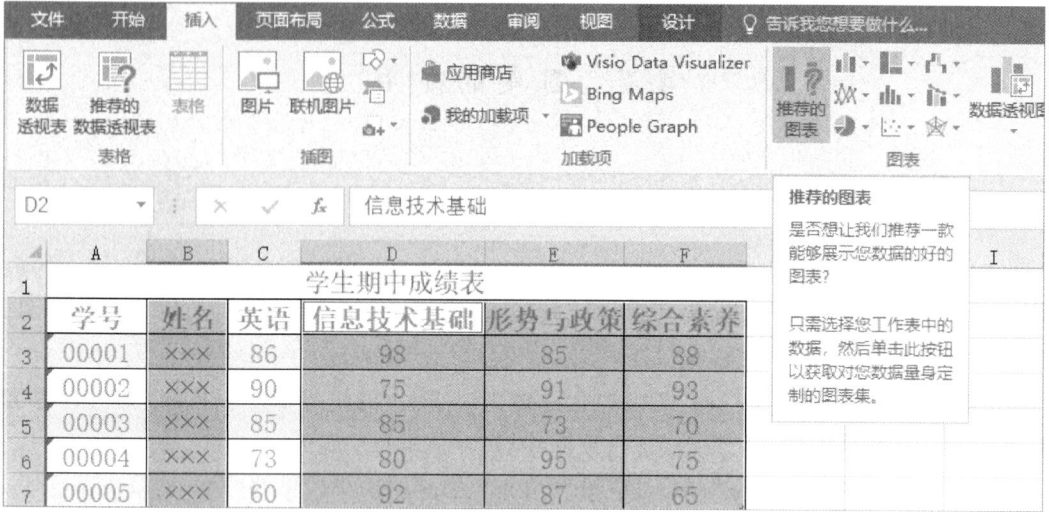

图 4-7-1 学生期中成绩表.xlsx

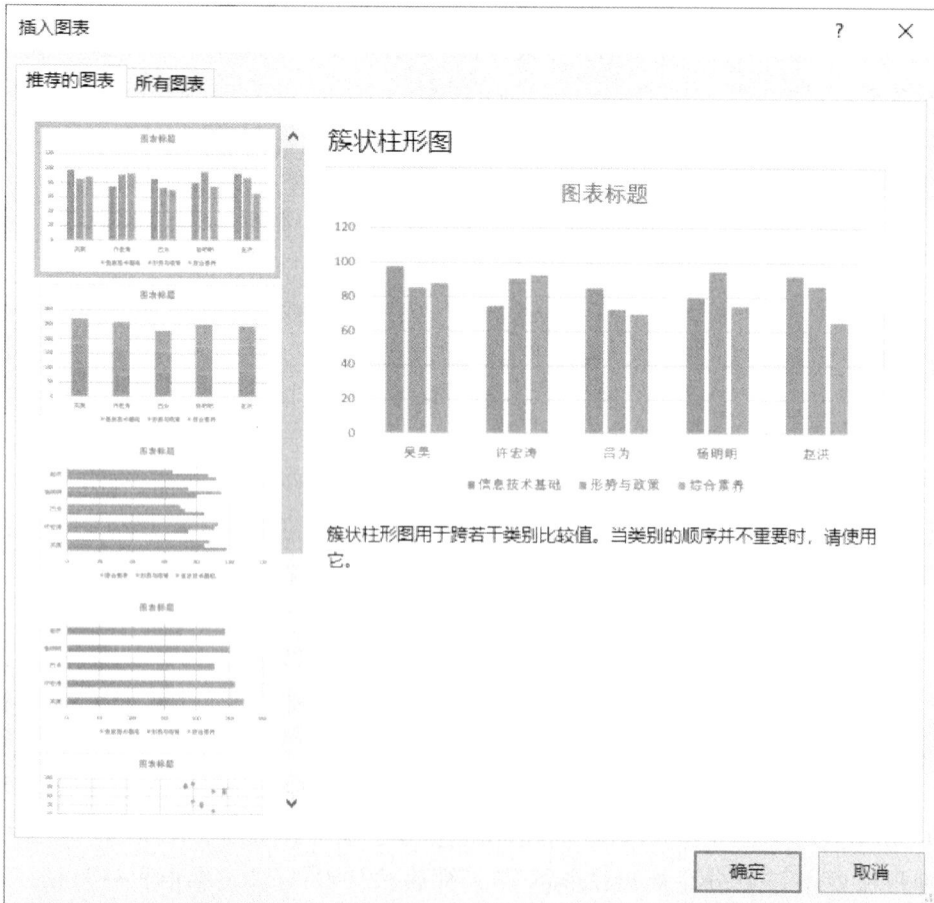

图 4-7-2 "插入图表"对话框

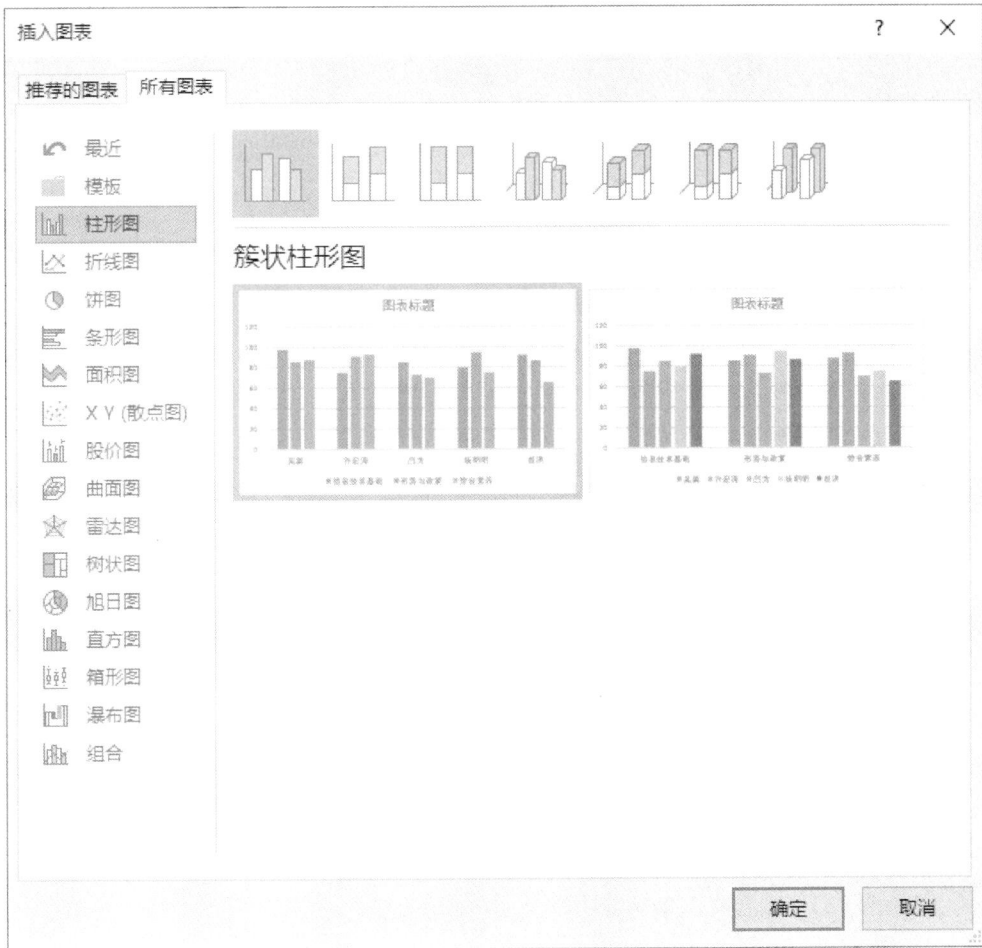

图 4-7-3　"所有图表"选项卡

表格中数据的展示结果如图 4-7-4 所示。

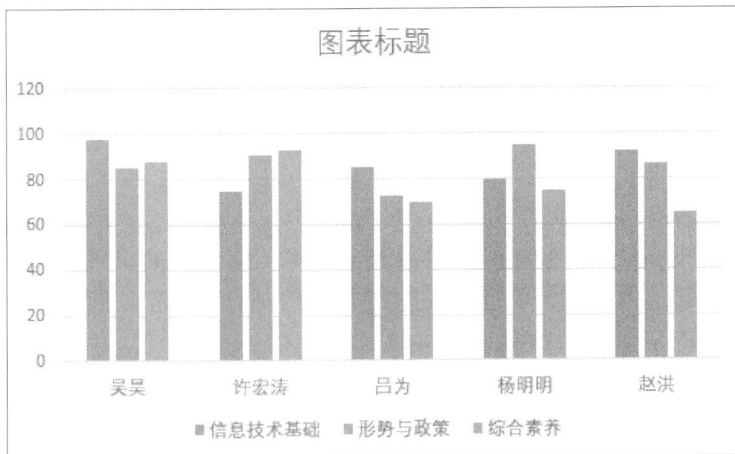

图 4-7-4　"簇状柱形图"图表

4.7.3　图表的编辑

创建图表后,显示的效果不一定能满足预期或者数据有误,可以对其进行编辑,如修改图表数据、调整图表位置、更改图表类型等。选择已经创建的图表,会增加"设计"选项卡,用于对图表的编辑,如图 4-7-5 所示。

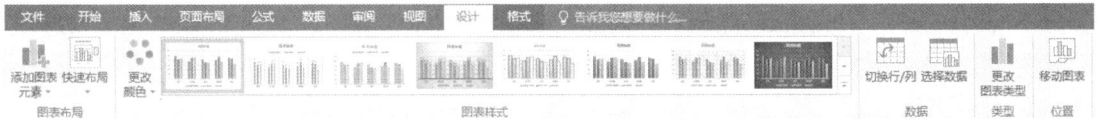

图 4-7-5　"设计"选项卡

1. 修改图表数据

选中图表,在"设计"选项卡"数据"组中单击"选择数据"按钮,打开"选择数据源"对话框,如图 4-7-6 所示,可以实现对图表中数据进行添加、修改和删除等操作。也可通过单击"切换行/列"按钮切换数据系列产生在行或列。

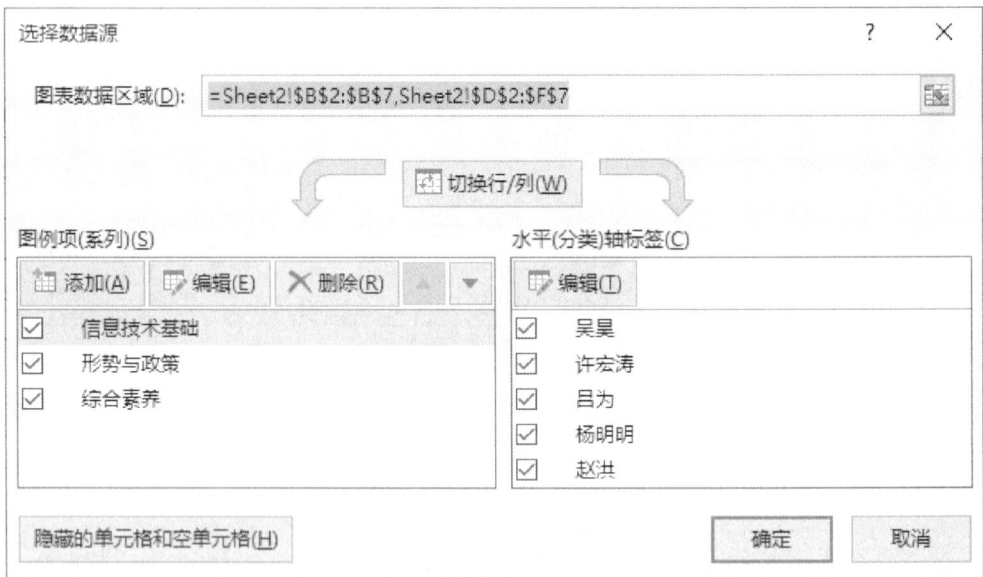

图 4-7-6　"选择数据源"对话框

2. 调整图表的位置

选中图表,拖曳图表对象的外边框,可移动图表在本工作表中的位置;也可以单击"设计"选项卡"位置"组中的"移动图表"按钮,打开"移动图表"对话框,选择放置图表的位置为新工作表"Chart1"或者已存在的其他工作表中,如图 4-7-7 所示。

3. 更改图表类型

选中图表,单击"设计"选项卡"类型"组中的"更改图表类型"按钮,打开"更改图表类型"对话框,从中重新选择需要的图表类型后,单击"确定"按钮即可。

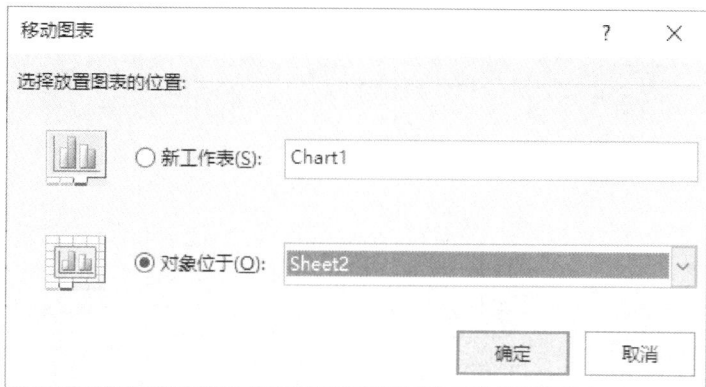

图 4-7-7　"移动图表"对话框

4.7.4　图表的美化

创建图表后,显示的效果不够美观,可以对其进行美化,如应用图表布局、设计图表元素、应用图表样式、设置图表格式、调整图表大小等。

1. 应用图表布局

Excel 中提供了一些预设的图表布局,可以快速对图表进行布局设置。选中图表,单击"设计"选项卡"图表布局"组中的"快速布局"下拉按钮,在下拉列表中选择所需的布局选项,如图 4-7-8 所示。

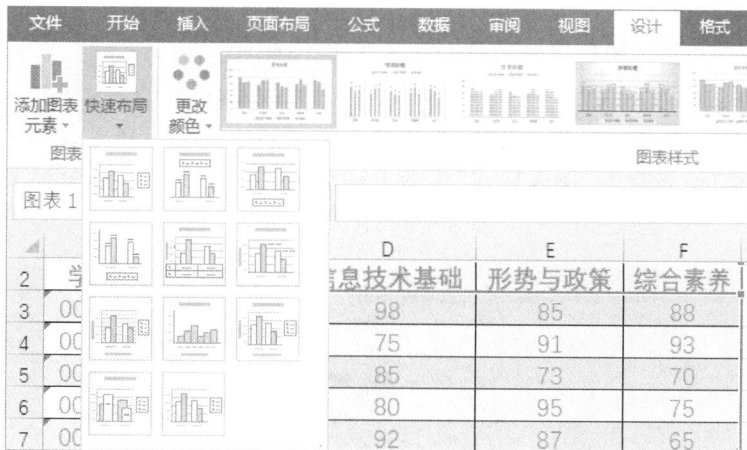

图 4-7-8　快速布局

2. 设计图表元素

在应用图表布局后,如果对图表中的标题、坐标轴标题和图例等元素的位置、显示方式等不满意,可以进行调整。

选中图表,单击"设计"选项卡"图表布局"组中的"添加图表元素"下拉按钮,在下拉列表中可以根据实际需要对图表布局中的"坐标轴""轴标题""图表标题""图例"等图表元素进行设置,如图 4-7-9 所示。

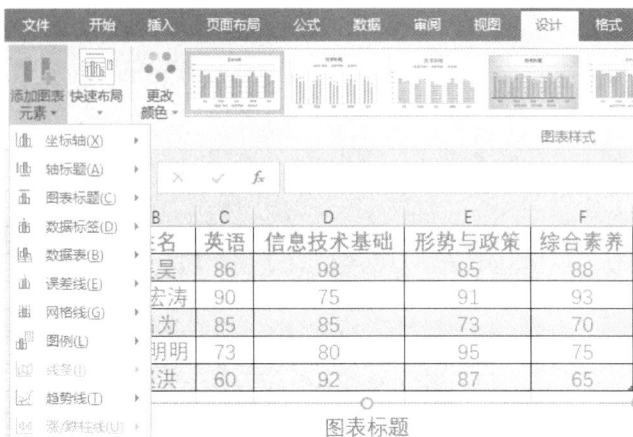

图 4-7-9　设计图表元素

各图表元素的具体功能如下。

坐标轴：设置显示或隐藏横、纵坐标轴，也可以设置坐标轴类型、位置、刻度线等。

轴标题：设置显示或隐藏横、纵坐标轴标题，也可以设置坐标轴标题的格式。

图表标题：设置在图表上方、居中覆盖显示或者隐藏图表标题。

数据标签：设置在数据标签内、居中、数据标签外、轴内侧、数据标注显示或者隐藏数据标签。

数据表：设置显示或隐藏模拟运算表。

网格线：设置显示或隐藏主要、次要网格线及水平、垂直网格线。

趋势线：添加基于系列的线性、指数等类型的趋势线或者隐藏趋势线。

图例：设置图例在指定的位置显示或者隐藏图例。

3. 应用图表样式

Excel 中提供了一些预设的图表样式，可以快速对图表中的文本格式和数据系列进行美化。选中图表，单击"设计"选项卡"图表样式"组的下拉按钮，在下拉列表中选择所需的样式选项，如图 4-7-10 所示。

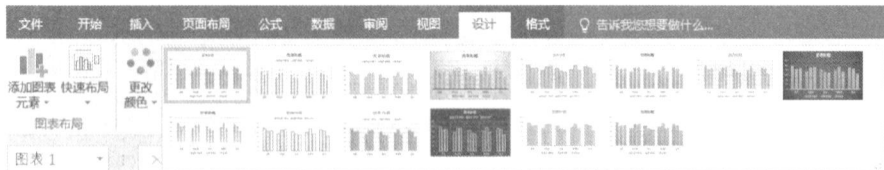

图 4-7-10　应用图表样式

4. 设置图表格式

选择已经创建的图表，会增加"格式"选项卡，用于对图表的美化，如图 4-7-11 所示。

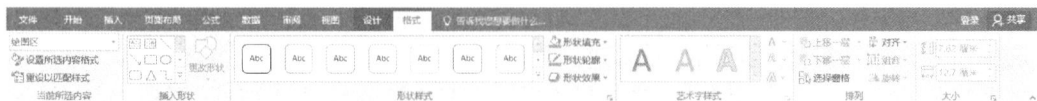

图 4-7-11　"格式"选项卡

为图表元素设置格式,需要先选中图表元素,可以单击选中图表元素。也可在"格式"选项卡"当前所选内容"组的下拉列表选择图表元素。

选中图表元素后,设置文本的字体、填充、边框,图形的形状填充、轮廓、效果等格式。

5. 调整图表大小

可以通过修改"格式"选项卡"大小"组中"高度"和"宽度"参数来设置图表的大小,也可以将鼠标指针移至选定图表的边缘或四角,待鼠标指针变成双向箭头后,按下鼠标左键拖曳调整,使得图表以合适的大小来显示图表中的内容。

4.7.5　迷你图的创建和编辑

迷你图是工作表单元格中的一个微型图表,使用迷你图可以显示数据系列的变化趋势。Excel 迷你图包括"折线图""柱形图""盈亏",具体功能如表 4-7-1 所示。

表 4-7-1　迷你图的功能

按钮	名称	功能
 折线图	折线图	在某一个单元格中插入一个折线图图表
 柱形图	柱形图	在某一个单元格中插入一个柱形图图表
 盈亏	盈亏	在某一个单元格中插入一个盈亏图表

1. 迷你图的创建

在创建迷你图时,需要选择数据区域和插入迷你图的空白单元格。以图 4-7-12"区域销售表.xlsx"为例,在 F3 中插入迷你图的具体操作步骤如下。

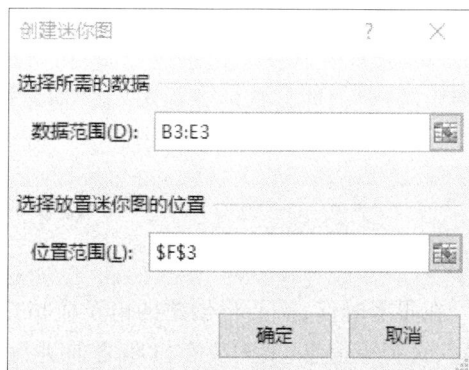

(1)在"区域销售表.xlsx"中,选中 F3 单元格。

(2)单击"插入"选项卡"迷你图"组中的"折线图"按钮,打开"创建迷你图"对话框,如图 4-7-13所示,选择"数据范围"为 B3:E3 单元格区域,选择"位置范围"为$F$3 单元格,单击"确定"按钮,即可创建迷你图,如图 4-7-13 所示。

图 4-7-12　"区域销售表.xlsx"　　　　　图 4-7-13　"创建迷你图"对话框

2. 迷你图的编辑

迷你图生成后,可以对其进行编辑,如更改迷你图的数据范围和位置范围、更改迷你图的类型、应用迷你图样式、在迷你图中显示数据点、设置迷你图和标记的颜色等来美化迷你图。选择已经创建的迷你图,会增加"设计"选项卡,用于对迷你图进行编辑和美化,如图 4-7-14 所示。

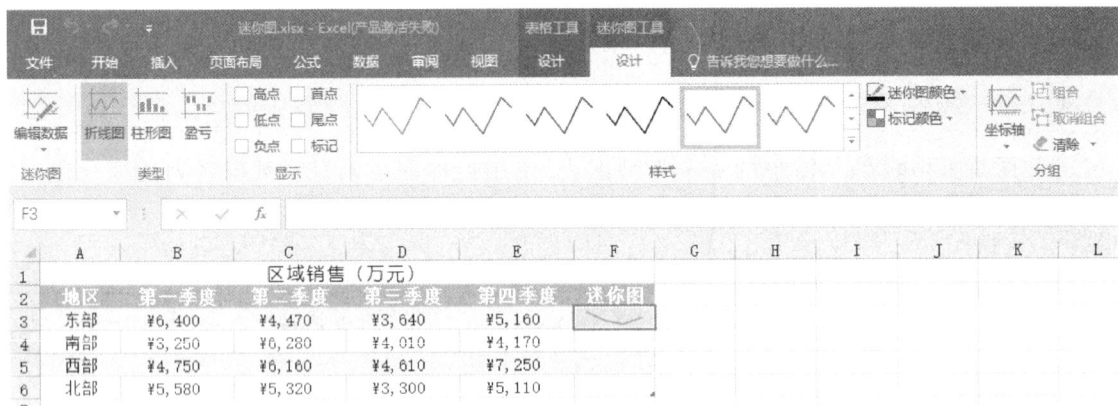

图 4-7-14　迷你图"设计"选项卡

(1) 更改迷你图的数据范围和位置范围。选中迷你图,单击"设计"选项卡"迷你图"组中的"编辑数据"下拉按钮,在下拉列表中可选择编辑单个迷你图或所有迷你图的"数据范围"和"位置范围"。

(2) 更改迷你图的类型。选中迷你图,在"设计"选项卡"类型"组中更改类型,如更改为"柱形图"或"盈亏"。

(3) 应用迷你图样式。选中迷你图,单击"设计"选项卡"样式"下拉按钮,在下拉列表中选择所需的样式选项,实现应用迷你图样式。

(4) 迷你图显示数据点。选中迷你图,在"设计"选项卡"显示"组中选中"标记"复选框,从而显示数据点。

(5) 设置迷你图和标记的颜色。选中迷你图,在"设计"选项卡"样式"组中单击"迷你图颜色"下拉按钮,更改迷你图的颜色;单击"标记颜色"下拉按钮,在下拉列表中可以对"负点""标记""高点""低点""首点""尾点"等标记的颜色进行更改。

(6) 删除迷你图。选中迷你图,在"设计"选项卡"分组"组中单击"清除"下拉按钮,在下拉列表中选择"清除所选的迷你图"或"清除所选的迷你图组",从而删除迷你图。

4.8　数据打印

在很多时候,需要将创建的电子表格打印出来。为了使打印出来的格式清晰、美观,并附加页眉、页脚等信息,就需要在打印之前进行设置。操作步骤为:先进行页面布局设置(如果打印工作表的一部分,还需先选定打印的区域),再进行打印预览,最后打印输出。

4.8.1　页面布局

利用"页面布局"选项卡内的功能组可以控制打印出的工作表的版面,包括主题、页面设置、调整为合适大小和工作表选项等,如图 4-8-1 所示。

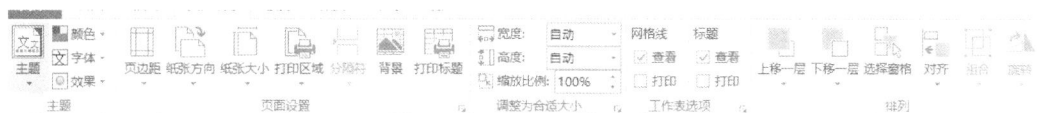

图 4-8-1　"页面布局"选项卡

1. 页面设置

(1) 纸张大小。Excel 纸张默认为 A4 纸,如果更改纸张,可选择"页面布局"选项卡,在"页面设置"组中单击"纸张大小"按钮,在弹出的下拉列表中选择所需的纸张类型。也可单击"页面设置"组右下角的"对话框启动器",按钮,在弹出的"页面设置"对话框"页面"选项卡中设置,如图 4-8-2 所示。

(2) 页边距。设置页边距,可选择"页面布局"选项卡,在"页面设置"组中单击"页边距"按钮,在弹出的下拉列表中选择已定义好的页边距或在下拉列表中选择"自定义边距"选项,在弹出的"页面设置"对话框"页边距"选项卡中设置"上""下""左""右"边距。

(3) 纸张方向。选择"页面布局"选项卡,在"页面设置"组中单击"纸张方向"按钮,在弹出的下拉列表中选择"纵向"或"横向"选项,默认为纵向打印。

(4) 页眉和页脚。页眉是打印页顶部出现的文字,页脚则是打印页底部出现的文字。页眉和页脚在编辑状态下通常是不可见的,可以通过打印预览功能来查看。利用"页面设置"对话框的"页眉/页脚"选项卡,在"页眉"和"页脚"的下拉列表中可选择系统已有的页眉格式和页脚格式,如图 4-8-3 所示。

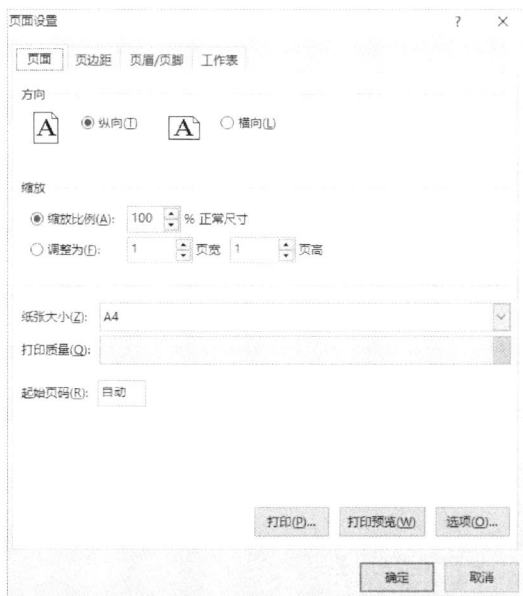

图 4-8-2　"页面"选项卡

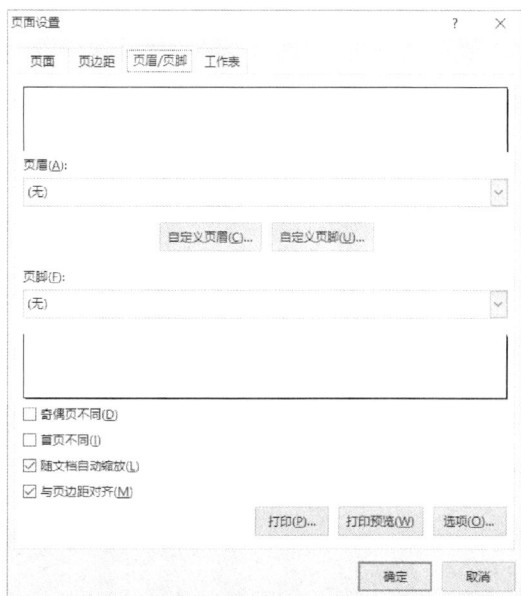

图 4-8-3　"页眉/页脚"选项卡

除了使用系统提供的页眉和页脚样式,还可以由用户自己定义页眉和页脚。单击"页面设置"对话框"页眉/页脚"选项卡中的"自定义页眉"和"自定义页脚"按钮,即可在打开的对话框中完成所需的设置,如图4-8-4所示。

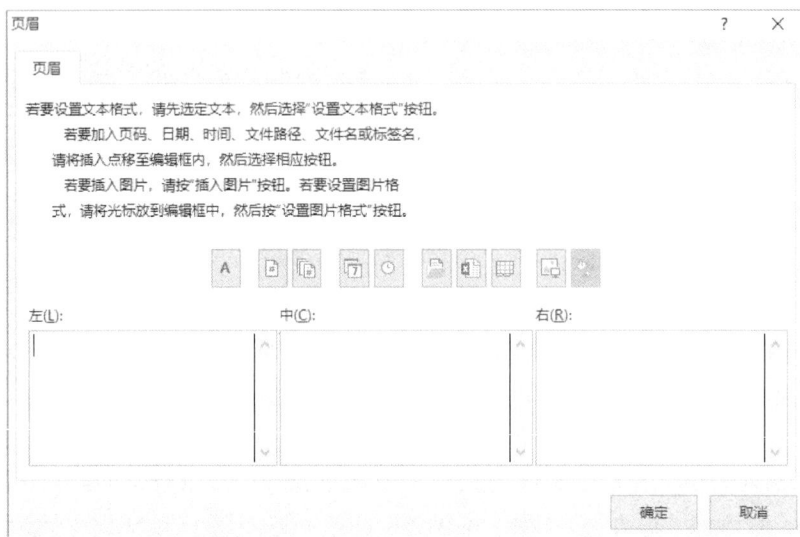

图 4-8-4　"页眉"对话框

(5)打印标题。一个工作表需要多页才能完全打印时,就要对工作表的标题或表中的列标题进行设置。在 Excel 中,可以通过"页面设置"组中的"打印标题"按钮或在"页面设置"对话框的"工作表"选项卡中完成。在"工作表"选项卡中,利用"打印区域"右侧的按钮选定打印区域,利用"打印标题"右侧的按钮选定行标题或列标题区域,为每页设置打印行或列标题,如图4-8-5所示。

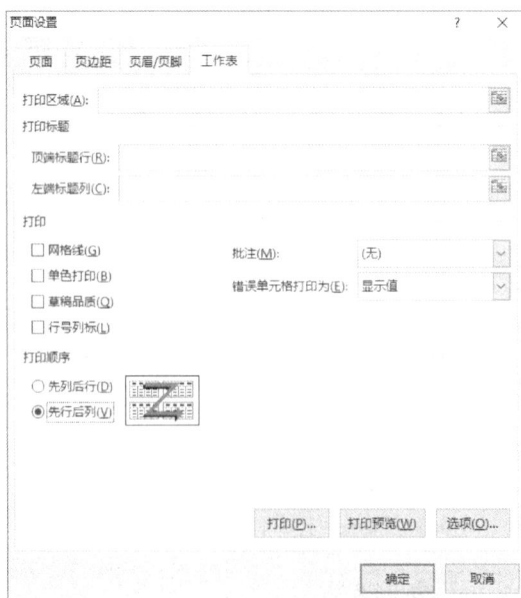

图 4-8-5　"工作表"选项卡

（6）打印区域。设置当前工作表的打印区域,可以实时观察数据是否超出打印边界,包括"设置打印区域"与"取消打印区域"两个选项。

（7）分隔符。在所选单元格左上方插入分隔符,并以此作为下一页的开始。其选项有"插入分页符""删除分页符"和"重设所有分页符"。选择"插入分页符"选项后,将以虚线形式标出上页的结束与下页的开始。

（8）背景。为当前工作表添加背景,添加背景之后,此按钮自动变为"删除背景"按钮。

2. 调整为合适大小

与"页面设置"对话框的"页面"选项卡中"缩放"选项区域功能相同,通过"调整为合适大小"组对当前工作表进行调整,以适合打印要求。

（1）宽度。收缩适合打印的宽度,使其适合需要的页数。单击右侧的下拉按钮进行缩放页数选择,或选择"其他页"选项打开"页面设置"对话框,在"缩放"选项区域中设置。

（2）高度。收缩调整合适的高度,使其适合更多的页面或要求。单击右侧的下拉按钮,选择缩放的页数。

（3）缩放比例。单击调整页面缩放比例,使其适合需要的打印要求。

3. 工作表选项

对当前工作表的显示情况进行设置。此命令组与"页面设置"对话框的"工作表"选项卡中"打印"选项区域功能相同。选中或取消选中"网格线"下的"查看"复选框,将显示或取消工作表中的网格线。选中或取消选中"标题"下的"查看"复选框,将显示或取消工作表中的列标和行号。

如果同时还选中了"打印"复选框,则会将行号和列标及网格线一同打印。

4.8.2　打印预览

在实际打印工作表之前,一般都要先通过打印预览功能在屏幕上观察打印的结果,以免在正式打印时才发现有错误。通过执行"文件"→"打印"命令,在窗口的右侧即可预览工作表的实际打印效果,也可通过"页面设置"对话框"工作表"选项卡中的"打印预览"按钮实现。

4.8.3　打印输出

打印预览无误以后,即可进行打印操作设置。执行"文件"→"打印"命令,在"打印"页面右侧的窗口中设置打印份数、页数、单面或双面打印等,设置完成后单击"打印"按钮即可。

第 4 章　习题及答案

第 5 章

演示文稿 PowerPoint 2016

5.1 PowerPoint 2016 概述

Microsoft PowerPoint 2016 是 Office 2016 办公软件中的主要组件之一,是微软公司开发的功能强大的演示文稿制作软件,可以将文字、声音、视频、图形及图表融为一体,制作出生动形象、图文并茂的演示文稿,可以在计算机或投影仪上放映,也可进行打印。PowerPoint 2016 广泛用于教育教学、学术交流、产品介绍、会议、工作汇报、演讲等交流活动场合。

使用 PowerPoint 2016 制作的文件称为演示文稿,其中一页称为一张幻灯片,一个演示文稿由一张或多张幻灯片组成,而每张幻灯片又由文本、图片、图表、动画、声音、视频等对象构成。PowerPoint 2016 文件默认扩展名是 .pptx,也可以保存为其他格式,如 .gif、.bmp 等。

5.1.1 PowerPoint 2016 的基本功能

PowerPoint 2016 较以前的版本功能更加强大,且增加了不少新功能,其主要功能介绍如下。

(1) 强大的演示文稿制作功能。在 PowerPoint 2016 中,用户不仅可在幻灯片中插入常用的多媒体对象,如文本、表格、图形、图片、声音、动画、视频等,还可创建视频、编辑图片等,从而制作出丰富的多媒体演示文稿。

(2) 创建、管理并与他人协作处理演示文稿。PowerPoint 2016 可以有效地创建、管理并与他人协作处理演示文稿,多个用户可共同制作,并生成统一的演示文稿。

(3) 广播幻灯片。利用此功能可以将演讲者播放演示文稿的过程实时同步到互联网或局域网,其他人可以远程查看。

(4) 转换为视频文件。在 PowerPoint 2016 中,用户可以将制作好的演示文稿转换为视频文件(.wmv 文件)进行播放,非常方便。

(5) 强大的图片处理功能。PowerPoint 2016 大大增强了对图片的处理能力,可以快速去除图片的背景或不需要的部分、应用多种艺术效果、精确地裁剪图片等。

(6) SmartArt 图形图片布局功能。PowerPoint 2016 提供的 SmartArt 图形图片布局功能,可以非常方便地对图片进行灵活多变的布局,如果幻灯片上有图片,可快速将其转换为 SmartArt 图形,像处理文本一样。

(7) "动画刷"命令。PowerPoint 2016 中的"动画刷"命令,可以复制动画,复制方式跟使用格式刷复制文本格式类似。借助动画刷,可以复制某一对象中的动画效果并粘贴到其他对象上。

5.1.2　PowerPoint 2016 的启动、保存和退出

1. 启动 PowerPoint 2016 的常用方法

方法 1：若创建了 PowerPoint 2016 程序的"桌面快捷方式"，则双击该快捷方式图标即可。

方法 2：选择"开始"→"所有程序"→Microsoft Office→PowerPoint 2016 菜单命令。

2. 保存 PowerPoint 2016 的常用方法

方法 1：单击"快速访问工具栏"上的"保存"按钮。

方法 2：执行"文件"选项卡中的"保存"命令，或直接按 Ctrl+S 组合键。

方法 3：当对新建的文档第一次进行"保存"操作时，"保存"命令相当于"另存为"命令出现。选择对文档进行保存的一个文件夹，在"文件名"文本框中输入具体的文件名，系统默认保存为"PowerPoint 演示文稿"（扩展名为 .pptx），然后单击"保存"按钮，执行保存操作。保存后，该文档窗口并没有关闭，用户可以继续输入或编辑该文档。

更改已保存文档的名称、类型或路径：对已经保存过的且正在编辑的文件，以另外的文件名、其他类型或改变存放路径进行存放，可以选择"文件"选项卡中的"另存为"命令（或按 F12 键），打开"另存为"对话框进行操作。

保存支持低版本的文档类型：PowerPoint 2016 默认的文档格式（＊.pptx）不能在 PowerPoint 2007 之前版本中直接打开，为了建立的文档能在低版本的 PowerPoint 中使用，可以把文档保存为低版本 PowerPoint 能够识别的格式。选择"文件"选项卡中的"另存为"命令，在"另存为"对话框中，除了设置保存路径和文件名，在"保存类型"下拉列表中，选择"PowerPoint 97–2003 演示文稿"，然后单击"保存"按钮，执行保存操作。这样保存的文档就可以在低版本的 PowerPoint 中使用。

将文档保存为 PDF 类型：PDF（Portable Document Format，可移植文档格式）是由 Adobe 公司在 1993 年用于文件交换所发展出的文件格式，PDF 文件格式与操作系统平台无关；安全性和可靠性高，不易修改；阅读性能高，阅读体验好；相比 PowerPoint 格式的文档，PDF 文件格式更为正式。PowerPoint 2016 可以将 PowerPoint 文档直接保存为 PDF 类型。选择"文件"选项卡中的"另存为"命令，在"另存为"对话框中除了设置保存路径和文件名，还可在"保存类型"下拉列表中选择"PDF"选项，将 PowerPoint 下编辑的文件保存为 PDF 格式，这种格式的文件可以在 Adobe Reader 下直接打开。

3. 退出 PowerPoint 2016 的常用方法

方法 1：单击窗口右上角的"关闭"按钮。

方法 2：双击左上角窗口控制菜单图标即可关闭，或者单击窗口控制菜单图标，在弹出的快捷菜单中选择"关闭"按钮。

方法 3：单击"文件"选项卡，选择"退出"命令。

方法 4：按 Alt+F4 组合键。

如果对演示文稿做了任何修改，在退出时会出现一个对话框，询问是否要保存当前所做的修改。单击"是"按钮，保存修改；单击"否"按钮，则不保存所做修改而直接退出 PowerPoint 2016。

5.1.3 PowerPoint 2016 窗口简介

PowerPoint 2016 版与 2003 版相比,工作界面有了较大变化,功能更强大,操作更简单,界面更友好。PowerPoint 2016 的工作界面主要由标题栏、选项卡、功能区、幻灯片/大纲窗格、幻灯片编辑区和状态栏等部分组成,如图 5-1-1 所示。

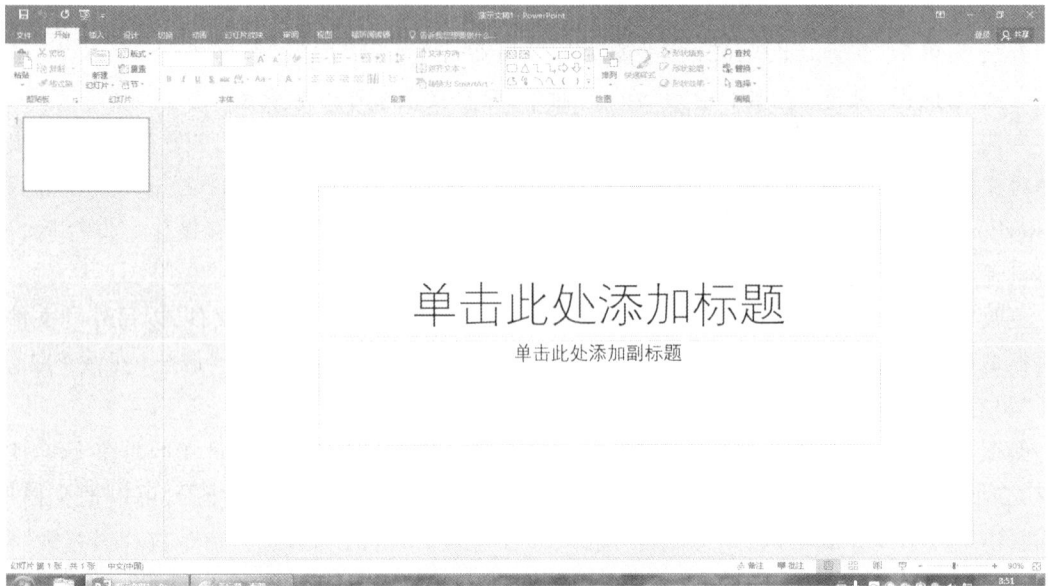

图 5-1-1 PowerPoint 2016 窗口结构

1. 标题栏

标题栏位于窗口最上方,用来显示该演示文稿的名称,默认名称是"演示文稿 1-PowerPoint"。从左向右依次是控制菜单图标、快速访问工具栏(选中相应选项,则可以将对应的工具添加到快速访问工具栏;取消选中,则可以将不需要的工具隐藏起来)、演示文稿名称,右侧有最小化、最大化/还原和关闭 3 个按钮。

2. 选项卡和功能区

PowerPoint 2016 版本采用了"选项卡"和"功能区",这种新的界面结构取代了早期低版本中菜单栏和工具栏的样式,操作更加人性化。选项卡主要包括"文件""开始""插入""设计""切换""动画""幻灯片放映""审阅""视图""加载项"。当对表格、图片、音频、视频等对象进行编辑时,还会出现对应的选项卡,以便对其进行更详细的设置。每个选项卡中含有对应的功能区,每个功能区根据类型的不同又分成若干组,每个组中包含各种操作按钮。用户只需单击选项卡标签,即可在不同选项卡之间切换;单击功能区各个组中的命令按钮,即可执行相应操作。

3. 幻灯片/大纲窗格

幻灯片/大纲窗格位于窗口的左侧,编辑幻灯片时可根据不同的用途进行选择。选择幻灯片状态时,窗格中会显示每张幻灯片的缩略图,用户可以快速查看演示文稿中所有的幻灯片,并可以进行新建、复制、剪切、删除幻灯片等操作,也可在此状态下输入文本、插入对象;选择大纲状态时,窗格中仅显示每张幻灯片的文本内容,也可执行输入文本、插入对象等操作。

4. 幻灯片编辑区

幻灯片编辑区位于窗口中间位置,主要用于制作或编辑幻灯片、编辑文字、插入对象,所有幻灯片的制作都是在幻灯片编辑区中完成的。

5. 状态栏

状态栏位于窗口下方,左边主要用于显示当前演示文稿中幻灯片总数、编号等信息,右边是视图模式和显示比例调节区。PowerPoint 2016 的视图模式分为“普通视图”“幻灯片浏览视图”“阅读视图”“幻灯片放映视图”,可相互切换。

(1)普通视图。它是 PowerPoint 的默认视图,包含幻灯片、大纲和备注窗格。一般幻灯片的制作和编辑都在普通视图下进行,如图 5-1-2 所示。

(2)幻灯片浏览视图。在此视图模式下,该演示文稿中的幻灯片都以缩略图的方式显示,可对所有幻灯片进行整体编辑,如移动、复制、删除、插入幻灯片及调整幻灯片的顺序等操作,如图 5-1-3 所示。

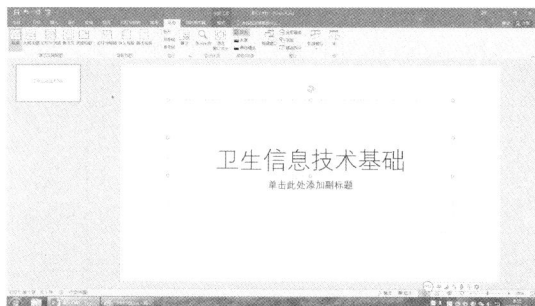

图 5-1-2　普通视图

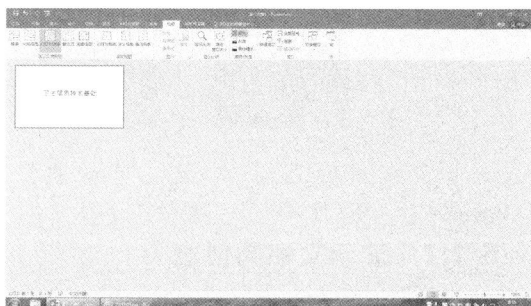

图 5-1-3　幻灯片浏览视图

(3)阅读视图。演示文稿显示为适应窗口大小的幻灯片,便于用户阅读查看放映效果,如图 5-1-4 所示。

(4)幻灯片放映视图。占用整个计算机屏幕,逐页展示演示文稿最终的效果,用来查看每张幻灯片中所有文本、音频、视频、动画、换片方式等效果,如图 5-1-5 所示。

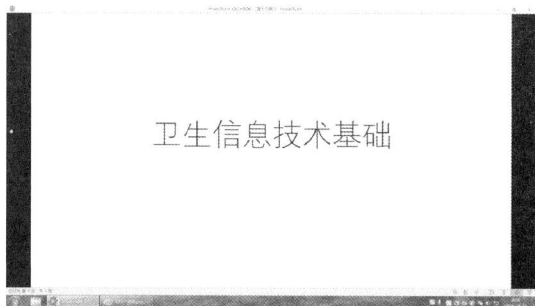

图 5-1-4　阅读视图

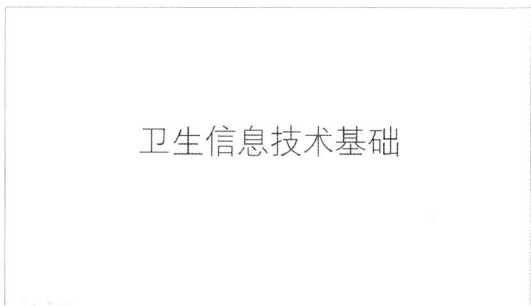

图 5-1-5　幻灯片放映视图

6. 滚动条

滚动条包括水平滚动条和垂直滚动条,分别位于窗口的底部和右边。拖动滚动条可以查看演示文稿中不同的部分。

5.2　演示文稿的基本操作

5.2.1　制作演示文稿的基本流程

因为演示文稿的制作与 Word 文档的编辑有着不同的目的,Word 文档是为了输出到纸张上,而演示文稿则是为了展示,所以它们的制作流程有所不同。演示文稿的基本制作流程如图 5-2-1 所示。

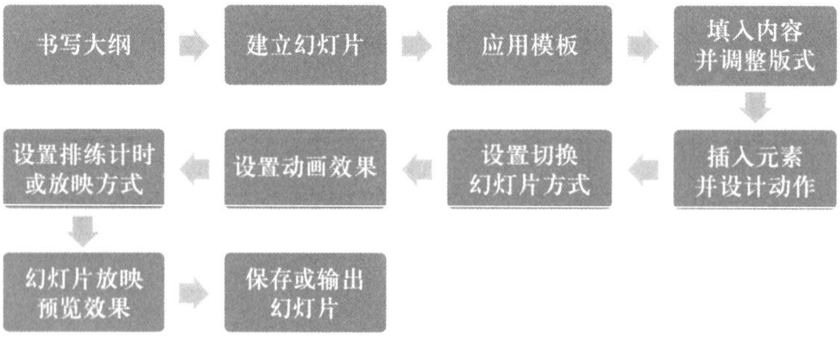

图 5-2-1　演示文稿的基本制作流程

5.2.2　演示文稿的创建

启动 PowerPoint 2016 程序时,系统会自动创建一个只包含一张幻灯片的空白演示文稿。也可以通过选择"文件"→"新建"选项来创建演示文稿,如图 5-2-2 所示。

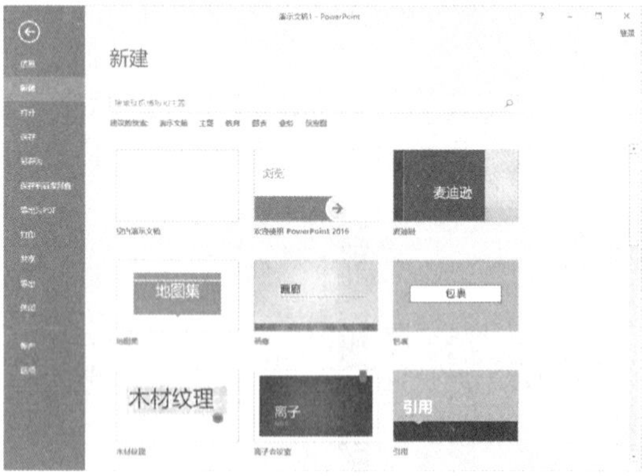

图 5-2-2　新建演示文稿

5.2.3　模板的使用

为了方便用户快速建立特定的演示文稿,PowerPoint 2016 提供了模板功能。模板包含了布局、主题颜色、字体、背景样式等内容。

PowerPoint 2016 内置了一些模板可供选择,也可以通过搜索模板库来找到所需模板,如图 5-2-3 所示。找到需要的模板后单击,进行下载并创建新演示文稿(图 5-2-4),下载该模板后会保存在系统中,在下次新建文档时,会出现在"新建"窗口中。

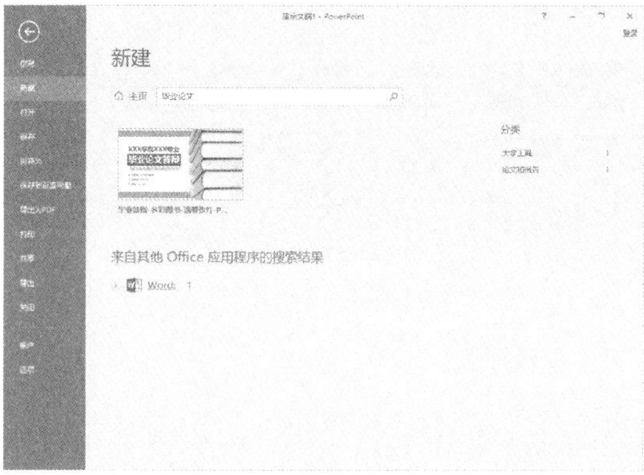

图 5-2-3　查找模板 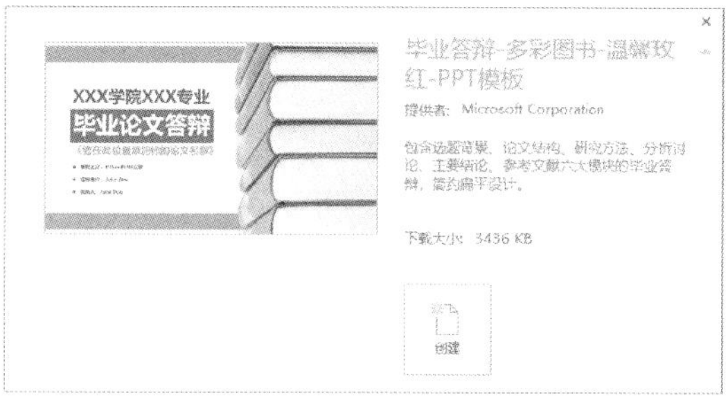　　　　　　　　　图 5-2-4　通过模板创建

5.2.4　幻灯片的创建

幻灯片是演示文稿的页,是所有元素的载体。在启动 PowerPoint 2016 新建空白演示文稿时,系统会默认建立一张空白的幻灯片;当使用模板创建新演示文稿时,系统会根据模板的结构创建多张幻灯片。

如果想要新建幻灯片,单击"开始"选项卡中的"新建幻灯片"按钮,选择"Office 主题"选项区域中的某个选项(图 5-2-5),系统会根据母版创建新的幻灯片。

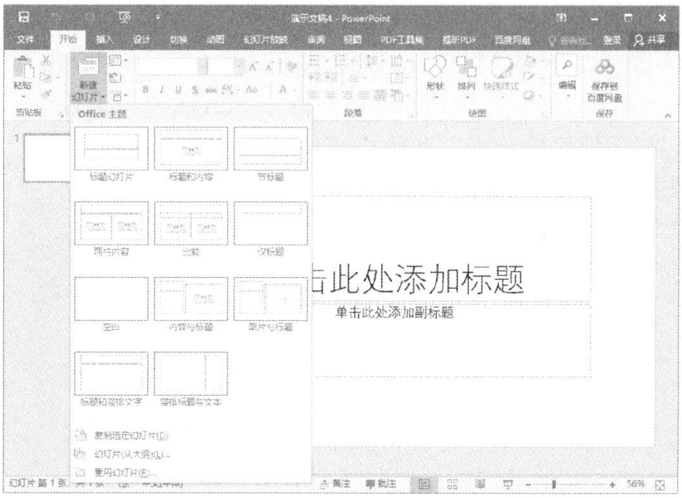

图 5-2-5　新建幻灯片

5.2.5　格式设置

与 Word 2016 不同,在 PowerPoint 2016 中,文字必须出现在占位符或图形中,所以可直接单击占位符或图形边框,然后再设置格式。PowerPoint 2016 中的文字基本像 Word 一样设置字体

和段落格式,但功能有所简化,如 PowerPoint 未提供 Word 中的一些文字效果、高级段落设置等。

　　设置字体和段落格式,可以通过"开始"选项卡中的"字体"和"段落"组中的命令按钮来快速实现,设置方法与 Word 基本一致,如图 5-2-6 所示。

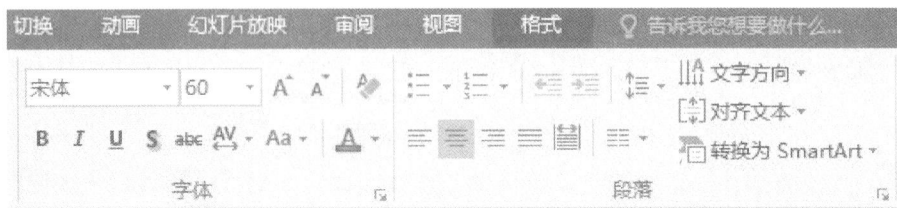

图 5-2-6　"字体"和"段落"组

　　除设置通常的文字格式外,PowerPoint 中还可以将文字转换为艺术字。首先选择要转换的文字或文字占位符,在"格式"选项卡中的"艺术字样式"组中选择艺术字样式即可,如图 5-2-7 所示。

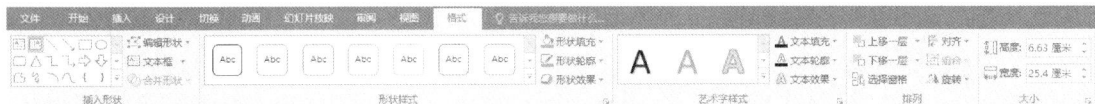

图 5-2-7　"格式"选项卡

5.2.6　幻灯片的移动、复制和删除

1. 幻灯片的移动或复制

　　方法 1:通过鼠标操作。选中源幻灯片,按住鼠标左键不放进行拖动,此时出现一条虚线用于标示幻灯片所移至的位置,释放鼠标左键后该幻灯片即被移动。复制幻灯片与移动幻灯片操作类似,选中源幻灯片,按住鼠标左键进行拖动的同时按住 Ctrl 键不放即可。

　　方法 2:通过快捷菜单操作。选中源幻灯片,在其上右击,在弹出的快捷菜单中有"复制"命令和"复制幻灯片"命令,如图 5-2-8 所示。若选择"复制幻灯片"命令,则将被选中的幻灯片复制并粘贴到当前位置的后面;若选择"复制"命令,则源幻灯片被复制到剪贴板,然后再在要粘贴的位置右击,执行"粘贴选项"命令,此时"粘贴选项"中有 3 个选择项,分别是"使用目标主题""保留源格式""图片",如图 5-2-8 所示。"使用目标主题"是指被粘贴的幻灯片使用目标位置幻灯片的主题;"保留源格式"是指被粘贴的幻灯片使用其原有的主题;"图片"是指被粘贴的幻灯片以图片形式粘贴到目标位置幻灯片内。

2. 幻灯片的删除

　　选择要删除的幻灯片,然后按 Delete 键,或在要删除的幻灯片上右击,在弹出的快捷菜单中选择"删除幻灯片"命令,就可以删除幻灯片,如图 5-2-8 所示。

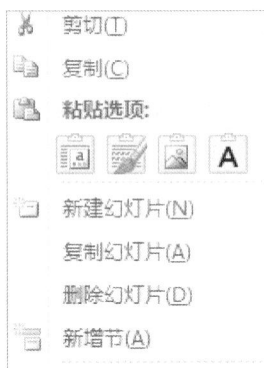

图 5-2-8　幻灯片的移动、
复制和删除命令

5.3　设计幻灯片

在制作 PPT 的过程中，设计与布局尤为重要，其网格、格式、页边距是布局的基本要素，并建议遵循以下基本原则。

统一原则：一组幻灯片要有统一的文本、网格、页边距、色彩等。

均衡原则：在编辑标题、文本和图像时，要保证布局的均衡，页边距也要留有合适的空白，不能填充得太满。

强调原则：要通过色彩、结构的分布来强调出要表达的主旨，不可主次不分、层次不明，主题只能有一个。

结合原则：演示文稿中的图片和文字要很好地结合，图表也要准确清晰。

移动原则：每张幻灯片都是一个个体，但是我们将多张幻灯片结合在一起的时候，可以通过连接或者动画导引等方法，达到每个幻灯片之间的顺畅移动，达到行云流水的效果。

5.3.1　母版

母版是用来定义演示文稿格式的，它可以使一个演示文稿中每张幻灯片都包含某些相同的文本特征、背景颜色、项目符号、图片、占位符等。在创建一个新的演示文稿后，当希望某些对象（如 LOGO 等）能在每一张幻灯片中都出现时，就可以将其放置到母版中，这样只需编辑一次即可将其应用于该演示文稿中的所有幻灯片，使演示文稿风格保持一致。

最好在开始创建各张幻灯片之前先创建幻灯片母版，这样新添加到演示文稿中的所有幻灯片都会基于该幻灯片母版和相关联的版式。演示文稿的母版通常分为幻灯片母版、讲义母版、备注母版 3 种，它们分别用于设计幻灯片、讲义和备注内容的格式。讲义母版与备注母版使用较少，而且使用方法与幻灯片母版类似，因此，用户只要掌握了幻灯片母版的方法，也就可以完成讲义母版和备注母版的操作了，这里以幻灯片母版为例来讲解母版的编辑方法。

在"视图"选项卡"母版视图"组中单击"幻灯片母版"按钮。母版幻灯片是幻灯片/大纲窗格中最上方的幻灯片（图 5-3-1），相关幻灯片版式显示在此幻灯片母版下方。

在"幻灯片母版"视图中更改版式和幻灯片母版后，正在处理演示文稿（在"普通"视图中）的其他人无法因意外而删除或编辑进行的更改。相反，如果在"普通"视图中进行处理，并发现无法编辑幻灯片上的元素（例如，"为什么无法删除此图片"），这可能是因为尝试更改的内容是在幻灯片母版上定义的。若要编辑该内容，必须切换到"幻灯片母版"视图。要退出母版视图，可单击"幻灯片母版"选项卡中的"关闭母版视图"按钮。

5.3.2　幻灯片版式

幻灯片版式是指幻灯片中由系统预先定义好的各种对象（如文本、表格、图表、SmartArt 图形、影片、声音、图片及剪贴画等）的大小、位置及层次关系，同时包含了幻灯片的主题（颜色、字体、效果和背景）等内容。PowerPoint 包含内置的幻灯片版式，用户可修改这些版式以满足特定需求。用户可以在创建幻灯片时指定版式，也可以在创建幻灯片后更换版式。通过"开始"选项卡"幻灯片"组中的"版式"下拉列表即可选择需要的版式，如图 5-3-2 所示。

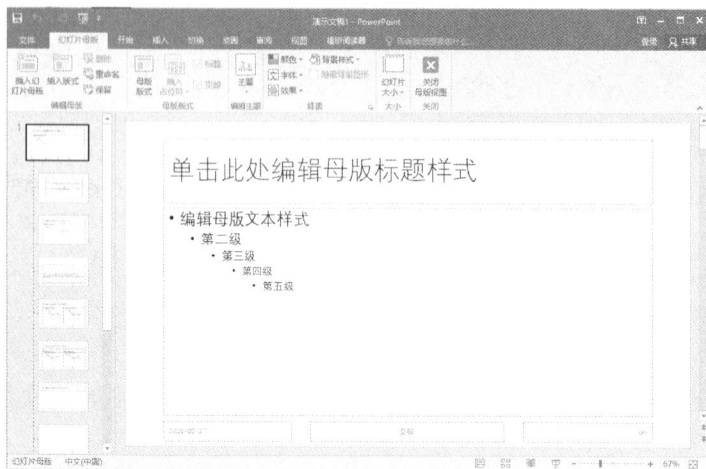

图 5-3-1　幻灯片母版视图

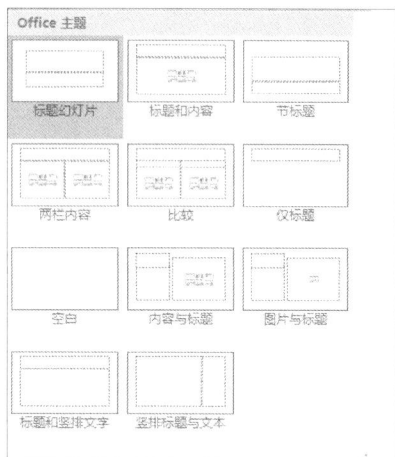

图 5-3-2　幻灯片版式

5.3.3　主题

在 PowerPoint 中内置了大量主题。主题是主题颜色、主题字体和主题效果三者的组合。主题为演示文稿提供设计师品质的外观，其中包括一个或多个具有协调颜色、匹配背景、字体和效果的幻灯片布局。主题也可以应用于幻灯片中的表格、SmartArt 图形、形状或图表。另外，主题也可以被包含在模板中。

PowerPoint 提供了几个内置的主题，用户可以无限制地自定义它们。内置主题可以从"设计"选项卡的"主题"库应用，如图 5-3-3 所示。

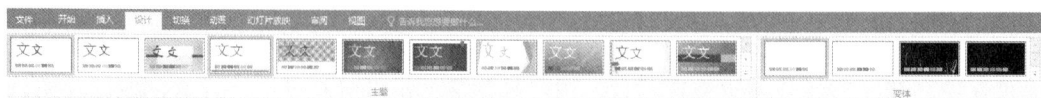

图 5-3-3　"主题"库

在应用主题之前，可以看到实时预览。实时预览可让用户体验不同主题的幻灯片内容效果。只需将鼠标指针放在"主题"库中的缩略图上，即可查看演示文稿随不同主题的变化情况。

另外，也可以在所有支持主题的 Office 程序（如 Word、Excel、Outlook 和 PowerPoint）中使用和共享主题。例如，将在 PowerPoint 中创建或自定义的主题，应用于 Word 文档或 Excel 工作表，这样，所有相关的业务文档都具有统一风格。

5.3.4　背景与页面设置

通常主题和模板中会包含背景，但个性化的演示文稿需要自定义背景，可以在"设计"选项卡的"设置背景格式"下拉列表中更改背景。

演示文稿画面比例默认为 4∶3，但对于一些有特殊显示或打印要求的演示文稿，如果在所有的编辑完成后再更改页面大小，势必会影响原来已精心设置好的格式，因此新建一个幻灯片之后，应先根据需要对页面进行设置。在"设计"选项卡中单击"幻灯片大小"按钮，打开"幻灯片大

小"对话框进行设置。此处也可以进行自定义页面长宽尺寸、幻灯片页码起始值、幻灯片方向等
操作,如图 5-3-4 所示。

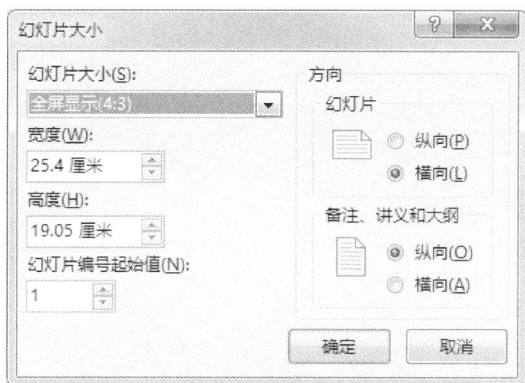

图 5-3-4　页面设置

5.4　演示文稿多媒体制作

在展示演示文稿时,为了使幻灯片更加引人入胜,经常要在幻灯片中添加多媒体内容,如图
片、图形、文本、音频、视频、超链接等。本节讲解插入多媒体内容的方法。

5.4.1　插入图片和图形

1. 插入图片

插入图片包括插入本机图片和插入联网图片。插入本机磁盘
中的图片时,可在"插入"选项卡的"图像"组中单击"图片"按钮,
在之后弹出的对话框中选择本地磁盘中的图像文件,如图 5-4-1
所示。PowerPoint 2016 支持除 EPS 格式以外的大部分计算机图像
文件。

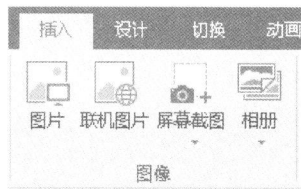

图 5-4-1　"图像"组

插入联机图片时,PowerPoint 2016 支持插入通过"必应图像搜
索"引擎搜索到的图像或存储在 OneDrive 云端驱动器上的图像。可在"插入"选项卡的"图像"
组中单击"联机图片"按钮,弹出插入图片窗口,如图 5-4-2 所示。

插入图像后,若要调整图片大小,可选中图片并拖动图片四周的控制点。若要移动图片,可
拖动除角部控制点外任意图片位置,如图 5-4-3 所示。

2. 插入图形

PowerPoint 2016 中可以插入矢量形状、SmartArt 图形和图标。可在"插入"选项卡的
"插图"组中单击"形状"按钮来插入矢量形状,如图 5-4-4 所示。PowerPoint 2016 中可插
入九大类共 91 种形状。选择形状后鼠标指针会变成十字形,在幻灯片正文处拖动鼠标即
可绘制出形状。

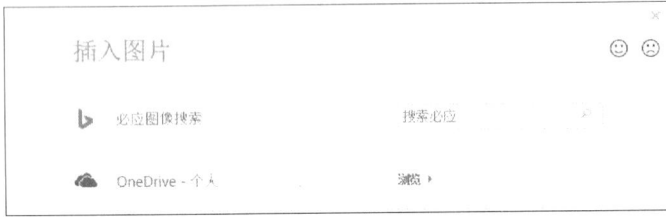

图 5-4-2 "插入图片"窗口

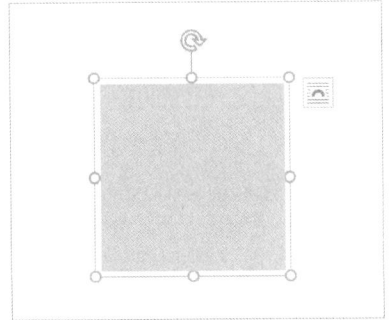

图 5-4-3 调整图片大小或移动图片

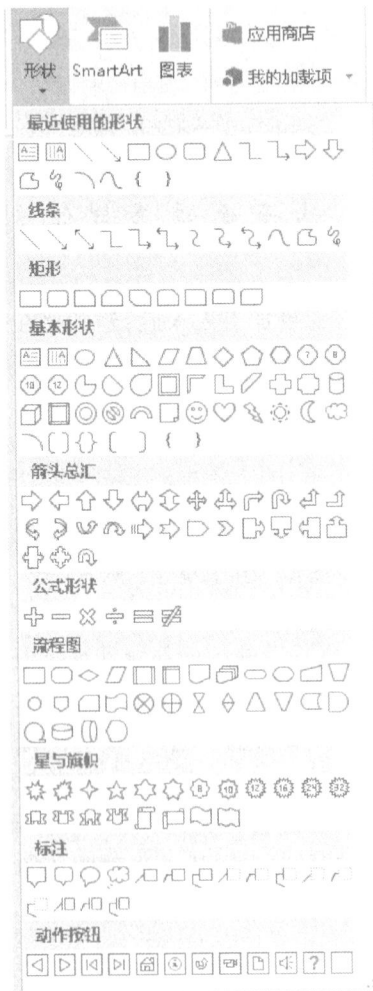

图 5-4-4 "形状"列表

形状的大小及位置调整可参照图像的调整。除此之外,也可对图形进行外观调整。选择形状后,可在新增的"绘图工具-格式"选项卡中对形状进行外观调整,如图 5-4-5 所示。

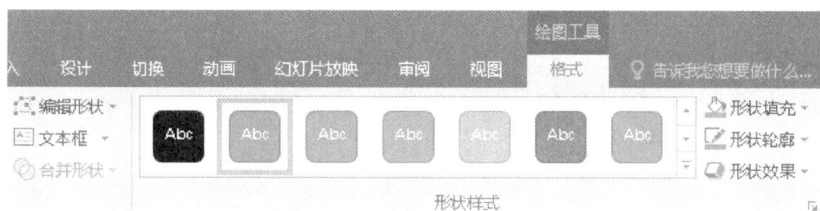

图 5-4-5　"绘图工具-格式"选项卡

5.4.2　插入文本

前面章节中大家知道了在 Word 2016 中可以使用即点即输的方法输入文本,而在 PowerPoint 2016 中想要输入文本则需要使用占位符、文本框或艺术字。

1. 占位符

占位符是幻灯片版式中预置的内容输入框,如图 5-4-6 中由虚线围成的区域,它的大小和位置由幻灯片母版决定。占位符中除了可插入文字外,还可插入表格、图表、图片、视频、SmartArt 图形等内容。

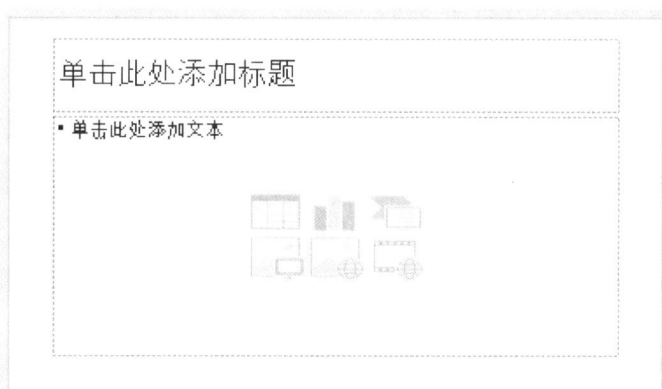

图 5-4-6　占位符

2. 文本框

使用文本框可在任意位置插入文字。在"插入"选项卡"文本"组中单击"文本框"按钮,如图 5-4-7 所示。通过横排文本框可以输入从左到右的横排文字;通过竖排文本框可以输入右对齐由上到下的竖排文字。

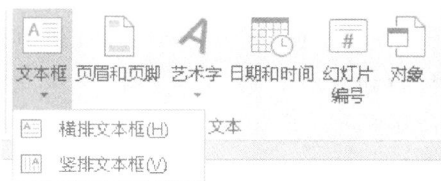

图 5-4-7　"文本"组

3. 艺术字

五彩斑斓的艺术字可为演示文稿增光添彩。在"插入"选项卡"文本"组中单击"艺术字"按钮。艺术字列表中预置了 16 种样式各异的艺术字,如图 5-4-8 所示,每种艺术字会以填充颜色、轮廓颜色和特殊效果作为名称。选择艺术字样式后,屏幕中间出现"请在此放置您的文字"艺术字,可以对其内容进行修改。艺术字可视为特殊的图形对象,其外观也可通过"绘图工具-格式"选项卡进行调整。

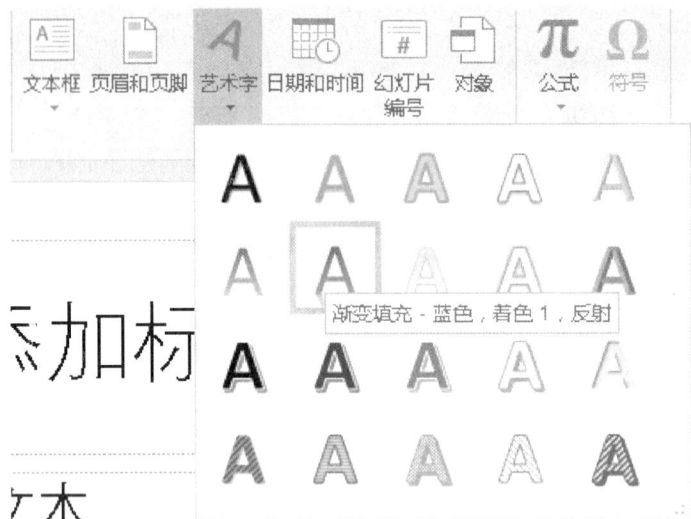

图 5-4-8　"艺术字"列表

5.4.3　插入音频、视频与屏幕录制

PowerPoint 2016 可插入本地磁盘中的音频和视频、联机视频和屏幕录制的视频,还可在带有麦克风的 PC 上直接录制音频。

1. 插入视频

在"插入"选项卡"媒体"组中单击"视频"按钮,弹出下拉菜单如图 5-4-9 所示。选择"PC 上的视频"选项可将本地磁盘中的视频文件插入到光标所在位置;选择"联机视频"选项可以将视频网站的视频插入至幻灯片中。PowerPoint 2016 支持使用 HTML 代码编写的嵌入式代码,可在视频网站获取相关代码。

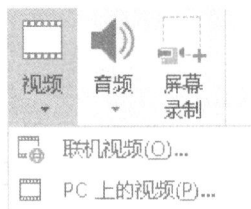

图 5-4-9　插入视频

2. 插入音频

在"插入"选项卡"媒体"组中单击"音频"按钮,弹出下拉菜单,如图 5-4-10 所示。选择"PC 上的音频"选项可将本地磁盘中的音频文件插入到光标所在位置;选择"录制音频"选项可打开"录制声音"对话框,如图 5-4-11 所示。如计算机已安装麦克风可单击红色"●"按钮开始录制,单击"■"按钮结束录制,单击"▶"按钮开始回放,单击"确定"按钮完成音频插入操作。

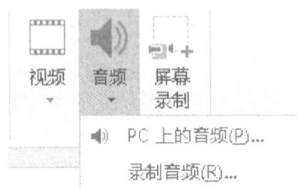

图 5-4-10　插入音频

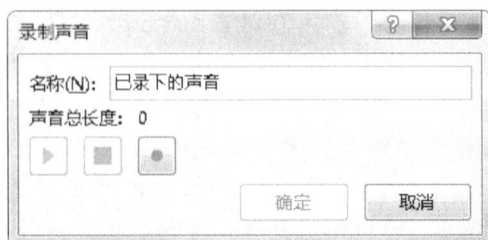

图 5-4-11　录制音频

3. 屏幕录制

在"插入"选项卡"媒体"组中单击"屏幕录制"按钮,可打开"屏幕录制"工具栏,如图 5-4-12 所示,单击"音频"按钮可开启系统声音录制,单击"录制指针"按钮可以在录制过程中录制鼠标指针移动轨迹,单击"选择区域"按钮可划定欲录制的屏幕区域,单击"录制"按钮开始录制,单击"■"按钮或按 Windows+Shift+Q 组合键停止录制并将视频插入到幻灯片中。

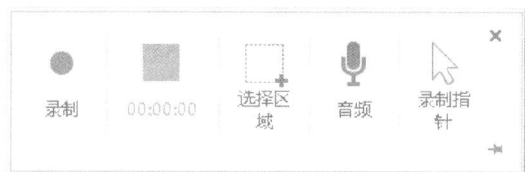

图 5-4-12　屏幕录制

5.4.4　插入链接

PowerPoint 2016 中可为幻灯片中的任意对象插入超链接或设置鼠标动作。

1. 超链接

超链接是指从一个幻灯片指向一个目标的连接关系,这个目标可以是另一张幻灯片、一个网页、一幅图片、一个电子邮件地址、一个文件,甚至是一个应用程序。选中对象后,在"插入"选项卡"链接"组单击"超链接"按钮,可打开"插入超链接"对话框,如图 5-4-13 所示。

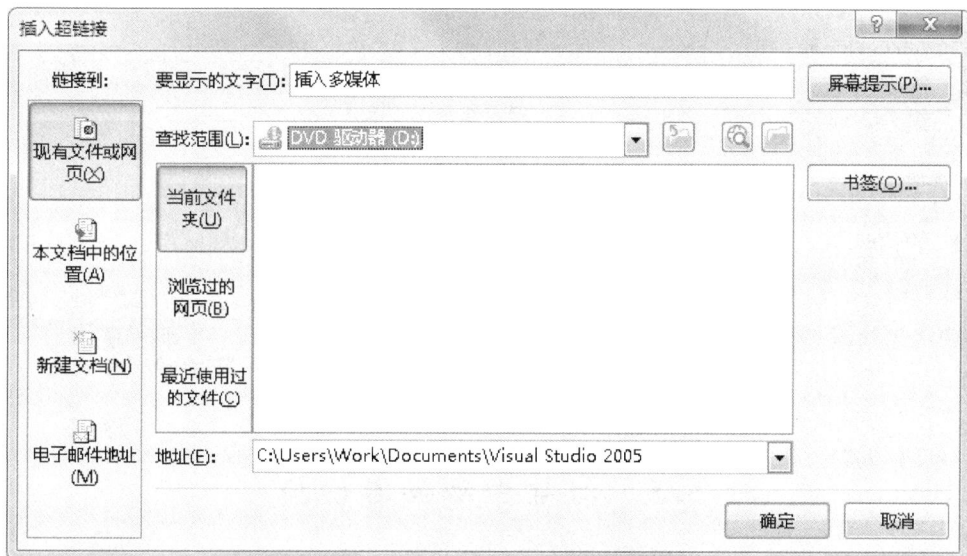

图 5-4-13　"插入超链接"对话框

PowerPoint 2016 中可插入以下四大类超链接内容。

(1)现有文件或网页。可以链接至某个文件或者网址,即单击该对象时打开指定文件或网页。

(2)本文档中的位置。可链接至本演示文稿中的其他幻灯片。

（3）新建文档。可链接至指定名称的新文档，即单击对象后新建一个演示文稿。

（4）电子邮件地址。链接至指定电子邮箱，即单击对象后启动邮件发送程序并发送邮件至指定邮箱。

2. 动作

动作是指鼠标动作，包括单击鼠标动作和鼠标悬停动作。选中一个对象后，在"插入"选项卡"链接"组单击"动作"按钮，可打开"操作设置"对话框。

（1）单击鼠标动作。可以为对象设置单击鼠标时执行某动作，如图5-4-14所示。单击鼠标时的动作包括：超链接至其他内容、运行某个程序、运行以前创建或加载的宏（需启用宏）或打开一个嵌入在幻灯片上的对象（为了使此选项可用，必须已将对象添加到幻灯片），同时可以设置在执行动作时播放声音。

（2）悬停鼠标动作。可为对象设置当鼠标指针移过时执行某动作，如图5-4-15所示。动作内容同鼠标单击动作。

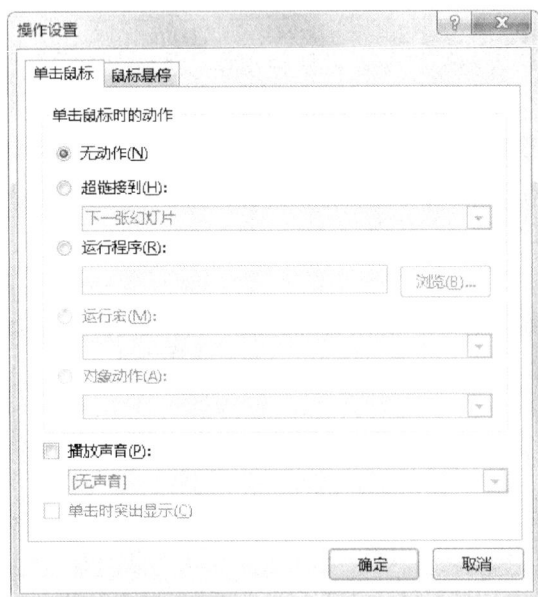

图 5-4-14 单击鼠标动作设置   图 5-4-15 鼠标悬停动作设置

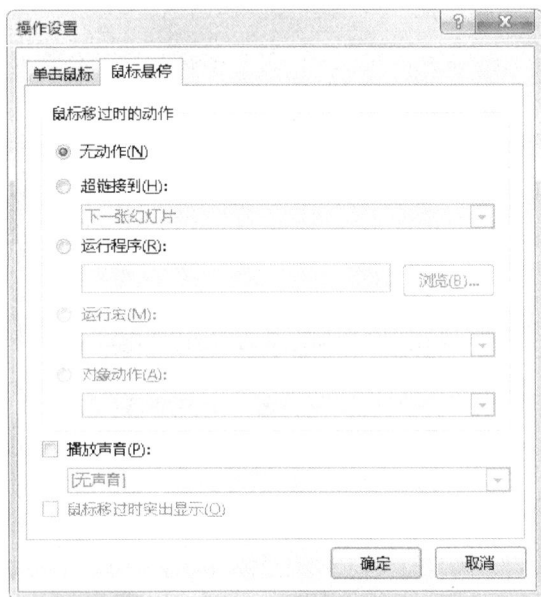

5.5 幻灯片动画与切换

5.5.1 幻灯片动画概述

为了给演示文稿增添感染力，产生动态的视觉效果，PowerPoint 2016中提供了许多幻灯片的动态效果，如像帷幕拉开一样的方式显示幻灯片。在幻灯片放映时，幻灯片各张之间可以设置相同或不同的切换效果，称为切换。而在一张幻灯片中不同的元素进入、强调、退出时，也可以添加动画效果，称为动画。

本节学习所有在幻灯片上呈现的切换和动画效果。

5.5.2　幻灯片切换

幻灯片切换效果是指从一张幻灯片切换到另一张幻灯片时中间过渡的动态效果,包含设置切换效果时的速度、声音及各种换片方式。

幻灯片切换效果有细微型、华丽型、动态内容三类,可根据不同用途选择不同的切换效果。

1. 幻灯片切换

选定要设置的幻灯片,在"切换"选项卡"切换到此幻灯片"组中,可选择多种切换动作,如"推入""擦除""切入"等。在切换效果下拉列表中可选择更多动作(图 5-5-1),如"细微""华丽""动态内容"等切换方式。通过"效果选项"命令可选择和切换动作相关的效果选项,如"自顶部""自左侧"等。

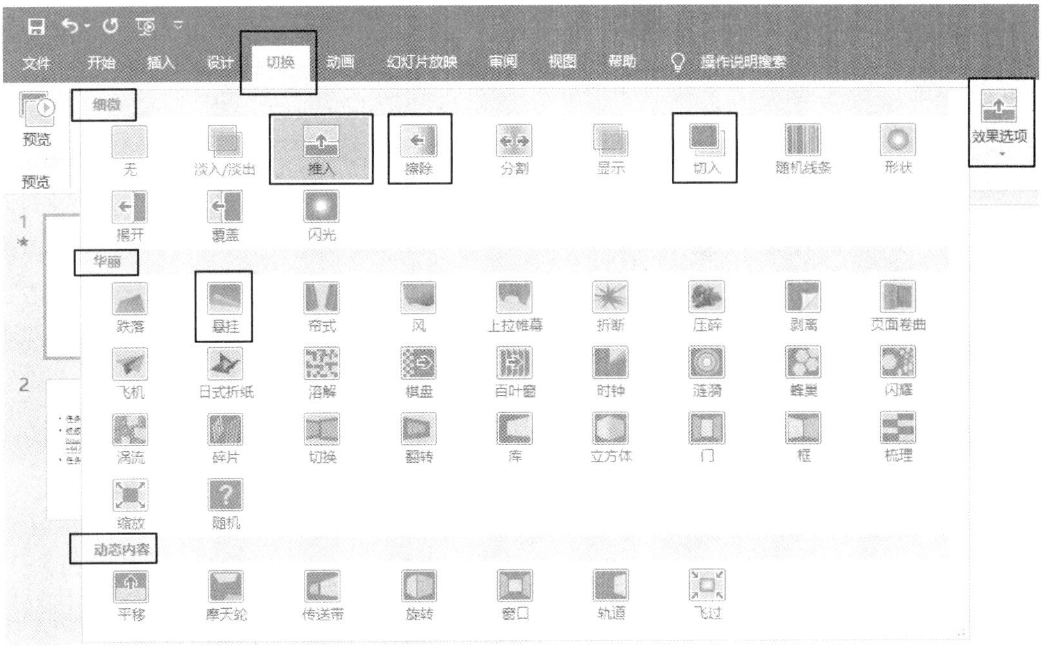

图 5-5-1　幻灯片切换方式

2. 幻灯片切换选项

在"计时"组中,可选择切换幻灯片时的声音,设置"持续时间",在"换片方式"中可设置换片时是否需单击鼠标或设置自动换片时间。设置完成后,可单击"应用全部"按钮将设置应用于全部幻灯片,如图 5-5-2 所示。

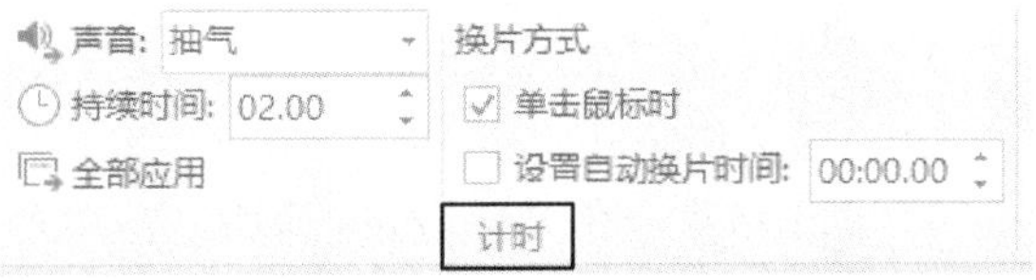

图 5-5-2　"切换"选项卡的"计时"组

如果要取消切换效果,在"切换到此幻灯片"组中,选择"无"选项,则删除选定的幻灯片切换效果;如果选择"无"选项后,再单击"全部应用"按钮,将删除所有幻灯片切换效果。

5.5.3　幻灯片动画效果

PowerPoint 2016 中,如要为幻灯片上的某一个对象设计动态效果,就要为某个对象添加独立的动画效果。PowerPoint 2016 中有 4 种不同类型的动画效果,分别为进入、强调、退出和动作路径。所有幻灯片内的文本、图片、形状、表格、SmartArt 图形等都是可添加动画的对象,PowerPoint 2016 中可以为各种对象添加出现、加深、消失、大小、色彩变化、移动等视觉动态效果。

1. 动画效果设置

选中幻灯片上的任意对象,选择"动画"选项卡,可在动画效果列表中设置各种动画效果,如图 5-5-3 所示。选择需要的动画效果即可预览。添加动画后在幻灯片编辑区对象旁边会显示动画效果的序号。

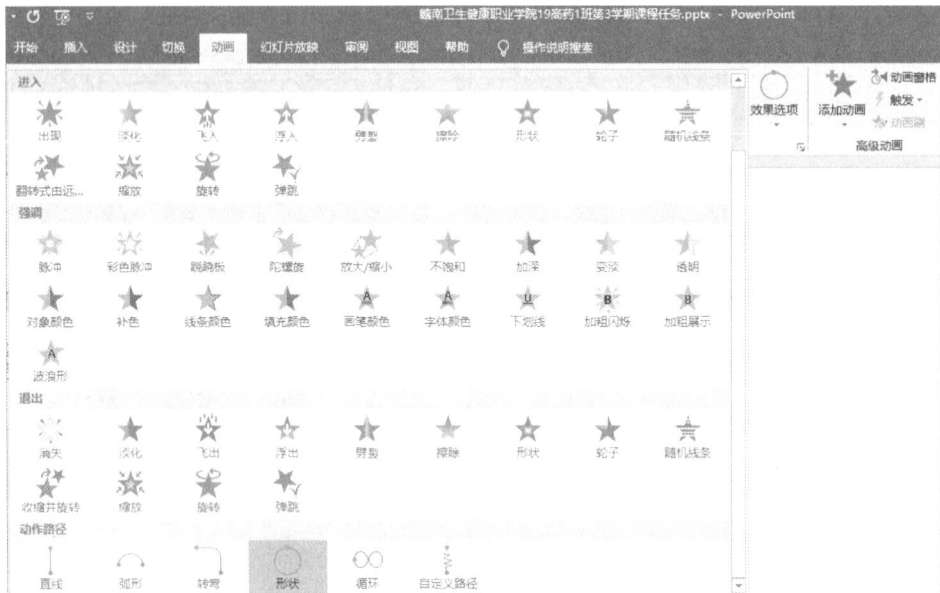

图 5-5-3　动画效果列表

（1）进入。使对象逐渐进入定点,从边缘飞到幻灯片中,可设置对象进入时伴随"出现""淡出""飞入"等动作。

（2）强调。可使对象缩小、变大、更换颜色或旋转。

（3）退出。使对象飞出幻灯片、消失或旋转离开幻灯片,可设置对象退出时伴随"消失""淡出""飞出"等动作。

（4）动作路径。在 PowerPoint 2016 中,用户根据需要可设置对象的运行轨迹,从而使幻灯片播放时更具个性化,如图 5-5-4 所示。

① 设置动作路径。可使对象沿着一定的路线或图案边缘进行移动。可设置对象进行"直线""弧形""转弯"等动作,也可以自定义路线,设置动作路径后,通常有两个图标,绿色三角箭头为路径的起点,红色三角箭头加竖线为路径的终点,封闭路径没有终点图标。鼠标右击路径即可编辑路径、反转路径方向或闭合及开放路径。

② 移动路径。鼠标指针指向路径,当鼠标指针变为"✛"形状时,拖动鼠标移动路径的位置。

③ 调整路径大小。鼠标指针指向路径周围的圆形白色尺寸控制点,鼠标指针变为"↔"形状时,拖动鼠标调整路径大小。

④ 旋转路径。鼠标指针指向"↺"控制点,当鼠标指针变为"↺"形状时,拖动鼠标旋转路径。

⑤ 编辑顶点。当路径不是直线时,在"路径"区域单击选定"路径"并右击,在弹出的快捷菜单中选择"编辑顶点"命令,路径上出现很多的实心小方块,即顶点标记,移动鼠标指针指向顶点标记,当鼠标指针变为"◈"形状时,拖动鼠标改变路径的形状。移动鼠标指针指向路径中非顶点标记处,当鼠标指针变为"✛"形状时,拖动鼠标增加顶点。在顶点编辑状态下,右击顶点可在弹出的快捷菜单中进行"添加顶点""删除顶点""退出顶点编辑"等操作。

⑥ 反转路径方向。选定"路径"并右击,从弹出的快捷菜单中选择"反转路径方向"命令,可使对象的动画路径反向。

⑦ 锁定/解除锁定路径。"锁定路径"就是移动目标后,路径不会跟着移动,还在最初设定的地方。而"解除锁定"设置是移动目标时,路径也会同时移动。此功能可在"动画"选项卡的"效果选项"中找到。

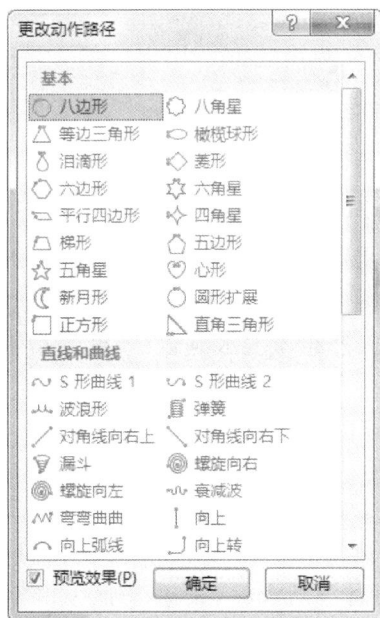

图 5-5-4　"更改动作路径"对话框　　　　　　　　图 5-5-5　"效果"选项卡

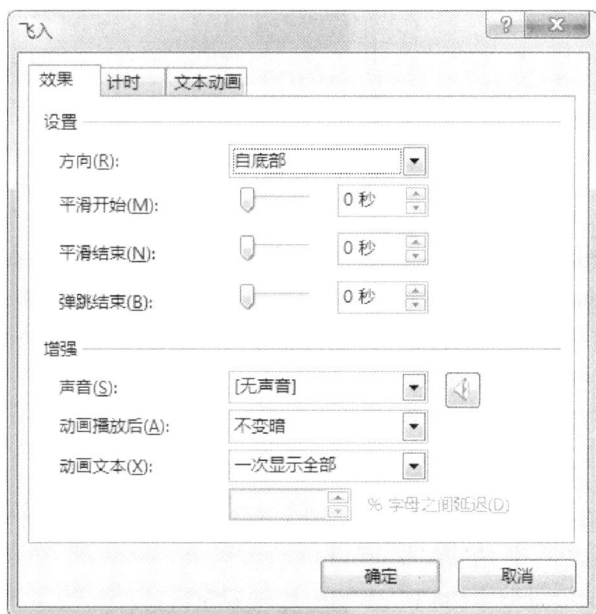

2. 动画效果选项

在"动画"选项卡"动画"组中右下角单击"显示其他效果选项"按钮,可为对象设置"其他效果选项"。

(1)"效果"选项卡(注:不同动画,"效果"选项卡中的内容不同)。"效果"选项卡如图 5-5-5 所示。

声音:通过声音设置,在播放时产生不同的音响效果。

动画播放后:增强动画播放后具有的效果,如变换颜色或隐藏等。

动画文本:此选项只对文本对象适用,可将文本按整批发送、按字/词、按字母等设置动画效果,还可设置字/词、字母之间的延迟时间。

（2）"计时"选项卡。"计时"选项卡如图 5-5-6 所示。

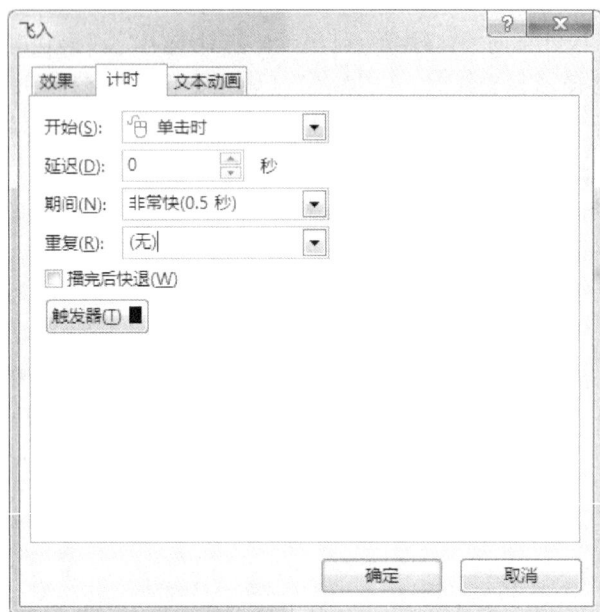

图 5-5-6　"计时"选项卡

开始：选择对象的动画触发方式，"单击时"是指单击鼠标时开始播放动画效果；"与上一动画同时"表示上一动画效果开始播放时，当前动画效果也同时开始播放；"上一动画之后"表示上一动画效果播放完后，当前动画效果开始播放。

延迟：设置动画效果启动的延迟时间，可使多个动画效果间产生重叠或延迟，该设置必须在"开始"设置后进行。

期间：设置动画效果的播放速度，可以在下拉列表中选择速度，也可以直接输入数值。

重复：设置动画效果重复播放的次数。

播完后快退：选中此复选框，该对象在播放完动画效果后会回到起始位置。

触发器：设置触发器可以更灵活地控制动画，选中"部分单击序列动画"单选按钮，就是用"开始"里的选项触发动画效果开始播放；选中"单击下列对象时启动效果"单选按钮，从其右侧的下拉列表中指定幻灯片中的某个对象，在播放时单击触发动画效果开始播放。在幻灯片放映时，凡是设置过触发器的对象，鼠标指针移到这个对象上会变成手形标记。

3. 添加动画

为某个对象添加动画时可以只添加一种动画，也可累加多个动画。同一对象若要添加多种动画，则单击"高级动画"组中的"添加动画"按钮，如图 5-5-7 所示，在该对象旁会显示添加后的动作序号，表示动画效果播放的顺序。

为多个对象添加相同的动画效果。首先为其中一个对象设置动画效果后，单击"高级动画"组中的"动画刷"按钮，再单击其他需要设置相同动画效果的对象即可。

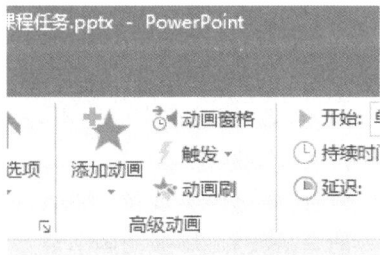

图 5-5-7　"高级动画"组

4. 调整动画执行顺序

为某个对象添加多个动作后，可对动画的顺序进行调整。如图 5-5-8 所示，在"动画窗格"中，设置动画效果的顺序，单击升序和降序按钮，调整播放顺序，也可通过鼠标拖动动画效果名称的序号来调节播放顺序。

单击动画窗格中的"播放"按钮即可播放动画效果，单击"幻灯片放映"按钮则可以播放整个演示文稿。

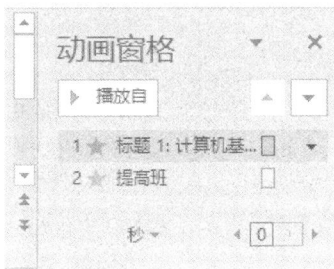

图 5-5-8　"动画窗格"

若要删除幻灯片上添加的动画，在"高级动画"组中单击"动画窗格"按钮，在右侧的动画窗格列表中，可查看所设置的动作，鼠标指针停留在此会显示动作名称，右击后选择"删除"命令即可。

动画属性设置：在动画窗格中，单击动画右侧的下拉按钮。"单击开始"表示动画效果在单击鼠标时开始，"从上一项开始"表示动画效果开始播放的时间与列表中上一个效果的时间相同，"从上一项之后开始"表示动画效果在列表中上一个效果完成播放后立即开始。

5.6　演示文稿的输出

演示文稿制作完成后，可以使用"幻灯片放映"选项卡中的相关命令预览或排练，可将演示文稿中设置的各种文本、动画、声音、视频等效果以电子演示方式向观众展示，还可进行打包、打印操作。

5.6.1　演示文稿放映方式设置

在放映演示文稿之前，一般需设置放映方式，操作方法如下。

单击"幻灯片放映"选项卡"设置"组中的"设置幻灯片放映"按钮，打开"设置放映方式"对话框，如图 5-6-1 所示。

1. 设置放映类型

PowerPoint 提供了 3 种不同类型的放映方式。

（1）演讲者放映（全屏幕）。这是演示文稿最常用的放映方式，也是默认的放映类型，放映过程完全由演讲者控制。用户可通过单击鼠标、操作键盘或设置自动放映等方法来控制幻灯片，并可录下旁白，还可用 Ctrl+P 组合键进入书写模式，勾出重要内容或进行书写，并用 Ctrl+A 组合键退出书写模式。

（2）观众自行浏览（窗口）。此方式以标准窗口形式放映幻灯片，并提供了相应的菜单命令，在放映时可复制、移动、编辑、打印幻灯片，也可设为全屏显示。

（3）在展台浏览（全屏幕）。此方式以全屏幕形式自动运行演示文稿，且演示文稿会自动选中"循环放映，按 Esc 键终止"复选框，放映完毕后会自动重新放映，但这种方式在放映前需先设置"排练计时"。此方式放映过程中只有超链接和动作按钮可以使用，鼠标和其他键的功能此时全部失效。

2. 设置幻灯片放映范围

在"放映幻灯片"选项区域中有 3 种方式可以设置幻灯片的放映范围。

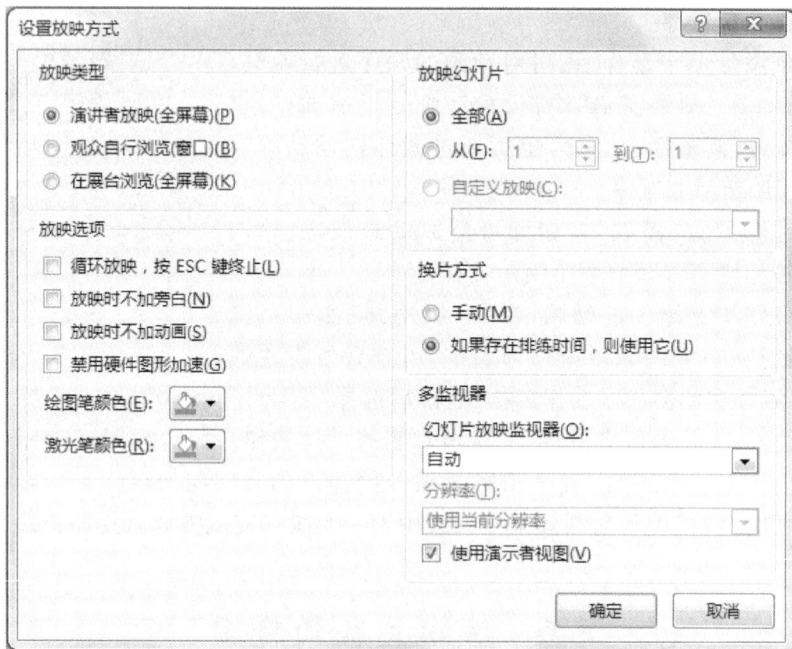

图 5-6-1 "设置放映方式"对话框

（1）全部。指放映演示文稿中未隐藏的所有幻灯片。

（2）从"□"到"□"。可放映演示文稿中部分未隐藏的幻灯片,只需在两个数值框中分别输入开始放映和结束放映的幻灯片编号即可。

（3）自定义放映。根据不同用户可以选择播放不同的幻灯片内容,具体步骤如下。

① 单击"幻灯片放映"选项卡"开始放映幻灯片"组中的"自定义幻灯片放映"按钮,在下拉列表中选择"自定义放映"选项,系统弹出"自定义放映"对话框,如图 5-6-2 所示。

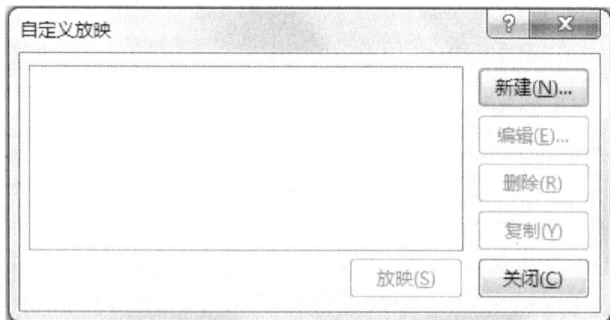

图 5-6-2 "自定义放映"对话框

② 单击"新建"按钮,弹出"定义自定义放映"对话框,如图 5-6-3 所示。先在"幻灯片放映名称"文本框中输入自定义放映的名称,然后在"在演示文稿中的幻灯片"列表框中选择需要放映的幻灯片,单击"添加"命令,可将其添加到"在自定义放映中的幻灯片"列表框中,通过右侧的上下按钮调整播放顺序,再单击"确定"按钮即可。此时,"放映幻灯片"选项区域中"自定义放映"下拉列表中就会显示输入的自定义放映名称,选择即可。

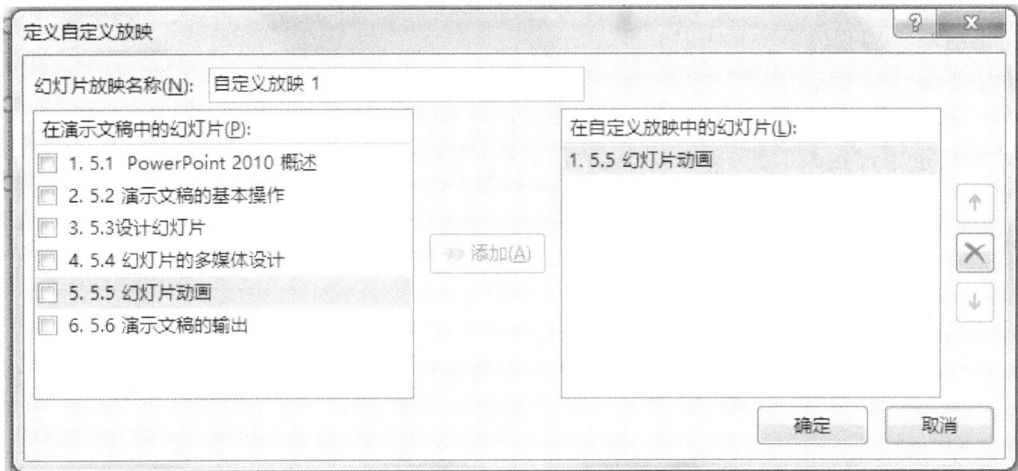

图 5-6-3　"定义自定义放映"对话框

5.6.2　演示文稿的放映与退出

1. 演示文稿的放映

设置好演示文稿放映方式后,就可以以全屏幕的方式来放映,具体方法如下。

(1) 从第一张幻灯片开始放映。

方法 1:单击"幻灯片放映"选项卡"开始放映幻灯片"组中的"从头开始"按钮。

方法 2:按 F5 键。

方法 3:单击状态栏中的"幻灯片放映"按钮。

(2) 从当前幻灯片开始放映。

方法 1:单击:"幻灯片放映"选项卡"开始放映幻灯片"组中的"从当前幻灯片开始"按钮。

方法 2:按 Shift+F5 组合键。

2. 演示文稿的播放控制

(1) 鼠标控制。

方法 1:单击屏幕空白处,可放映下一张幻灯片。

方法 2:拨动鼠标滚轮向上或向下,可后退或前进放映幻灯片。

方法 3:单击屏幕左下角"放映"工具栏中的向左或向右按钮,可后退或前进放映幻灯片。

(2) 键盘控制。键盘控制操作如表 5-6-1 所示。

表 5-6-1　键盘放映控制键

切换幻灯片	键盘按键
切换到上一张	↑、←、PageUp、P 键
切换到下一张	↓、→、PageDown、空格键
切换到第一张	Home 键
切换到最后一张	End 键

3. 演示文稿的退出

退出演示文稿有以下 3 种方法。

方法 1：按 Esc 键。

方法 2：在幻灯片上右击，选择快捷菜单中的"结束放映"命令。

方法 3：单击屏幕左下角"放映"工具栏中的"菜单"按钮，在弹出的菜单中，选择"结束放映"命令。

5.6.3　幻灯片的打印与导出

1. 打印演示文稿

选择"文件"选项卡中的"打印"选项，进入打印设置界面，可进行打印参数的设置，如图 5-6-4 所示。

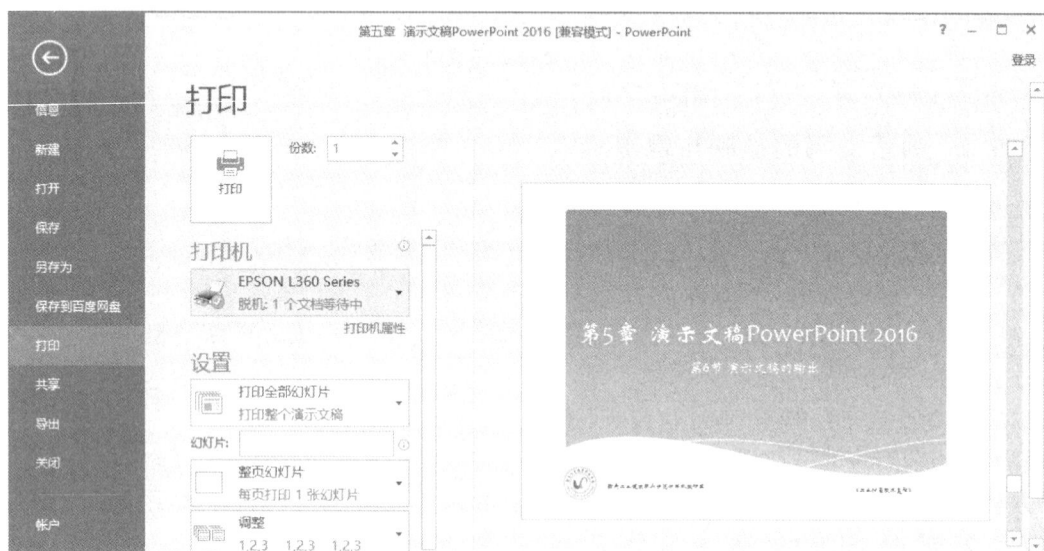

图 5-6-4　打印参数设置

（1）在"份数"数值框中输入打印的份数。

（2）如果安装了多台打印机，在"打印机"下拉列表中可进行打印机的选择。

（3）单击"打印全部幻灯片"下拉按钮，在下拉列表中可选择"打印全部幻灯片""打印所选幻灯片""打印当前幻灯片""自定义范围"中任一项，设定打印范围。

（4）如果要自定义打印范围，可直接在"幻灯片"文本框中输入打印编号。若是连续的页面，只需输入编号的首页和尾页，中间用"-"连接；若是不连续的页面，输入的各编号之间用逗号隔开。

（5）单击"整页幻灯片"下拉按钮，可选择打印"整页幻灯片""备注页""大纲""讲义"，而且"讲义"可以将多张幻灯片打印到一张纸上。

（6）单击"调整"下拉按钮，可选择连续依次打印多份或单张多份打印。

（7）单击"灰度"下拉按钮，可设置打印的颜色。

所有设置完成并预览后，单击带打印机图标的"打印"按钮即可打印。

2. 打包演示文稿

有时在不同的计算机上运行 PowerPoint 程序,会出现版本不一样或没有安装 PowerPoint 软件,会造成不兼容或打不开的情况,此时可将演示文稿进行"打包"操作,具体操作方法如下。

(1) 选择"文件"选项卡→"导出"命令,进入到"导出"界面,单击"将演示文稿打包成 CD"按钮,再单击右侧的"打包成 CD"按钮,如图 5-6-5 所示,弹出"打包成 CD"对话框。

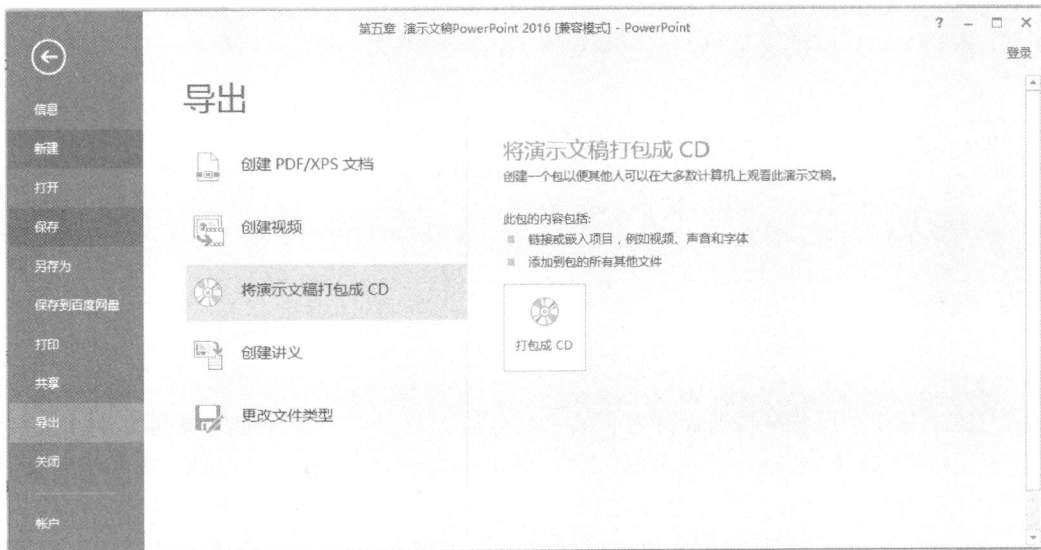

图 5-6-5　"导出"界面

(2) 单击"添加"按钮,可添加相关的文件或打包多个演示文稿。

(3) 单击"选项"按钮,可设置打包时是否包含链接文件和字体等内容,还可以设置密码保护。

(4) 单击"复制到文件夹"按钮,可将打包后的演示文稿保存到指定文件夹中;单击"复制到 CD"按钮,可将打包后的演示文稿保存到光盘,但应先准备好刻录机及光盘。

(5) 单击"关闭"按钮,完成打包操作。

3. 将演示文稿制作成视频

PowerPoint 除了利用"打包"功能来解决不兼容或没有安装 PowerPoint 软件的问题,还可以完美转换成视频文件(.wmv 文件)来进行播放,不需要第三方软件转换,非常方便,具体操作方法如下。

(1) 打开制作好的演示文稿。

(2) 选择"文件"选项卡→"导出"命令,在"导出"界面中单击"创建视频"按钮,进入到"创建视频"界面,如图 5-6-6 所示。

(3) 若要对视频质量和大小进行设置,可单击"演示文稿质量"右侧的下拉按钮,会弹出三个选项可供选择。

① 若对创建的视频质量要求较高(文件会比较大),可选"计算机和 HD 显示"选项。

② 若创建中等质量及中等文件大小的视频,可选择"Internet 和 DVD"选项。

③ 若对创建的视频质量要求不高、文件较小,可选择"便携式设备"选项。

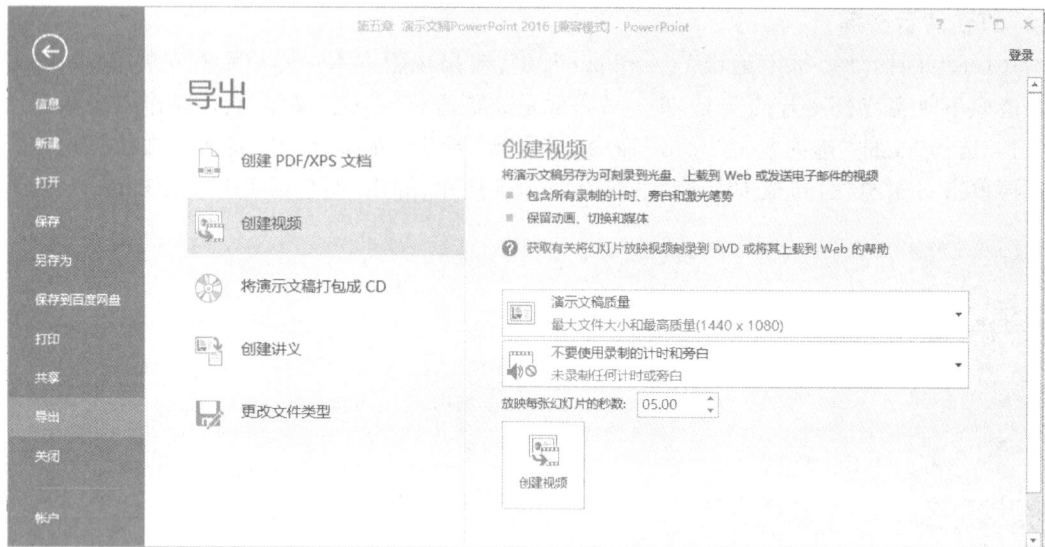

图 5-6-6 创建视频

（4）创建视频时若需录制语音旁白和激光笔运动轨迹，单击"不要使用录制的计时和旁白"右侧的下拉按钮，选择"录制计时和旁白"命令，弹出"录制幻灯片演示"对话框，选择想要录制的内容，单击"开始录制"按钮便可开始录制。

（5）默认情况下，每张幻灯片的放映时间是 5s。若要修改，可在"放映每张幻灯片的秒数"右侧的数值框中直接输入时间或者单击微调按钮来修改秒数。

（6）单击"创建视频"按钮，弹出"另存为"对话框，先选择视频保存位置，再在"文件名"文本框中输入创建视频的名称，单击"保存"按钮即可。可以通过查看屏幕底部的状态栏来跟踪视频创建过程，创建视频的具体时间取决于演示文稿的复杂程度及视频长度。

第 5 章 习题及答案

中　篇

医 学 信 息

第 6 章

卫生信息学

6.1 卫生信息学概述

随着 20 世纪六七十年代以来计算机技术、信息科学的飞速发展及其在医学卫生领域的广泛应用,诞生了一门新型的交叉学科——卫生信息学(Health Informatics),一门以信息科学、计算机科学、医学科学等其他应用科学的理念和方法为基础的一门新型的交叉学科。作为信息的重要分支,卫生信息研究的是与医疗卫生有关的任何形态的信息。卫生信息学的发展正迅速地影响和改变着医疗卫生学科,并促进了卫生信息技术(Health Informatics Technology,HIT)产业的快速发展。

6.1.1 卫生信息学的定义

卫生信息学最早起源于 20 世纪 50 年代初期,曾用名包括生物医学计算、计算生物学、生物信息学、医学计算机科学、医学信息科学、医学信息学,以及护理信息学、牙科信息学等专一化术语,使用得最多且最广的是医学信息学。20 世纪六七十年代,众多学者开始使用"医学信息学"这一术语。目前来看,医学信息学在很大范围内与卫生信息学相互交叉、相互渗透。随着"卫生"概念范围的不断扩大,卫生信息学作为一门全新的学科,尤其是在信息与通信技术发达的今天,已更加深入地渗透到医疗卫生领域。

卫生信息是卫生信息学的研究对象。广义的卫生信息是指与卫生工作直接相关的各种社会经济信息、科学技术信息、文化教育信息及人群健康状况信息等。狭义的卫生信息是反映卫生机构及相关领域的各种活动发生、发展、变化情况及影响因素的量化及抽象的数据、情报等,是卫生事业发展不可缺少的资源。卫生信息主要包括卫生服务活动信息、卫生资源的配置和利用信息、健康教育与预防。研究卫生信息学的定义要从"信息"这一个词谈起。信息学里研究的信息,首先是"数据"。数据是原始符号,信息是经过分析的可用的数据。1948 年,数学家、信息学家克劳德·艾尔伍德·香农(Claude Elwood Shannon)指出:"信息是用来消除随机不定性的东西。"控制论创始人诺伯特·维纳(Norbert Wiener)认为:"信息是人们在适应外部世界,并使这种适应反作用于外部世界的过程中,同外部世界进行互相交换的内容和名称。"我国著名的信息学专家钟义信教授认为:"信息是事物存在方式或运动状态,以这种方式或状态直接或间接的表述。"卫生信息学是一门与医疗卫生有关的信息学科知识,经过一定的分析后信息才能转化为知识。具体数据、信息、知识之间的关系在此不做过多的说明,后面再进行阐述。

若要为卫生信息学下一个精确的定义,其相近学科医学信息学的定义可以作为参考。从大多数针对医学信息学内涵的不同理解来看,其共同之处是都或多或少地体现出对医学信息学交叉学科属性的标识。医学信息学被认为是研究生物医学信息、数据和知识的存储、检索并有效利用,以便在卫生管理、临床控制和知识分析过程中作出决策和解决问题的科学。但医学信息学与卫生信息学两者之间存在差别,笔者认为卫生信息学的研究范围更为广泛,其定义可以为:研究利用信息技术进行医疗卫生学科相关数据、信息和知识的获取、处理、存储、检索并有效管理与利用的学科。

卫生信息、卫生信息学、医学信息学的区别如表 6-1-1 所示。

表 6-1-1　卫生信息、卫生信息学、医学信息学的区别

名称	定义
卫生信息	包括卫生服务活动信息、卫生资源的配置和利用信息、健康教育与预防等
卫生信息学	研究利用信息技术进行医疗卫生学科相关数据、信息和知识的获取、处理、存储、检索并有效管理与利用的学科
医学信息学	以信息学、信息管理和信息技术为依托,研究医学领域中的信息现象和信息规律,用于医学决策和管理的一门交叉学科

传统的卫生信息学侧重于医疗卫生文献资料的管理与分析研究。现代卫生信息学则主要是将信息技术应用到医药卫生各个领域,利用医疗卫生信息化的基础设施和医疗卫生信息系统,全方位地涉及所有领域的医疗卫生信息处理,包括从医院财务管理、医学图像处理到临床信息处理,从农村医疗信息化、社区医疗信息化到医院医疗信息化、区域医疗信息化、远程医疗信息化等。

6.1.2　卫生信息学的知识构成

图 6-1-1 为肖特列夫(Shortliffe)教授的生物医学信息学知识框架。左侧表示生物医学信息学研究对象的层次,可以从分子水平逐级上升到基因水平、蛋白质水平、亚细胞水平、细胞水平、组织水平、器官水平、个体水平,再上升到公共卫生水平;右侧表示该学科所采用或与其相关的科学技术,包括计算机科学、临床医学及生物工程学、生物医学科学、认知学及管理学、流行病学及生物统计学等。两者交叉衍生出生物医学信息学的若干亚学科,如生物信息学、影像信息学、临床信息学、公共卫生信息学等,以上统称为生物医学信息学。

考虑到我国在医疗卫生方面术语应用的传统和惯例,本章仍使用"卫生信息学"这一术语,且不涉及生物信息学层次的内容。

从学科知识体系构成来看,一门学科的理论体系由三个层次组成,即学科支撑理论、学科基础理论和学科应用理论,如图 6-1-2 所示。医学知识和卫生学知识构成了卫生信息学的主要知识,另外,还加入了信息学知识、管理学知识、计算机科学、临床信息学、公共卫生信息学、区域卫生信息学等理论知识,并对这些知识进行组织、加工、检索、评价与创新等。

6.1.3　卫生信息学的研究内容

卫生信息学在医学实践、医学教育及医学研究中发挥了重要作用,并逐渐渗透到医疗健康、生物医学等领域的信息加工和信息交流等方面,如电子病历系统、临床决策支持系统、医学图像

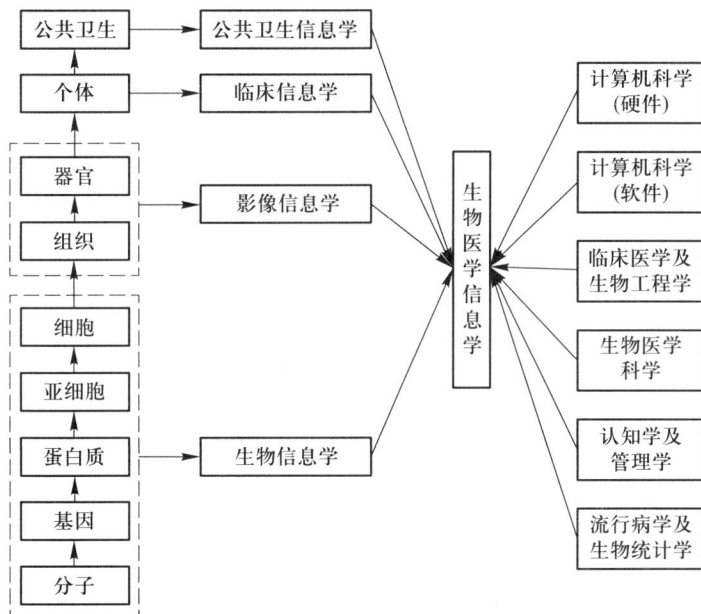

图 6-1-1　生物医学信息学的知识框架

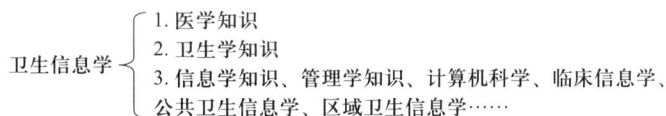

图 6-1-2　卫生信息学的知识构成

处理系统、生物信号分析处理等。卫生信息学既有明显的应用性,又有基础理论性。随着卫生信息学相关研究与应用的不断发展,其研究内容也日益明确。

目前,卫生信息学可以分出 3 个不同层次的研究内容:计算机科学基础、应用方法信息学及应用信息学。卫生信息技术主要属于第一层次;卫生信息处理主要属于第二个层次;医疗卫生信息系统的设计、开发与应用研究主要属于第三个层次。这三者是相辅相成的,卫生信息技术主要针对医疗卫生信息系统的研究与开发,医疗卫生信息系统的功能越强大和全面,越有利于卫生信息学开展其应用方法的研究,从而处理医学和卫生科学所有领域的信息。

1. 卫生信息技术

卫生信息技术是以计算机技术和通信技术为主,研究卫生信息的获取、传输和处理的一门综合性技术。目前,卫生信息技术已经在我国医疗卫生领域中得到了广泛的应用,促进了我国卫生信息化的建设。卫生信息技术主要涉及以下基本技术。

（1）计算机网络。

（2）数据库。

（3）软件工程。

（4）医疗企业集成。

（5）数据仓库与数据挖掘。

2. 卫生信息处理

在信息社会中,信息、物质与能量构成现实世界的三大要素。卫生信息包括生物医学和医疗卫生健康领域的各种信息,以及人类的卫生信息处理过程。对于人类的个体来说,卫生信息处理的基本过程包括信息获取、信息传递、信息处理与再生、信息利用等。其中,信息获取涉及信息感知、信息识别等子步骤;信息传递涉及信息变换、信息传输、信息交换等子步骤;信息处理与再生涉及信息存储、信息检索、信息分析、信息加工、信息再生等子步骤;信息利用涉及信息转换、信息显示、信息调控等子步骤。

3. 医疗卫生信息系统

医疗卫生信息系统是结合生物医学和卫生健康的科学理论与方法,并应用信息技术实现预防保健、医疗服务等一体化管理和决策的系统。医疗卫生信息系统是信息技术在生物医学和卫生健康领域的典型应用。目前,常见的医疗卫生信息系统包括医院信息系统、临床信息系统、妇幼保健信息系统、社区卫生信息系统、临床决策支持系统、远程医疗系统等。

6.1.4 卫生信息学的应用领域

我国卫生信息化建设经历了从无到有,从局部到全局,从医院向其他各个业务领域不断渗透的过程,医院信息化与区域卫生信息化逐渐成为医疗卫生服务体系不可或缺的部分,也是卫生信息学的两个主要应用领域。

1. 医院信息化

医院信息化要求以电子病历为出发点,围绕与电子病历相关的医疗业务和管理业务,以及相应的网络、硬件、软件、安全、标准等支撑体系,进行规划与设计,最终促进信息资源在临床医疗和医院管理中的高效利用,进而提高医疗质量和效率、减少医疗问题、降低医疗成本、优化资源配置。

临床医疗业务信息化需要全面支持医院医护人员的临床活动,涵盖患者诊疗过程的所有环节,规范临床诊疗流程,采集、存储、处理和显示患者临床诊疗信息,积累和提供医学知识,提高医护人员工作效率,并支持临床咨询、辅助临床决策,为患者提供优质、高效的医疗服务。

医院管理业务信息化要求融合成功的医院管理思想和技术,运用现代化管理理念和流程,整合医院已有信息资源,创建一套支持医院整体运行管理的统一高效、互联互通、信息共享的系统化医院运营和医院资源管理平台。

2. 区域卫生信息化

2009 年,中共中央、国务院颁布了《关于深化医药卫生体制改革的意见》和《医药卫生体制改革近期重点实施方案(2009—2011 年)》,标志着我国新一轮医药卫生体制改革(简称新医改)全面启动。新医改方案把"建立实用共享的医药卫生信息系统"列为"八大支柱"之一,卫生信息化被提到前所未有的高度,遇到了难得的发展机遇。以电子健康档案为核心的区域卫生信息化建设成为卫生信息化的建设重点。

区域卫生信息平台包括以下几类用户:居民个人、医疗卫生服务提供机构、公共卫生专业机构、卫生行政部门及保险、药监、计生、公安、民政等相关部门)。

区域卫生信息化建设涉及四大要素:一是居民电子健康档案;二是基于居民电子健康档案的区域卫生信息平台;三是基于区域卫生信息平台的业务应用系统;四是国家统一的信息标准与规范,如图 6-1-3 所示。

居民电子健康档案	区域卫生信息平台
业务应用系统	信息标准与规范

图 6-1-3　区域卫生信息化建设四大要素

6.1.5　卫生信息学的发展趋势

目前,卫生信息学研究已全方位地涉及医疗卫生和健康领域,成为世界各国医疗卫生建设的重要组成部分。卫生信息学发展日新月异,有很多机遇,但同时也面临诸多挑战,其发展趋势可以概括为以下几个方面。

1. 电子病历是卫生信息学可持续发展的领域

电子病历建设是实现区域范围以居民个人为主线的临床信息共享和医疗机构协同服务的前提,不仅能保证健康档案"数出有源",还有助于规范临床路径、实现医疗过程监管,提高医疗服务质量和紧急医疗救治能力。

近年来,电子病历已成为卫生信息学的研究重点,其中,基于电子病历的区域医疗协同和临床数据挖掘与应用、电子病历安全和隐私保护等已成为卫生信息学研究迫切需要解决的热点问题。

2. 电子健康是卫生信息学发展的重要战略方向

电子健康(e-Health)是指以计算机网络为依托,以健康需求为导向,以电子健康档案为基础,提供个性化服务的国民健康综合信息平台。

电子健康为全面掌控人群健康信息,做好疾病预防、疾病控制和健康促进等带来了全新的机遇。同时,电子健康的发展将对我国今后人口与健康领域的服务信息化、管理信息化产生深远影响,并且与人口决策支持系统的建设高度关联。因此,作为各国医疗卫生体制改革和健康服务体系建设必备的重要基础,电子健康的研究和应用必将成为卫生信息化发展的重要战略方向。

3. 数字医疗技术是提高医院未来竞争力的关键

数字医疗即医疗服务的数字化、网络化、信息化,是指将计算机科学和现代网络通信技术及数据库技术应用于整个医疗过程的一种新型的现代化医疗方式,是公共医疗的发展方向和管理目标。

数字医疗设备的出现,大大丰富了卫生信息学研究的内涵和容量。从一维信息的可视化(如心电、脑电等重要的电生理信息)到二维信息的可视化(如 CT、MRI、彩超、数字 X 光机等医学影像信息),进而到三维或四维信息的可视化(如实时动态显示的三维心脏信息),这些信息极大地丰富了医生的诊断技术,使医学进入了一个全新的可视化的信息时代(如外科手术导航、影像立体重建、人工器官的个性化再造、有创诊疗手术的虚拟仿真等)。

在数字化医疗中,患者能以最少的流程完成就诊、医生诊断准确率大幅度提高、实现医疗设备与医疗专家的资源共享等,从而能极大提高医院竞争力。目前,数字医疗主要关注数字化医疗设备、数字化医疗网络、数字化医疗系统及基于数字化医疗系统的服务等方面的研究。

4. 医疗卫生信息系统的开发和应用正逐步向纵深发展

医疗卫生信息系统是卫生信息学的基础课题,随着信息技术在医疗卫生各个领域的深入应用,医疗卫生信息系统建设获得了较好的经济效益和社会效益,并逐步向纵深发展。

一方面,以医院管理和电子病历为重点,推进医院信息化建设,需要对现有医院管理信息系统、实验检验系统、影像存储与传输系统、临床信息系统等医疗软件进行完善和集成。另一方面,需要进一步拓展数字医院建设范畴,积极研发诸如数字化虚拟仿真、临床知识库、临床诊疗决策支持、数字医疗机器人等相关的数字医疗系统,不断丰富卫生信息学的研究内涵。

远程医疗与区域医疗信息化能够促进医疗资源合理利用,缓解医疗资源紧张状况。通过区域卫生信息平台和系统实现区域医疗业务协作、业务联动和协同信息共享,可进一步拓展卫生信息学研究的应用范畴。

5. 新一代信息技术与卫生信息管理的融合成为研究热点

传统医疗行业存在医疗系统碎片化、医疗"信息孤岛"、医疗资源供不应求、系统与系统之间难以在"云端"实现数据的互通互享、医院与医院之间的交流不畅、医生与患者之间的信息传递慢等问题,我们亟需一种更可靠的技术来强化数据的共享、分析与决策,为卫生信息管理提供有效支撑。智慧医疗——以患者数据为中心的医疗服务模式应运而生。近年来,随着物联网、5G、人工智能与区块链技术的发展,以及关联产业的壮大并赋能其他产业,网络空间的连接模式又产生了巨大变化,人与人、人与物、物与物在未来都会成为一个相互连接的网络节点。

物联网技术进入医疗领域是为卫生信息化的转型提供了一个新的转机。1999 年,美国麻省理工学院创建了"自动识别中心",首次提出了"在物联网中万物皆可互联互通"的说法,并阐明了物联网的含义,即"借助无线射频传感识别等物理设备,实现物理空间里的各种物体与虚拟的互联网互联互通,进而对上述物体进行智能化识别和管理。"目前物联网在远程监护、家庭护理、急救处理、人员定位、医疗手术的跟踪监控等方面,已经有了初步的运用。我们相信随着物联网技术的提高,其在医院卫生信息化乃至及未来中国"医改"提供的服务能力会更加重要。

6.2 卫生信息管理

6.2.1 数据、信息、知识与智慧

在信息社会中,由于数据(Data)、信息(Information)、知识(Knowledge)与智慧(Wisdom)四者之间有着密切的相关性,常被混淆使用。其实,数据是形成信息和知识的源泉,它只是记录事物的原始符号,没有考虑数据之间的种种关系。只有不断解释或分析数据,才能创造出信息或知识,在此基础上再产生的判断、谋略或行动就是一种智慧。

1. 数据与信息

数据是从客观世界中收集的原始素材。从形式上讲,数据可以是数字、文字、图片、声音、动画、影像等任意一种可供加工处理的表达形式,如 30℃、1 m。也可以说,数据是信息可再解释的形式化表示,适合于人和计算机通信、解释或处理。数据不等于信息,信息是对数据的解释,是从数据中提取的有意义的或有用的事实,即被解释的数据称为信息,如明天当地气温 30℃。信息

是根据人们的目的按一定要求进行加工处理所获得的有用的数据。

数据与信息之间的关系:数据是原材料,信息是产品;数据是信息构成的基础,信息是处理后的有用数据。在信息管理层次中,较低层次的信息往往会成为较高层次信息的数据。从这个意义上说,信息由低向高传递的过程也是信息(数据)不断综合提炼的过程。

2. 信息与知识

知识具有内在的复杂性和开放性,这使得人们很难对其进行较为明确的定义。《韦氏词典》对知识的解释是:"知识是通过实践、研究、联系或调查获得的关于事物的事实和状态的认识,是对科学、艺术或技术的理解,是人类获得的关于真理和原理的认识的总和。"

信息与知识之间的关系:人们不仅可以通过信息感知世界、认识世界和改造世界,而且能够将获得的信息转变为知识,继而再转化为智慧(主观知识),并将其作为认识世界和改造世界的武器,进而产生新的知识,新的知识又会转化为新的信息,并通过一定的物质载体记录下来,可以进行存储、传递和使用(客观知识)。由此可见,知识是经过加工的信息,是信息增值链上的一种特定的信息。

3. 知识与智慧

智慧表现在人如何正确地运用所掌握的知识,根据已有的知识经验,针对客观世界的问题,进行分析、演绎,找出解决方案的能力。例如,知道蔬菜、水果、蛋奶、肉的营养元素和价值,这是知识,但是根据个体健康情况,做到科学合理膳食才是一种智慧。知识只有转换为智慧,才能显示其真正的价值。正如图 6-2-1 中的 DIKW 模型(Data-to-Information-to-Knowledge-to-Wisdom Model)所示,智慧的产生基于已有知识,智慧应用基于知识的选择。

4. 数据、信息、知识与智慧之间的转换

信息在数据解释和决策中扮演着关键的角色。从数据到信息、知识再到智慧的过程,是一个不断重用和提炼的过程,数据在不断使用中提升为信息,信息在反复应用中转化为知识,知识通过进一步分析、演绎形成智慧,如图 6-2-2 所示。例如,临床医生对患者进行诊断时,需要获得该患者与疾病诊断的相关信息。为此,医生可以通过现有的各种载体,以便获得尽可能多的与疾病诊断有关的数据。医生可通过中医的望、闻、问、切的传统方法,也可通过测量体温、血压,检查血常规、肝功能、CT、B 超、心电图、脑电图等各种手段来获取与患者病症相关的数据。医生通过以往的经验和知识,有选择性地收集所需要的数据,然后对这些数据进行解释和分析,最后获得与患者诊断结果相关的有用数据(信息),从而作出诊断决策。显然,体温、血压、CT 图像、检验数据及中医的四诊数据等均是患者当时体征的反映,是医生明确诊断信息(或知识)所必需的数据。

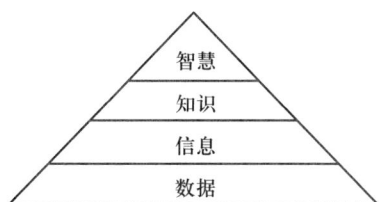

图 6-2-1 DIKW 模型

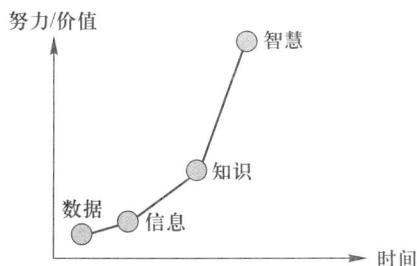

图 6-2-2 从数据到智慧的过程

临床医生在观察某一患者的过程中产生的数据,以及对这些数据进行解释或推理得到有利于诊断决策信息的过程如图 6-2-3 所示,图中标有"信息"的箭头表示反馈给临床医生的第一个循环。通过仔细研究大量类似的医学方面的解释,或者通过收集来自大量患者的数据解释,最后归纳推理得到新的见解和信息(知识),这些知识能更好地帮助医生制订临床治疗方案。然后,这些知识又被增添到医学知识体系中。反过来,这些知识又可以作为解释其他数据的知识。这一过程可以借助计算机开发相应的临床决策支持系统软件来实现。

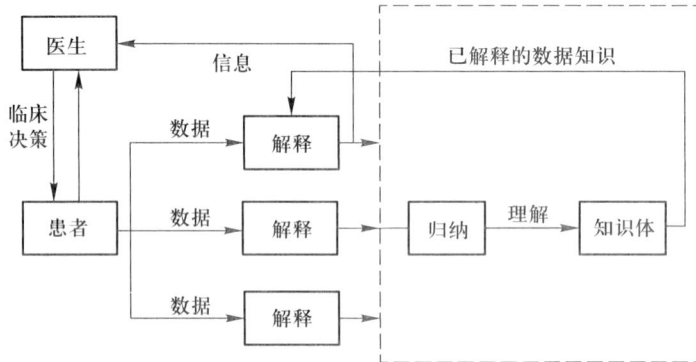

图 6-2-3 临床数据、信息、知识与智慧的转换过程

6.2.2 卫生信息的管理

卫生信息是指一切与生命健康科学有关的信息,它来源于人类对生命科学的研究和理论创见。因此,卫生信息涵盖的范围非常广泛,包括从分子到组织、器官、个体、群体水平。卫生信息管理就是要对这整个范围内的信息及所涉及的相关服务进行相应的管理。

1. 卫生信息

医疗卫生机构是卫生数据、信息和知识密集型的组织。卫生信息涉及医疗卫生各个领域,内容广泛而复杂。可以根据不同的划分原则,从不同的角度对卫生信息进行以下分类。

(1)根据卫生信息的存在方式划分人体内信息与人体外信息。人体内信息是指与生命现象有关的在人体内不同层次(基因、核酸、蛋白质、细胞、器官、系统、整体等)发生、传递、接收并执行生命系统功能的各种信息。人体外信息是指与医学研究、医疗活动、医院管理及药学研究、药物生产、流通和使用等有关的各种信息。

(2)根据卫生信息的来源划分系统内部信息与系统外部信息。系统内部信息主要来自医学领域各业务部门、医疗卫生活动全过程、医学科学和技术的发展及医学卫生行政管理等,并以统计、报表、原始数据、分析、总结、资金、供应、库存、设备、药品、床位、人员、原始记录、病案、规章、标准等形式表现出来,多属一次性信息。系统外部信息是指反映医学卫生系统外部环境变化的信息。

2. 卫生信息管理阶段划分

卫生信息管理有着非常悠久的历史,人类自从有了医疗行为就开始了卫生信息管理工作。医院产生后,卫生信息管理开始逐步规范,并为医学临床研究奠定了基础。现代信息技术在医疗工作中的应用,则使卫生信息管理发生了革命性的变革。

概括地讲,可以把卫生信息管理划分为 4 个发展时期。

（1）传统管理时期。20 世纪 50 年代以前。这一时期主要以手工方式为主、机械化操作为辅来管理患者病历及其他的医学文献，因此也可以称为医学文献管理时期。

（2）技术管理时期。20 世纪 50～80 年代初期。随着计算机的发明及其在医学工作中的应用，医疗机构开始使用计算机来处理医学数据和信息，首先是在操作层面上实现计算机化，包括医院的财务管理、病案首页管理，随之而来的是医院管理信息系统，主要在医疗机构的部分科室进行日常工作的计算机管理。

（3）信息管理时期。20 世纪 80 年代到 21 世纪 10 年代。这一时期是在技术管理时期的基础上，将医疗机构信息活动涉及的各种要素（数据和信息、信息生产者、信息管理技术等）都作为信息资源的要素而纳入管理的范畴。

规模较大的医疗机构成立信息管理的专门机构，如信息科、信息中心等，医院信息化也从管理工作信息化转向临床工作信息化，为医务人员配备工作站，普遍使用电子病历、医学辅助决策支持系统、图像传输与管理系统等，从而使医疗机构的医学信息与医务人员的活动联系起来，形成了以信息资源为主要特征的集成管理，卫生信息管理也得以真正建立在科学、合理的基础之上。

（4）基于人工智能大数据时代的知识管理时期。21 世纪 10 年代以后，随着互联网时代的到来，大数据分析和应用技术蓬勃发展，逐渐赋予数据实际的"生产力"。随着生物医学技术的快速发展和信息技术在医疗机构各项工作中的普遍应用，当前医院信息化的核心问题已经不再是数据或信息资源开发的问题，而是如何充分利用这些健康医疗大数据和信息的问题。由信息管理向人工智能时代下知识管理转变是卫生信息化发展的首要趋势。

6.2.3　卫生知识的管理

卫生知识管理是卫生信息管理的高级阶段。同时，医疗机构是知识密集型组织。因此，实施卫生知识管理很有必要。

1. 卫生知识

卫生知识是人类在同疾病斗争的过程中所积累的经验和认识的总和。卫生知识可以分为显性知识和隐性知识两大类。显性知识是指医疗机构中能够以编码化的文字、图像、声音等形式存在于书本、数据库、磁盘、光盘等载体上的有形知识，如医学书籍、杂志、文本病历、影像片、电子数据库等各类文档中的知识。隐性知识是依附于医务人员的大脑、诊疗程序或某种情景中的无形的非编码化的知识，如医务人员的临床经验、诊疗能力及技巧等。在医疗机构的各项工作中，隐性知识是知识的主体，比显性知识更完善、更能创造价值，因为隐性知识是建立在很多信息的基础之上，在与大脑的耦合关联之上建立起来的，决定了对显性知识的获取与应用能力。因而隐性知识是决定医疗行为成功与否的关键。

2. 临床工作中医学知识的形成

循证医学诞生以来，包括临床工作在内的医疗卫生事件的决策正在由传统的经验决策向循证决策转变，这在很大程度上提高了决策的质量和水平。循证决策是指依据证据进行决策。证据就是知识，因此医学知识管理是循证决策系统的基础。在临床工作中，从医学数据提升到医学知识，大体上要经历以下 4 个环节。

（1）发现患者的现实需求和潜在需求。由于医学知识最终是为患者服务的，因此在信息提升为知识的过程中，对信息的选择、分析和评价始终都应该紧紧围绕患者的需求。

由于患者受自身知识结构的限制,因此患者在表述自身需求的时候,在初始阶段可能会是含混、粗略和不清晰的,它需要医务人员通过良好的沟通技巧引导患者表达自己的需求,使患者在信息的交流中不断深化对自身需求的认识和理解,同时激发出其潜在需求的意识,这样才能使信息的选择和分析过程有的放矢,目标明确。

(2) 对现有的信息源进行选择和评价。医学知识用来支持医务人员的决策和行动,主要是用来解决临床的实际问题,因此信息的获取更多地依赖于对患者实际状况的考察与分析。

在这个过程中,掌握患者的第一手资料非常重要。医务人员要善于通过各种方式获取患者的信息,除了利用各种检查、检验仪器,还要善于通过对患者的观察和与患者的交流获取患者的信息。

(3) 过程分析和问题诊断。医务人员在收集和处理大量第一手信息和第二手信息的基础上,根据特定程序和分析方法,识别和发现患者疾病的主要原因。

在该阶段,医务人员主要调动自身的隐性知识,包括专业技能、经验、发现问题和分析问题的能力来对疾病给予解释和说明。英国学者格雷(J.A.Muir Gray)认为,限制循证医学发展的首要因素也许不是方法和手段,而是我们的态度和观念等(隐性知识)。

(4) 将信息提升为知识。这是最关键的环节,也是信息增值潜力最大的环节。在这一阶段,医务人员要在准确把握患者需求的基础上,针对患者的疾病提供治疗方案和参考意见。这并不仅仅是对患者信息汇总和归纳的过程,而是根据信息中所提供的信号和依据提出自己创见的过程,也就是知识创新的过程。在现代信息社会中,每个人面对的显性知识环境是相同的,但是为什么不同的人做出来的决策质量会有很大差异呢?主要是因为每个医务人员的隐性知识水平不同所致。医务人员需要凭借自身的洞察力和前瞻性,对患者当前问题和可能预后提出看法,这是在大量采集和分析已有客观信息的基础上提出的主观看法。从这个意义上讲,医务人员所拥有的决策能力更多地取决于其所拥有的隐性知识,而不仅仅是显性知识。

3. 知识管理

新兴的知识资本、知识经济、信息经济与后工业时代出现的体验经济和注意力经济把人们的工作、学习、交流和生活带进了虚拟经济的范畴,在这个过程中"知识管理"应运而生。知识管理(Knowledge Management,KM)是 20 世纪 90 年代在学科领域中兴起的一个新领域,当前已经发展成为影响最广、作用最大的管理领域之一,成为一门受到广泛关注的富有生命力的新学科。知识管理是指对知识进行管理及运用知识进行管理的过程。

知识管理的对象是知识和知识资源,目标是实现知识共享,核心是知识创新并最大限度地激发人的智力潜能。

知识管理有狭义和广义之分。狭义的知识管理是针对知识本身的管理,包括对知识的创造、获取、加工、存储、传播和应用的管理;广义的知识管理不仅包括对知识本身的管理,还包括对与知识有关的各种资源和无形资产的管理,涉及知识组织、知识设施、知识资产、知识活动、知识人员等的全方位、全过程的管理。

4. 卫生知识管理

卫生知识管理是对卫生知识的产生、收集、组织、传播、交流和应用等相关过程的系统管理,包括对显性医学知识和隐性医学知识的管理。卫生知识管理是知识管理理论和技术在医疗机构各项工作中的具体运用。

知识管理的本质就是知识的复用、创新,落实到卫生知识管理层面,其核心就是要创造一种显性医学知识与隐性医学知识相互转化的机制和平台,实现卫生知识有序化及卫生知识的交流与共享,使管理在线化、知识赋能化和人机智能化,提高医务人员和医疗机构整体的医学知识水平、技能与素质,实现医学知识创新和技术创新,提高医疗技术水平和服务质量,使医疗机构在日趋激烈的市场竞争中求得生存和发展。

6.2.4 卫生数据管理、信息管理与知识管理之间的关系

早在 20 世纪 80 年代,美国学者马钱德(D. A. Marchand)和霍顿(F. W. Horton)就提出信息管理的 5 个发展阶段,即物的控制、自动化技术的管理、信息管理、商业竞争分析与智慧、知识管理。

1. 卫生数据管理和信息管理是知识管理的基础

在卫生信息管理的实际工作中,知识管理与数据管理、信息管理具有非常密切的关系。在卫生信息增值链上,数据管理、信息管理和知识管理既相互支持又相互依存。

卫生数据管理是以计算机科学为中心,重点研究信息管理和知识管理的技术基础,内容包括数据库的规则、流程、控制、维护、设计、操作和安全,目的是确保医疗机构的数据流能够及时、准确地采集和汇总。

卫生信息管理以管理科学为中心,将信息、经费和人力资源共同视为医疗机构的战略资源,重点研究在信息技术基础之上,如何有效地采集、获取、集成和利用信息资源,以满足当前和未来的信息需求。

从管理对象上讲,卫生信息管理包含了信息技术和信息资源两个要素。数据管理和信息资源管理为知识管理奠定了基础。

2. 卫生知识管理是信息管理和数据管理发展的高级阶段

当下提出的数字经济无不是知识管理水平的体现,知识管理在不同的领域应有不同的指导思想、人文科学和管理伦理。卫生知识管理仍然以管理科学为核心,以客户端(患者)需求为主,贴合实际,一切从客户端的需求和利益出发,将信息和知识资源视为医疗机构的战略资源。

从管理对象上讲,知识管理包含了信息技术、信息资源和人力资源 3 个要素。知识管理追求的目标是在利用信息技术搭建的网络平台上,把人力资源和信息资源整合起来,形成知识资源的快速流动和共享,形成隐性知识(人力资源)和显性知识(信息资源)的相互转化,并推动知识创新,尽可能缩短知识创新的周期,降低知识创新的成本,使医疗机构的知识资源能够不断地创造新的价值。

6.3 卫生信息标准化

信息的产生、存储、传递涉及不同的应用软件系统,如果各系统采用私有的数据字典、存储格式和信息交换标准,将使系统与系统之间信息交互无法进行。而如果采用信息标准化,系统就可以和所有遵循同样标准协议的其他系统进行交互,从而实现行业内的信息共享与互动。因此信息标准化是在信息化发展到一定程度上所出现的一种必然需求。

在科学领域中,医疗卫生是专用名词最多、最深奥、最难以统一规范的领域之一,却是人类生命、健康关系最密切的领域之一。随着医疗卫生信息化的发展,传统手工操作时期的非标准化处

理的矛盾日益突出。电子病历、电子健康档案及数字化医疗设备的大量应用,以及区域卫生信息平台、医院信息平台、医疗保险信息平台的发展,要求卫生信息必须跨部门跨地域进行交互、协同与共享,这更需要卫生信息标准化。因此,卫生信息标准化成为医疗卫生信息化的首要任务。

6.3.1　标准化与标准

标准化和标准的概念、标准特性、标准化原理等是标准化科学的基础理论。

1. 标准化

《标准化工作指南 第 1 部分:标准化和相关活动的通用术语》(GB/T 20000.1—2014)中对标准化(Standardization)的解释:标准化是指为了在一定范围内获得最佳秩序,促进共同效益,对现实问题或潜在问题确立共同使用和重复使用的条款及编制、发布和应用文件的活动。《中华人民共和国标准化法条文解释》中对标准化的解释:标准化是指在经济、技术、科学及管理等社会实践中,对重复性事物和概念通过制定、实施标准,达到统一,以获得最佳秩序和社会效益的过程。

标准化是一种以制定标准和贯彻实施标准为主要内容的全部活动过程。标准化工作对于加快发展国民经济,提高产品和工程质量,提高劳动生产率,充分利用资源,保护环境和人民健康都有重要作用。

2. 标准

《标准化工作指南 第 1 部分:标准化和相关活动的通用术语》(GB/T 20000.1-2014)中对标准(Standard)的解释:标准是指通过标准化活动,按照规定的程序经协商一致制定,为各种活动或其结果提供规则、指南或特性,供共同使用和重复使用的文件。标准宜以科学、技术和经验的综合成果为基础。标准是科学技术成果转化为生产力的桥梁,是科学管理的重要组成部分,是衡量产品和工程质量的技术依据,是进行全面质量管理的基础。

《中华人民共和国标准化法》将中国标准分为国家标准、行业标准、地方标准、团体标准和企业标准五个级别。

国家标准:中华人民共和国国家标准,简称国标,是包括语编码系统的国家标准码,由国际标准化组织和国际电工委员会(或称国际电工协会)代表中华人民共和国的会员机构:国家标准化管理委员会发布。在 1994 年及之前发布的标准,以两位数字代表年份。从 1995 年开始发布的标准,标准编号后的年份,才改为以四个数字代表。强制性国家标准的代号为"GB",推荐性国家标准的代号为"GB/T"。

行业标准:对没有国家标准而又需要在全国某个行业范围内统一的技术要求所制定的标准。行业标准不得与有关国家标准相抵触。有关行业标准之间应保持协调、统一,不得重复。行业标准在相应的国家标准实施后,即行废止。行业标准由行业标准归口部门统一管理。其中卫生标准代号为"WS",医药标准代号为"YY"。

地方标准:由地方(省、自治区、直辖市)标准化主管机构或专业主管部门批准、发布,在某一地区范围内统一的标准。制定地方标准一般有利于发挥地区优势,有利于提高地方产品的质量和竞争能力,同时也使标准更符合地方实际,有利于标准的贯彻执行。但地方标准的范围要从严控制,凡有国家标准、专业(部)标准的不能制定地方标准,军工产品、机车、船舶等也不宜制定地方标准。

团体标准:由团体按照团体确立的标准制定程序自主制定发布,由社会自愿采用的标准。社会团体可在没有国家标准、行业标准和地方标准的情况下,制定团体标准,快速响应创新和市场对标准的需求,填补现有标准的空白。国家鼓励社会团体制定严于国家标准和行业标准的团体标准,引领产业和企业的发展,提升产品和服务的市场竞争力。团体标准编号依次由团体标准代号(T)、社会团体代号,团体标准顺序号和年代号组成。

企业标准:在企业范围内需要协调、统一的技术要求、管理要求和工作要求所制定的标准,是企业组织生产、经营活动的依据。国家鼓励企业自行制定严于国家标准或者行业标准的企业标准。企业标准由企业制定,由企业法人代表或法人代表授权的主管领导批准、发布。企业标准一般以"Q"开头。

3. 卫生信息标准与标准化

卫生信息标准是指在医疗卫生事务处理过程中,对其信息采集、传输、交换和利用时所采用的统一的规则、概念、名词、术语、代码和技术。

卫生信息标准化是指围绕卫生信息技术的开发、信息产品的研制和信息系统建设、运行与管理而开展的一系列标准化工作。卫生信息标准化活动是在一定范围内,对医疗卫生信息的表达、采集、传输、交换和利用等内容,通过制定、发布和实施标准,达到规范统一,有利于对卫生信息进行准确、高效、科学的处理。

6.3.2　分类与编码

分类和编码是信息标准化的主要方法之一。

1. 分类

分类是指某一领域内概念的序化和原理的序化。分类的准则首先取决于某一领域的应用目的,然后依从于这一目的,根据某一概念分类,再将这些类别依照属性关系有序排列。分类法实质是一个序化系统,即将某一要素或特征作为分类的依据,并将所有分类的对象按照这个要素或特征的序化关系或内在规律进行排序。贯穿整个分类过程中的序化标准称为轴,如果分类系统只采用一个序化标准就称为单轴分类系统,否则称为多轴分类系统。

下面以国际疾病分类(International Classification of Diseases,ICD)来说明分类的序化原理。建立 ICD 的目的是对疾病和健康问题进行统计分析。疾病和健康问题是分类的对象,它们具有病因、部位、病理和临床表现 4 大特征,这些特征可以作为分类的依据,每个依据是一个分类的轴线,多个依据就形成多轴系统。当确定一个轴心进行具体分类时,可以依据特性中所包含的属性关系再分为"类目""亚目""细目"等,这三者之间从属关系就形成了序列。

在 ICD 的"某些传染病和寄生虫病"分类中,各类目是以不同的致病原因分类的,如 A00 为霍乱(霍乱弧菌感染),A01 为伤寒和副伤寒(伤寒和副伤寒杆菌感染),A06 为阿米巴病(阿米巴原虫感染)……类目下的亚目却按疾病的其他特性进行分类。例如,A06 类目下属的亚目是依据疾病情况(急性/慢性)和病理改变(痢疾/原虫寄生)两个轴心进行分类,如 A06.0 为急性阿米巴痢疾,A06.1 为慢性肠道阿米巴病,A06.2 为阿米巴性非痢疾性大肠炎,A06.3 为肠道阿米巴肿。

2. 编码

编码是指定一个对象或事物的类别代码或类别集合代码的过程。例如,用文字表示对象"急性阿米巴痢疾",可以用代码 A06.0 表示,A06.0 包含了这种疾病的若干信息:病因是阿米巴原虫导致的传染病,临床表现是急性的、痢疾样的。

编码的基本方法包括命名法编码和分类法编码。

（1）命名法编码。以具体事务为对象,对每个事务给以唯一的、明确的代码名称。

（2）分类法编码。首先将某一范畴的对象分类,再对每类至每个具体对象予以编码。分类法编码是卫生信息标准编码中最常用的编码方式。

6.3.3　主要的卫生信息标准化组织

国际及国内广为应用的标准都是由国际标准开发组织（Standards Development Organization,SDO）所批准和推广。SDO 主要是非政府性的专业学术组织或机构。而且,SDO 一般不直接制定标准,而是通过选择或培育各个领域中最适用、最优化的标准加以论证批准和推广。目前,国际公认的、权威性的、有关卫生信息的组织主要有国际标准化组织、美国国家标准学会、欧洲标准化委员会、美国实验和材料协会等。

1. 国际标准化组织

国际标准化组织（International Organization for Standardization, ISO）是目前世界上最大、最有权威性的国际标准化专门机构,成立于 1947 年,总部设在瑞士日内瓦。ISO/TC215 是 ISO 负责卫生信息领域标准的技术委员会,1998 年在美国的奥兰多正式成立,秘书处设在美国国家标准学会。TC215 的职能范围是卫生信息领域的标准化、卫生信息和通信技术,专门致力于医疗卫生领域内不同卫生信息系统之间的通信技术的标准化,达到在各个不同的、相对独立的系统之间数据的兼容性和交互性,保证数据在统计上的兼容性（如分类）,尽力减少不必要的冗余。

2. 世界卫生组织

世界卫生组织（World Health Organization, WHO）是联合国负责卫生的专门机构,成立于 1948 年,总部设在瑞士日内瓦。它是世界公共卫生协作的权威机构,其成员是主权国家。世界卫生组织的宗旨是使全世界人民获得尽可能高水平的健康。WHO 在卫生信息标准化方面的工作主要包括以下两方面。

（1）WHO 国际分类系列（WHO Family of International Classifications）:包括国际疾病分类（International Classification of Diseases,ICD）第 10 版,即 ICD-10;国际功能、残疾和健康分类（International Classification of Functioning, Disability and Health, ICF）;WHO 残疾评定量表 II（WHO Disability Assessment Schedule II, WHO-DAS-II）等。

（2）WHO 统计信息指南（A Guide to Statistical Information at WHO）:包括 WHO 统计信息系统（WHO Statistical Information System, WHOSIS）;疾病负担统计（Burden of Disease Statistics）;WHO 死亡率数据库（WHO Mortality Database）;世界卫生报告统计附录（Statistical Annexes of the World Health Report）;疾病或病况统计（Statistics by Disease or Condition）;卫生专业人士（Health Personnel）;与卫生相关的统计信息的外部来源（External Sources for Health Related Statistical Information）。

3. 国内相关标准化组织

国家市场监督管理总局和国家标准化管理委员会是我国标准化工作的最高级的领导机关。国家市场监督管理总局是国务院的标准化行政主管部门,国家标准化管理委员会是国家市场监督管理总局管理的事业单位。中国标准化协会（China Association for Standardization, CAS）是中国标准化工作者的学术性群众团体,正式成立于 1978 年,接受国家市场监督管理总局及国家标准化管理委员会的领导和业务指导。全国专业标准化技术委员会是全国各行各业标准化工作的专业委员会,截至 2021 年底,全国专业标准化技术委员会共 1 315 个,负责全国各行业标准化的技术工作。

4. 中国卫生信息学会

中国卫生信息学会(Chinese Health Information Association, CHIA)是原中华人民共和国国家卫生和计划生育委员会(以下简称"卫计委")主管的国家一级学会,该学会的前身是中国卫生统计学会。1984 年 9 月,中国卫生统计学会在广西壮族自治区南宁市正式成立。2004 年 6 月,经民政部批准,中国卫生统计学会正式更名为中国卫生信息学会。

该学会宗旨是以中国特色社会主义理论体系为指导,遵守宪法、法律、法规和国家政策,遵守社会道德、风尚,联合全体会员,进行卫生信息理论与应用技术的学术研究,开展卫生信息,科技宣传与普及工作,作为联系政府、卫生机构和信息技术厂商的桥梁,为促进卫生信息化发展,提高国民健康水平和国家卫生事业现代化管理服务。

6.3.4　常用卫生信息标准

卫生信息标准主要是指卫生信息表达类标准,是卫生信息标准化的基础。下面介绍国际主要的若干个卫生信息标准。

1. 国际疾病分类

国际疾病分类根据疾病的某些特征,按照规划将疾病分门别类,并用编码方法进行表示。目前,全世界通用的是第 11 次修订本《疾病和有关健康问题的国际统计分类》,并被统称为 ICD-11。ICD 分类原则为以病因为主,以解剖部位、临床表现、病理为轴心,ICD 编码方法以"字母数字编码"形式的 3 位代码、4 位代码、6 位代码表示。

2016 年,为加强医疗服务信息监管,满足临床路径管理、医保费用结算、付费方式改革等医改工作需要,原卫计委、国家标准化管理委员会发布《疾病分类与代码》(GB/T 14396-2016),即在 4 位 ICD-10 标准代码基础上拓展到 6 位代码,共对 22 542 个疾病进行了扩展,扩展码的疾病条目来源于部分省、自治区、直辖市疾病编码字典库及医院出院患者数据库。《疾病分类与代码》等效采用世界卫生组织《疾病和有关健康问题的国际统计分类》,广泛应用于医疗卫生服务、医疗保险、公安、民政等领域。

2. 医学系统命名法

医学系统命名法-临床术语(Systematized Nomenclature of Medicine Clinical Terms, SNOMED CT)是一种系统化和多轴的临床用语词汇表,支持疾病的多方面编码,用于描述和表达复杂的临床症状和论断。

目前,SNOMED CT 为世界上最完整的具有国际化和多文种特点的临床参考术语,在世界范围内不仅广泛用于病理、肿瘤、放射等领域,而且也正成为临床病案信息索引的标准。

疾病诊断相关组(Diagnosis Related Group, DRG)是美国以住院患者医疗费用及住院天数作为主要影响因素的疾病群代码系统,专门用于美国医疗保险预付款制度的分类编码标准。

DRG 根据患者的年龄、性别、住院天数、临床诊断、病症、手术、疾病严重程度及转归等因素把患者分入 500 个左右的相关组,然后决定应该给医院多少补偿。

DRG 基本编码是由美国卫生保健财务管理署制定的,疾病诊断基于 ICD-9-CM。世界上已有许多国家引进和修改编码以适合本国的需要。

我国医疗保险费用大都是按项目付费的,这不利于控制医疗费用上涨,也不利于医院提高自身的医疗质量和管理水平。DRG 是可以借鉴的一种疾病分类标准。

3. 通用过程术语

通用过程术语（Current Procedural Terminology，CPT）是美国付账赔偿系统中采用的编码方式，为基于消费来定义诊断和治疗过程提供编码策略，每年由美国医学会（American Medical Association，AMA）发布一次，在一些国外论坛上，常可见到 CPT4，指的是 CPT 的第四版本（Current Procedural Terminology，4th Edition）。在美国卫生保健财务管理署和多数医生账单的付款方均要求 CPT4。CPT4 是医院所使用的临床操作与提供服务的分类编码与术语标准。CPT4 编码分为 6 个大类：评价与管理、麻醉学、外科、放射科、病理/实验室和临床。每一大类的内部编码均按一定的规律排列，如麻醉编码顺序与身体部位有关等。

CPT4 临床编码一般是按专科（眼科、心血管、呼吸等）编排。

4. 国际肿瘤疾病分类

国际肿瘤疾病分类（International Classification of Diseases for Oncology，ICD-O）是 WHO 基于广泛的试验和 ICD-9 基础研发的，于 1976 年发表了第一版，1990 年根据 ICD-10 扩展形成第二版。

ICD-O 把基于 ICD 的四位解剖学代码和形态学代码组合起来。其中，形态学代码包含了肿瘤临床表现代码与组织学分级和鉴别代码。在国际 SNOMED CT 的形态学轴分类中，已采用了这些肿瘤形态学代码。ICD-O 在癌症登记上得到了广泛应用。

5. 基层医疗保健国际分类

基层医疗保健国际分类（International Classification of Primary Care，ICPC）是由世界全科医师组织（WONCA）国际分类委员会依据全科医师服务的特点和方式制定的医疗保健问题的分类和编码方法。ICPC 比 ICD-9 更为全面和细化，不仅含有诊断编码，而且包含就诊原因、治疗原因和实验结果的代码。在大部分社区医疗信息系统中，实验结果直接用编码的数值表示，这样就不需手工编码，药物处方模块则会自动为药物及其他处方数据存储代码。

ICPC 可用来作病情记录，包括从发病开始至治愈的病情进展。一个疾病过程可能包括几次就诊，每次就诊的问题都应分别编码，对原发疾病的并发症也是如此。开发 ICPC 的委员会根据 ICD-9 和 ICD-10 对其做了修改。因此，ICPC 适用于开发社区电子病历。

6. 一体化医学语言系统

一体化医学语言系统（Unified Medical Language System，UMLS），又称统一医学语言系统，是 1986 年由美国政府投资，美国国立卫生院和国立医学图书馆承担的最重要的、规模最大的医学信息标准化项目。

UMLS 旨在供卫生信息学领域的信息系统开发人员使用。UMLS 跨越了多种不同的卫生信息标准，搭建了一个统一的医学语言平台，提供了标准和其他数据、知识资源之间的交叉参照，从而将不同医学词汇系统整合为一。这样，医学工作者和研究者可以轻易地跨越病案、文献和数据库之间的屏障，从繁杂庞大的医学数据中获取所需信息，避免不同标准系统中类似概念表述不同而带来的困惑。

7. 卫生信息交换标准

卫生信息交换标准（Health Level Seven，HL7）汇集了不同厂商用来设计应用软件之间接口的标准格式，它允许各个医疗机构在异构系统之间进行数据交互，主要是规范 HIS/RIS 系统及其设备之间的通信，它涉及病房和患者信息管理、化验系统、药房系统、放射系统、收费系统等各个方面。HL7 的宗旨是开发和研制医院数据信息传输协议和标准,规范临床医学和管理信息格式,降低医院信息系统互联的成本,提高医院信息系统之间数据信息共享的程度。

HL7 RIM 是 HL7 标准开发活动范畴中作为观察卫生和卫生保健信息的静态模型,RIM 是从所有 HL7V3.0 协议规范标准中提取的相关信息内容的最终消息来源,RIM 的抽象类型及通过词汇规范将 RIM 扩展的能力使得其可以适用于任何可以想象的卫生系统信息交换情节。

6.3.5　我国卫生信息标准化工作

我国区域卫生信息化建设起步较晚,尚处于逐步建立、完善和提高的过程中,卫生信息标准化工作还比较薄弱。近几年,为了推动以居民健康档案为基础的区域卫生信息平台与业务应用系统建设,以及以医院管理和电子病历为重点的医院信息化建设,原卫生部以业务协同、互联互通的卫生信息标准作为优先发展和研发,在电子病历及健康档案信息标准化方面,其技术规范和标准已经实现了统一。

1. 医院信息系统基本功能规范

1998 年,原卫生部公布了《医院信息系统软件基本功能规范》。它对提高医院信息系统软件质量,加快卫生信息化基础设施建设和规范管理,起到了重要的指导作用。根据国际医院信息化发展趋势及我国医院信息化发展的现状与需求,原卫生部于 2002 年重新修订发布了《医院信息系统基本功能规范(修订版)》。该修订版为原卫生部信息化工作领导小组评审医院信息系统提供了一个基本依据,也是医院信息系统必须达到的基本要求。

2. 国家卫生信息标准基础框架

《国家卫生信息标准基础框架》是我国原卫生部信息化领导小组委托中国医学信息学会标准化委员会开展的一个重要课题,该课题的研究成果包括《国家卫生信息数据模型》《卫生信息元数据描述框架》与《国家卫生数据字典》等标准文本。

《国家卫生信息标准基础框架》主要完成了以下研究任务。

(1) 从信息学的角度,提出了卫生信息的分类方法和分类框架。

(2) 在国家卫生统计指标体系概念框架的基础上,将卫生统计指标内容进一步系统化。

(3) 采用实体-关系模型方法,建立了《国家卫生信息数据模型》。

(4) 开发了《卫生信息元数据描述框架》,规范了元数据描述类型的基本结构。

(5) 研制了《国家卫生数据字典》,提供了卫生统计报告数据元和元数据标准。

(6) 建立了《国家卫生数据字典》元数据资源库,为数据资源交换和共享提供了技术手段。

《国家卫生信息标准基础框架》对我国医疗卫生信息标准研究提出了指导性意见,对推进我国卫生信息标准化工作有重要意义。

3. 健康档案基本架构与数据标准

2009 年 5 月,原卫生部卫生信息标准专业委员会制定了《健康档案基本架构与数据标准(试行)》。该标准主要包括健康档案基本架构和健康档案数据标准两部分内容。

第一部分“健康档案基本架构”的主要内容包括:健康档案的基本概念和系统架构;健康档案的作用和特点;健康档案的基本内容和信息来源。

第二部分“健康档案数据标准”的主要内容包括:健康档案相关卫生服务基本数据集标准;健康档案公用数据元标准;健康档案数据元分类代码标准。

该标准旨在统一和规范健康档案的信息内涵,指导健康档案数据库及相关健康管理信息系统的开发设计,支持健康档案与相关卫生服务活动及其他信息资源库相互间的数据交换与共享。同时,为相关卫生服务活动的信息管理规范化与标准化提供依据,为构建整体的卫生信息模型和《国家卫生数据字典》提供基础信息资源。健康档案的各项标准是一个不断完善的过程,将随着业务发展和实际需要在今后应用中不断补充、不断发展。

4. 电子病历基本架构与数据标准

2009 年 12 月,原卫生部和国家中医药管理局组织制定了《电子病历基本架构与数据标准(试行)》。该标准是我国卫生领域制定、发布的首部国家级具有中西医结合特点的电子病历业务架构基本规范和数据标准。

《电子病历基本架构与数据标准(试行)》主要包括电子病历基本架构和电子病历数据标准两部分内容。

第一部分"电子病历基本架构"的主要内容包括:电子病历的基本概念和系统架构;电子病历的基本内容和信息来源。

第二部分"电子病历数据标准"的主要内容包括:电子病历数据结构;电子病历临床文档信息模型;电子病历临床文档数据组与数据元标准;电子病历临床文档基础模板与数据集标准。

5. 全国公共卫生信息化建设标准与规范

2020 年 12 月,国家卫生健康委和国家中医药管理局联合制定了《全国公共卫生信息化建设标准与规范(试行)》。它进一步明确和强化了全国公共卫生信息化建设的基本内容和建设要求。

文件明确了各级疾病预防控制中心、二级及以上医院、基层医疗卫生机构、其他公共卫生机构等机构的公共卫生服务和管理业务,业务范围覆盖公共卫生信息化建设和应用的主要业务服务和管理要求,包括管理服务业务、信息技术业务两个部分,全面规范了我国公共卫生信息化建设的主要内容和要求。

第一部分"管理服务业务"的主要内容包括:一级指标 18 项、二级指标 105 项、三级指标 365 项,主要包括传染病、寄生虫病、免疫规划、慢性病防控、地方病防控、精神卫生防治、老年人健康服务管理、妇幼健康服务管理、健康教育、伤害防控、突发公共卫生事件管理、环境卫生管理、监督执法管理、食品安全风险监测、职业病防控等业务领域。

第二部分"信息技术业务"的主要内容包括:一级指标 3 项、二级指标 20 项、三级指标 56 项,主要包括信息平台、信息安全、新兴技术应用等内容。

第 6 章　习题及答案

第7章

医院信息系统

7.1 医院信息系统概述

我国原卫生部 2002 年公布了《医院信息系统基本功能规范》,其中对 HIS 的定义是:利用计算机软硬件技术、网络通信技术等现代化手段,对医院及其所属各部门的人流、物流、财流进行综合管理,对在医疗活动各阶段中产生的数据进行采集、存储、处理、提取、传输、汇总和加工生成各种信息,从而为医院的整体运行提供全面的、自动化的管理及各种服务的信息系统。

HIS 是一个综合性的信息系统,本质是将医院各科室的系统进行整合,使其互联互通,避免出现信息孤岛现象,提高医院的整体管理水平和工作效率,不仅优化了流程还减少了人为的误操作,有效提升医院服务质量和患者满意度。随着计算机技术发展的日新月异,医院信息系统已广泛地被国内外的大多数医院所采用,是现代医院建设中不可或缺的基础设施与支撑环境。

7.1.1 医院信息系统的基本目标与意义

(一)医院信息系统的基本目标

医院信息系统(HIS)的发展和实现可以回溯到 20 世纪 50 年代末和 60 年代初。最初的 HIS 主要被用于实现财会账目和医院库房等类似功能的管理。从 20 世纪 60 年代开始,HIS 已经逐渐转向用于医护人员使用的患者信息的存储方面。第一个面向患者信息管理的 HIS 是 1967 年在美国盐湖城 LDS 医院投入使用 HELP 系统,HELP 系统的开发定位于通过收集患者的信息来辅助已有的医学知识数据库,从而帮助医生进行临床决策。在欧洲,第一个成功的 HIS 是瑞士 Geneva 医院于 1978 年开发完成并投入使用的 DIOGENE 系统。然而由于计算机技术的限制,HIS 的发展在 20 世纪 80 年代以前仅限于简单的数据管理和分析,即使是在整个 20 世纪 80 年代,由于计算机价格的昂贵和缺乏简单易用的视窗操作系统,因此 HIS 也仅仅被用于极少数的大医院。随着计算机技术的发展,HIS 如今已经渗透到医疗卫生机构的各个角落,在美国有着数以千计的 HIS 系统,一些大的医疗机构,都已经实现了 LIS、RIS、PAC、以知识库为基础的临床分析和决策支持等各信息系统的结合。

纵观我国 HIS 的发展历程,20 世纪 90 年代以前,由于中国 IT 还未具规模影响力,一切都在默默摸索阶段。1992—1995 年期间,一些医院的信息科开始自己写软件,一些还能称得上"系统"的自编软件出现了。1995 年后才真正有了 HIS,出现了专门的 HIS 公司,有了 HIS 行业,HIS 的发展也从专门的收费、药房系统到提供完整的解决方案,从单机的 DBF 到网络版大型数据库,从 DOS 到 Windows。伴随着这个发展过程,国内如雨后春笋般冒出了数以百计的 HIS 公司,这也进一步推动了中国 HIS 的蓬勃发展。

2002 年,原卫生部陆续颁布《全国卫生信息化发展规划纲要(2003—2010 年)》《国家公共卫生信息系统建设方案(草案)》,将信息化纳入卫生事业发展总体规划。此阶段医院信息平台建设重心向临床转变。临床信息系统以医生工作站为中心,包括 LIS、PACS 和合理用药监控系统等。

2009 年新医改,掀起了以电子病历为中心的医院信息平台建设热潮。2009—2011 年,原卫生部制定了《电子病历基本架构与数据标准(试行)》《电子病历系统功能应用水平分级评价方法及标准(试行)》《基于电子病历的医院信息平台建设技术解决方案》等政策文件。2014 年原卫计委发布了"46312"工程,对国家卫生、计生资源整合做了顶层设计规划,显示了其医疗健康信息整合的决心。医院开始了基于电子病历的信息平台和全方位的数字化医院建设。

2017 年,原卫计委制定了《医院信息化建设应用技术指引(试行)》,以推进和规范二级以上医院的信息化建设,配合统一权威、互联互通的国家、省、地市、县四级全民健康信息平台建设。

2018 年 4 月,中华人民共和国国家卫生健康委员会(以下简称"卫健委")发布《全国医院信息化建设标准与规范(试行)》,明确了医院信息化建设的内容和要求。随后,针对电子病历、互联网医疗、分级诊疗、互联互通等,卫健委陆续发布相关政策。2018 年 8 月,国家卫健委发布了《关于进一步推进以电子病历为核心的医疗机构信息化建设工作的通知》,通知中加强了电子病历信息化建设的推动,并提出了明确的信息化建设指标。到 2019 年,辖区内所有三级医院要达到电子病历应用水平分级评价 3 级以上,即实现医院内不同部门间数据交换;到 2020 年,要达到分级评价 4 级以上,即医院内实现全院信息共享,并具备医疗决策支持功能。此次评级实际上是对医院信息平台建设的整体要求,医疗信息系统统一化进程呈现加速趋势。

2019 年 4 月,国家卫健委联合国家中医药管理局共同发布《关于启动 2019 年全国三级公立医院绩效考核有关工作的通知》,明确指出要加强住院病案首页质量管理,提升首页数据质量,并使用统一的上传接口标准。体现出国家对医院信息平台及医疗信息化建设的充分重视与决心。

我国的医疗信息化从早期的单机单用户应用到部门级和医院级管理信息系统的应用,从以财务、药品、管理为中心到以患者信息为中心的临床业务支持和电子病历申请,从局限在医院内部应用发展到区域医疗信息共享。医疗卫生信息化作为国家卫生信息化建设的重点,被纳入了"十三五"国家网络安全和信息化建设重点,并取得了一定的成效。进入"十四五"时期,随着医疗信息化工作的深入,更多的行业标准和功能标准陆续出台,互联网技术迅速发展,移动医疗、物联网、大数据、云计算、人工智能等技术,将会赋予医疗信息平台更多的可能性。未来,医疗信息化会朝着智能化、移动化、集成化、区域化方向发展。

(二)医院信息系统的意义

1. 医院信息系统相对于传统手工管理模式有着巨大优势,这种优势可概括如下。

(1)快速有效地访问数据;

(2)提高数据存储的质量;

(3)有效提高各部门的协调合作和通信能力;

(4)减少医院的投入;

(5)减少人为的医疗错误;

(6)保障护士用于患者监护的时间;

（7）提高患者诊断治疗的质量。

2. 具体而言,医院信息系统对医院有以下意义。

（1）信息化是原卫生部等级医院评审和管理需要。原卫生部出台《三级综合医院评审标准实施细则》（2011 版）后,全国医院信息化建设水平得到了提升。从整个标准体系看,无论是从医疗服务到医疗质量控制,还是从医院宏观管理到精细化管理、从人工管理到智能管理、从就医环境到便民措施等,始终贯穿着强化信息化这条主线,也只有通过医院全面信息化才能更加规范、更加科学地落实医院的各项管理,提高医院综合水平和社会与经济效益。

（2）有效提高医院决策水平信息化程度,使医院在获取、传递、利用医疗服务信息资源方面更加灵活、快捷,大大增强了决策者的信息处理能力和方案评估抉择能力,使管理决策更加规范化、科学化,从而提高决策的效率和效益。

总之,医院信息化不仅能简化工作程序、降低劳动强度、提高工作效率,更重要的是能带来医疗手段的重大变革、服务方式的彻底改变。

7.1.2　医院信息系统的总体设计思路

医院信息系统作为管理信息系统的一个子类,具有很强的特点和复杂性,这是由医院本身的目标、任务和性质决定的,它不仅要同其他所有管理信息系统一样追踪管理伴随人流、财流、物流所产生的管理信息,从而提高整个医院的运作效率,而且还应该支持以患者医疗信息记录为中心的整个医疗、科学、科研活动。

广义地说,医院信息系统是管理信息系统在医院环境的具体应用,它必定具有一些与其他管理信息系统共有的特性。但是,医院信息系统具有许多不同于一般管理信息系统的独有的特点,为医院信息系统的设计与实现带来更高的难度、更多的复杂性。

（1）在许多情况下,它需要极其迅速的响应速度和联机事务处理能力。在一个急诊患者入院抢救的情况下,迅速、及时、准确地获得患者的既往病史和医疗记录的重要性是显而易见的。

（2）医疗信息的复杂性。患者信息是以多种数据类型表达出来的,不仅是文字类型的数据,而且经常需要图形、图表、影像等类型的数据。

（3）信息的保密性要求高。患者医疗记录是一种拥有法律效力的文件,它不仅在医疗纠纷案件中,而且在许多其他法律程序中均会发挥重要作用,有关人事的、财务的,乃至患者的医疗信息均有严格的保密性要求。

（4）数据量大。任何一个患者的医疗记录都是一部不断增长的、图文并茂的书,而一个大型综合性医院拥有上百万份患者的病案是常见的。

7.1.3　医院信息系统的结构和主要流程

医院信息系统主要由硬件系统和软件系统两大部分组成。在硬件系统方面,高性能的中心服务器、大容量的存储装置、遍布医院各部门的用户终端设备及网络设备、数据通信线路等,组成信息资源共享的计算机网络结构。在软件系统方面,需要具有面向多个用户和多种功能的计算机软件系统,包括系统软件、数据库管理软件、应用软件和软件开发工具等,还要有各种医院信息数据库及医院信息化应用管理系统等。

从性质上来说,医院信息系统分为操作系统软件、数据库管理系统软件、网络管理系统软件和医院信息系统软件。

医院信息系统又可以分为医院管理信息系统（Hospital Management Information System, HMIS）和临床信息系统（Clinical Information System，CIS）两大类。医院管理信息系统的主要目标是支持医院的行政管理与事务处理业务，减轻事务处理人员的劳动强度，辅助医院管理，辅助高层领导决策，提高医院的工作效率，从而使医院能够以少的投入获得更好的社会效益与经济效益。例如，财务系统、人事系统、住院病人管理系统、药品库存管理系统等都属于 HMIS 的范围。临床信息系统（Clinical Information System，CIS）的主要目标是支持医院医护人员的临床活动，收集和处理病人的临床医疗信息，丰富和积累临床医学知识，并提供临床咨询、辅助诊疗、辅助临床决策等服务，提高医护人员的工作效率，为病人提供更多、更快、更好的服务。例如，医嘱处理系统、病人床边系统、医生工作站系统、实验室系统、药物咨询系统等都属于 CIS 的范围。本章主要是针对"医院管理信息系统"和"临床信息系统"中的基本模块，如对"门诊管理子系统""住院收费管理子系统""医护管理子系统""药房管理子系统""药库与物资管理子系统"和"综合运营管理子系统"的具体操作方法进行介绍。

（一）医院管理信息系统的结构

医院管理信息系统的主要目标是支持医院的行政管理与事务处理业务，减轻事务处理人员的劳动强度，辅助医院管理，辅助高层领导决策，提高医院的工作效率，从而使医院能够以较少的投入获得更好的社会效益与经济效益。医院管理信息系统主要包括财务系统、人事系统、住院患者管理系统、药品库存管理系统。按照业务层级来分，医院管理信息系统分为"业务层""管理层""支撑层"3 个层次（图 7-1-1）。

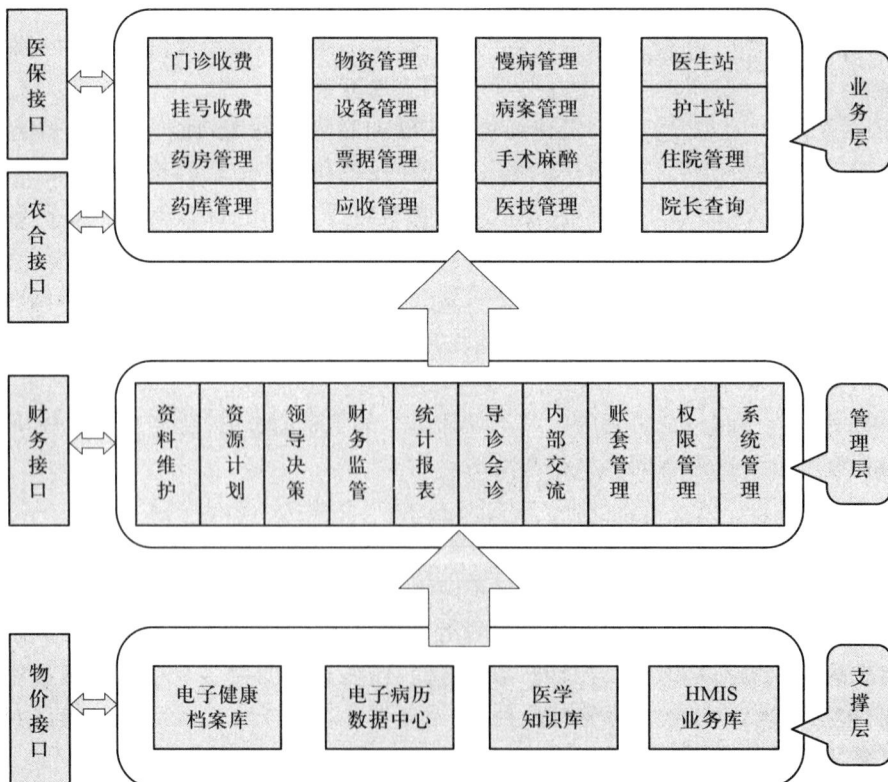

图 7-1-1　医院管理信息系统的 3 个层次

（二）医院管理信息系统的主要流程

1. 流程的概念

《牛津词典》里对流程的定义:流程是指一个或一系列连续有规律的行动,这些行动以确定的方式发生或执行,导致特定结果的实现。国际标准化组织在《质量管理体系标准》(ISO9001:2000)中对流程的定义:流程是指一组将输入转化为输出的相互关联或相互作用的活动。

任何一条流程都包含了 6 个要素,即资源、过程、过程中的相互作用(结构)、结果、对象和价值。同样,HMIS 中的流程包含了这 6 个要素。下面介绍几条在 HMIS 中常用的流程。

2. 门诊流程

门诊流程是患者前往医院进行门诊就诊所需要进行的一系列活动,包括门诊挂号、门诊医生就诊、检查判断、住院判断、开具处方。门诊药房划价、门诊收费、检查检验、药房取药、离院等。医院最基本的门诊就诊流程如图 7-1-2 所示。

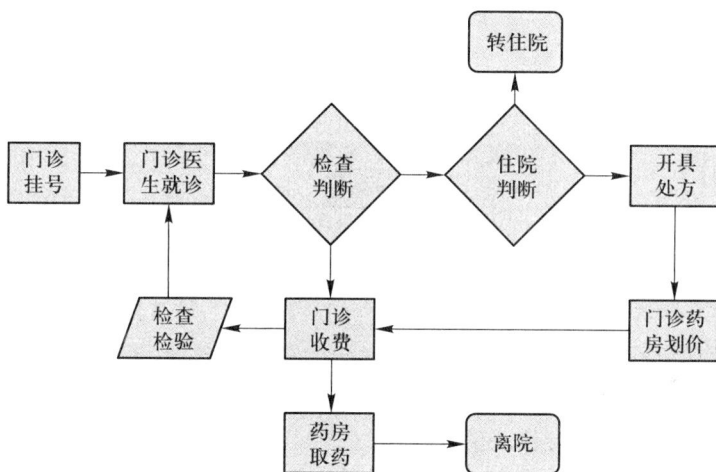

图 7-1-2　医院基本门诊就诊流程

（1）门诊挂号。患者到医院门诊就诊时,首先要进行门诊挂号。现在也有部分民营医院已经取消了挂号环节,而采用门诊导诊台直接导诊模式。

（2）门诊医生就诊。当指定了相应的科室后,患者前往医生处进行问诊。

（3）检查判断与检查检验。经过医生问诊后确定是否需要患者进行检查,如需检查的,首先根据医生开具的检查、检验单到收费室缴纳相关费用后再进行相应检查检验,并将检查结果返回门诊医生处。

（4）住院判断。如因病情需要进行住院的,即可转到住院部进行住院治疗,并由住院医生开具相应医嘱,而不再由门诊医生单独开具处方。

（5）开具处方。如不需要进行住院治疗的,由门诊医生直接根据病情开具相应处方。

（6）门诊药房划价。患者根据医生开具的处方前往药房进行处方划价操作。

（7）门诊收费。根据门诊药房的划价金额进行缴费。

（8）药房取药。门诊缴费完成后,返回药房进行领药。

（9）离院。完成领药后,到门诊医生处进行治疗,然后离院。如无须门诊治疗则直接离院。

3. 住院流程

住院流程是指患者到院接受住院治疗时所需要经过的一系列流程,包括患者入院、入院收费、护士登记排床、医生开具医嘱、护士执行医嘱、医嘱记账、离院结算等。医院最基本的住院流程如图 7-1-3 所示。

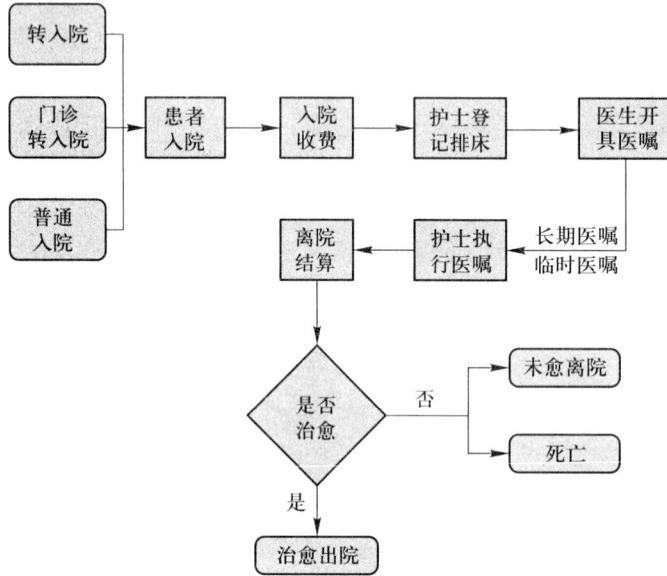

图 7-1-3 医院基本住院流程

（1）患者入院。住院流程中的患者入院分为门诊转入院、转入院和普通入院三种。其中,门诊转入院是指患者在门诊就诊过程中,经过门诊医生的诊断需要进行住院治疗的,直接转为住院。转入院是指患者由于病情或家庭、个人情况,从其他医院转入本院进行治疗的。普通入院是指患者自行选择到本院直接进行住院治疗的。

（2）入院收费。为住院患者办理入院手续,收取住院费用押金,并给患者安排床位。

（3）医生开具医嘱。医生根据患者的病情开具长期或临时医嘱。

（4）护士执行医嘱。医生开具的医嘱分为临时医嘱和长期医嘱两类。临时医嘱是指医生对患者的临时安排,一般只需要执行一次。长期医嘱是指医生在患者住院期间开具的需要重复执行的一系列治疗安排。

（5）医嘱记账。所有由医生开具并通过护士执行之后的医嘱,需要进行医嘱记账,以便最后离院结算。

（6）离院结算。治疗阶段完成之后通过医生开具出院医嘱、办理出院结算工作。患者出院一般有三种情况:第一种是治愈出院;第二种是死亡;第三种是转院或患者由于个人原因要求出院。第三种情况一般统称为未愈离院。

7.2 门急诊信息系统

7.2.1 门急诊信息系统概述

门急诊是医院重要的窗口单位,门急诊管理是医院管理中的重要组成部分。目前,医院门急诊信息化管理的思路是:以患者为中心,以流程为主线,形成集收费信息、诊疗信息、药品信息等为一体的规范化管理,并实现全院电子病历数据的共享与交换。信息时代背景下的医院也通过使用各类信息系统简化工作流程,实现医疗信息共享和门急诊业务全流程的信息化管理,从而提高医院门急诊工作效率和服务质量。

因门急诊涉及不同患者、不同病种,所以门急诊业务和工作流程也涉及较多部门和信息管理系统。其中,门急诊信息系统是患者进入医院就诊的第一个环节,主要工作任务是对来门急诊就诊的患者进行建档、预约、挂号、收费及开具票据等项目操作。

使用门急诊信息系统可以使窗口工作人员减少差错、提高工作效率,使患者减少排队、等待时间,建立规范、共享的患者就医信息资源。

7.2.2　门急诊信息系统的主要功能

门急诊信息系统的主要功能有快速建档、预约挂号、门诊挂号、门诊收费、收费列表等功能。

1. 快速建档

目前,大多数医院的门急诊信息系统都规定来院就医患者需持"卡"就医。这里的"卡"一般指的是医院的"诊疗卡"(也有部分信息系统支持用社会保障卡或身份证),卡里面的信息包含患者基本信息和在医院就诊期间的挂号编号、门诊就医编号、诊疗费用、药品费用等信息,还有储值等功能。

单击门急诊信息系统主菜单中的"门诊"→"快速建档"→"建档"按钮,在"建档"界面(图 7-2-1)中输入患者基本信息(页面信息中红色标识为必填项,每项输入完成后按 Enter 键)。

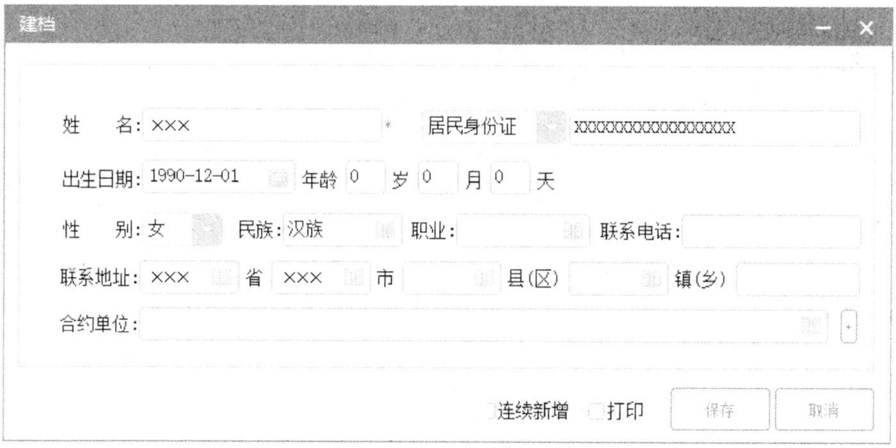

图 7-2-1　"快速建档"界面

① 在"姓名"文本框中输入患者姓名。

② 在"居民身份证"文本框中输入患者身份证号。

③ 在"出生日期"下拉列表中选择患者出生日期,若身份证号输入正确,则系统将自动识别患者出生日期。

④ 在"性别"下拉列表中选择患者性别,若身份证号输入正确,则系统将自动识别患者性别。

⑤ 在"民族"下拉列表中选择患者民族,若身份证号输入正确,则系统将自动识别患者民族。

⑥ 在"联系电话"文本框中输入患者联系电话。

⑦ 在"联系地址"下拉列表中选择患者联系地址,若身份证号输入正确,则系统将自动识别患者身份证地址。

单击"保存"按钮,则完成了对患者的建档并且系统会为患者分配一个健康 ID(健康 ID 是患者在门急诊就医的固定标识)。

快速建档功能在门诊挂号中被普遍使用,即在患者挂号时同时完成建档、制卡操作,便于患者在医院持卡就医。

2. 预约挂号

若有患者想预约非当日值班的医生,则挂号窗口工作人员可以进行预约挂号操作。

单击门急诊信息系统主菜单中的"门诊"→"预约挂号"→"预约"按钮,打开"挂号预约"界面,如图 7-2-2 所示,输入挂号预约信息(每项输入完成后按 Enter 键)。

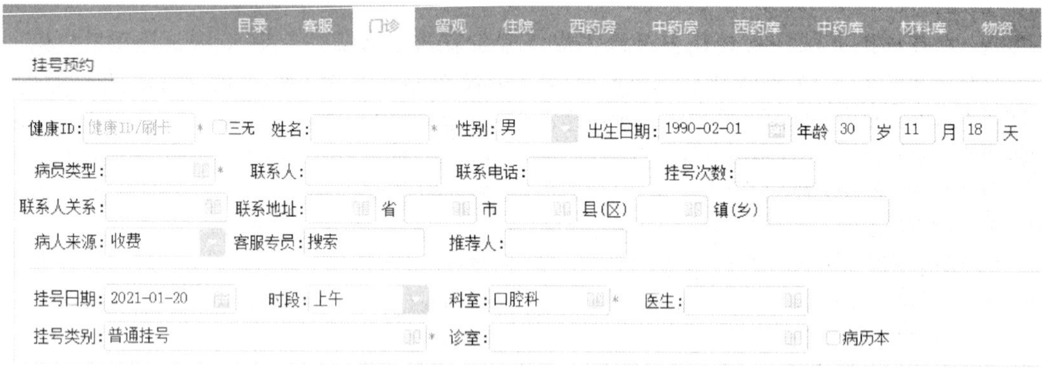

图 7-2-2 "挂号预约"界面

若预约患者已经建档,在"健康 ID"文本框中输入健康 ID 号,按 Enter 键则系统自动识别患者基本信息,如患者没有建档,则此项不填,待其他项填写并完成预约后,系统会自动分配健康 ID。

若患者还未建档,则在"姓名"文本框中输入患者姓名,在"性别"下拉列表中选择患者性别,在"出生日期"下拉列表中选择患者出生日期。

在"病员类型"下拉列表中选择患者病员类型。

若患者未满 14 岁,则在"联系人"文本框中输入患者监护人姓名,在"联系电话"文本框中输入患者监护人电话。

在"时段"下拉列表中选择预约就诊时段,预约日期必须大于当前日期。

在"科室"下拉列表中选择预约就诊科室。

在"医生"下拉列表中选择预约医生,按 Enter 键,系统会自动识别出医生出诊的"诊室"。

在"挂号类别"下拉列表中选择挂号类别,按 Enter 键或单击"结算"按钮。系统自动弹出"挂号支付"界面,如图 7-2-3 所示。

在"挂号支付"界面中的"病员费别"下拉列表中选择病员费别。

选择支付方式(系统提供"现金支付""医保支付""健康卡支付""银联支付""支付宝"

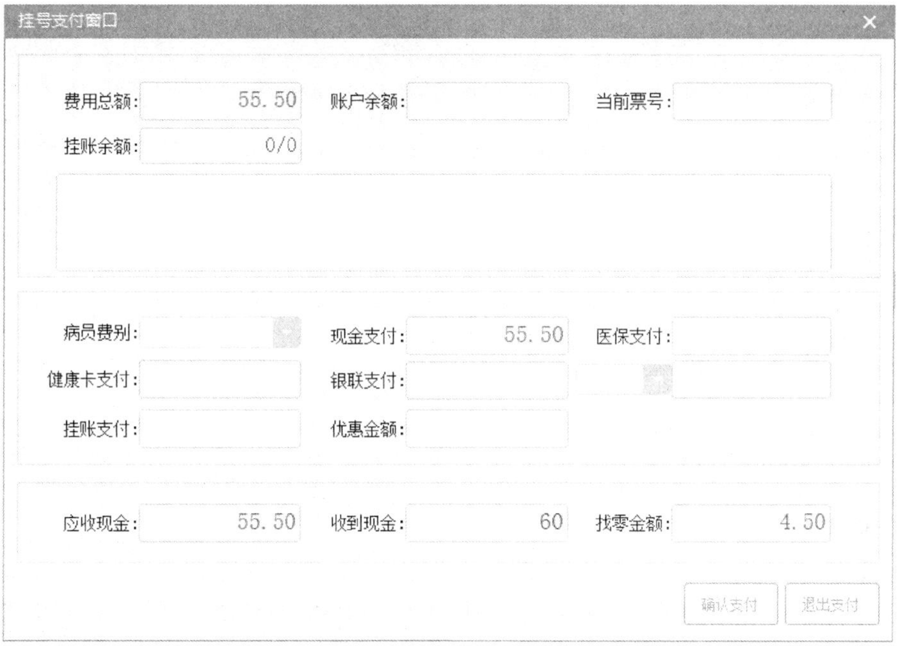

图 7-2-3　"挂号支付"界面

"微信""支票"等支付方式），输入支付金额，按 Enter 键或单击"确认支付"按钮完成预约挂号。

在"挂号预约"界面中还可以进行"快速建档""发健康卡""换健康卡"操作。

为了避免医院过多人员聚集，减少排队时间，还可通过互联网医院、手机 APP 或者微信公众平台开展门诊分流、限流和智能导诊等业务，如图 7-2-4 和图 7-2-5 所示，有效地在保障医疗服务工作的正常开展。

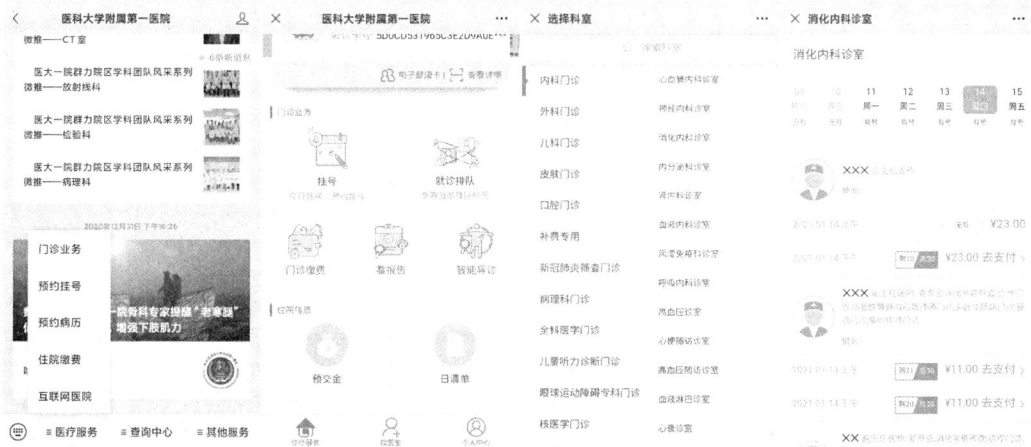

图 7-2-4　手机 APP 门诊分流挂号

3. 门诊挂号

医院门诊挂号分为普通挂号和急诊挂号，来院就诊患者可根据自身病情状况选择挂号

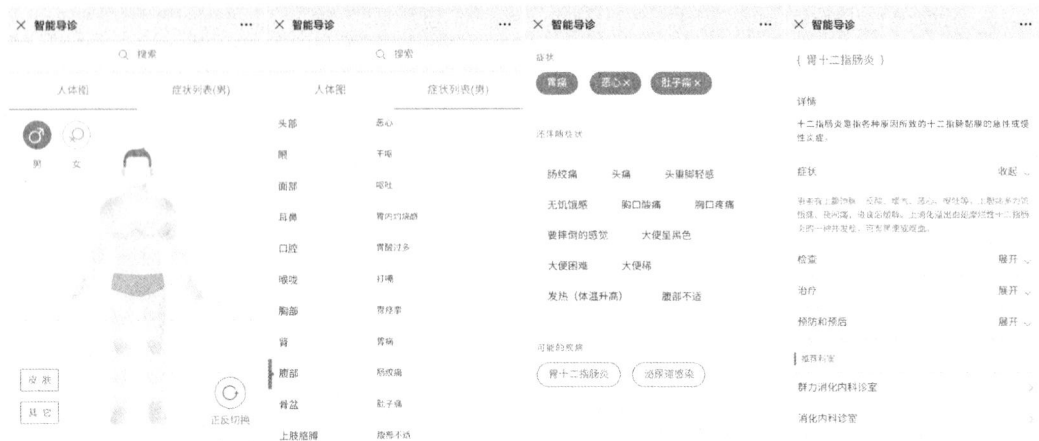

图 7-2-5 手机 APP 智能导诊

类型。

（1）急诊挂号。单击门急诊信息系统主菜单中的"门诊"→"急诊挂号"按钮，打开"急诊挂号"界面，如图 7-2-6 所示。

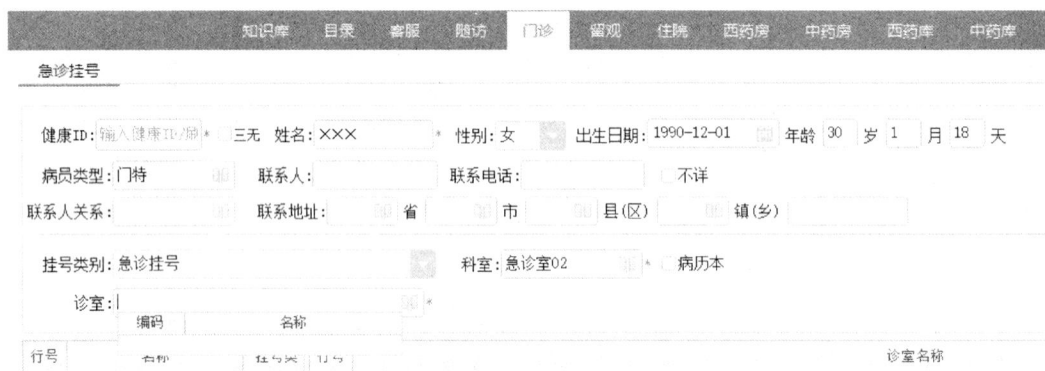

图 7-2-6 "急诊挂号"界面

若患者已有健康 ID（已经建档），则直接在"健康 ID"文本框中输入号码，"挂号科室"默认为急诊科，按 Enter 键。直接进入"挂号支付"界面（图 7-2-3），选择支付方式并输入支付金额，按 Enter 键完成急诊挂号。

若患者未建档，则需要在"急诊挂号"界面将患者必填信息填好（填写方法与"预约挂号"界面填写方法相同）。按 Enter 键进入"挂号支付"界面，选择支付方式并输入支付金额。按 Enter 键完成急诊挂号后，系统会自动给患者分配健康 ID 用于患者急诊就诊。

在"急诊挂号"界面也可完成对患者进行建档、发放健康卡、更换健康卡等操作。

（2）普通挂号。单击门急诊信息系统主菜单中的"门诊"→"门诊挂号"→"普通挂号"按钮，打开"普通挂号"窗口，如图 7-2-7 所示。

若患者已有健康 ID（已经建档），则直接在"健康 ID"文本框中输入号码。按 Enter 键，界面中的其他信息项填写方法参见"预约挂号"界面填写方法。

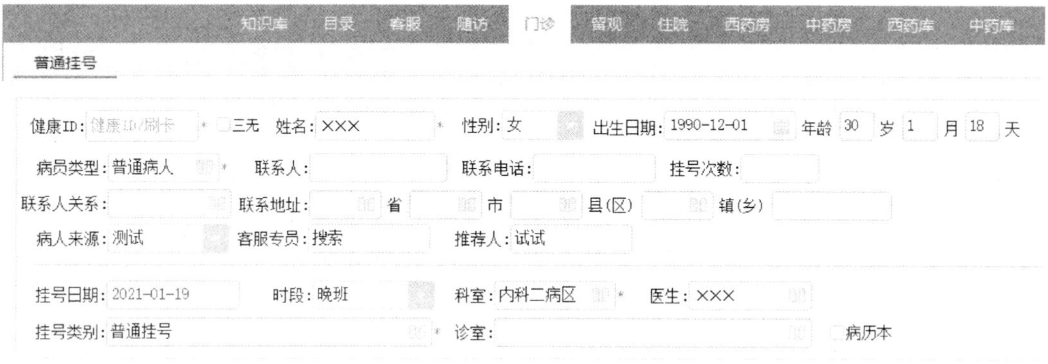

图 7-2-7　"普通挂号"界面

若患者未建档,则需要在"普通挂号"页面将患者必填信息填好(填写方法与"预约挂号"界面填写方法相同)。按 Enter 键进入"挂号支付"界面,选择支付方式并输入支付金额。按 Enter 键完成普通挂号后,系统会自动给患者分配健康 ID 用于患者门诊就诊。

在"普通挂号"界面也可完成对患者进行快速建档、发放健康卡、更换健康卡等操作。

(3)挂号修改与作废。当患者未进行就诊并且想要对之前挂的号进行修改或作废时,也可到门诊挂号窗口要求工作人员进行操作。

单击门诊信息系统主菜单中的"门诊"→"门诊挂号"按钮,打开"门诊挂号"界面。

在挂号列表中选中要修改的患者行。单击"挂号修改"按钮或右击鼠标选择"挂号修改"命令,打开"修改挂号信息"对话框,如图 7-2-8 所示。

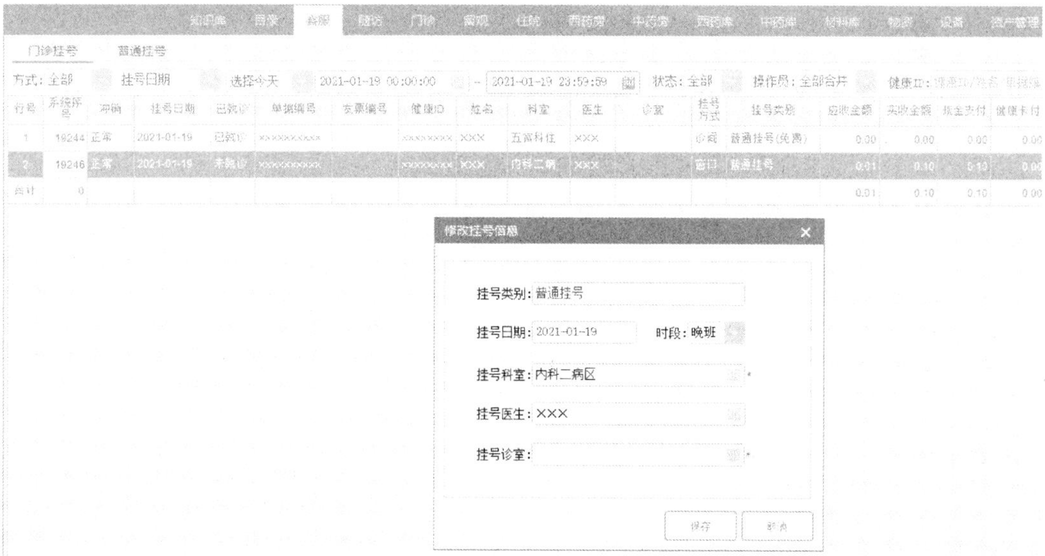

图 7-2-8　"修改挂号信息"对话框

在该对话框中可修改"挂号科室""挂号医生""挂号诊室"等信息。修改后单击"保存"按钮则完成挂号的修改。

单击门急诊信息系统主菜单中的"门诊"→"门诊挂号"按钮,打开"门诊挂号"界面。

在挂号列表中选中要退费的患者行。单击"作废"按钮或右击鼠标选择"作废"命令，打开"退费原因"对话框，如图 7-2-9 所示。填入退费原因后单击"确定"按钮则完成挂号的作废操作并同时将挂号费用退还给患者。

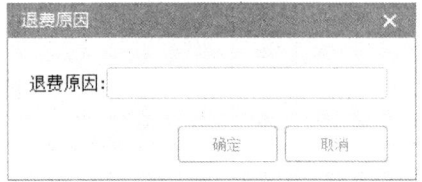

（4）门诊挂号列表与统计。单击门急诊信息系统主菜单中的"门诊"→"门诊挂号"按钮，打开"门诊挂号"界面。

图 7-2-9　"退费原因"对话框

在该界面中可以对在系统中挂号的患者进行"挂号方式""挂号日期""挂号时间""挂号状态"及具体挂号患者（健康 ID）的查询与统计，如图 7-2-10 所示。

图 7-2-10　"门诊挂号"列表统计功能

在该界面中除了可以进行普通/急诊挂号、修改/作废挂号、打印票据等操作以外，还可以进行票据管理统计和规定时间内的结班统计，如图 7-2-11 所示。

图 7-2-11　"结班统计"界面

4. 门诊收费

门诊医生在系统平台上为患者开具了检查、检验申请或处方药品后,患者都需要先缴费,才能进行后续的化验、检查或取药。

单击门急诊信息系统主菜单中的"门诊"→"门诊收费"按钮,打开"门诊收费"界面。

在"健康 ID"文本框中输入患者健康 ID,按 Enter 键,则系统自动读取患者的基本信息和交费信息,如图 7-2-12 所示。

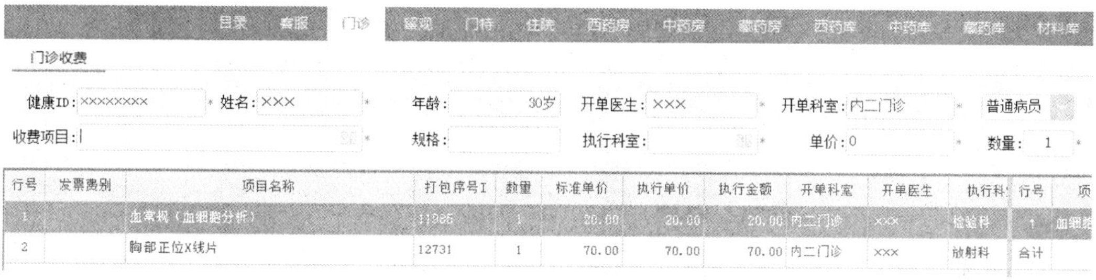

图 7-2-12 "门诊收费"界面

单击"结算"按钮,打开"门诊支付"界面。选择支付方式(可以根据患者意愿选择现金、医保、健康卡、银联、微信、支付宝等方式)。

选中"打印发票"复选框,如图 7-2-13 所示。单击"确认支付"按钮则完成了该笔费用的收取。

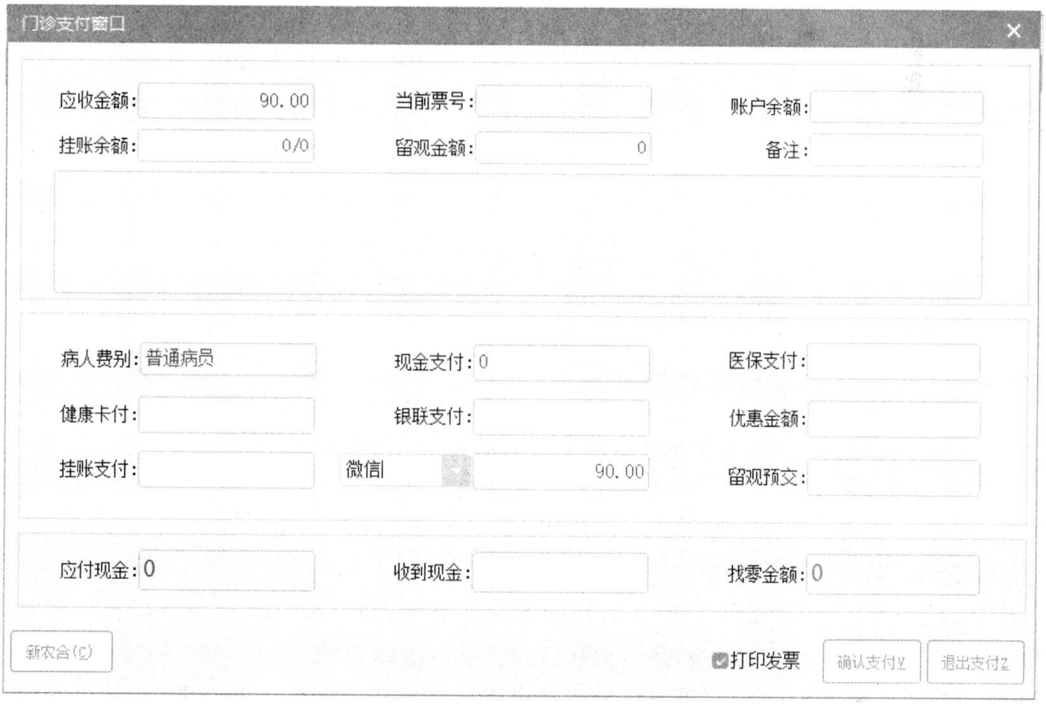

图 7-2-13 "门诊支付"界面

5. 收费列表

单击门急诊信息系统主菜单中的“门诊”→“收费列表”按钮，打开“收费列表”界面。

可对选定时间段内的系统收费情况或某一患者的收费情况进行查询，如图 7-2-14 所示，还可进行“结班”“整单退费”“发票零退”“发票补打”“合并打印”“查看”“导出”等操作，如图 7-2-15 所示。

行号	健康ID	姓名	单据编号	冲销状态	病员费别	收费人	收费时间	应收金额	实收金额	现金支付	医保支付	健康卡付
1	xxxxxxxx	XXX	xxxxxxxxxx	正常	普通病员	九阵工	2021-01-21 16:05:42	90.00	90.00	0.00	0.00	0.00
2	xxxxxxxx	XXX	xxxxxxxxxx	正常	普通病员	九阵工	2020-12-22 21:45:46	37.00	37.00	37.00	0.00	0.00
3	xxxxxxxx	XXX	xxxxxxxxxx	正常	普通病员	九阵工	2020-12-22 21:44:40	20.00	20.00	20.00	0.00	0.00
4	xxxxxxxx	XXX	xxxxxxxxxx	正常	普通病员	九阵工	2020-12-22 21:42:33	285.00	285.00	285.00	0.00	0.00
5	xxxxxxxx	XXX	xxxxxxxxxx	正常	普通病员	九阵工	2020-12-22 21:41:05	170.00	170.00	170.00	0.00	0.00
6	xxxxxxxx	XXX	xxxxxxxxxx	正常	普通病员	九阵工	2020-12-22 21:39:44	20.00	20.00	20.00	0.00	0.00
7	xxxxxxxx	XXX	xxxxxxxxxx	正常	普通病员	九阵工	2020-12-22 21:38:41	27.11	27.11	27.11	0.00	0.00
8	xxxxxxxx	XXX	xxxxxxxxxx	正常	普通病员	九阵工	2020-12-22 21:37:13	81.50	81.50	81.50	0.00	0.00
9	xxxxxxxx	XXX	xxxxxxxxxx	正常	普通病员	九阵工	2020-12-22 21:37:12	307.11	307.11	307.11	0.00	0.00

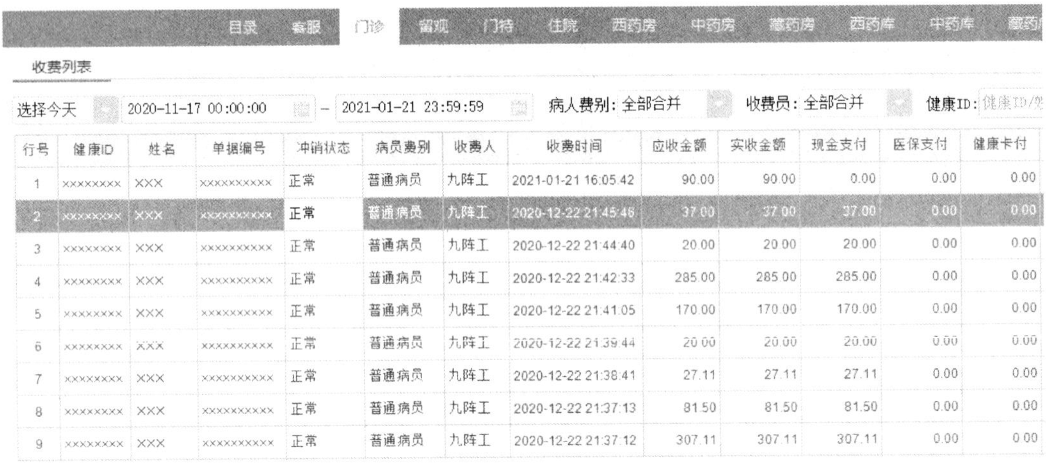

图 7-2-14 “收费列表”界面

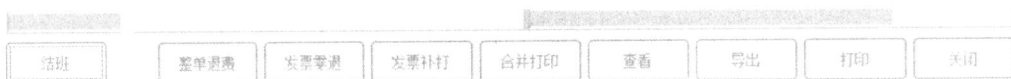

图 7-2-15 界面操作按钮

7.3 药品管理信息系统

7.3.1 药品管理信息系统概述

2018 年，在《关于加快药学服务高质量发展的意见》中明确指出，鼓励推进医院“智慧药房”建设，加快药学服务模式转变，促进新时期药学服务的高质量发展。“互联网+”背景下的医院药房药库的自动化革新与管理已经是医院药品管理发展的新方向，实现自动化、数字化管理也是现代医院药房药库发展的必然趋势。

随着医院药品的“零加成”，如何在缩短患者取药等候时间、提高调剂准确率和药事服务质量的同时控制人力成本成了医院药品信息化管理急需解决的问题。

医院的药品管理信息系统主要可以分为药房信息管理和药库信息管理两个部分，下面进行详细说明。

7.3.2　药房信息管理

药房信息管理主要的功能分为住院和门诊两部分,每部分基本都涉及划价、发药、退药等操作,如图 7-3-1 所示,药品主要分为西(成)药、中药、藏药等类别,每类药品的信息管理方法都大致相同,以下以西药管理为例进行介绍。

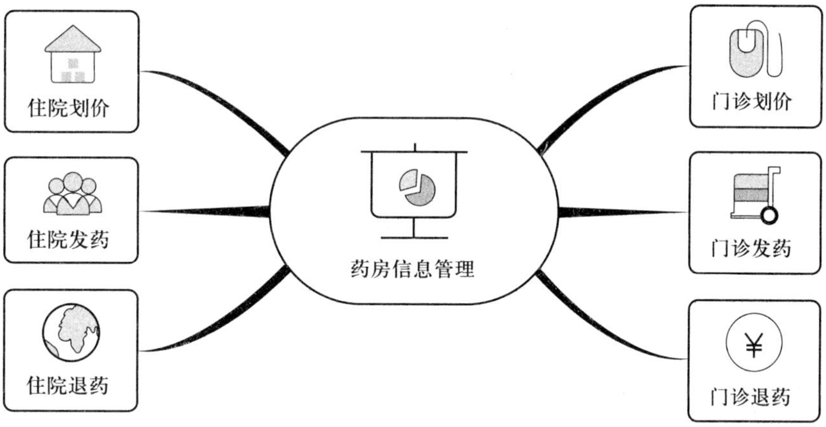

图 7-3-1　药房信息管理功能

1. 门诊划价

选择系统主菜单中的"西药房"选项,打开"西药房门诊划价"界面,如图 7-3-2 所示。

在"处方类型"下拉列表中选择处方类型。

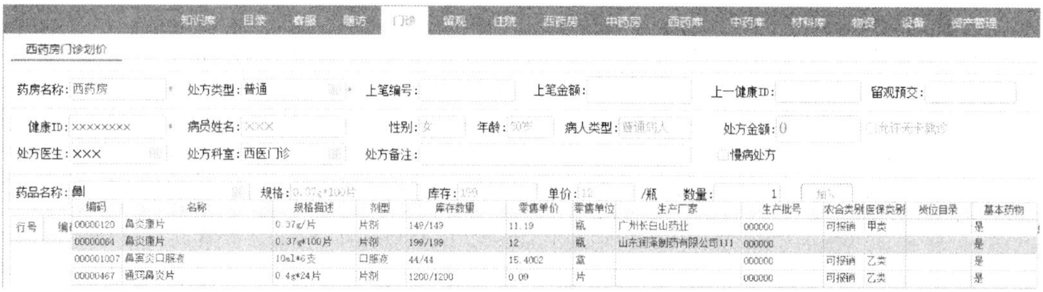

图 7-3-2　"西药房门诊划价"界面

在"健康 ID"文本框中输入患者的健康 ID 后按 Enter 键,系统将自动读取出患者的基本信息。

在"处方医生"下拉列表中选择处方医生,系统将自动识别医生所在的处方科室。

在"药品名称"文本框中输入要开的药品名称或简称,在出现的药品详细信息列表中选择药品。

在"数量"文本框中输入开具药品的数量。

单击"加入"按钮则药品就加入开具的药品列表。

单击"保存"按钮,在确认对话框中单击"确定"按钮,则这一个药品清单生效,患者即可到收费窗口缴费后取药。

在该界面中还有"档案""修改""移除""重建"等按钮,如图 7-3-3 所示,可以对当前的药品清单进行修改,其中"档案"按钮可以对药品的详细信息进行查看,如图 7-3-4 所示。

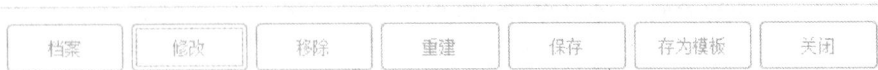

图 7-3-3 "西药房门诊划价"界面命令按钮

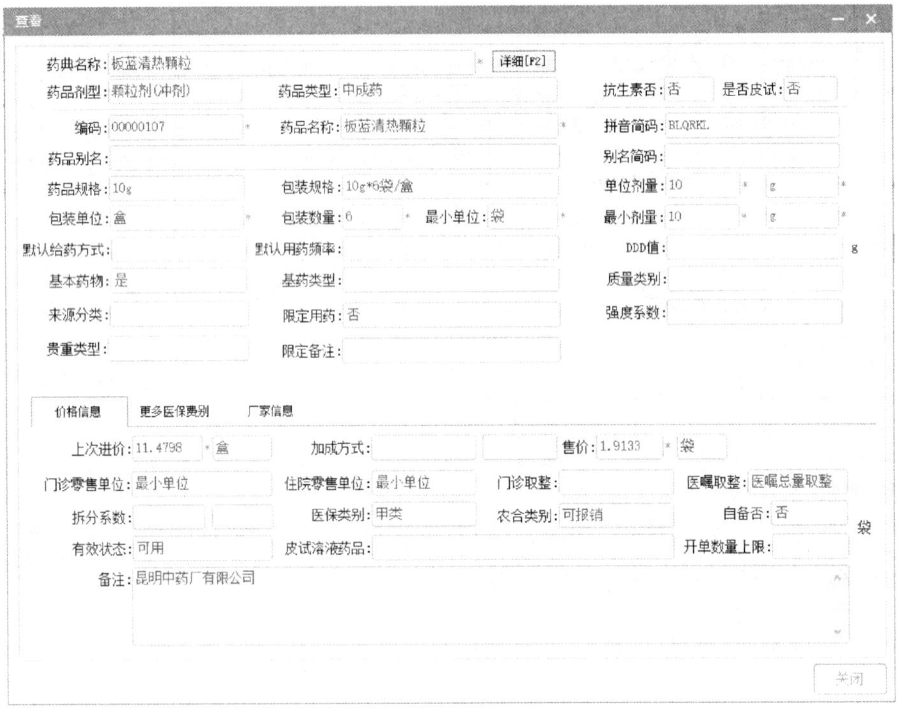

图 7-3-4 查看药品详细信息

2. 门诊发药

选择系统主菜单中的"西药房"选项,打开"西药房门诊发药"界面,如图 7-3-5 所示。

在"健康 ID"框中输入取药患者的健康 ID(或通过扫码读取),按 Enter 键,则系统将在右侧窗口中自动读取出患者已经交费并"今日代发"的药品信息(如患者有往日已交费且未发的药品,则需在"代发范围"下拉列表中进行选择)。在左侧代发列表中的处方行中"选择"列选中要发药的处方。

核对右侧窗口中的处方详细信息。

药师进行摆药。

选中"自动打印"复选框。在"发药人"下拉列表中选择发药药师(在实际工作中,由于药师凭工作账号登录系统,则此项为默认即可)。

单击界面右侧底部的"发药"按钮并确认。

核对打印单据(图 7-3-6)和药品后发放给患者,则该处方内的药品发放完毕。

如果同一患者在取药时存在多个处方,也可将多个处方同时选中,进行"批量发药"操作将药品一次性发给患者。

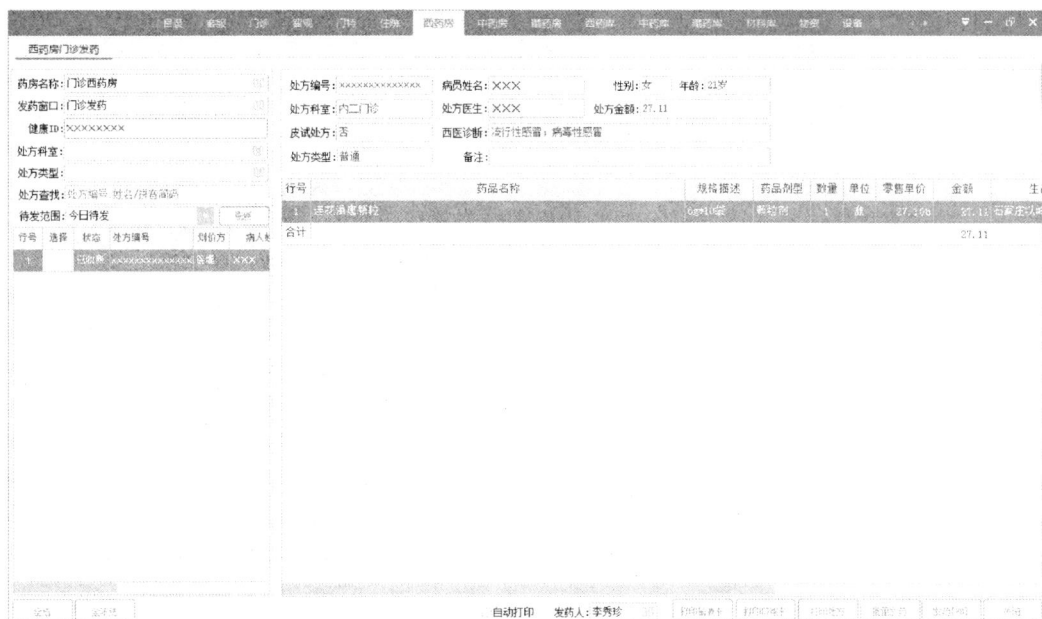

图 7-3-5 “西药房门诊发药”界面

处 方 笺 普通

费别：普通病员 处方编号：XXXXXXXXXXXX

姓名：XXX 性别：女 年龄：21岁

门诊/住院号： 科别：内二门诊

开具日期：2021-02-02 身份证：

临床诊断：流行性感冒；病毒性感冒

地址：

Rp

复合维生素B 100片 1瓶

Sig. 1s 口服 每天一次

葡萄糖酸钙口服液 10ml*12 1盒

Sig. 10ml 口服 每天一次

地奥心血康软胶囊 0.35g*30s 1盒

Sig. 0.35g 口服 每天三次

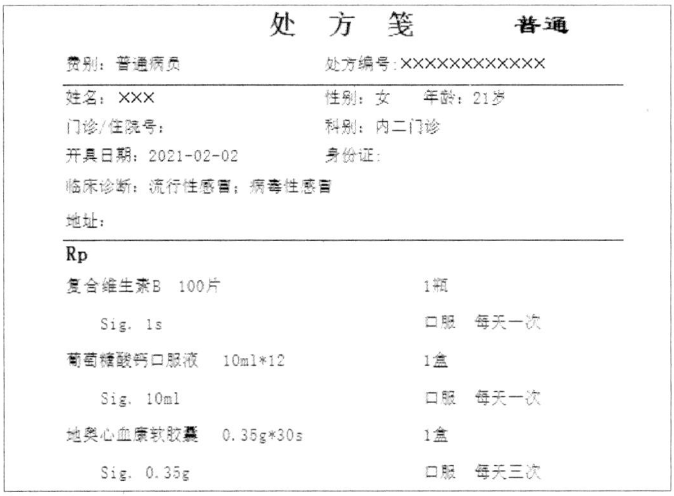

图 7-3-6 打印处方笺

3. 门诊退药

选择系统主菜单中的“西药房”选项，打开“西药房门诊处方列表”界面，如图 7-3-7 所示。

选中要退药的处方，单击界面右下方的“退药”按钮，打开“门诊处方退药”界面，如图 7-3-8 所示。

在界面中选择要退的药品，并在“待退数量”文本框中输入退药数量，单击“确定”按钮，则完成了该处方中的部分退药，如图 7-3-9 所示。

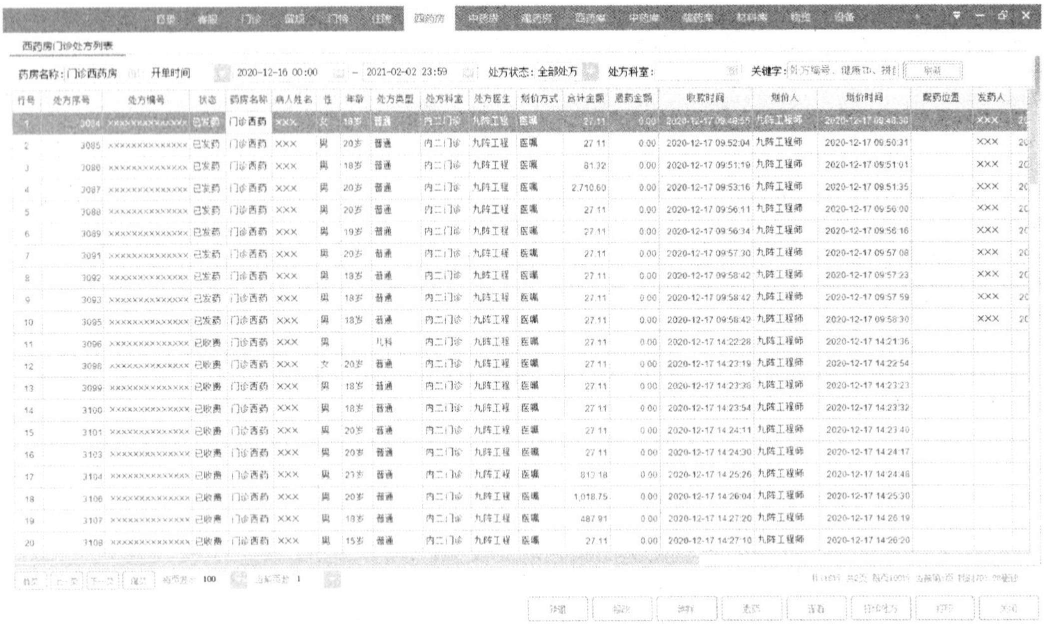

图 7-3-7　"西药房门诊处方列表"界面

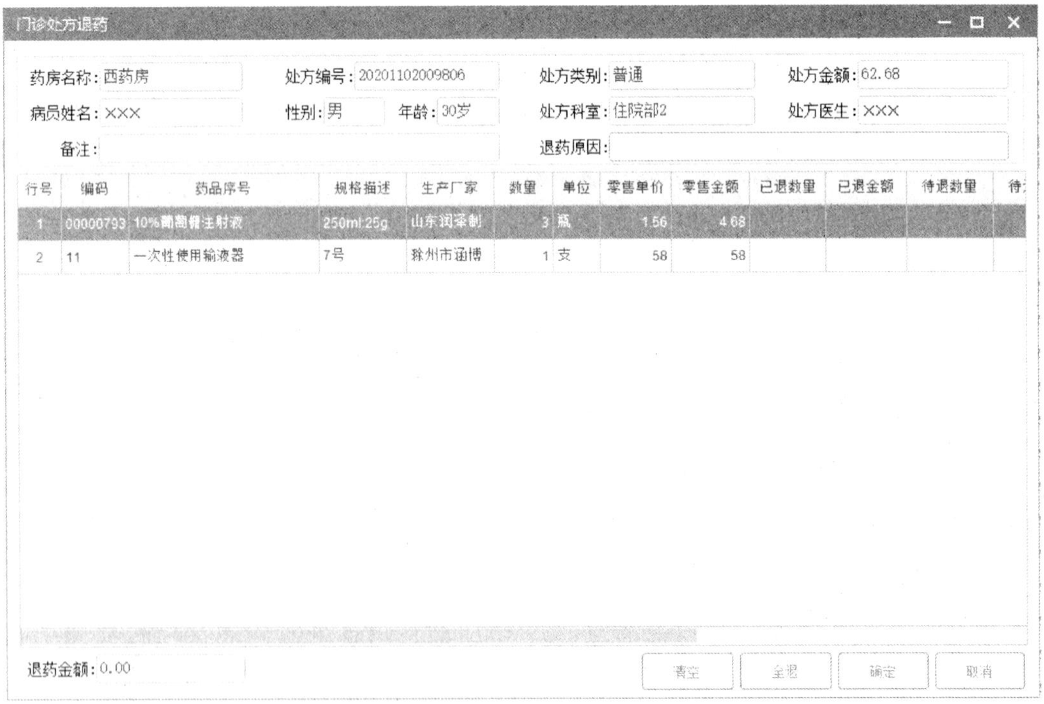

图 7-3-8　"门诊处方退药"界面

也可根据情况退掉整个处方中的所有药品,即单击"门诊处方退药"界面中的"全退"按钮。
退药成功后,返回门诊处方列表界面,患者的状态由原来的"已发药"改为"已退药"。

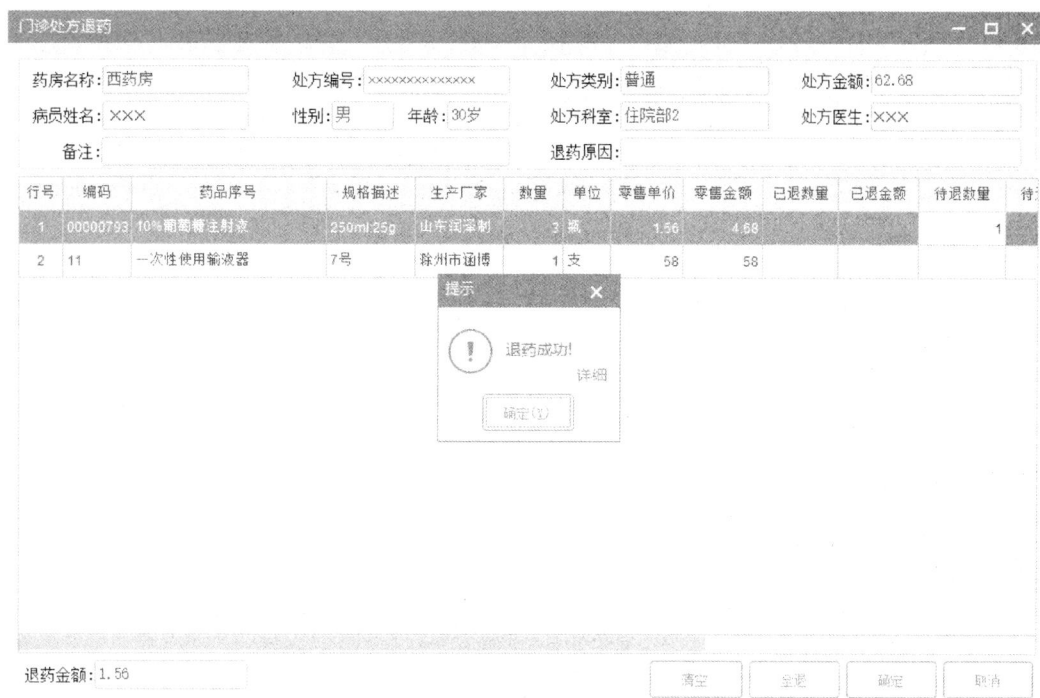

图 7-3-9　门诊处方退药成功界面

4. 住院划价

选择系统主菜单中的"西药房"选项,打开"西药房住院划价"界面。

在"住院编号"文本框中输入患者的住院编号后按 Enter 键,系统将自动读取出患者的基本信息及处方医生、处方科室等信息。

在"药品名称"文本框中输入要开的药品名称或简称,在出现的药品详细信息列表中选择药品。

在"数量"文本框中输入开具药品的数量。

单击"加入"按钮则药品就加入开具的药品列表,如图 7-3-10 所示。

单击界面上的"保存"按钮,在确认对话框中单击"确定"按钮,则这一个药品清单生效。

在该界面中还有"打印处方""修改""移除""重建"等命令,可以对当前的药品清单进行修改。

5. 住院发药

选择系统主菜单中的"西药房"选项,打开"西药房住院发药"界面。

在窗口"住院编号"文本框中输入取药患者的住院编号,按 Enter 键,则系统将在左侧窗口中自动读取出患者待发的"住院处方",右侧窗口中自动读取出选中处方的药品信息,如图 7-3-11 所示。

在左侧待发列表中的处方行中的"选择"列选中要发药的处方。核对右侧窗口的处方详细信息。

药师进行摆药,选中该界面底部的"自动打印"复选框。

在"发药人"下拉列表中选择发药药师(在实际工作中,由于药师凭工作账号登录系统,则此项为默认即可)。

单击右侧底部的"发药"按钮并确认。

核对打印单据和药品后发放给病区护士,则该处方内的药品发放完毕。

如果同一患者在取药时存在多个处方,也可将多个处方同时选中,进行"批量发药"操作将

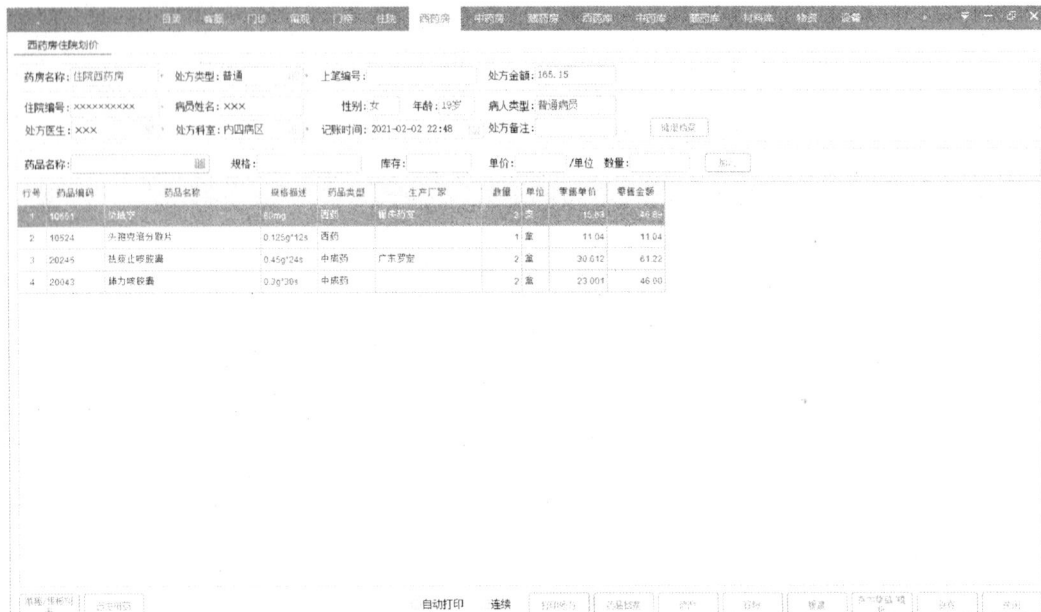

图 7-3-10　"西药房住院划价"界面

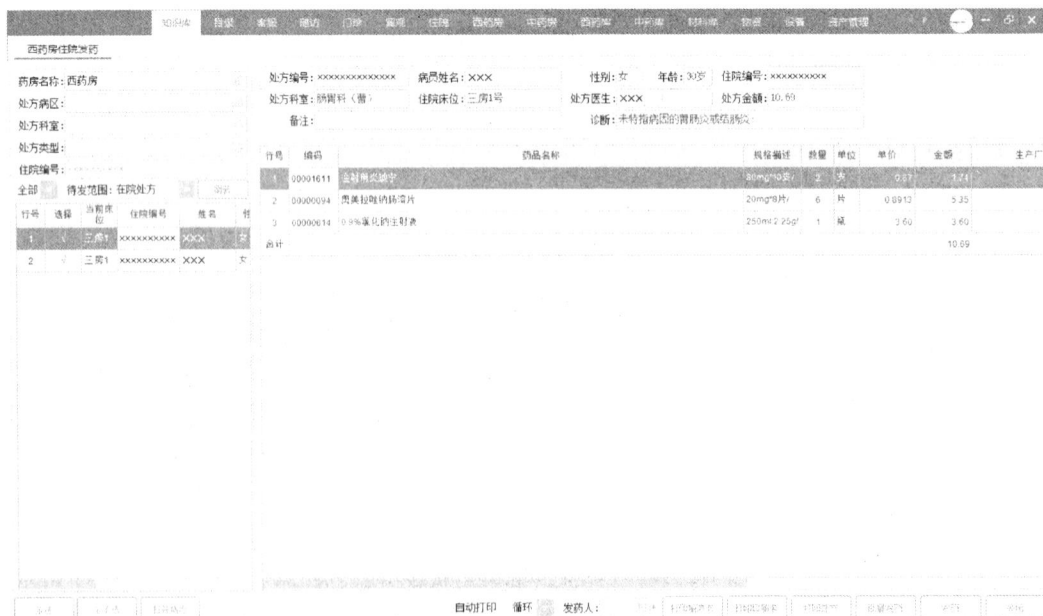

图 7-3-11　"西药房住院发药"界面

药品一次性发给患者。

在当前界面中,还可以进行"打开病历""打印输液卡""打印口服卡""打印处方"等操作。

6. 住院退药

选择系统主菜单中的"西药房"选项,打开"西药房住院发药列表"界面,如图 7-3-12 所示。

在界面中选中要退药的处方,单击界面右下方的"退药"按钮,打开"西药房住院处方退药"界面,如图 7-3-13 所示。

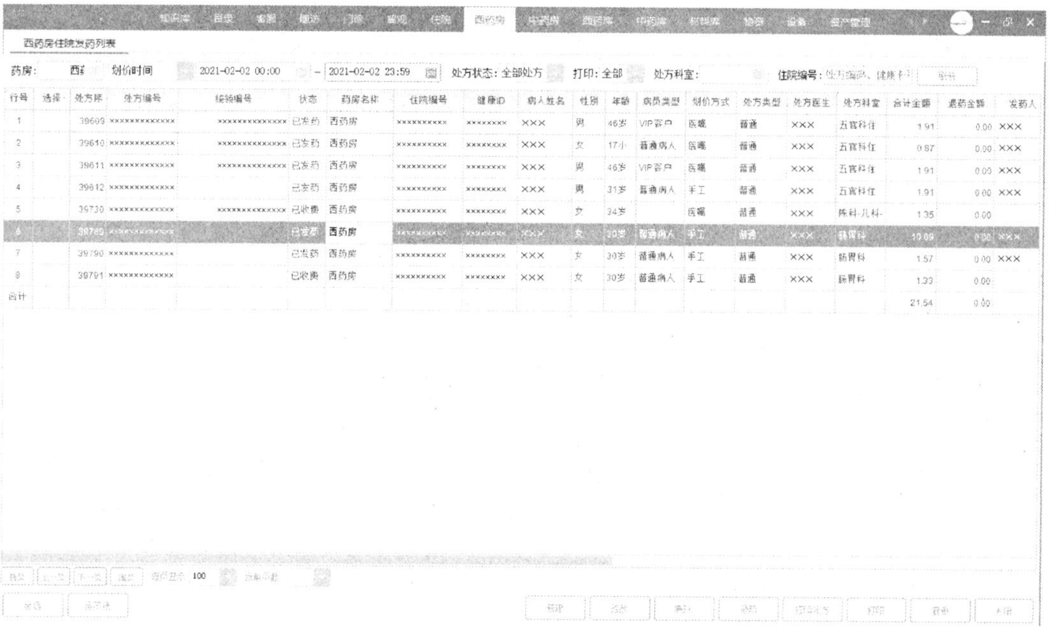

图 7-3-12　"西药房住院发药列表"界面

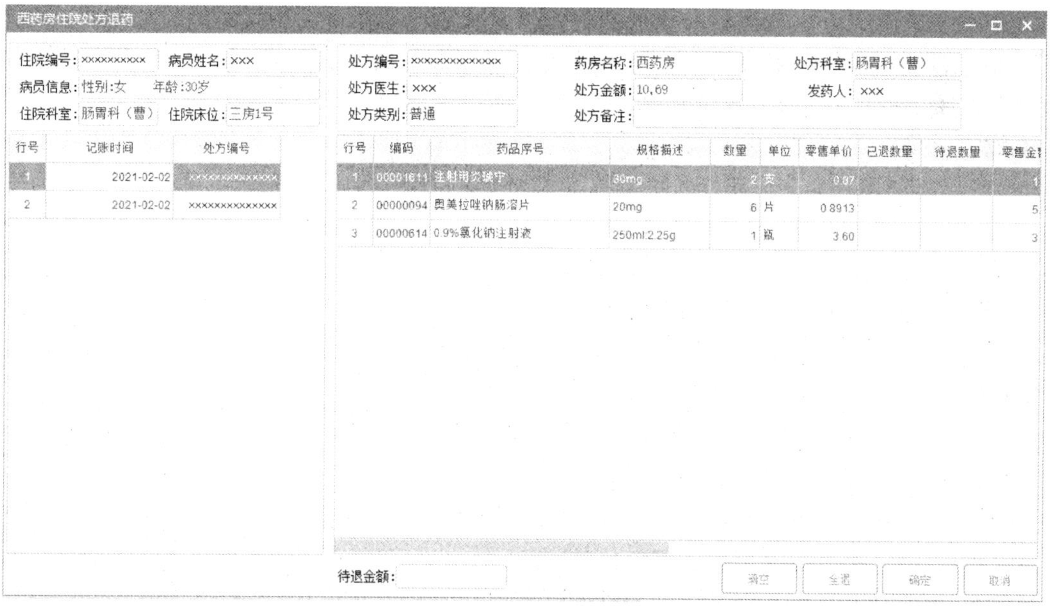

图 7-3-13　"西药房住院处方退药"界面

在界面中选择要退的药品,并在"待退数量"框中输入退药数量,单击"确定"按钮,则完成了该处方中的部分退药,如图 7-3-14 所示,也可根据实际情况进行整个处方的"全退"操作。

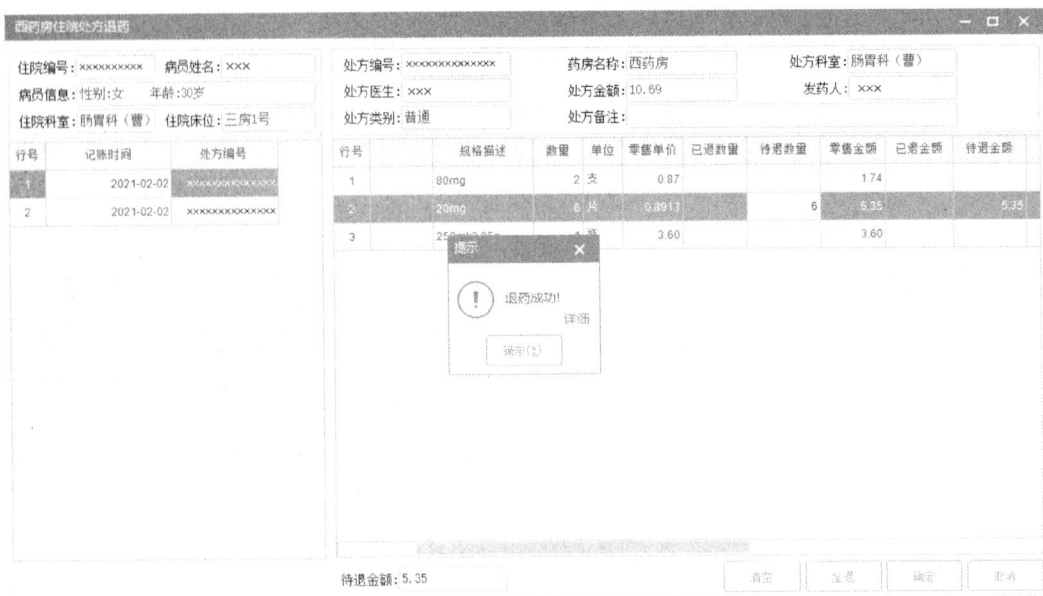

图 7-3-14 住院处方退药成功界面

7.3.3 药库信息管理

医院药库的信息化管理使药库的库房业务、库存上下限控制及药品采购、运输、盘点、汇总报表等工作效率大大提升。药库信息管理系统的主要业务功能有采购计划、采购入库、科室领用、药房申请、效期统计、库存盘点等。医院药库可以根据药品类型分为西药（成药）库、中药库、藏药库等，每类药库的业务操作大致相同，以下以西药库为例进行介绍。

1. 采购计划

医院药库购买药品首先应制订采购计划，然后才能购买入库。选择系统主菜单中的"西药库"选项。打开"西药库采购计划"界面。单击"新增"按钮，打开"新建药品采购计划"界面，如图 7-3-15 所示。

采购计划"申请日期"默认为系统日期。

在"申请科室"下拉列表中选择申请药品采购计划的科室。

在"申请人"下拉列表中选择药品采购计划申请人。

在"供货单位"下拉列表中选择药品供货商，如果列表中没有，可以单击后面的"＋"按钮，在打开的"新增"窗口添加供货商的详细信息。

在"药品名称"文本框中输入计划采购药品的名称或在药品列表中选中计划采购的药品。

在"单价"文本框中输入计划采购药品的单价。

在"数量"文本框中输入计划采购药品的数量。

计划采购药品添加完毕后，如有修改可在该界面中进行药品的"明细上移""明细下移""移除"等操作。

单击"保存提交"按钮，则返回"西药库采购计划"界面，如图 7-3-16 所示，该条采购单据状态为"已提交"。

单击"审核"按钮，打开"审核"窗口对该条采购单据进行审核，审核后单击窗口中的"确定审

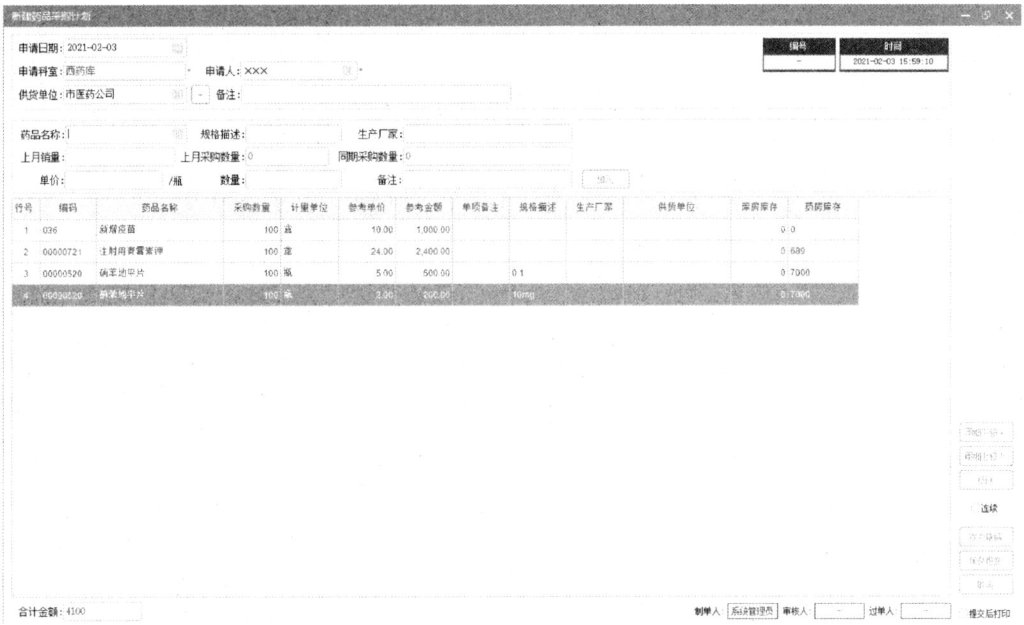

图 7-3-15　"新建药品采购计划"界面

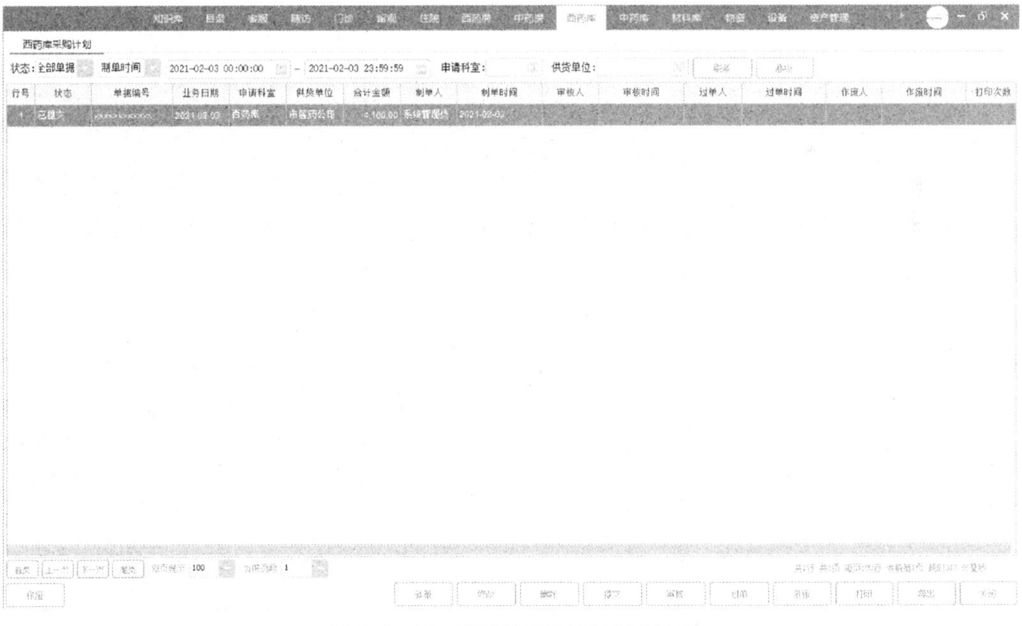

图 7-3-16　"西药库采购计划"界面

核"按钮,再次返回"西药库采购计划"界面,该条采购单据状态为"已审核"。

单击"西药库采购计划"界面的"过单"按钮,打开"过单"窗口,单击窗口中的"确定过单"按钮,再次返回"西药库采购计划"界面,该条采购单据状态为"已过单"。

在此窗口中还可对已提交的计划进行"删除""作废""查看""导出""打印"等操作。

2. 采购入库

药品采购入库操作流程与采购计划操作类似,也需经过以下流程:新增→选择"已过单"的采购计划→提交→审核→库存盘点→过单。流程操作完毕方可将药品入库。

3. 科室领用、药房申请

科室领用与药房申请操作流程和药品入库操作相似，界面也很相似，如图7-3-17与图7-3-18所示，也需要经过新增→提交→审核→过单的流程。

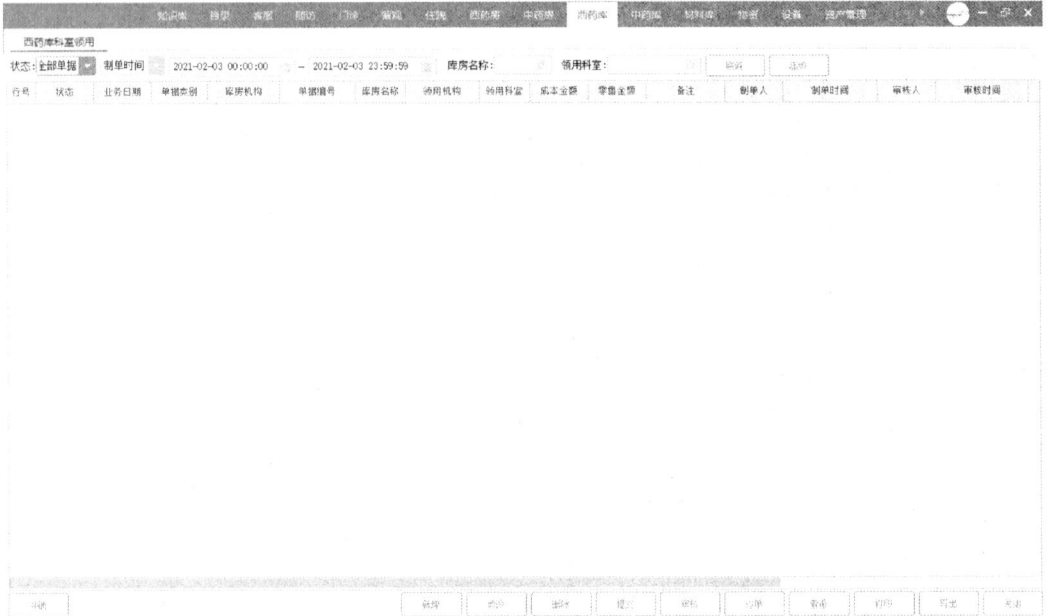

图 7-3-17　"西药库科室领用"界面

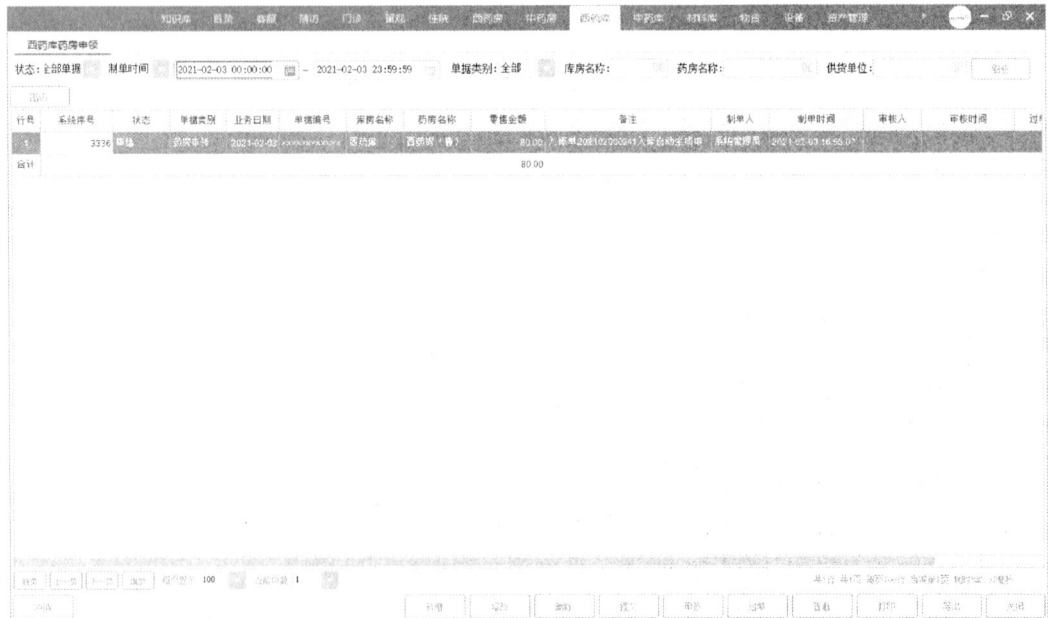

图 7-3-18　"西药库药房申领"界面

4. 效期统计

选择系统主菜单中的"西药库"选项,打开"西药库效期统计"界面,选择"期间统计"选项卡。

在"库房名称"下拉列表中选择库房,在"到期范围"文本框中输入天数。单击"刷新"按钮,则临期药品信息就被筛选出来,如图 7-3-19 所示。

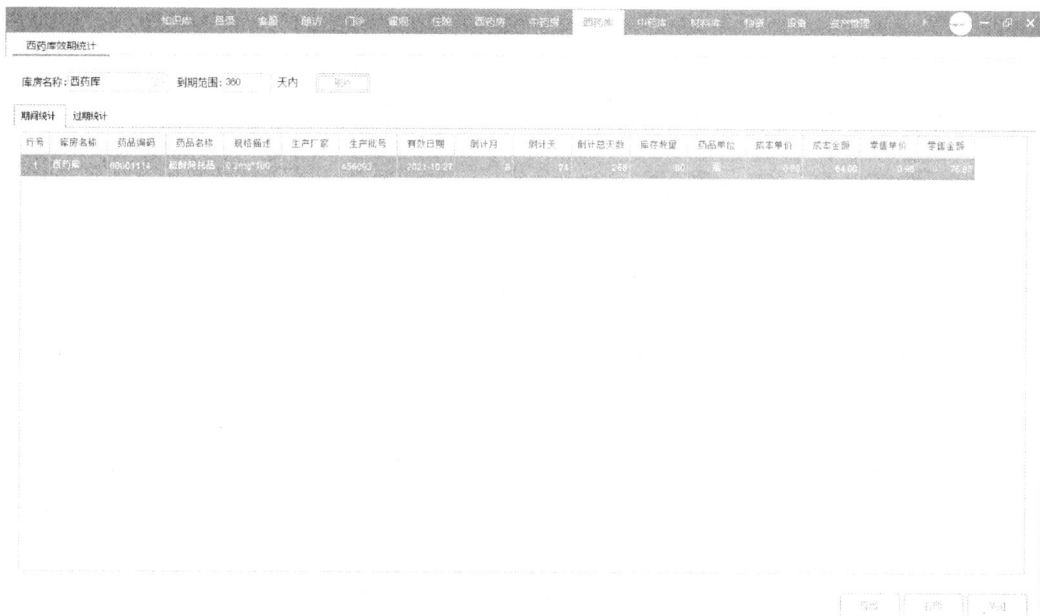

图 7-3-19 "西药库效期统计"界面

还可在"西药库效期统计"界面中选择"过期统计"选项卡进行库存药品过期统计操作。

5. 库存盘点

药库的库存盘点操作需要遵循以下流程:处理盘点前的所有遗留单据→新建单据→数完录单→合并提交→审核→结转。

选择系统主菜单中的"西药库"选项,打开"西药库库存盘点"界面。

单击"新建"按钮,打开"新建西药库盘点单"对话框,如图 7-3-20 所示。

在"库房名称"下拉列表中选择要盘点的药库,"盘点日期"默认为当前系统时间。

单击"确定"按钮。一条新的盘点单据就出现在"西药库库存盘点"界面中,状态为"新建单据",如图 7-3-21 所示。如药库系统中没有还在处理过程中的单据,则直接建立新的盘点单据,否则需要处理完之前的单据再建立新的盘点单据。

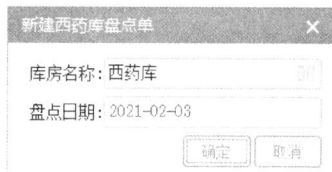

图 7-3-20 "新建西药库盘点单"对话框

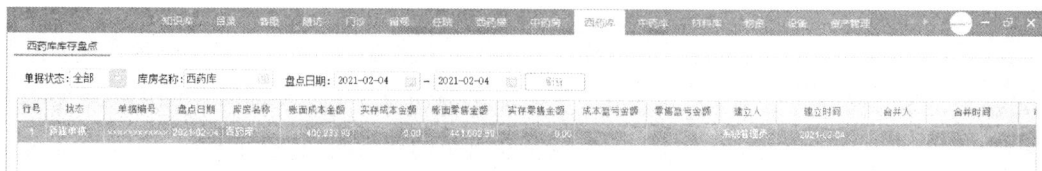

图 7-3-21 "西药库库存盘点"界面

单击"西药库库存盘点"界面下方的"草稿录入"按钮,打开"西药库盘点单明细"窗口。

选中维护数据的药品行,在对应的表格中维护药品的数据,如图7-3-22所示。也可在窗口中的"药品名称"框中搜索要维护的药品进行单独维护,或者进行"显示零库存"或"仅显示盈亏药品"等操作。

图7-3-22 "西药库盘点单明细"窗口

数据录入完毕后,单击明细窗口下方的"关闭"按钮,返回"西药库库存盘点"界面,此时该条盘点单的状态转为"数完录单"。

单击窗口下方的"合并提交"按钮,再次进入"西药库盘点对话框明细"界面,确认数据后,单击"合并提交"按钮,在出现的"询问"对话框中单击"账面数量"按钮,如图7-3-23所示,返回"西药库库存盘点"界面,此时该条盘点单的状态转为"已提交"。

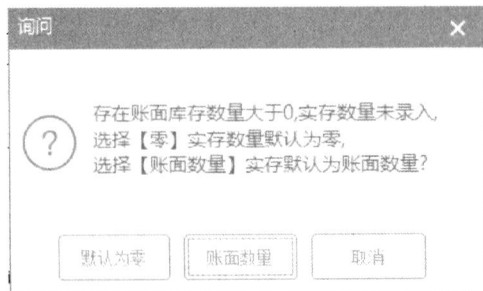

图7-3-23 "询问"对话框

单击窗口下方的"审核"按钮,再次进入"西药库盘点单明细"界面,确认数据后,单击"审核"按钮,返回"西药库库存盘点"界面,此时该条盘点单的状态转为"已审核"。

单击窗口下方的"结转"按钮,再次进入"西药库盘点单明细"界面,确认数据后,单击"结转"按钮,返回"西药库库存盘点"界面,此时该条盘点单的状态转为"已结转",则完成了一次药库的盘点操作,如图 7-3-24 所示。

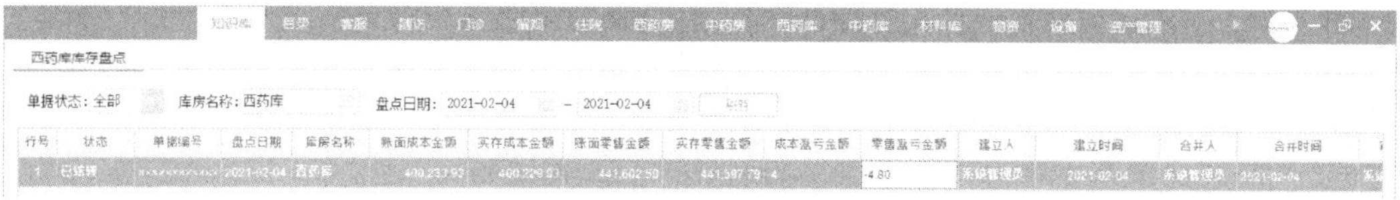

图 7-3-24　盘点结转状态

在以上每一步骤中如出现问题,均可以取消当下步骤操作,返回上一步进行处理,单据在新建状态和草稿状态时也可删除。

7.4　住院信息系统

7.4.1　住院信息系统概述

住院信息系统也可叫作住院管理系统,随着计算机技术的发展和普及,医院需要借助计算机信息技术来提高各项管理能力和自身的工作效率。因此,住院信息系统就成为医院信息化不可缺少的工具之一。住院信息系统是 HIS 系统中一个重要的子系统,它的核心功能是处理住院患者的入、出院费用。同时,为住院患者医疗统计和收入核算与统计提供及时、准确、完整的数据,是对患者住院管理及计费不可或缺的管理工具。

住院信息系统是针对住院部的管理而展开设计的,使用该系统让住院部的各项工作有序开展,提高工作效率,降低工作中差错的产生,同时给患者提供相应的便利,使整个住院流程规范化、合理化。该系统是一个全面的、综合化的管理系统,围绕患者的住院过程,以患者为中心。

住院信息系统覆盖了患者住院期间的工作流程,包括患者的入院登记、信息变更、费用信息、出院结算等各个阶段环节的相关功能。并且所产生的患者信息及住院信息都被有效记录,并与其他科室共享,可供分析及传输。

7.4.2　住院信息系统的功能

(一)住院信息系统的 4 个模块

1. 入院管理模块

入院管理模块包含的基础功能有入院登记、预交款管理、无费退院、绿色通道。

2. 在院管理模块

在院管理模块包含的基础功能有退费管理、欠费管理、变更登记、患者概要信息。

3. 结算处理模块

结算处理模块包含的基础功能有中途结算、出院结算、结算召回、医保接口。

4. 报表统计模块

报表统计模块包含的基础功能有住院日报、患者费用明细、一日清单、综合查询。

（二）系统功能简介

1. 入院登记

为患者办理入院手续,建立住院档案并登记信息,登记的信息包含患者基本信息、医保信息、民政救助信息等;如患者为多次住院,则可根据患者身份证信息提取出患者的档案信息直接登记。

2. 预交款管理

为患者办理预交款手续,打印预交款收据,预交款信息查询。

3. 无费退院

为没有产生费用的患者办理出院。

4. 绿色通道

为特殊患者(三无人员、抢救人员等)快速办理入院。

5. 退费管理

预交款等费用退还业务。

6. 欠费管理

给不同类型患者设置欠费标准(例如,所有医保患者设置欠费额度1万元,即允许医保患者在院期间欠费1万元),单个患者欠费额度调整,对欠费患者进行催缴,打印催缴单,冻结患者费用。

7. 变更登记

更改患者基本信息、医保信息等。

8. 患者概要信息

统计查询在院患者基本信息等。

9. 中途结算

为在院患者办理结算业务。

10. 出院结算

为出院患者办理出院结算业务。

11. 结算召回

对已出院的费用有异议的患者进行召回处理。

12. 医保接口

上传费用,删除上传费用,患者费用重算。

13. 住院日报

自动生成收款明细报表,打印明细上缴财务。

14. 患者费用明细

查询患者费用明细,打印费用报表。

15. 一日清单

查询患者每日费用,打印清单。

16. 综合查询

查询患者历次住院信息,费用信息,操作日志等(例如,某收款员何时收多少预交款、退多少钱等操作信息)。

（三）其他特殊功能

1. 备品押金管理

收取备品押金,查询备品押金信息,发放备品押金卡并打印收据。

2. 腕带管理

打印患者腕带。

7.4.3 住院信息系统的业务流程

住院患者一般入院流程如下。

（1）医生通过门急诊医生站"转入院"功能，填写患者入院科室、入院诊断等基础信息并打印入院通知单。

（2）住院部工作人员通过住院信息系统，可直接从门急诊医生站接收到已完成转入院的患者，直接给患者进行入院登记，填写其他基本信息，收取住院预交金及备品押金并打印收据，完成入院办理。

（3）患者由于个人原因未产生费用出院的，则直接办理无费退院；正常出院患者由病区预出院后，办理出院结算，医保接口患者则上传医保费用后，办理结算。

（4）费用出现问题的出院患者，则召回处理，完毕后再次办理出院。

以本样例住院信息系统为例，患者住院基本操作流程如下。

1. 住院预约

选择"住院"→"住院预约"→"新增"菜单选项，打开"住院预约"对话框，如图 7-4-1 所示。

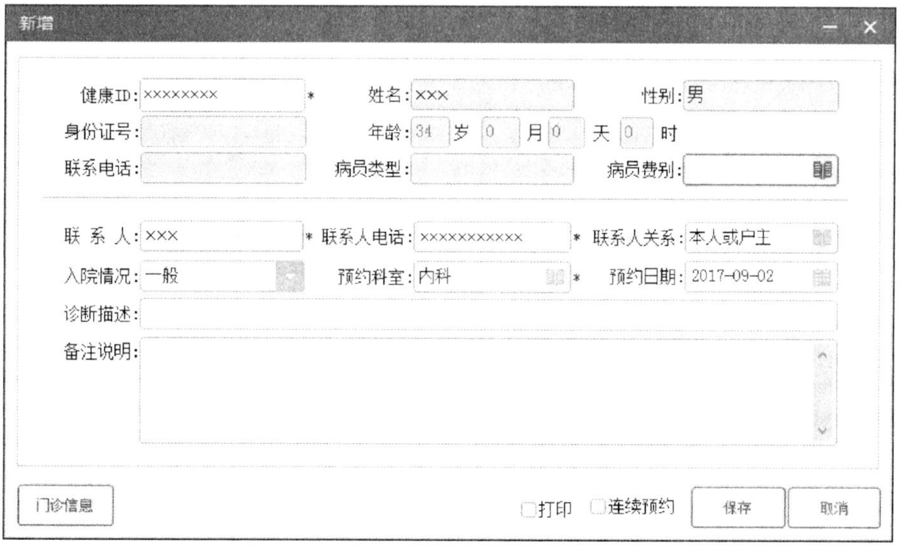

图 7-4-1 "住院预约"对话框

（1）健康 ID。输入患者健康 ID，按 Enter 键将会在窗口中显示出患者的基本信息，健康 ID 为必须填写项目，如果要查询患者门诊信息或患者尚未建档，则可以单击"门诊信息"按钮进行查询或建档。如果健康 ID 正确，则自动显示患者的姓名、性别、身份证号、年龄、联系电话及病员类型。

（2）联系人电话。填写患者的联系人电话，按 Enter 键。

（3）联系人关系。选择患者的联系人关系，按 Enter 键。

（4）入院情况。选择患者的入院情况，按 Enter 键。

（5）预约科室。选择要预约的科室，按 Enter 键。

（6）预约日期。选择要预约的日期,按 Enter 键。

（7）诊断描述。输入对该患者的诊断描述,按 Enter 键。

（8）备注说明。输入对该患者的备注说明,按 Enter 键。

（9）保存预约。如果有多位患者需要预约住院,则选中"连续预约"复选框,系统将会保存患者的预约信息并弹出新的预约窗口,否则直接单击"保存"按钮或按 Enter 键保存当前患者的预约信息。

2. 入院登记

选择"住院"→"入院登记"菜单选项,打开"入院登记"对话框,如图 7-4-2 所示。

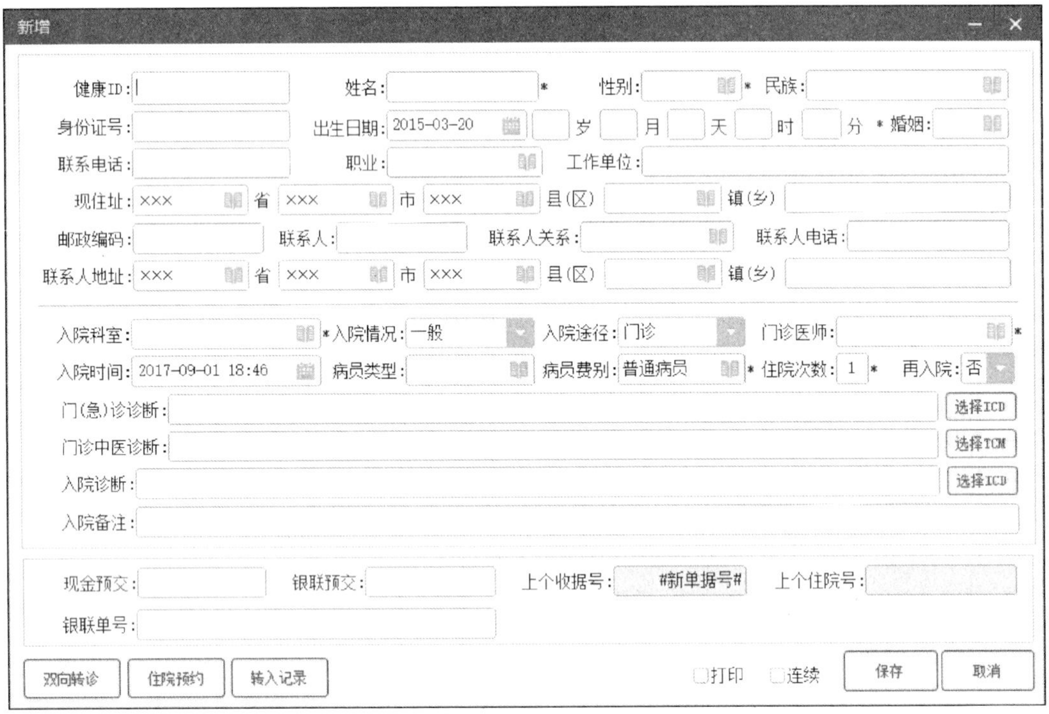

图 7-4-2　"入院登记"对话框

若患者已经预约入院,则单击"住院预约"按钮,弹出"住院预约记录查询"对话框,选择患者的预约信息,单击"确定"按钮,即可调用患者预约时所登记的信息,如图 7-4-3 所示。

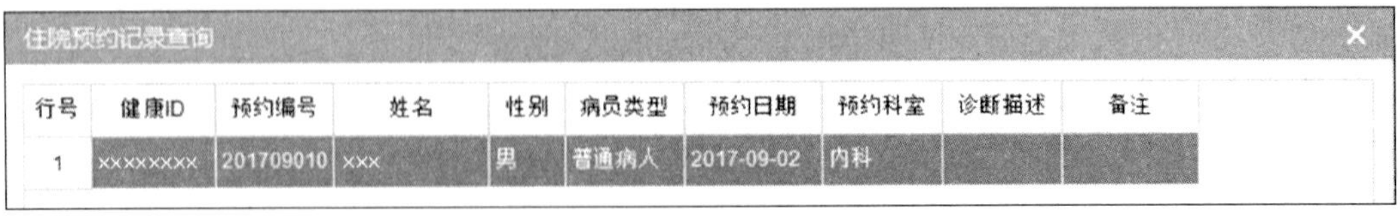

图 7-4-3　"住院预约记录查询"对话框

若患者没有预约入院,则输入信息如下。

（1）健康 ID。输入患者健康 ID,按 Enter 键,若 ID 正确,则自动显示患者的姓名、性别、民族、身份证号、出生日期、年龄、联系电话等信息。

（2）姓名。输入患者姓名,按 Enter 键。

（3）性别。选择患者性别，按 Enter 键。

（4）民族。选择患者民族，按 Enter 键。

（5）身份证号。输入患者的身份证号，按 Enter 键。

（6）出生日期。输入患者出生年月日或年龄（如 20 岁），按 Enter 键。

（7）婚姻。选择患者的婚姻状况，按 Enter 键。

（8）联系电话。填写患者的联系电话，按 Enter 键。

（9）职业。填写患者的职业，按 Enter 键。

（10）工作单位。填写患者的工作单位，按 Enter 键。

（11）现住址。填写患者的现住址，按 Enter 键。

（12）邮政编码。填写患者所在地的邮政编码，按 Enter 键。

（13）联系人。填写患者的联系人，按 Enter 键。

（14）联系人关系。选择患者与联系人的关系，按 Enter 键。

（15）联系人电话。填写患者的联系人电话，按 Enter 键。

（16）入院科室。选择患者需入院的科室，按 Enter 键。

（17）入院情况。选择患者入院时的情况，按 Enter 键。

（18）入院途径。选择患者入院途径，按 Enter 键。

（19）门诊医师。填写患者的门诊医师，按 Enter 键。

（20）入院时间。填写患者的入院时间，按 Enter 键。

（21）病员类型。选择患者的类型，按 Enter 键。

（22）病员费别。选择患者的费别，按 Enter 键。

（23）住院次数。输入患者的住院次数，按 Enter 键。

（24）再入院。选择患者是否首次入院，按 Enter 键。

（25）门（急）诊诊断。选择或输入门（急）诊诊断，按 Enter 键。

（26）门诊中医诊断。选择或输入门诊中医诊断，按 Enter 键。

（27）入院诊断。选择或输入入院诊断，按 Enter 键。

（28）入院备注。输入对该患者的入院备注，按 Enter 键。

（29）现金预交。患者使用现金预交的住院费用。

（30）银联预交。患者使用银联卡预交的住院费用。

（31）保存。若有多位患者需要住院登记，则选中"连续"复选框，系统将会保存当前患者的住院登记信息并弹出新的登记窗口，否则直接单击"保存"按钮或按 Enter 键保存当前患者的入院登记信息。

3. 住院交款

选择"住院"→"住院交款"菜单选项，打开"住院交款"窗口，如图 7-4-4 所示。

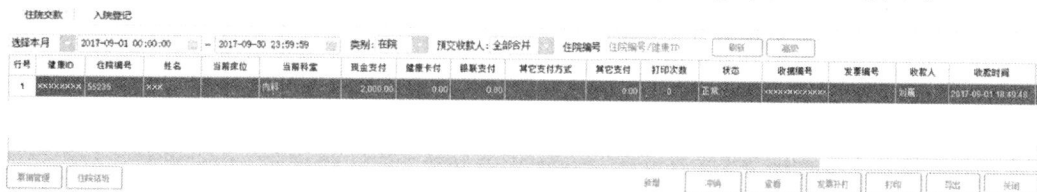

图 7-4-4　"住院交款"窗口

若患者已有住院编号或健康 ID,则可以输入住院编号或健康 ID 查询患者的信息及交款记录,单击"新增"按钮,弹出"新增交款"界面,如图 7-4-5 所示。

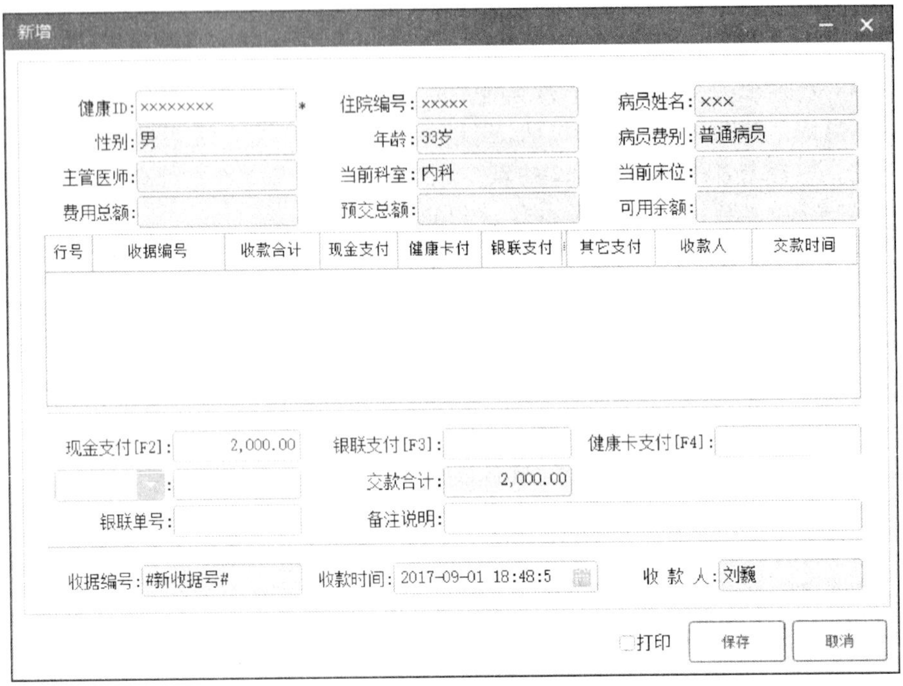

图 7-4-5 "新增交款"界面

输入信息如下。

(1) 健康 ID。输入患者健康 ID,按 Enter 键将会在窗口中显示出患者的基本信息及住院主管医师、科室、床位及费用相关信息。

(2) 支付方式。支持多种支付方式。

现金支付。患者需要支付的现金。

健康卡支付。患者健康卡账户上支付的金额(需要刷医院健康卡)。

银联支付。患者使用银联卡支付的金额。

医保支付。患者医保账户上支付的金额(需要刷医保卡)。

挂账支付。患者欠款需要挂账的金额。

内部医保。医院内部人员支付的金额。

微信支付。患者使用微信支付的金额。

支付宝支付。患者使用支付宝支付的金额。

支票支付。患者使用支票支付的金额。

(3) 保存交款。选中"打印"复选框,则在支付后打印住院交款发票,否则不打印,单击"保存"按钮或按两次 Enter 键确认交款。

4. 患者出院

选择"住院"→"出院结算"菜单选项,打开"出院结算"窗口,如图 7-4-6 所示。

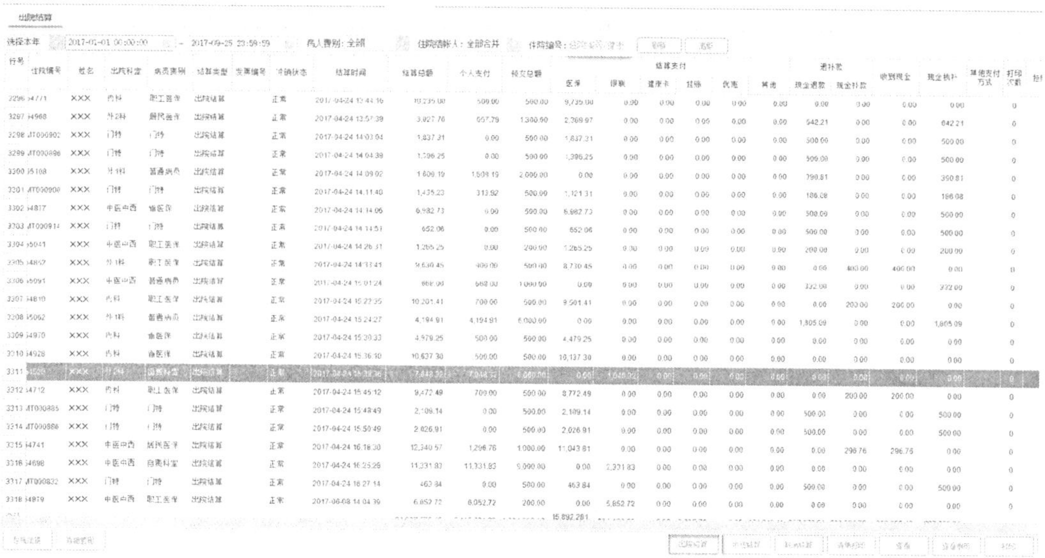

图 7-4-6　"出院结算"窗口

若患者已有住院编号或健康 ID,则可以输入住院编号或健康 ID 查询患者的信息及在院交款记录,单击"出院结算"按钮,弹出"出院结算"界面,如图 7-4-7 所示。

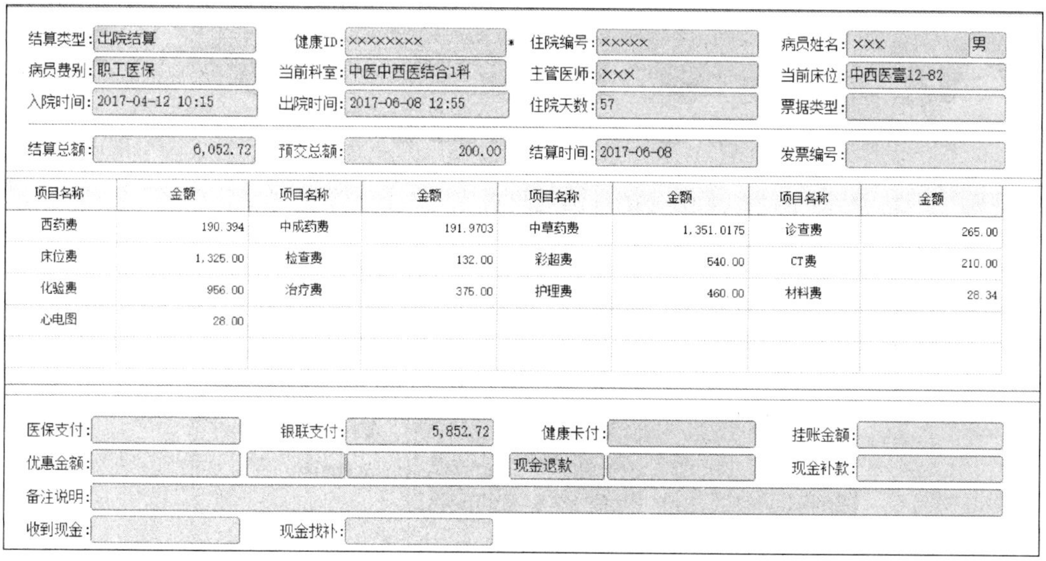

图 7-4-7　"出院结算"界面

输入信息如下。

(1) 健康 ID。输入患者健康 ID,按 Enter 键将会在窗口中显示出患者的基本信息及住院主管医师、科室、床位及费用相关信息。

(2) 支付方式。与"住院交款"支付方式相同。

(3) 保存交款。选中"打印"复选框,则在支付后打印住院交款发票,否则不打印,单击"保存"按钮或按两次 Enter 键确认交款。

需要注意的是办理出院结算的前提是在"住院护理站"已经对患者进行了出院审核，否则在出院结算时会弹出"当前患者还未做出院审核，不能执行出院结算"的提示信息，如图7-4-8所示。

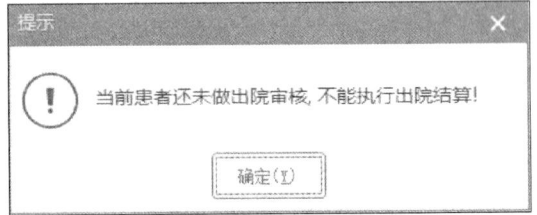

图7-4-8　错误提示

5. 患者排床

选择"住院"→"住院护理站"菜单选项，打开"住院护理站"窗口，如图7-4-9所示。

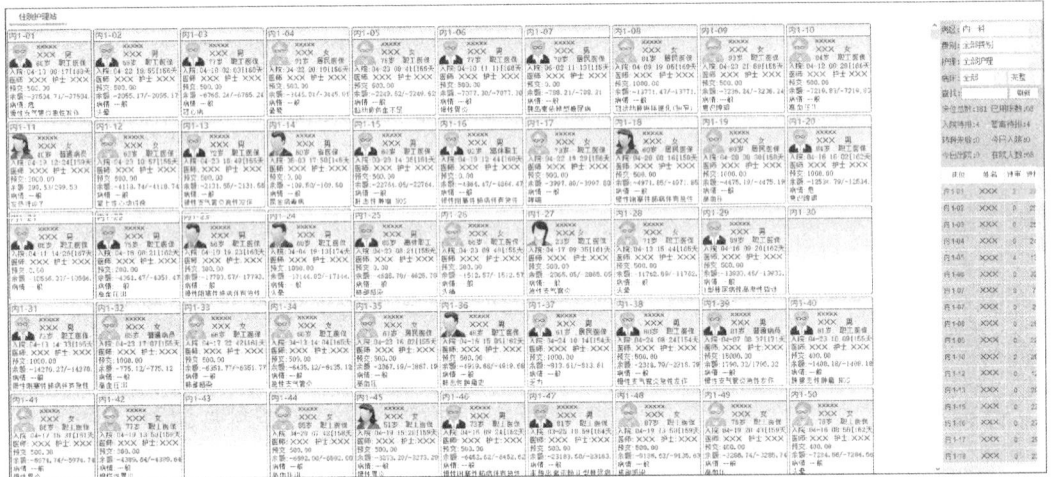

图7-4-9　"住院护理站"窗口

"住院护理站"是对已经在本院登记入院的患者进行"床位管理""修改档案""划价""记账""出院审核"等操作的工作站子系统。

操作方法如下。

（1）在空床位编号上右击，选择"病员排床"选项，如图7-4-10所示。

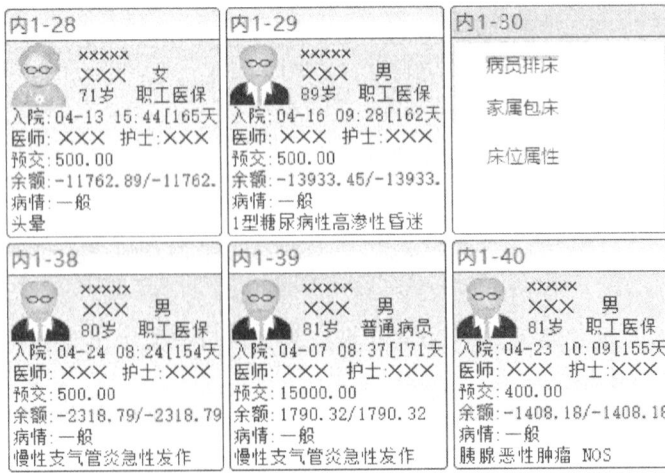

图7-4-10　"病员排床"窗口

（2）在弹出的"排床管理"窗口中选择尚未排床的患者，如图 7-4-11 所示。

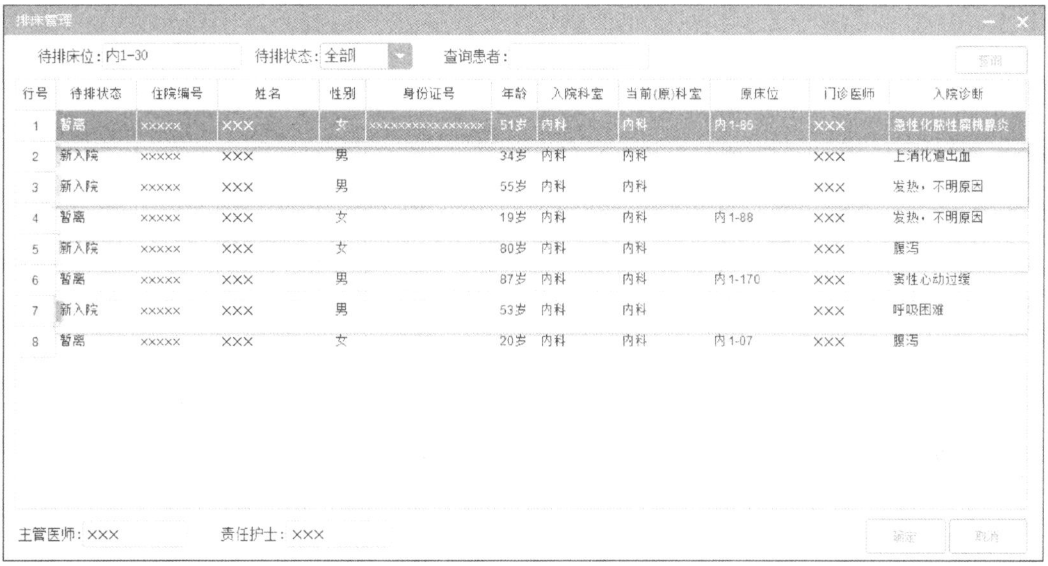

图 7-4-11 "排床管理"窗口

（3）选择"主管医师"和"责任护士"，单击"确定"按钮即可将选定的患者排至此床位。

6. 患者换床

选择"住院"→"住院护理站"菜单选项，打开"住院护理站"窗口，操作方法如下。

（1）在需要换床的患者床号上右击，选择"床位管理"→"转床"选项，如图 7-4-12 所示。

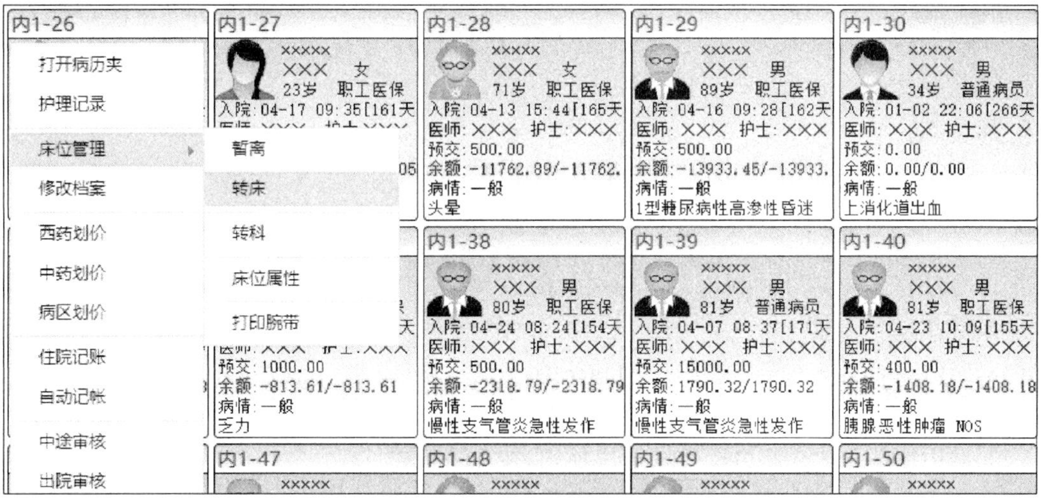

图 7-4-12 "住院护理站"窗口"床位管理"选项

（2）在弹出的"病员转床"窗口中选择需要转入的床位，单击"保存"按钮，如图 7-4-13 所示。

7. 增加床位

选择"目录"→"科室床位"→"床位档案"菜单选项，打开"床位档案"窗口，如图 7-4-14 所示。

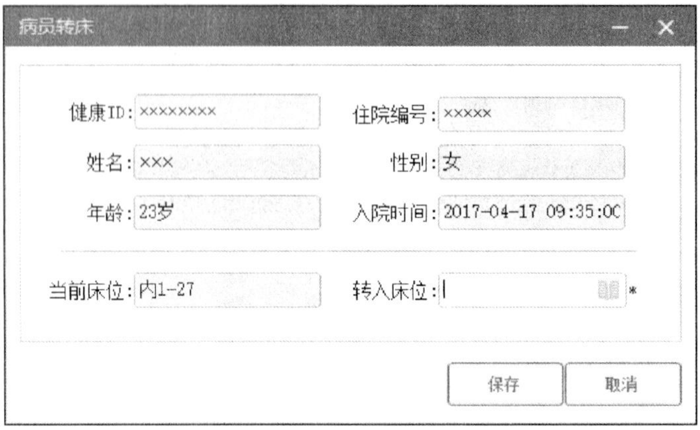

图 7-4-13 "病员转床"窗口

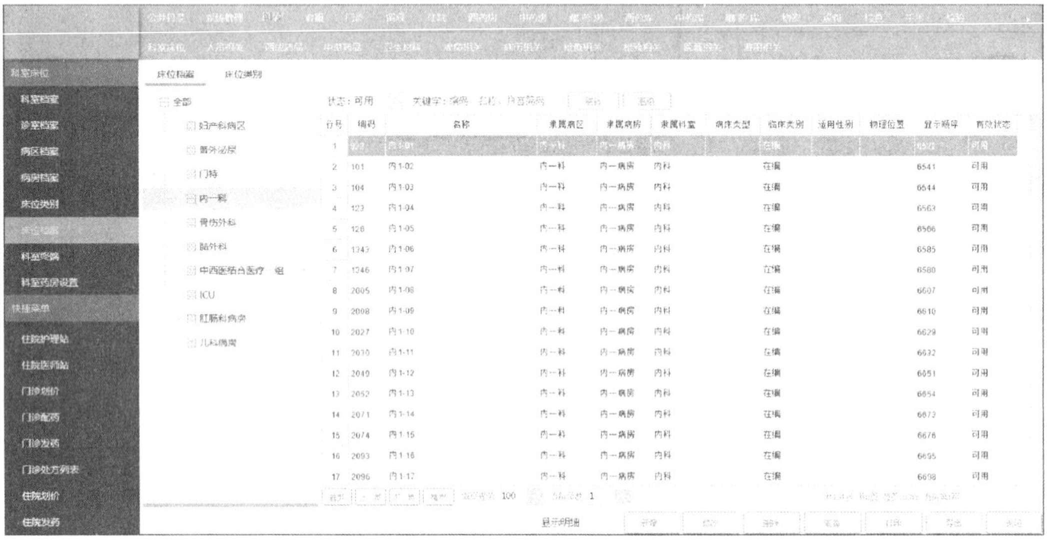

图 7-4-14 "床位档案"窗口

单击"新增"按钮,弹出"新增"对话框,如图 7-4-15 所示。

输入信息如下。

（1）床位编码。输入床位编码,按 Enter 键。

（2）有效状态。选择新增床位的有效状态,按 Enter 键。

（3）适用性别。选择新增床位的适用性别,按 Enter 键。

（4）病床名称。输入新增床位的病床名称,按 Enter 键。

（5）责任护士。选择新增床位的责任护士,按 Enter 键。

（6）隶属病区。选择新增床位的隶属病区,按 Enter 键。

（7）隶属科室。选择新增床位的隶属科室,按 Enter 键。

（8）隶属病房。选择新增床位的隶属病房,按 Enter 键。

（9）临床类别。选择新增床位的临床类别,按 Enter 键。

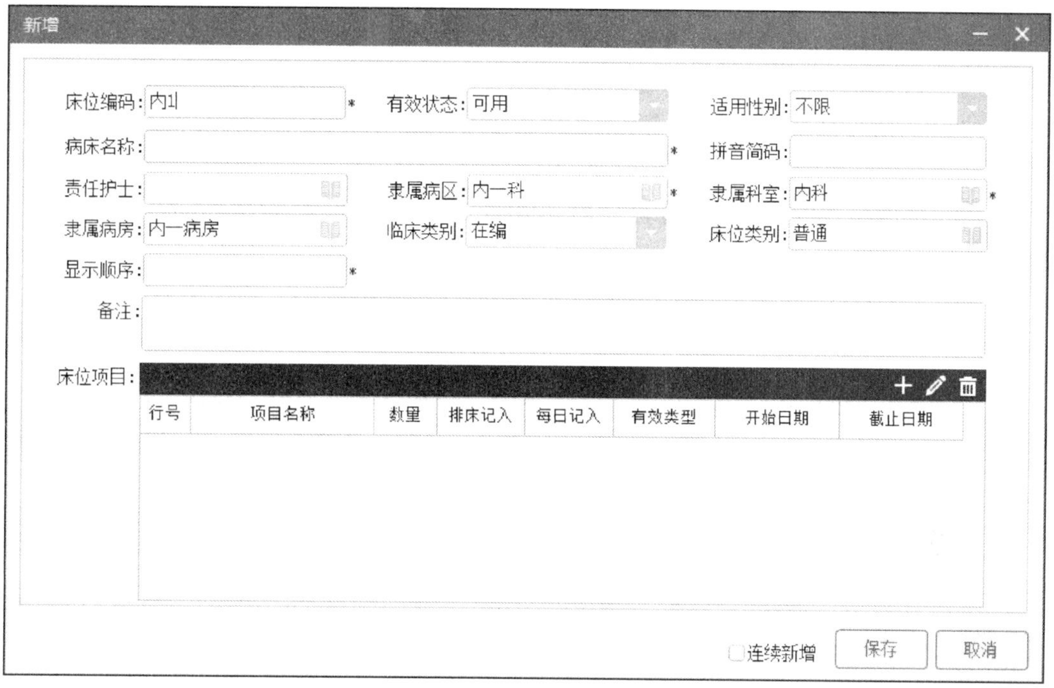

图 7-4-15　"新增"对话框

（10）床位项目。输入床位的收费项目及起止时间，按 Enter 键完成加床。

7.5　医生工作站

7.5.1　医生工作站概述

医生工作站系统包括门诊医生工作站和住院医生工作站。医生工作站系统将患者在院期间的所有临床医疗信息通过计算机管理，给医生临床工作提供了许多有益帮助，是一个真正意义上的临床信息系统。通过医生工作站，可以使传统病案中的内容电子化。电子病历是现今医生工作站中新兴的必不可少的一部分。

1. 门诊医生工作站功能概述

（1）动态生成候诊、快速接诊的患者信息。

（2）为医生提供辅助诊断分析功能。

（3）为患者下达检查单。系统内置了条目齐全的辅助科室检查库，根据医师的需要对检查项目提供说明提示。

（4）为患者下达处方、注射单。系统内置了简单易用的处方生成器，以及内容丰富的西成药库、中草药库和藏药库，根据医师的需要对药品管理、药品属性配伍禁忌等提供说明提示。

（5）为患者生成病历。系统内置有电子病历生成器，并提供了中、西医各科主诉、症状和体征用语库,标准词条数千条,方便医生调用。

（6）供医生个人使用的常用处方模板定义。

（7）供全院使用的医生公用处方模板定义。

（8）医生常用病历管理。医生根据病种自定义相应的协定处方、自选处方、门诊病历模板。

（9）门诊患者档案信息查询,包括完整的处方、费用、病历、检验结果、检查报告、图影像报告。

（10）门诊病历统计分析表,根据医院的需求自定义统计表。

（11）系统属性设置,包括工作站类型、应诊科室、挂号类别、领药区、病历处方打印方式、默认打印机等。

医生工作站系统既体现了以患者为中心的服务理念,又实现了医生得力的诊疗助手的功能,可以帮助医生迅速提升门诊工作效率和诊疗水平。医生诊断病情时,碰到疑难杂症,可以利用辅助系统进行辅助查询分析。医生开处方时,可以得到系统药物配伍禁忌的提示,以及医保政策的规范用药提示。系统联网工作还可以让门诊医生得到检验、影像、病理检查结果的迅速反馈。

2. 住院医生工作站功能概述

（1）自动获取或提供如下信息。

① 医生主管范围内患者基本信息:姓名、性别、年龄、住院病历号、病区、床号、入院诊断、病情状态、护理等级、费用情况等。

② 诊疗相关信息:病史资料、主诉、现病史、诊疗既往史、体格检查等。

③ 医生信息:科室、姓名、职称、诊疗时间等。

④ 费用信息:项目名称、规格、价格、医保费用类别、数量等。

⑤ 合理用药信息:常规用法及剂量、费用、功能及适应证、不良反应及禁忌证等。

（2）支持医生处理医嘱:检查、检验、处方、治疗处置、卫生材料、手术、护理、会诊、转科、出院等。检验医嘱需注明检查部位、检验项目。

（3）提供医院、科室、医生常用临床项目字典、医嘱组套、模板及相应编辑功能。

（4）提供处方的自动监测和咨询功能:药品剂量、药品相互作用、配伍禁忌、适应证等。

（5）提供长期和临时医嘱处理功能,包括医嘱的开立、停止和作废。

（6）支持医生查询相关资料,包括历次门诊、住院信息,检验检查结果,并提供比较功能;提供医嘱执行情况、病床使用情况、处方、患者费用明细等功能。

（7）支持医生按照国际疾病分类标准下达诊断(入院、出院、术前、术后、转入、转出等)。

（8）支持疾病编码、拼音、汉字等多种方式检索。

（9）自动审核录入医嘱的完整性,提供对所有医嘱进行审核确认的功能,根据确认后的医嘱,自动定时产生用药信息和医嘱执行单,记录医生姓名及时间,一经确认不得更改。所有医嘱均提供备注功能,医师可以输入相关注意事项。

（10）支持所有医嘱和申请单打印功能,符合有关医疗文件的格式要求,必须提供医生、操作员护士签字栏,打印结果由处方医生签字生效。

（11）提供医生权限管理,如部门、等级、功能等。

（12）自动核算各项费用,支持医保费用管理。

（13）自动向有关部门传送检查、检验、诊断、处方、治疗处置、手术、转科、出院等诊疗信息，以及相关的费用信息，保证医嘱指令顺利执行。

7.5.2　业务处理功能

业务处理功能区分门诊医生工作站系统、住院医生工作站系统。

1. 门诊医生工作站系统

当前，为方便门诊患者就医，门诊医生工作站进行接诊时，业务功能包括叫号、接诊、复诊预约、检查预约、诊间支付等，下面展开介绍一下接诊的主要业务操作过程。

（1）登录系统后，选择"门诊"→"门诊医师"菜单选项，打开"门诊医师工作站"界面，如图 7-5-1 所示。

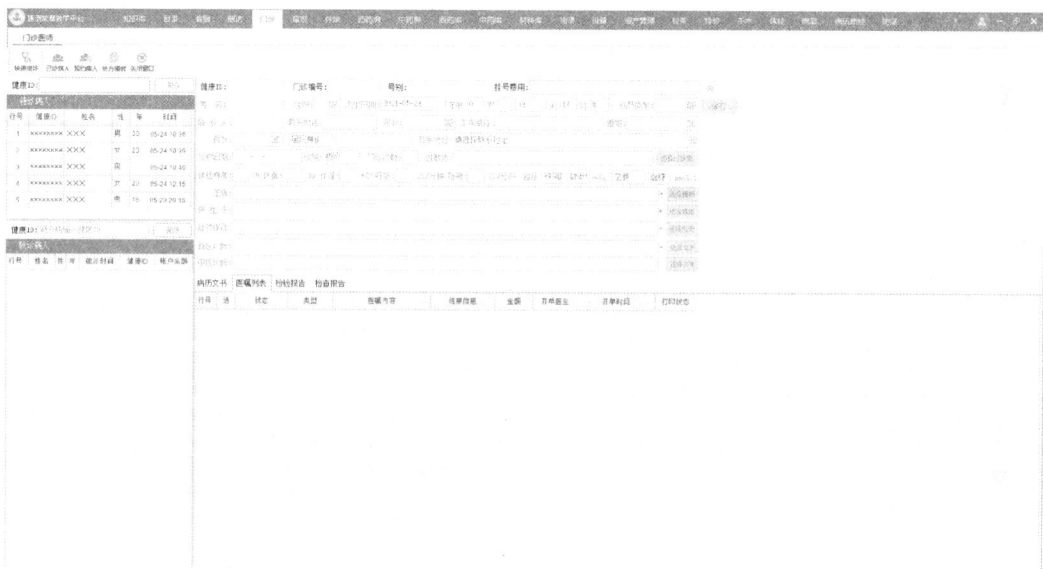

图 7-5-1　"门诊医生工作站"界面

图 7-5-1 界面左边上半部分"待诊病人"显示的是预约挂号的患者，下半部分就诊患者显示的是已接诊患者。双击待诊患者，打开"询问"对话框，如图 7-5-2 所示。单击"是"按钮，即可打开就诊患者信息界面，如图 7-5-3 所示。

（2）选中需就诊患者，打开"需就诊患者信息"界面，如图 7-5-4 所示。

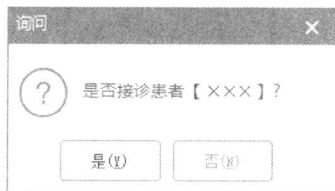

图 7-5-2　"询问"对话框

申请检查。提交申请检查项目内容，如 B 超心电图等。

申请检验。提交申请检验项目内容，如生化全套等。

西成药处方。给患者开西成药。

中草药处方。给患者开中草药。

藏药处方。给患者开藏药。

费用记账。给患者开医嘱项目。

删除医嘱。将待发送的医嘱删除。

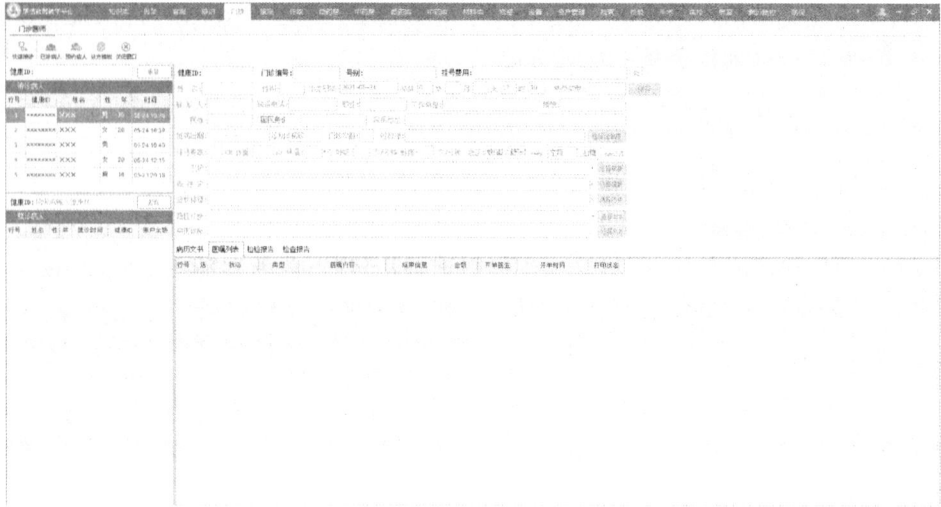

图 7-5-3 就诊患者信息界面

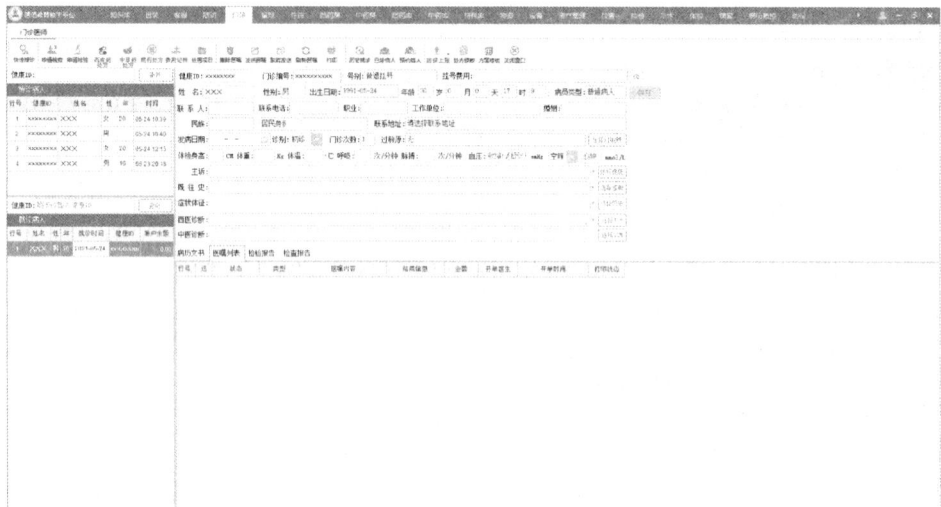

图 7-5-4 需就诊患者信息界面

发送医嘱。将医嘱发送到执行科室。

取消发送。将已发送的医嘱取消发送。

刷新医嘱。将医嘱信息刷新。

打印。将"病历文书""医嘱列表""检验报告""检查报告"打印出来。

历史就诊。查看历史就诊患者信息。

已诊病人。查看今日就诊患者信息。

预约病人。查看今日预约患者信息。

防保上报。若发现就诊患者感染传染病,患高血压、糖尿病、心脑血管等,或者就诊患者死亡,则按照国家规定需要上报到有关部门。

处方模板。引用已建立好的处方模板信息。

方案模板。针对所开诊断调取相应模板。

2. 住院医生工作站系统

（1）登录系统后,选择"住院"→"住院医师站"菜单选项,打开"住院医师工作站"界面,该界面可以按照范围、病历状态、住院状态、病情、交接班、排序来查询住院患者信息,如图 7-5-5 所示。

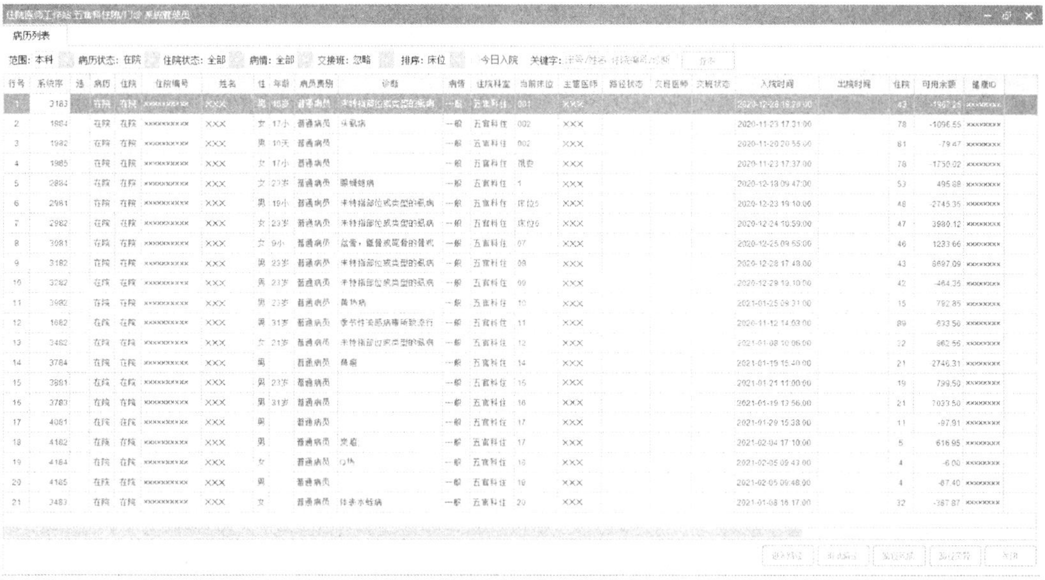

图 7-5-5　"住院医师工作站"界面

（2）选中患者后,单击下方的"书写病历"按钮,打开"医师工作站病历列表"界面,如图 7-5-6 所示。

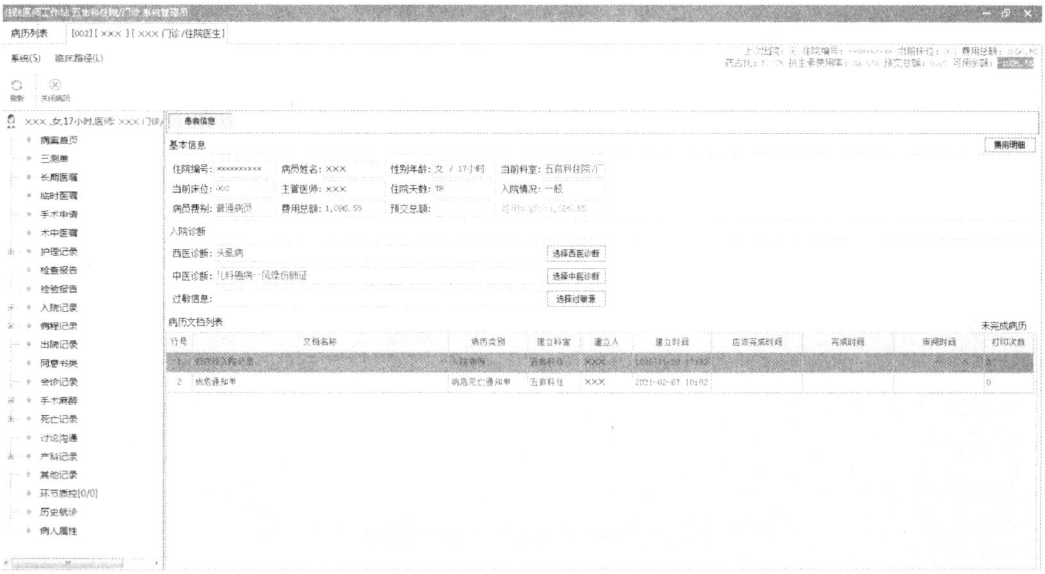

图 7-5-6　"医师工作站病历列表"界面

界面左边显示的是住院医师的操作页面,右边显示的是患者的基本信息。

(3)选择"病案首页",打开"病案首页"界面,出现"基本信息""入院与诊断""手术与其他""住院费用"4个选项卡。

基本信息。输入或查看就诊患者基本信息,如图7-5-7所示。

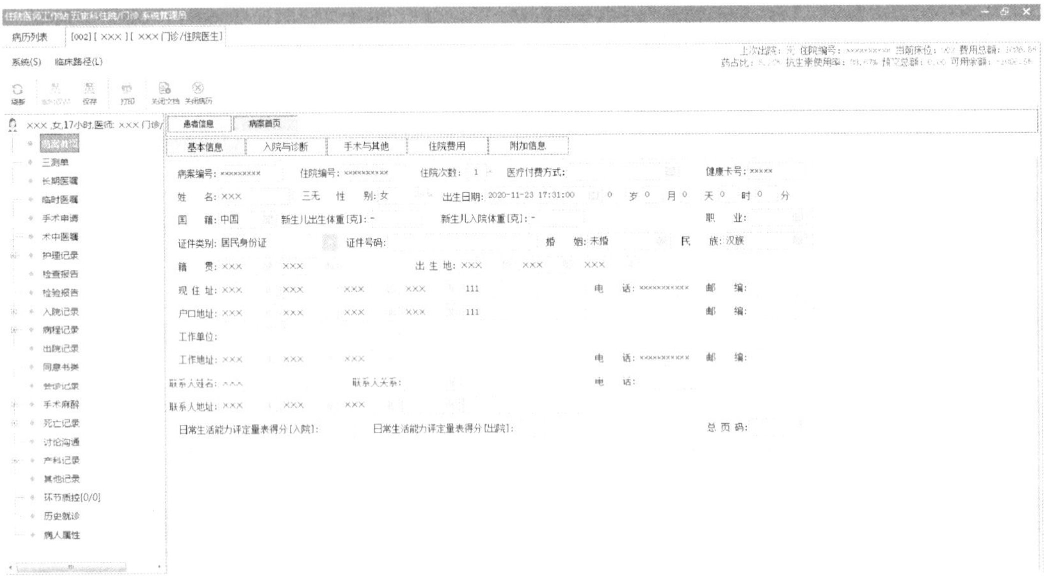

图7-5-7　"基本信息"选项卡

入院与诊断。输入或查看就诊患者入院与诊断信息,如图7-5-8所示。

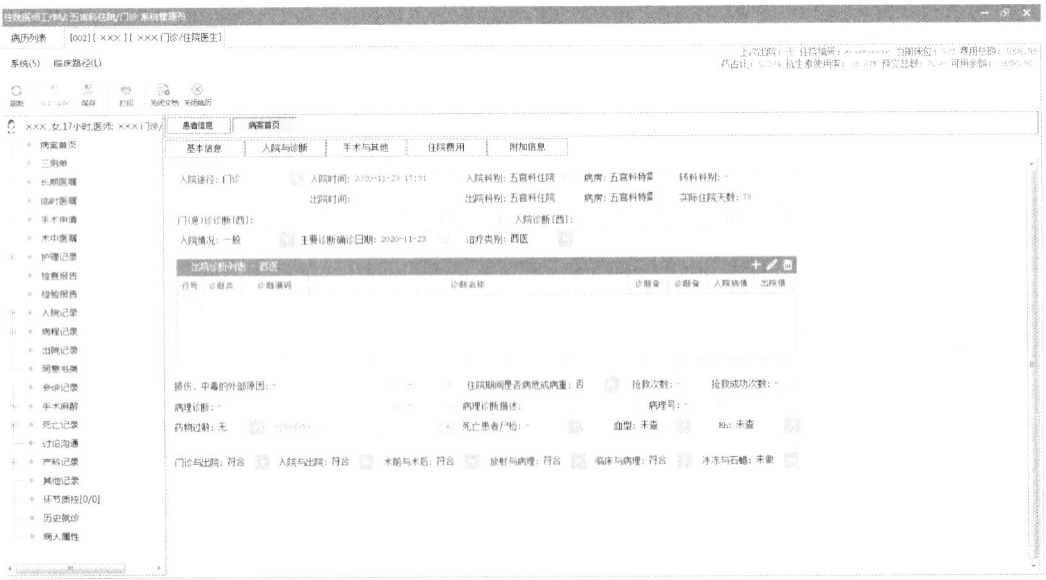

图7-5-8　"入院与诊断"选项卡

手术与其他。输入或查看就诊患者手术与其他信息,如图 7-5-9 所示。

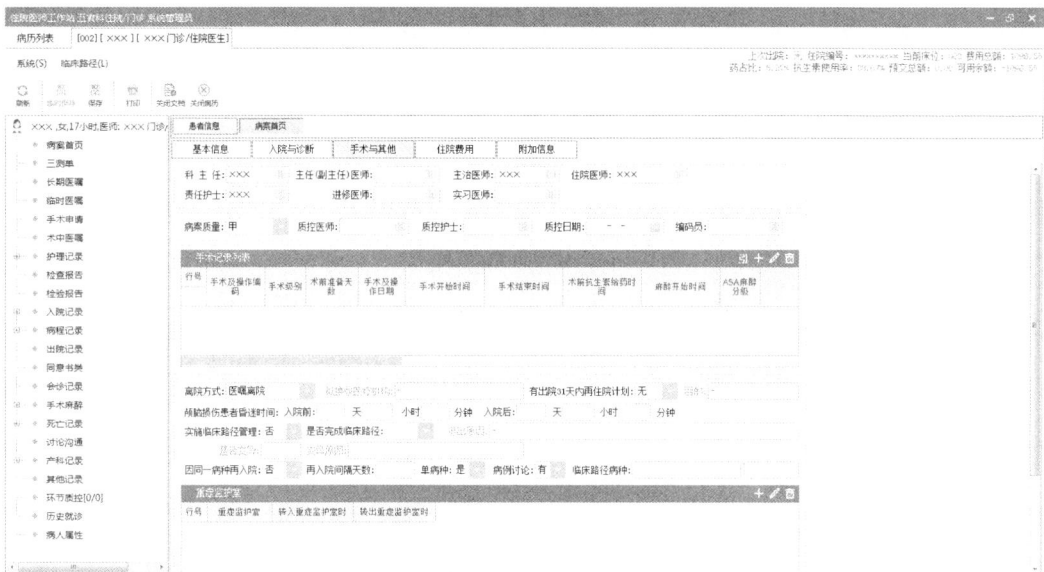

图 7-5-9　"手术与其他"选项卡

住院费用。输入或查看就诊患者住院费用信息,如图 7-5-10 所示。

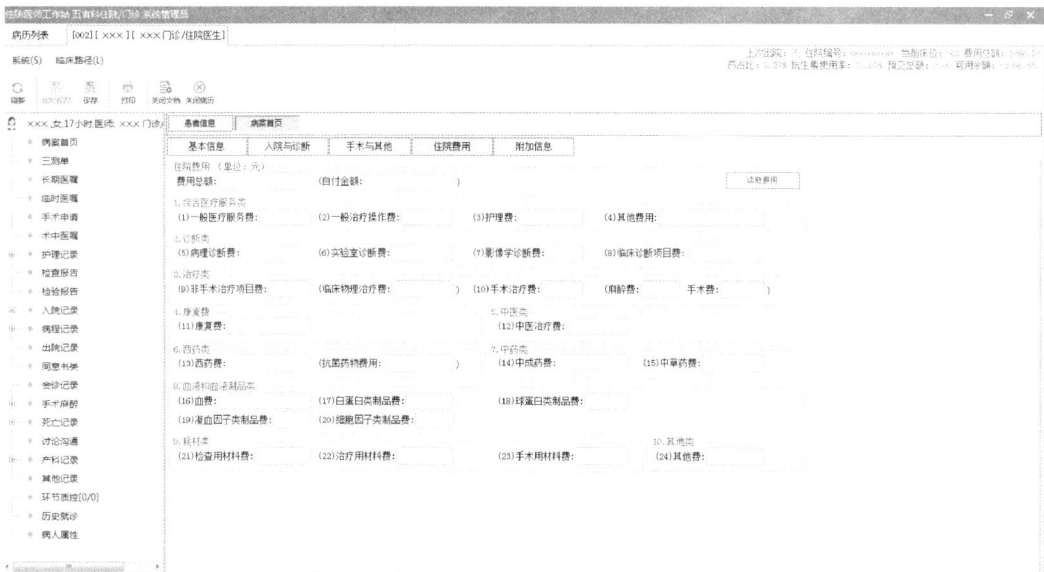

图 7-5-10　"住院费用"选项卡

（4）选择"三测单",查看患者入院期间的体温、脉搏、呼吸记录形成的图表,如图 7-5-11 所示。

（5）"长期医嘱""临时医嘱"和"术中医嘱"3 个界面的操作步骤基本上一样,都是要新增医嘱、保存医嘱、发送医嘱和打印医嘱。不同的是长期医嘱需要每天执行收费,临时医嘱和术中医嘱可以申请检查和检验如图 7-5-12、图 7-5-13 和图 7-5-14 所示。

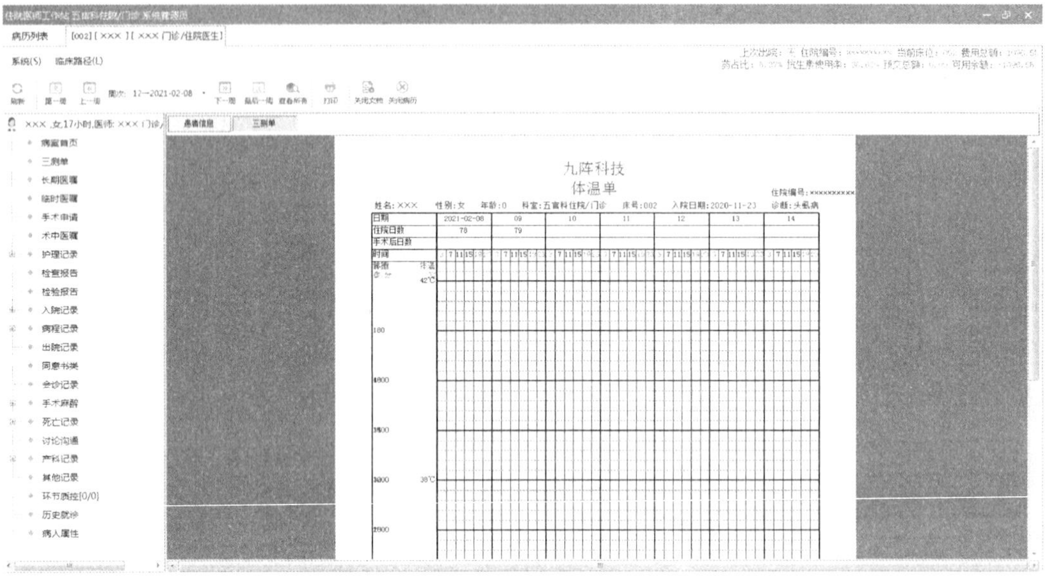

图 7-5-11 "三测单"界面

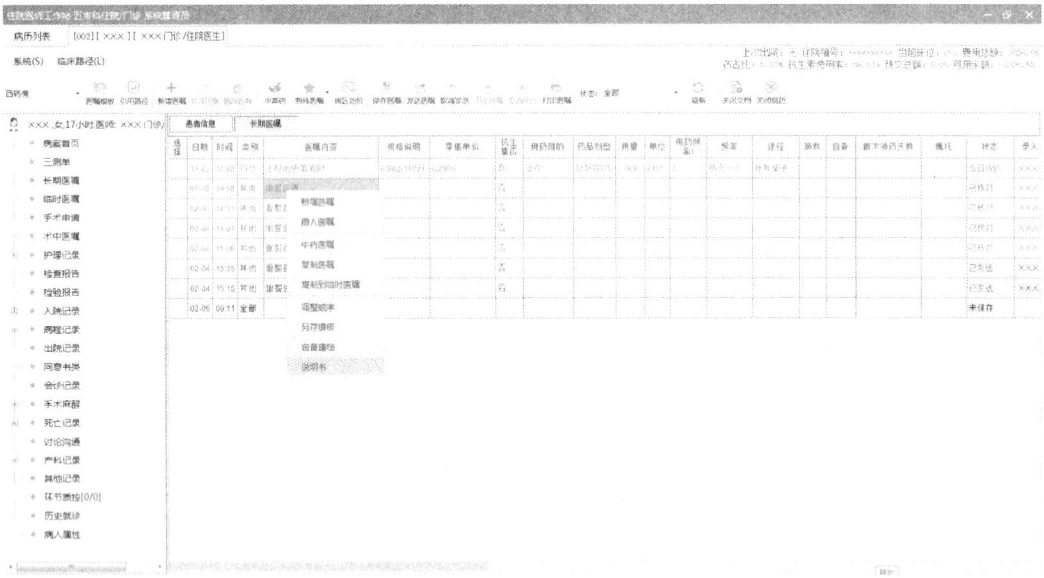

图 7-5-12 "长期医嘱"界面

（6）手术申请。选择"手术申请"，打开"手术申请"对话框，填写手术申请单，其中红色
"＊"为必填项，如图 7-5-15 所示。

（7）护理记录。查看患者的护理记录信息。

（8）检查报告和检验报告。查看住院患者的检查报告单和检验报告单。

（9）入院记录。查看患者在该院的所有入院记录信息。

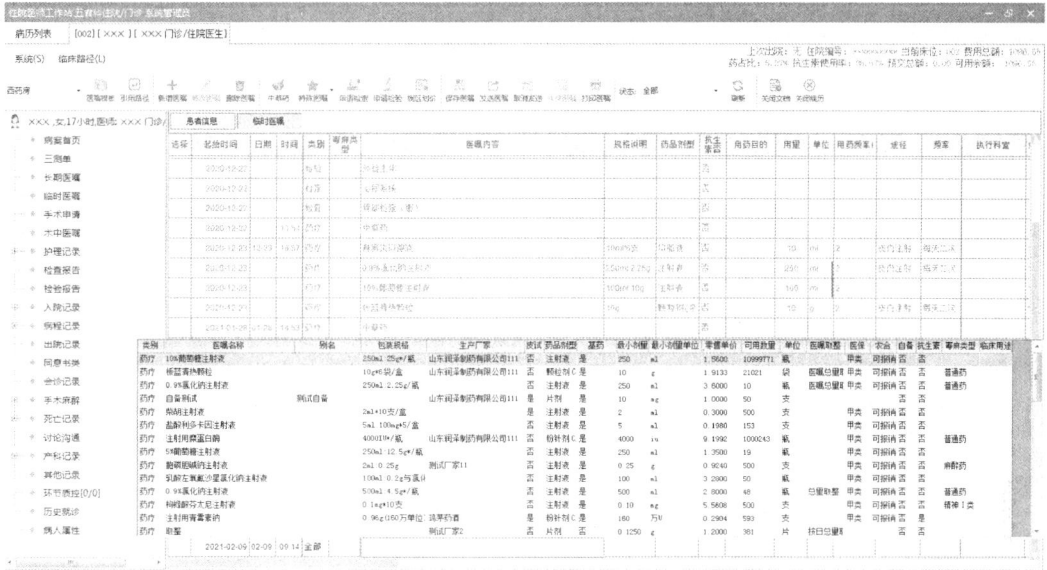

图 7-5-13　"临时医嘱"界面

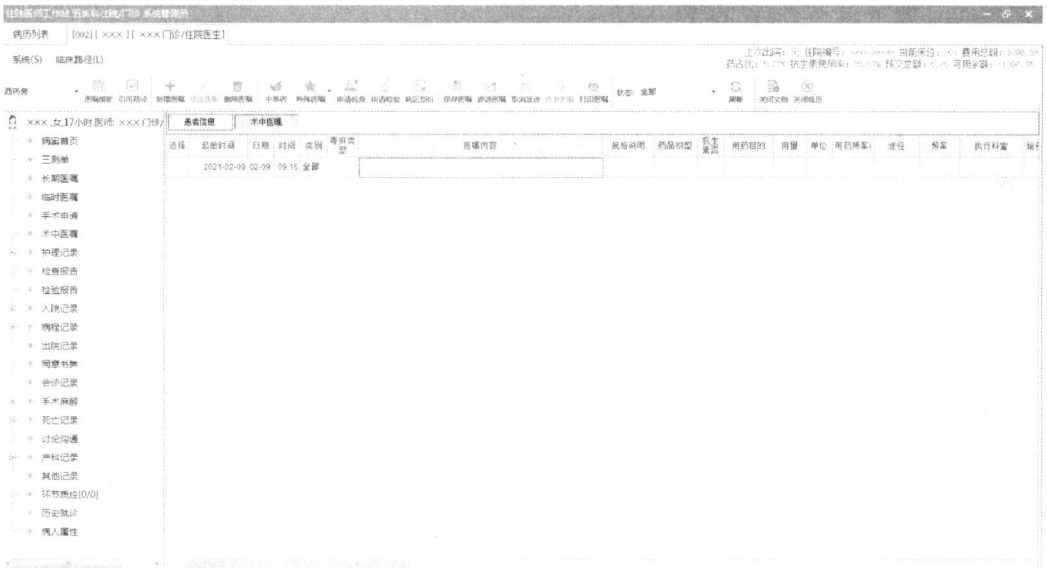

图 7-5-14　"术中医嘱"界面

（10）病程记录。查看患者在该院的所有病程记录信息。

（11）出院记录。查看患者在该院的所有出院记录信息。

（12）同意书类。打印需要患者签字或患者家属签字的文档。

（13）会诊记录。查看住院患者的会诊记录信息。

（14）手术麻醉。输入术前手术麻醉信息。

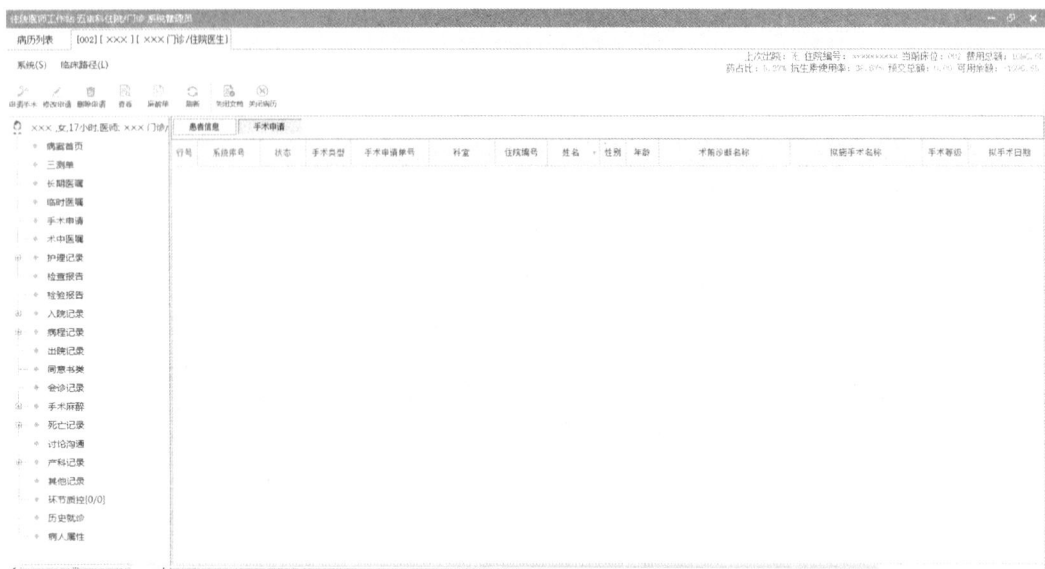

图 7-5-15 "手术申请编辑"对话框

7.5.3 综合查询分析功能

在查询和报表功能中,医生可以查询患者的基本信息、医保信息、既往就诊记录及医嘱、药品、诊疗项目、检验结果、检查报告等信息。在挂号就诊功能、患者身份识别、建立并存储门急诊病历、动态呈现患者信息、医疗信息共享上,大大缩短了患者就诊时间,提高了医生的工作效率,能够更好地服务于患者,同时能更有效地加强患者的信息管理,为在全院实施电子病历系统做好前期准备和信息数据的采集工作,实现病历信息共享,进而使患者资料的提取和存储变得方便快捷,真正使计算机成为服务于医生和患者的工具。

7.5.4 管理控制功能

通过门诊医生工作站可实现门急诊处方、检查、检验、治疗等处方和处置的全流程管理。通过住院医生工作站可以实现住院用药、检查、检验、手术、治疗、输血等业务的全流程管理。并且,门诊医生工作站和住院医生工作站在嵌入医保控费、合理用药等知识库后,可实现医保用药管理、医嘱自动审查、实时提醒等医嘱管理控制功能。对医疗质量实时控制,并不断改进医疗质量,能够有效控制医疗成本,真正实现信息化管理控制功能。

7.6 电子病历系统

7.6.1 电子病历

电子病历(Electronic Medical Record,EMR)是指医务人员在医疗活动过程中,使用信息系统生成的文字、符号、图表、图形、数字、影像等数字化信息,并能实现存储、管理、传输和重现的医疗记录,是病历的一种记录形式,包括门(急)诊病历和住院病历。电子病历的基本内容由 7 个业务领域的临床信息记录构成,即病历概要、门(急)诊诊疗记录、住院诊疗记录、健康体检记录、转诊(院)记录、法定医学证明及报告、医疗机构信息等。

电子病历包含了纸质病历的所有信息,是医院信息化建设的核心,是规范临床路径,不断提高医疗质量和开展临床科学研究的重要依据。

7.6.2　电子病历系统

(一)电子病历系统概述

电子病历系统(Electronic Medical Record System,EMRS)是指医疗机构内部支持电子病历信息的采集、存储、访问和在线帮助,并围绕提高医疗质量、保障医疗安全、提高医疗效率而提供信息处理和智能化服务功能的计算机信息系统。电子病历系统是一个集成的信息系统。电子病历系统从医院信息系统各子系统中,对患者在临床诊疗与指导干预过程中产生的各类医疗服务工作记录进行自动、实时和动态的数据采集及有机集成,并对这些数据进行存储、传输、展现、检索、统计分析及数据挖掘等。医疗机构电子病历系统的建设应当满足临床工作需要,遵循医疗工作流程,保障医疗质量和医疗安全。

(二)电子病历系统的主要功能

电子病历系统应具有的主要功能包括:电子病历创建功能、患者既往诊疗信息管理功能、住院病历管理功能、医嘱管理功能、检查检验报告管理功能、电子病历展现功能、临床知识库功能,以及医疗质量管理与控制功能。

1. 电子病历创建功能

为患者创建电子病历,必须赋予患者唯一的标识号码,建立包含患者基本属性信息的主索引记录,确保患者的各种电子病历相关记录准确地与患者唯一标识号码相对应。建立住院电子病历操作步骤如下。

(1)登录工号进入软件,单击"住院"按钮,选择"入院登记"选项,弹出"入院登记"窗口。输入患者姓名、性别、出生日期等基本信息,选择入院科室和门诊医师,如图 7-6-1 所示。

(2)根据患者入院证明填写初步诊断,选择 ICD,弹出"诊断选择"窗口,输入诊断名称,进行检索,选择诊断名称,单击"确认"按钮,完成初步诊断填写,单击"保存"按钮,完成入院登记,如图 7-6-2 所示。

2. 患者既往诊疗信息管理功能

提供患者既往诊疗信息的收集、管理、存储和展现的功能,使医护人员能够全面掌握患者既往诊疗情况。

(1)既往疾病史管理功能。即提供对患者既往疾病诊断(或主诉)和治疗情况、既往手术史、既往用药史等记录内容进行增加、修改、删除等操作的功能;提供采集患者既往门诊诊疗有关信息的功能;提供以自由文本方式录入诊断(或主诉)、手术及操作名称的功能。

(2)药物过敏史和不良反应史管理功能。电子病历系统应当能够按照类别完整展现患者药物过敏史和不良反应史、门诊和住院诊疗信息等。具体来讲,能对患者药物过敏史和不良反应史进行增加、删除、修改等操作;能进行药物不良反应史记录,记录的内容应当至少包括不良反应症状、发生原因、严重程度、发生时间等。

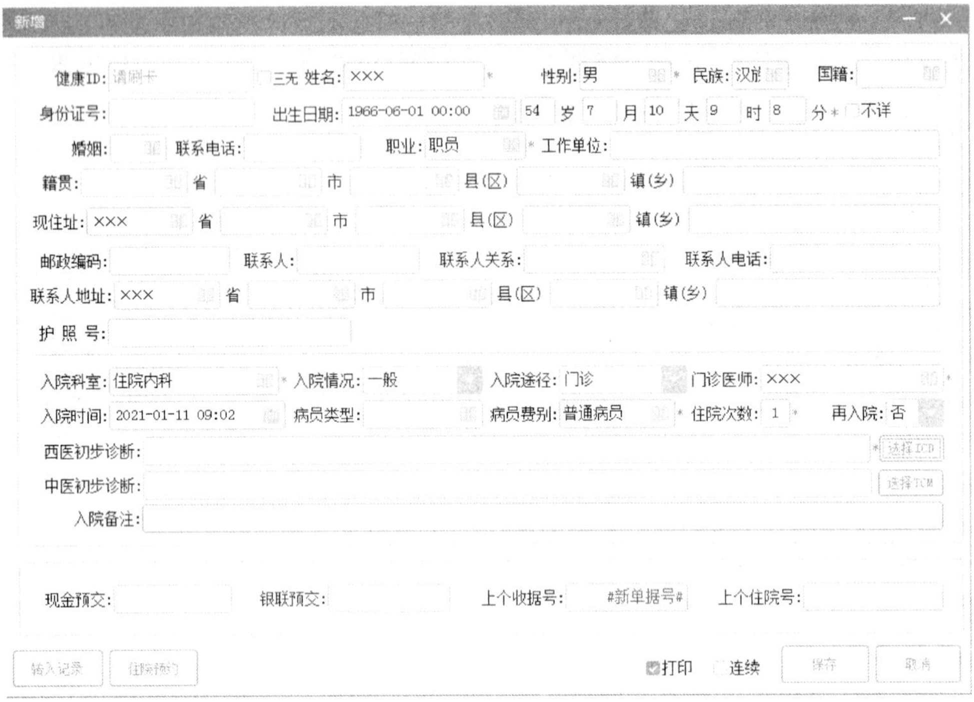

图 7-6-1 电子病历基本信息

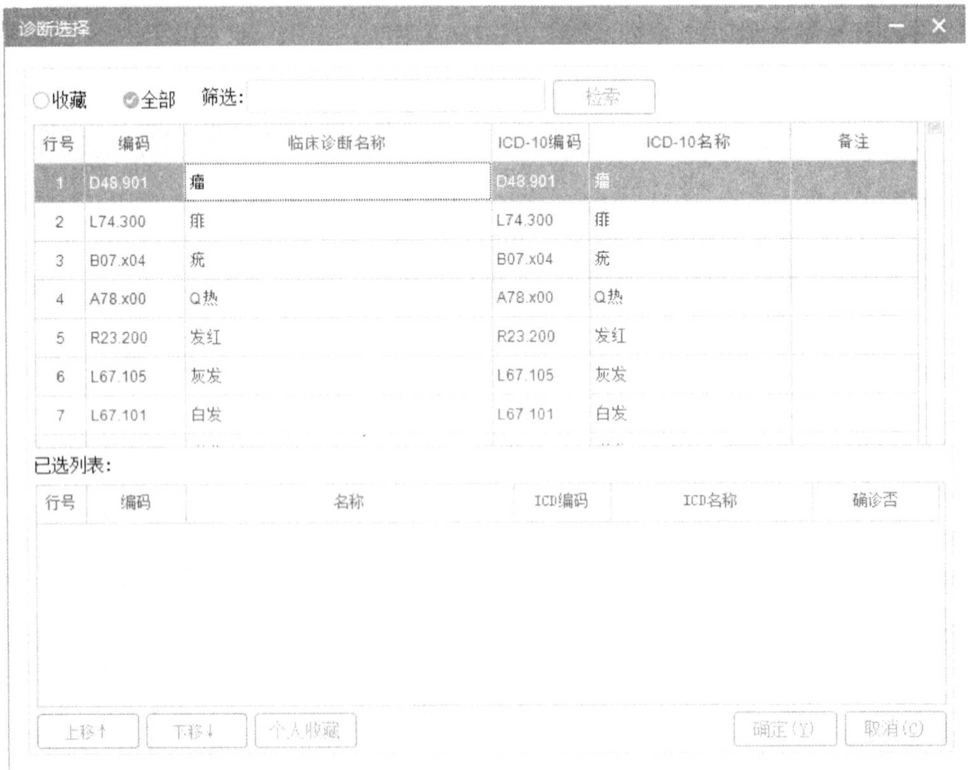

图 7-6-2 电子病历诊断选择

3. 住院病历管理功能

住院病历管理功能主要为医疗、护理和检查检验结果等医疗电子文书提供创建、管理、存储和展现等支持。住院病历管理功能主要包括病历的回收、病案的整理、首页审核、病案入库、检索和借阅。

（1）病历的回收。

① 登录工号，进入系统，选择"病案"选项卡，单击"病案回收"按钮，如图 7-6-3 所示。

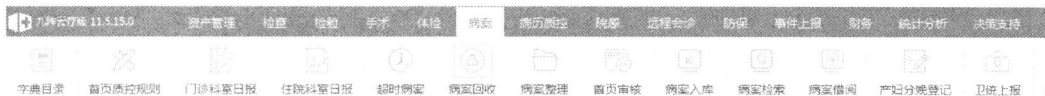

图 7-6-3　病案回收菜单栏

② 选择时间段，可全部选择，进行统一批量登记，如图 7-6-4 所示。

图 7-6-4　病历回收批量登记界面

③ 查看某个患者的电子病历，单击"确定登记"按钮，对某个病历进行登记，如图 7-6-5 所示。

图 7-6-5　病历"确定登记"界面

④ 如果在查看病历的过程中，发现病历存在问题，病案室可直接拒绝回收，拒绝原因根据实际情况填写，如图 7-6-6 所示。

（2）病案的整理。

① 选择"病案"选项卡，单击"病案整理"按钮，对病案进行统一整理，如图 7-6-7 所示。

② 若在整理病案时发现病案存在问题，则可对其进行缺陷登记。单击"缺陷登记"按钮，输入病案编号进行登记。若发现多份病案有问题，则选中"连续登记"复选框，对其他有缺陷的病案登记好后，取消选中"连续登记"复选框，单击"保存"按钮，如图 7-6-8 所示。

③ 若缺陷过大时，病案室没有权利进行修改，则可将病案退回，由医生来进行修改。

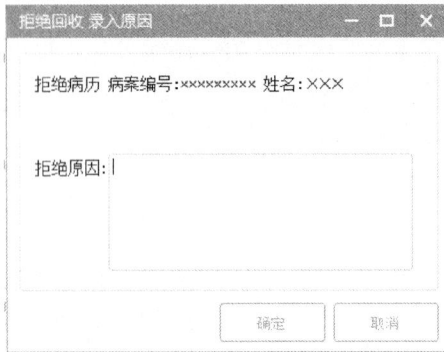

图 7-6-6   拒绝回收病历界面

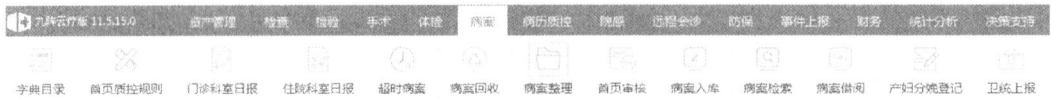

图 7-6-7   病案整理菜单栏

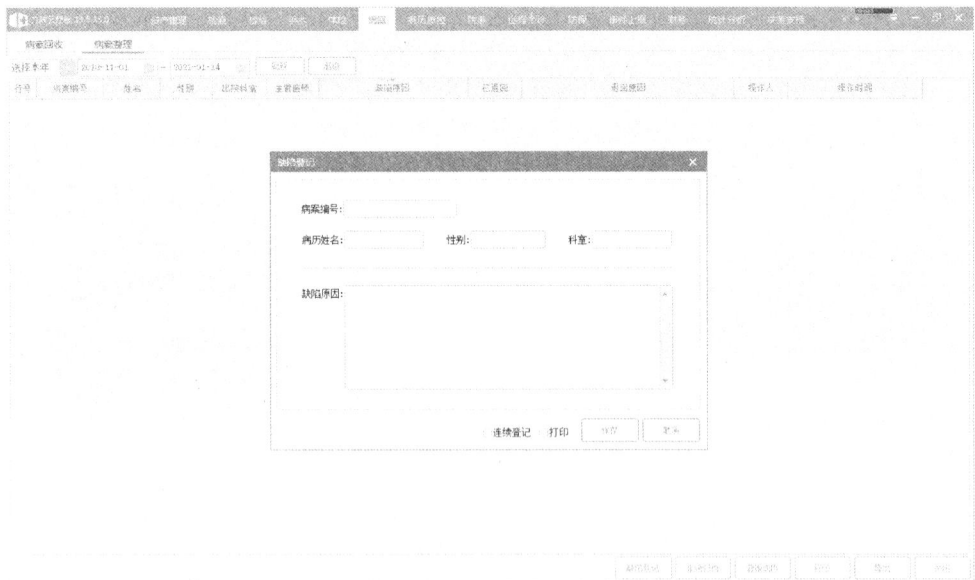

图 7-6-8   病案缺陷登记界面

（3）首页审核。

① 若病案没有缺陷，选择"病案"选项卡，单击"首页审核"按钮，选择时间段，则可查看首页信息，如图 7-6-9 所示。

② 单击"审核"按钮，审核时在备注栏下设置有审核规则，双击"备注"按钮，可直接定位到需要补充填写的位置，单击"刷新"按钮。

③ 若病历需要退回，单击"退回病历"按钮，输入原因，如图 7-6-10 所示。

（4）病案入库。选择"病案"选项卡，单击"病案入库"按钮，进行全部选择，单击"入库"按

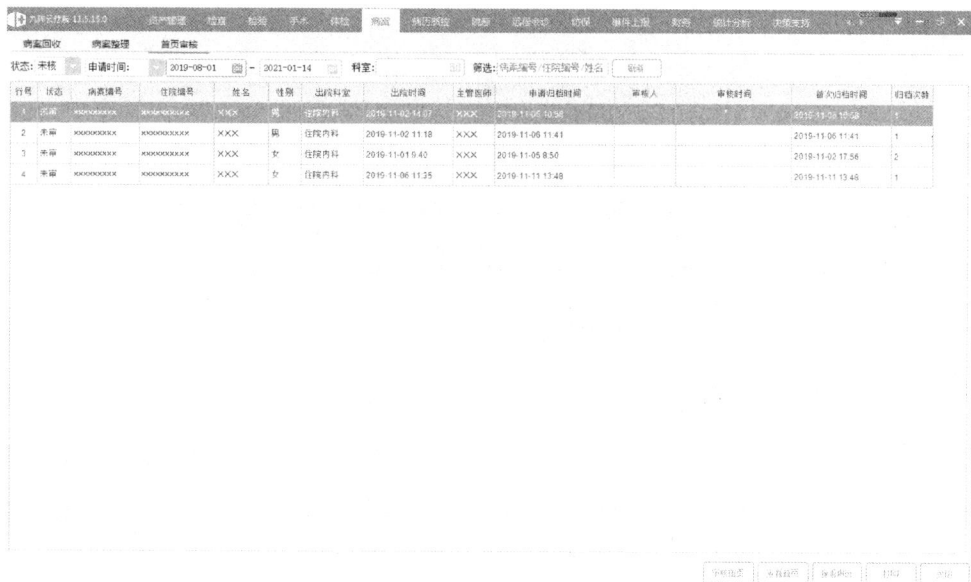

图 7-6-9　病案首页审核界面

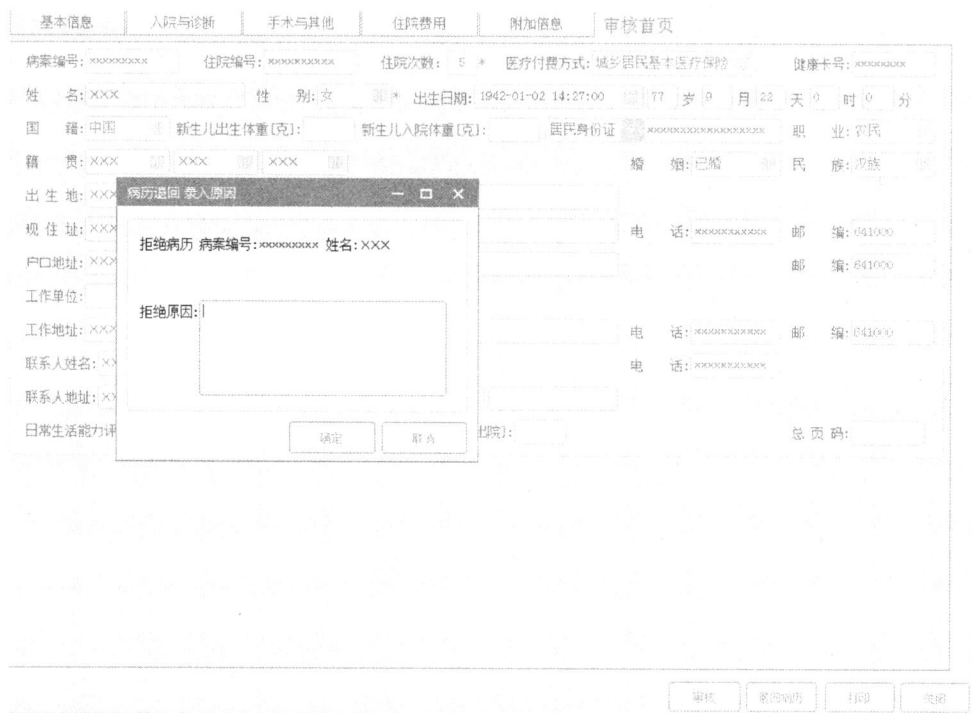

图 7-6-10　病历退回界面

钮,入库位置根据医院自身情况进行设置,如图 7-6-11 所示。

（5）病案检索。

① 选择"病案"选项卡,单击"病案检索"按钮。可通过出入院日期、姓名、性别、住院编号、出院诊断、手术病人、手术名称等进行检索,如图 7-6-12 所示。

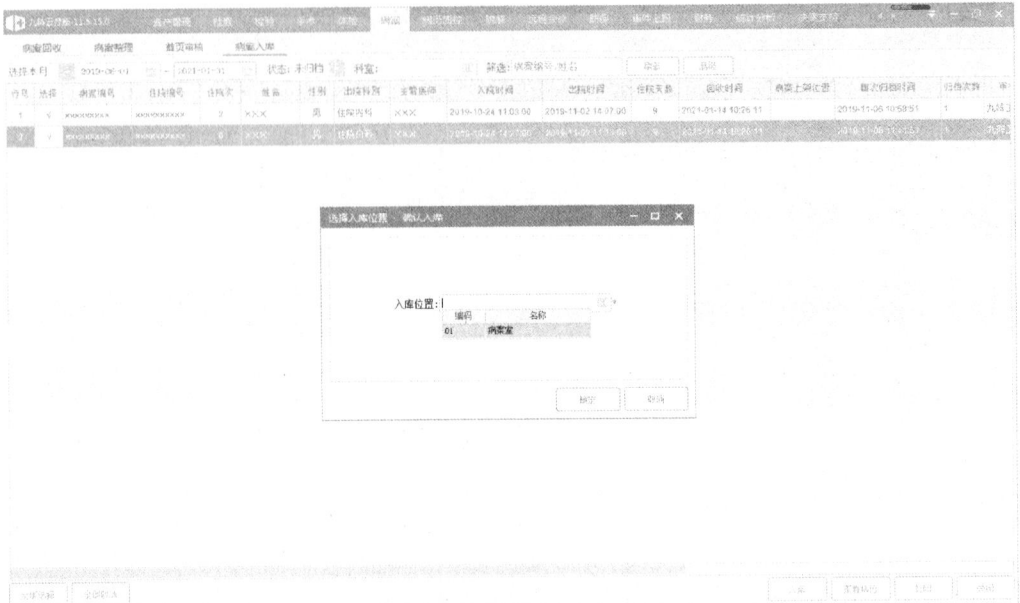

图 7-6-11 病案入库界面

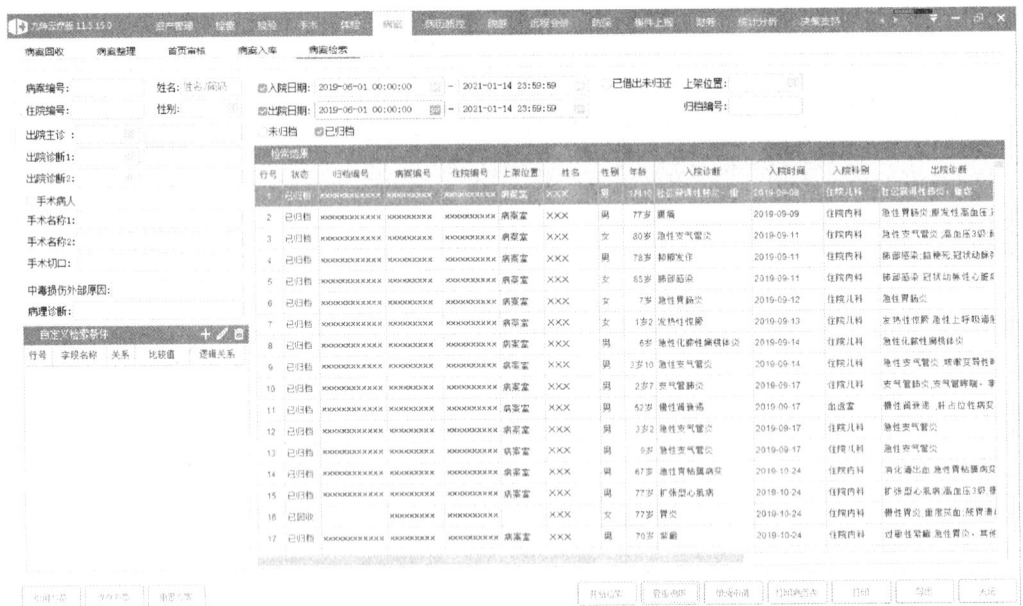

图 7-6-12 病案检索界面

② 可通过自定义检索条件进行检索,如图 7-6-13 所示。

③ 检索到某个病案后,可单击"借阅申请"按钮,查看其是否为可借阅的状态(若已被借走,则显示不可借阅)。根据医生想要借阅的天数选择借阅期限,借阅理由根据实际情况填写,可连续借阅多个病案,如图 7-6-14 所示。

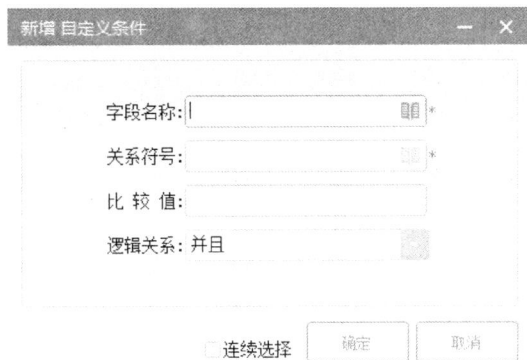

图 7-6-13　自定义检索界面

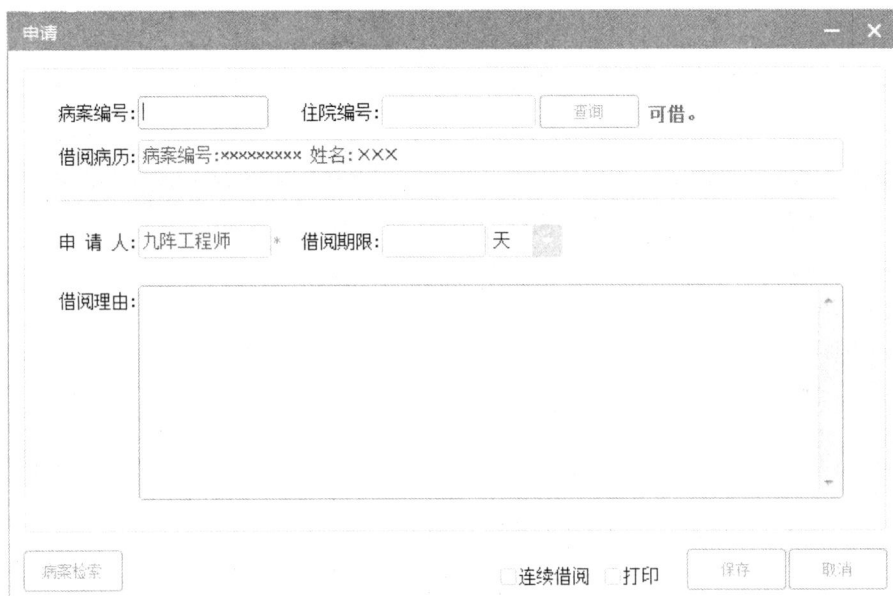

图 7-6-14　病案借阅界面

（6）病案借阅。

① 选择"病案"选项卡，单击"病案借阅"按钮。在此界面中，可进行病案申请、审批、归还等操作，如图 7-6-15 所示。

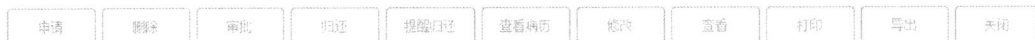

图 7-6-15　病案借阅菜单栏

② 单击"审批"按钮，对已申请状态医生的病案借阅进行审批，可根据实际情况修改借阅期限，也可直接拒绝其借阅请求，审批意见填写同意或拒绝，如图 7-6-16 所示。

③ 审批之后，单击"刷新"按钮，可在已审批的状态下面查看借阅情况。

④ 单击"归还"按钮，进行归还登记，选择归还人，单击"保存"按钮，如图 7-6-17 所示。

⑤ 若超过归还期限，医生还未将病案归还，则可单击"提醒归还"按钮，提醒医生归还病案。

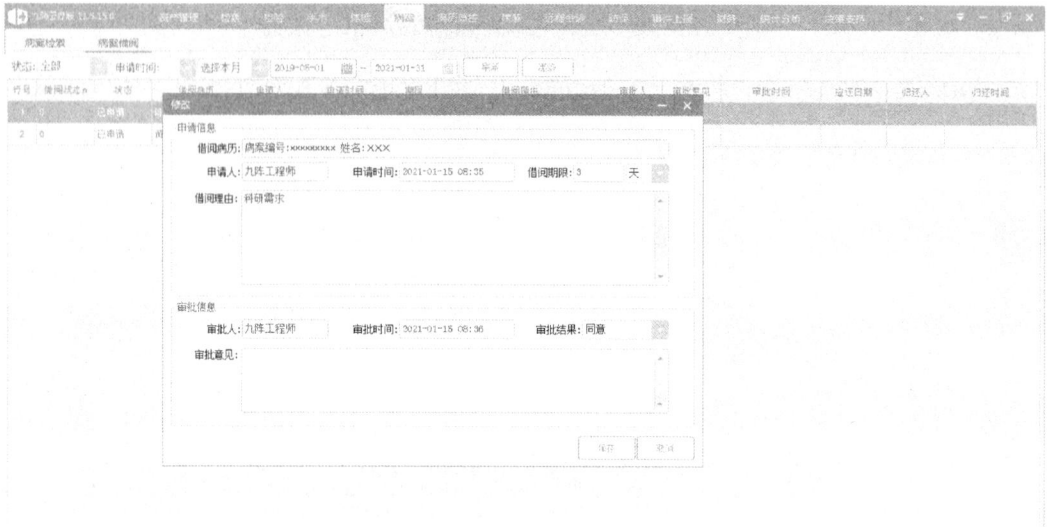

图 7-6-16　病案借阅审批界面

4. 医嘱管理功能

医嘱管理主要对医嘱下达、传递和执行等进行管理,重点是支持住院及门(急)诊的各类医嘱,保障医嘱实施的正确性,并记录医嘱实施过程的关键时间点。

(1) 新增临时或长期医嘱。筛选入院的患者姓名,双击患者信息,单击"书写病历"按钮,进入患者"病历夹"界面,如图 7-6-18 所示。"病历夹"界面可进行以下操作。

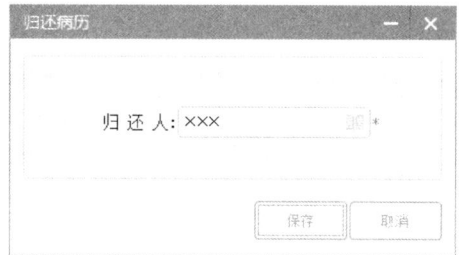

图 7-6-17　病案归还界面

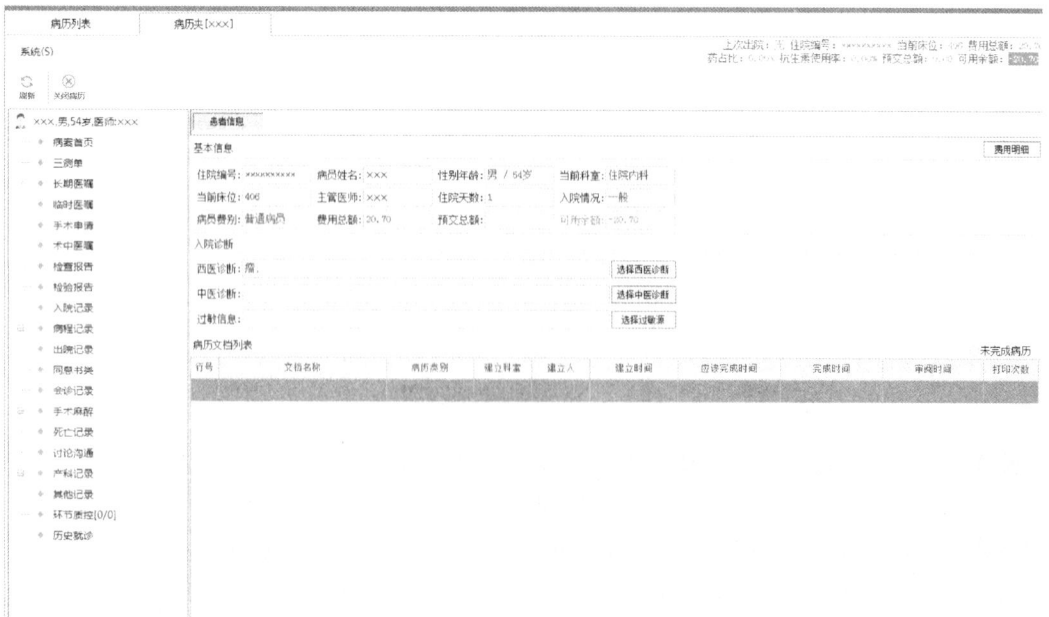

图 7-6-18　患者信息界面

① 单击"临时医嘱",弹出"临时医嘱"界面,在界面左上角单击"新增医嘱"按钮或右击,在弹出的快捷菜单中选择"新增医嘱"命令,如图 7-6-19 所示。长期医嘱新增方式与临时医嘱方式一样。

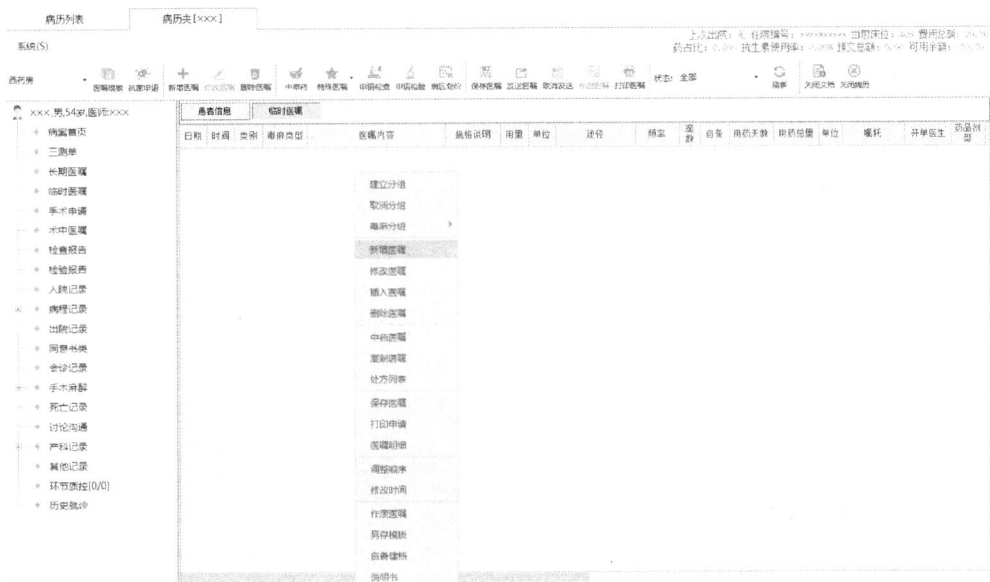

图 7-6-19　新增医嘱界面

② 医嘱类型可默认为全部,也可根据实际情况进行选择,有膳食、护理、处置、药疗、说明医嘱。医嘱内容可通过简拼、打字进行开具。医嘱开具后,单击回车键,自动默认继续下一条新医嘱。

③ 如果医嘱需要进行删除或修改,选择医嘱并右击,在弹出的快捷菜单中选择"删除医嘱"命令,弹出询问框"是否要删除医嘱",单击"确认"按钮,完成医嘱的删除;选择"修改医嘱"命令,医嘱的内容即可重新选择或编写,如图 7-6-20 所示。

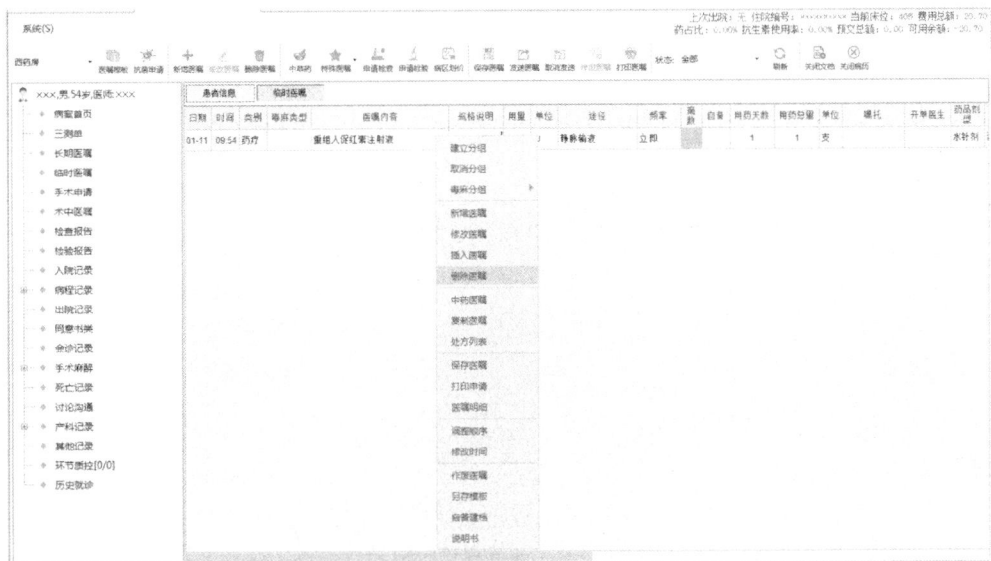

图 7-6-20　医嘱修改、删除界面

④ 在医嘱界面上方单击"申请检查"按钮,弹出检查申请窗口。在界面左侧选择检查仪器,如选择"CT"选项,并选择相应的部位,如胸部平扫,出现检查项目的明细及单价,单击"确认"按钮,如图7-6-21所示。

界面上方"申请检验"与"申请检查"流程相似。

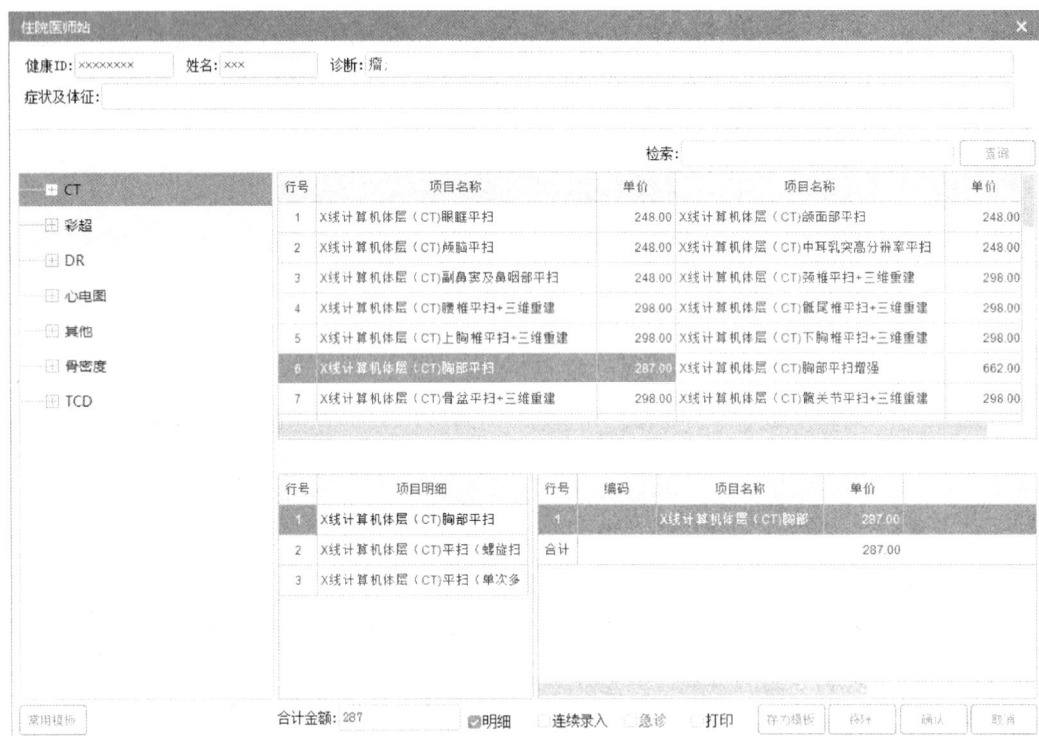

图7-6-21　开具检查的医嘱界面

(2) 皮试医嘱。

① 在医嘱界面左上角单击"新增医嘱"按钮,弹出窗口,输入医嘱内容,如果是皮试药品,弹出询问窗口"是否需要做皮试",单击"是"按钮,弹出"皮试药品"界面。

② 在"药品名称"后填写数量,选择稀释药品,并填写数量,选择用药目的,单击"确定"按钮,如图7-6-22所示。

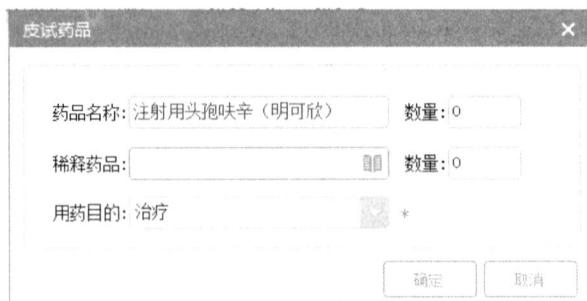

图7-6-22　开具皮试医嘱界面

（3）发送医嘱。

① 完成医嘱开具后，在医嘱界面上方单击"发送医嘱"按钮，医嘱将发送至护士工作站。

② 如果医嘱需要修改或调整，在住院护士未审核医嘱的状态下可取消发送。选择需要取消发送的医嘱，单击界面上方"取消发送"按钮，弹出如图 7-6-23 所示的询问框，单击"确定"按钮，完成医嘱的取消。

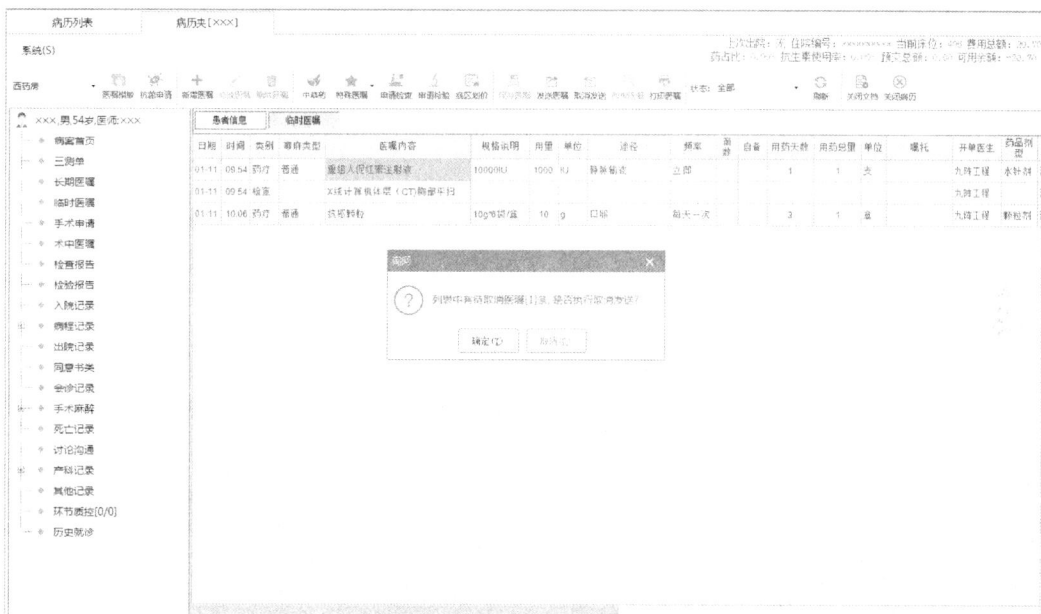

图 7-6-23　医嘱取消发送界面

（4）审核医嘱。

① 单击"住院"按钮，选择"住院护理站"选项卡。针对拥有多个病区权限的护士，可在界面左上方切换病区，针对病区未审核执行的医嘱，在界面下方可查看患者医嘱，选择患者，跳转到医嘱执行界面。

② 相应地，患者医嘱界面右上方，分别可以处理长期医嘱、临时医嘱、术中医嘱，双击进行切换。若存在待处理的医嘱，则选择该医嘱，单击"核对"按钮，弹出医嘱核对界面，如图 7-6-24 所示。

③ 如果需将所有医嘱进行审核，选取所有医嘱，可进行全部审核。

④ 医嘱未执行的状态下，医生要求退回医嘱，或者存在需修改医嘱的情况，可选择退回医嘱，输入退回原因，单击"确定"按钮，完成退回，如图 7-6-25 所示。

5. 检查检验报告管理功能

（1）检查检验报告管理功能主要为各类检查、检验报告的采集、修改、告知与查阅、报告内容展现等提供支持，允许检查检验科室对已完成的报告进行修改，并主动提示接收报告用户检查检验报告已被修改。

（2）检查检验报告告知功能，即用户在登录系统时或者在使用系统过程中，系统能主动向用户提示患者有新的检查检验报告生成，主动向用户提示患者检查检验报告中存在异常结果和危急结果，并进行危急值提示。

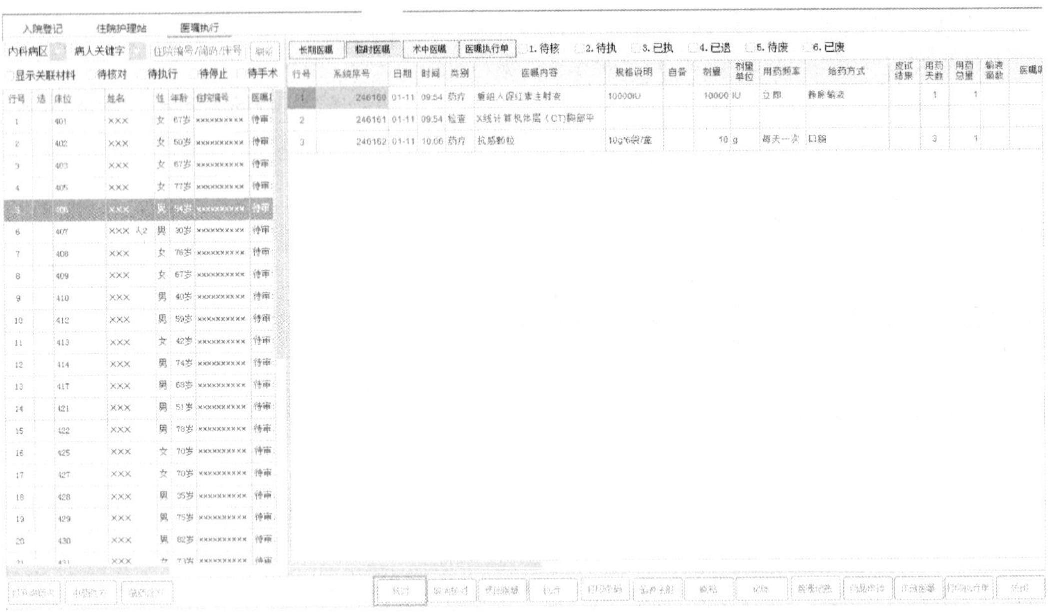

图 7-6-24 医嘱核对界面

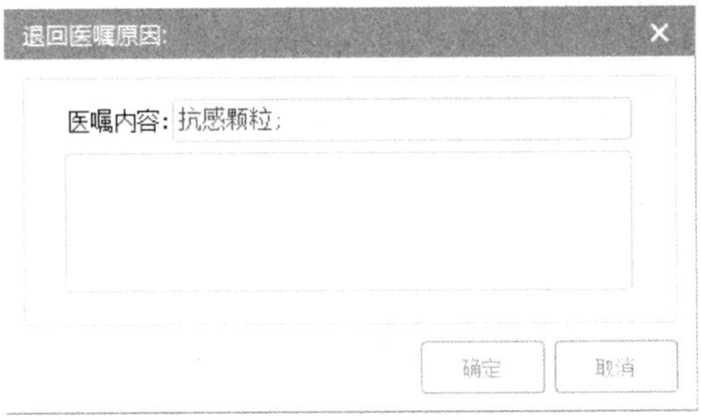

（3）检查检验报告内容展现功能，即显示检查检验报告内容，报告内容应当至少包括检查检验项目名称、结果、标本采集时间、检验时间、操作者、报告审核者、审核时间等。由报告方对检查检验结果进行判读，在显示检查检验报告时，明确提示该报告为初步报告或确认报告。在显示检查检验报告时，系统应当根据患者性别、年龄、生理周期等因素同时显示检查检验结果正常参考范围，提供检查检验报告相关的图像或影像展现，对图像或影像提供基本的浏览处理和测量，提供检查检验报告结果输出、打印功能。

图 7-6-25 退回医嘱界面

查看检查检验报告操作：打开患者的病历夹，双击"检查报告"链接，如图 7-6-26 所示。

检查报告形成步骤如下。

① 单击"检查"按钮，单击菜单中的"放射"按钮。选择放射次级目录中的"放射登记站"选项，进入登记站界面，输入患者的基本信息。信息完成后，单击"登记"按钮，流程完成，如图 7-6-27 所示。

② 选择"拍片工作站"选项，进入拍片工作站界面。单击右下角的"开始拍片"按钮，如图 7-6-28 所示，完成软件上的流程，接下来只需去设备方操作即可。

③ 选择放射次级菜单中的"放射工作站"选项，进入放射工作站界面。

选择患者后，单击界面右下角的"撰写报告"按钮，开始撰写报告。如果需调阅影像，可单击右下角"调阅影像"按钮，打开医学影像浏览器查阅影像，根据影像撰写报告。如果发现影像内容可通过修改模板撰写，可先调阅模板。

选择右侧辅助栏"描述"选项卡，进入描述界面后，在下方树状目录中寻找相应的描述模板，

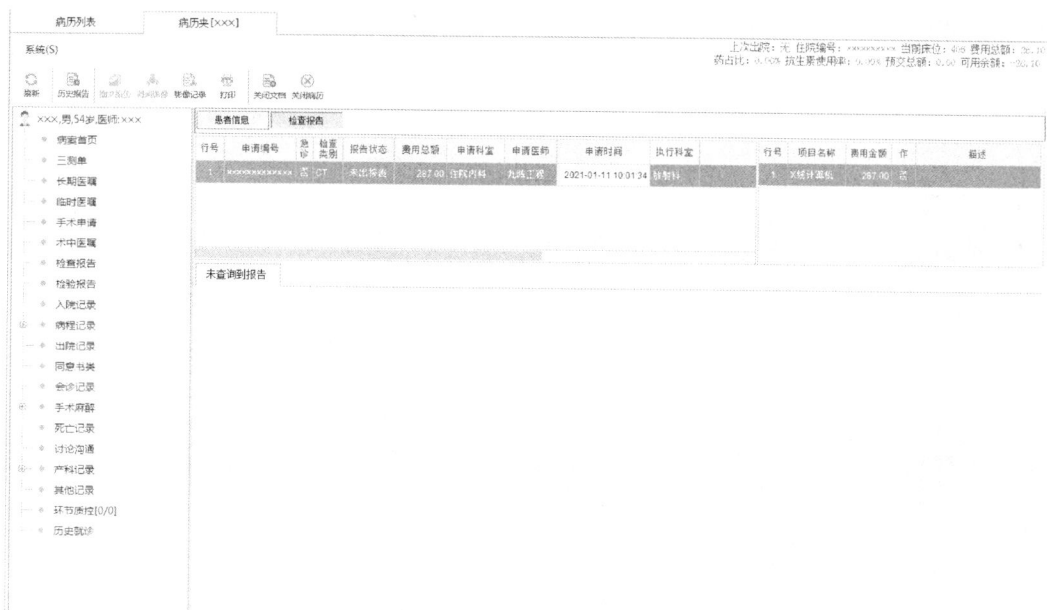

图 7-6-26　检查报告查看界面

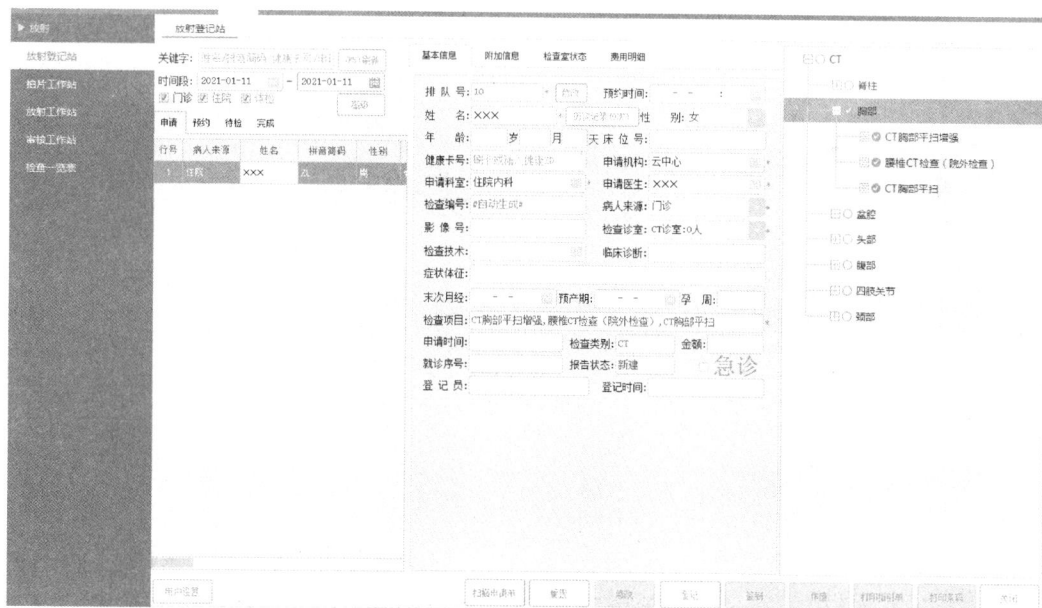

图 7-6-27　放射登记站界面

双击描述模板,即可直接在报告中插入相应描述。单击右下角"完成报告"按钮,完成报告撰写,如图 7-6-29 所示。

④ 选择放射次级菜单中的"审核工作站"选项,进入审核工作站界面。审核工作站只能查询已完成或已审核的报告。如果需审核报告,单击选择报告,然后单击右下角"审核报告"按钮,进入报告工作站浏览报告内容。

如果需参考图像,可单击右下角"调阅影像"按钮,打开医学浏览器调阅影像,确认报告审核

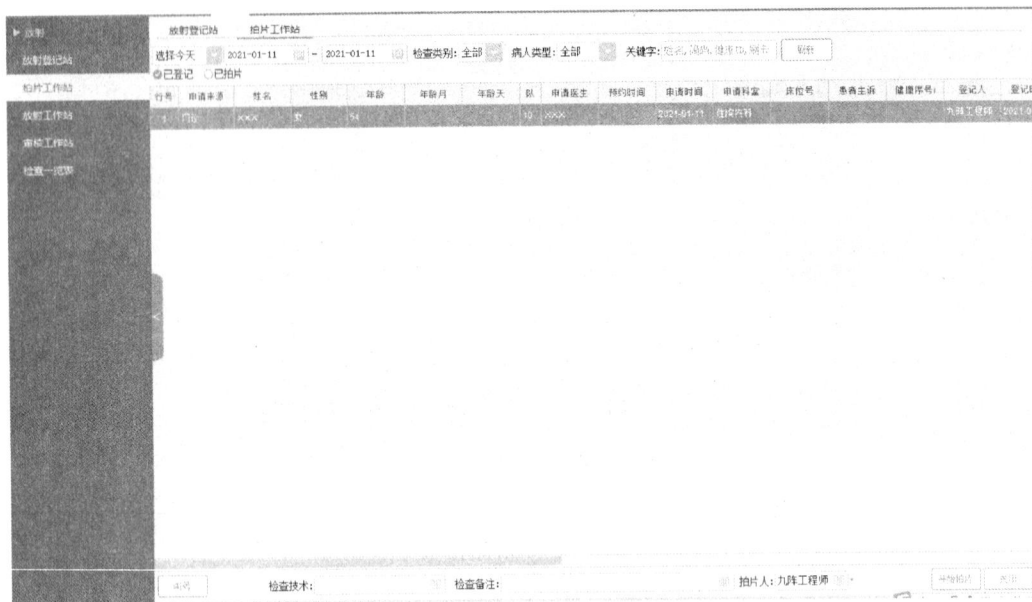

图 7-6-28 拍片工作站界面

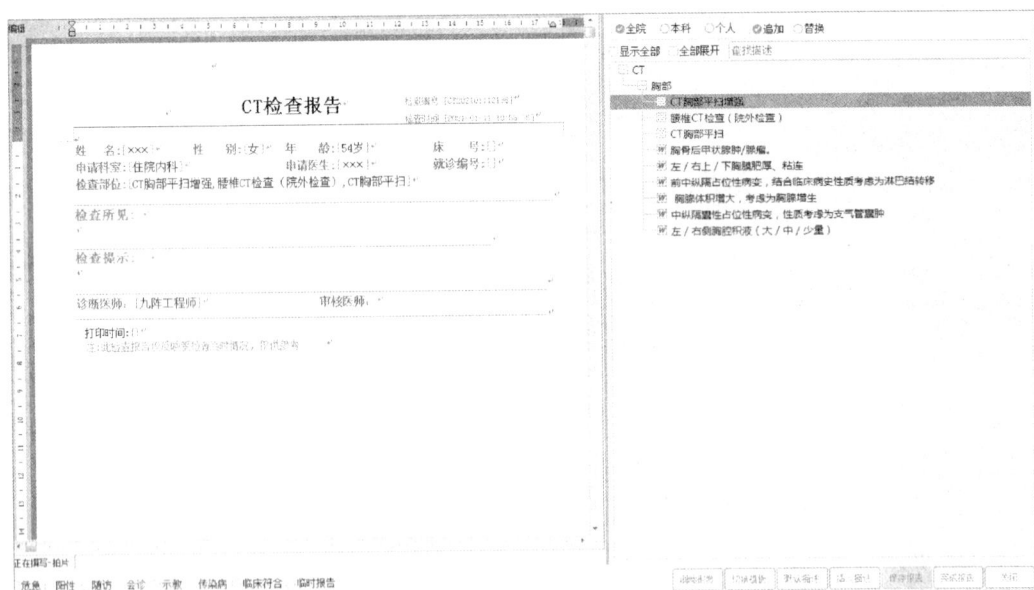

图 7-6-29 检查报告撰写界面

通过后,单击右下角"审核报告"按钮,完成流程。

审核过后会提示是否打印报告。报告完成后,下方"完成审核"按钮会变成"取消审核"按钮,如果发现报告仍有异常,可单击"取消审核"按钮。

6. 电子病历展现功能

病历展现功能以直观、有效、便捷的方式展现患者的病历资料,为医护人员全面、有效掌握患者的病历资料提供支持。

(1)病历资料的整理功能。提供按照就诊时间顺序、病历资料类型分类整理患者医疗记录的功能。

（2）病历资料的查询功能。提供分类检索、查阅病历的功能。检索项目应当至少包括患者基本信息、就诊时间、就诊科室、接诊医师、疾病编码信息等。

（3）电子病历的浏览功能。提供可浏览患者各类电子病历内容的独立软件。

（4）电子病历的展现功能。一是提供查阅并展现历次就诊病历资料的功能，包括门（急）诊、住院、体检等不同的资料类型；二是提供在各个医疗记录显示及处理界面中显示患者基本信息的功能；三是提供将患者的生命体征观察值以趋势图形式展现的功能。

（5）电子病历的打印/输出功能。一是提供将电子病历中的各类医疗记录进行纸张打印的功能，打印格式符合卫生行政部门对纸质病历的相关要求；二是提供将电子病历记录按照最终内容（不含修改痕迹）打印的功能；三是提供电子病历打印预览、接续打印功能。

7. 临床知识库功能

临床知识库功能为医师开具医嘱、选择诊疗方案等提供辅助支持。临床知识库应用的重点是辅助医师实施正确的诊疗措施，提供主动式提示与警告，规范诊疗行为。

（1）临床路径管理知识库功能。提供根据患者病情人工确定进入特定病种临床路径管理的功能；提供根据临床路径和医师选择，生成各类医嘱和检查检验申请单的功能；提供临床路径执行、变异及其原因记录的功能；提供临床路径定义、修订的功能；提供对临床路径执行情况进行分析、统计的功能。

（2）临床诊疗指南知识库功能。提供调阅、修订临床诊疗指南的功能；提供根据临床诊疗指南指导医师、护士开展疾病诊疗、护理及健康指导工作的功能。

（3）临床资料库功能。提供将既往典型病例、外部科技文献存入资料库，并可随时调阅的功能；提供根据关键词对资料库进行检索的功能。

（4）合理用药知识库功能。提供根据患者药物过敏史对医嘱或处方进行审查并提示警告的功能；提供患者用药的相互作用审查功能，审查范围应当包括新开药物之间及新开药物与当前用药之间的相互作用；提供对医嘱或处方药物剂量、给药途径合理性进行审查的功能，药物剂量合理性要考虑患者体重、年龄等个体因素；提供对医嘱或处方中的药物与患者疾病之间的禁忌审查的功能；提供药物的副作用、禁忌证提示功能，对需要监控副作用的药物，提示所需的检查检验项目，并根据患者怀孕、哺乳状况对药物进行禁忌审查；提供对重复用药进行审查的功能，重复用药包括药品名称、药物成分及药品类别重复的情况。

（5）医疗保险政策知识库功能。提供当开具医嘱或处方时，按医疗保险用药或诊疗项目目录进行审查，并在超出医疗保险目录范围时给予提示的功能；提供对医疗保险政策知识库内容进行维护的功能。

（6）对知识库提示执行情况记录功能。提供用户根据患者病情自主选择是否按照系统提示执行的功能，允许用户不按照系统给出的提示、警告、建议执行相关操作。

8. 医疗质量管理与控制功能

电子病历系统通过对病历数据的汇总、统计与分析，在病历质量管理与控制、合理用药监管、医院感染监测、医疗费用监控和高值耗材监控等方面为医疗质量管理与控制提供信息支持。

医疗质量管理与控制主要包括超时病历、环节质控和终末质控，其操作流程如下。

（1）超时病历。单击"病历质控"按钮，选择"超时病历"选项卡，选择入院时间、当前科室等，进行查询，如图 7-6-30 所示。

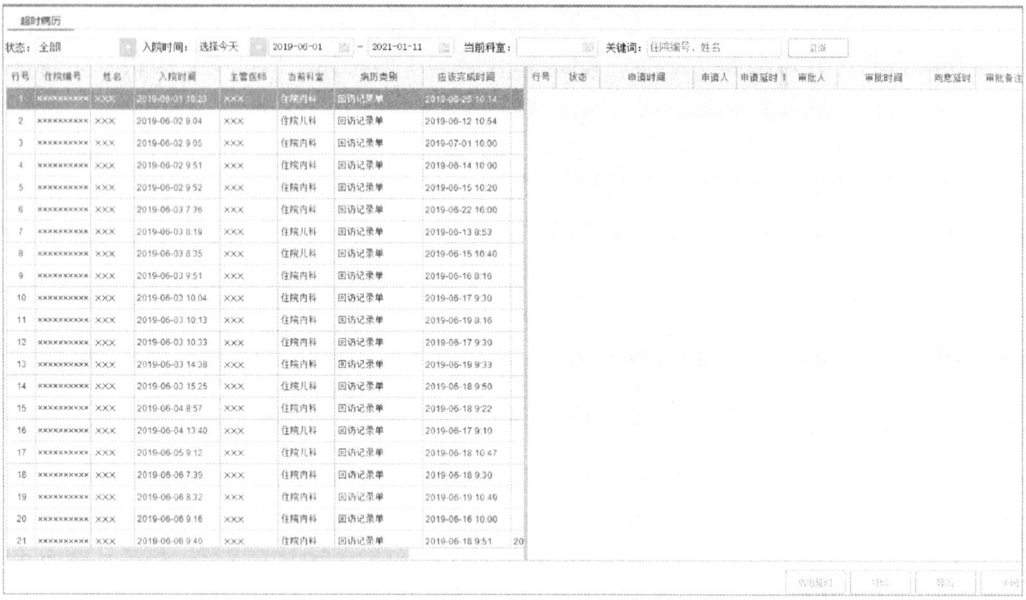

图 7-6-30　超时病历查询界面

（2）环节质控。

① 单击"病历质控"按钮,选择"环节质控"选项卡。选择出院时间、时间段、当前科室等,进行查询,如图 7-6-31 所示。

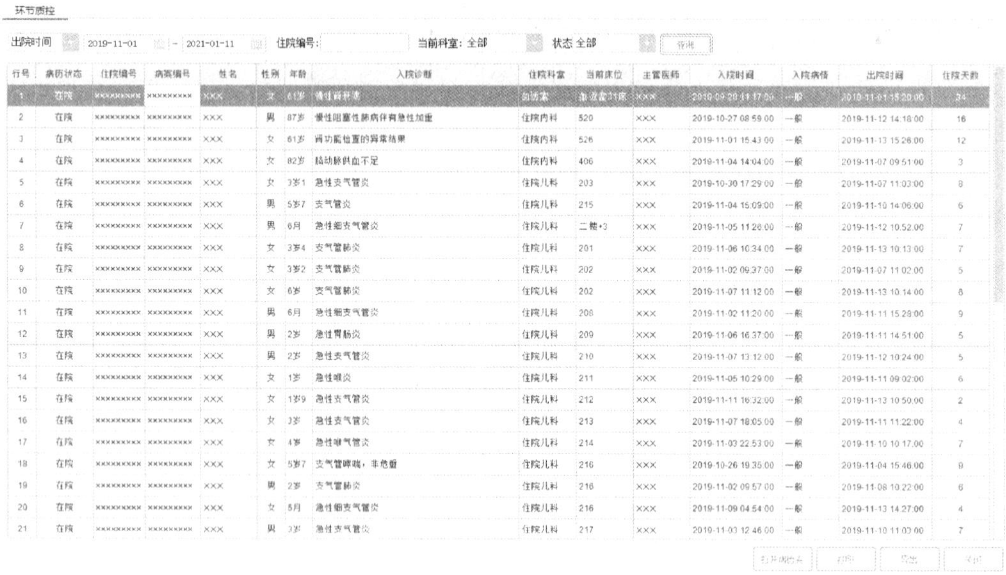

图 7-6-31　环节质控查询界面

② 在所有患者中,选择需要抽查的患者病历,单击"打开病历夹"按钮。对抽查的患者病历进行检查,如图 7-6-32 所示。

③ 当检查的患者病历有问题时,可单击"环节质控—批注"窗口右上角的"＋"按钮,添加批注说明,如图 7-6-33 所示。

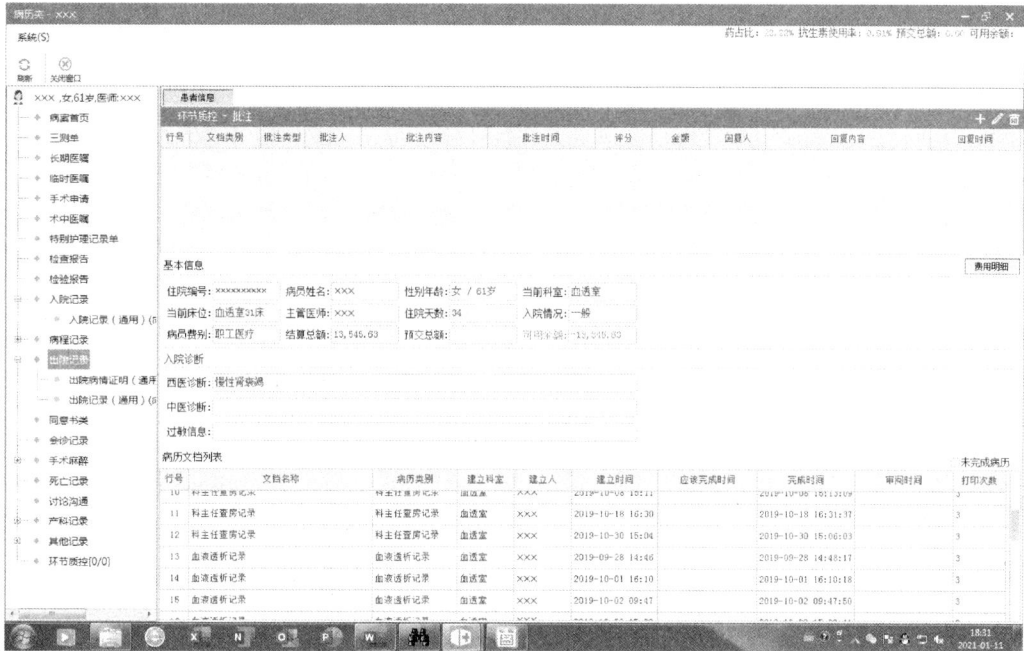

图 7-6-32　环节质控患者信息界面

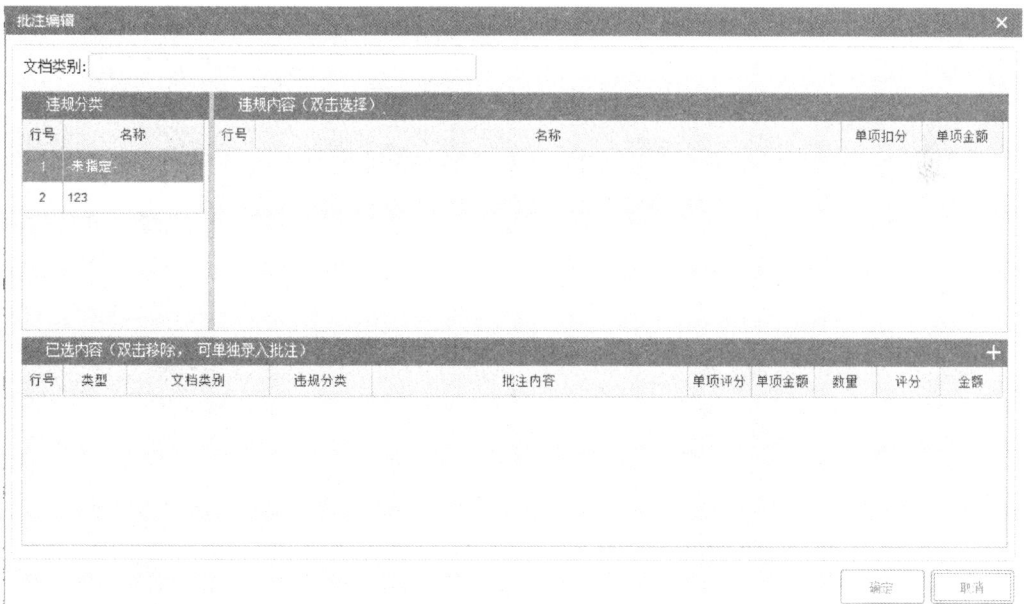

图 7-6-33　环节质控批注编辑界面

（3）终末质控。

① 单击"病历质控"按钮,选择"终末质控"选项卡,可进行一体化质控、质控评分等操作,如图 7-6-34 所示。

② 选择某一病历,进行一体化质控。右侧的窗口显示病历的扣分项,选择该项,在窗口的底部将自动显示得分与等级结果,如图 7-6-35 所示。

一体化质控	质控评分	退回	审核	取消审核	打印	导出	关闭

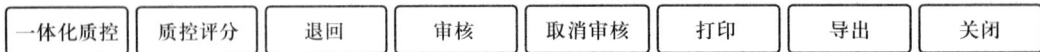

图 7-6-34　终末质控菜单界面

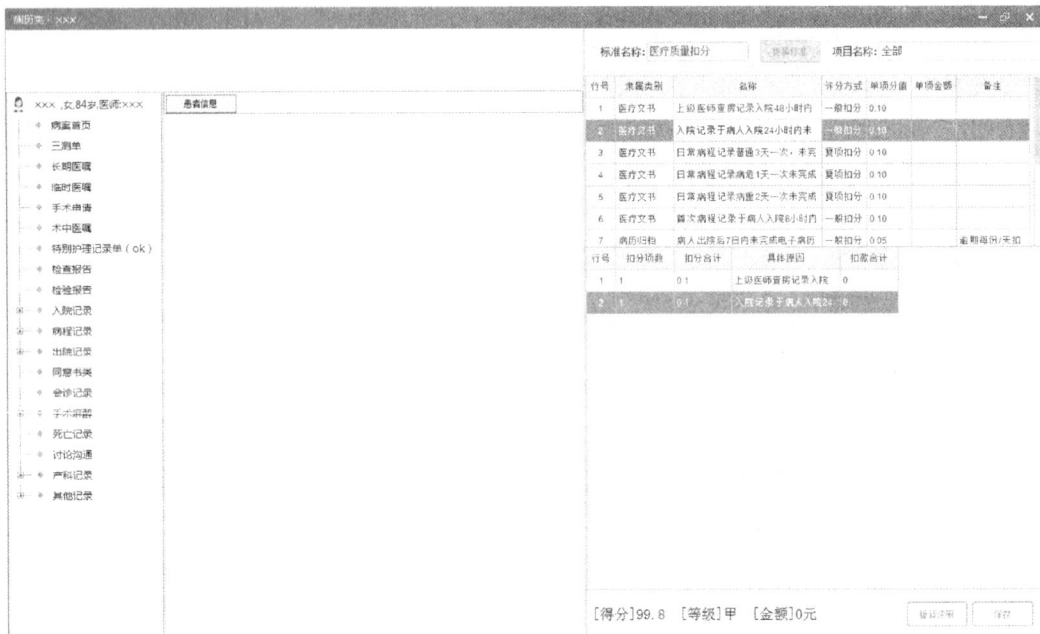

图 7-6-35　一体化质控界面

③ 刷新界面，对待审核的病历进行审核，如图 7-6-36 所示。

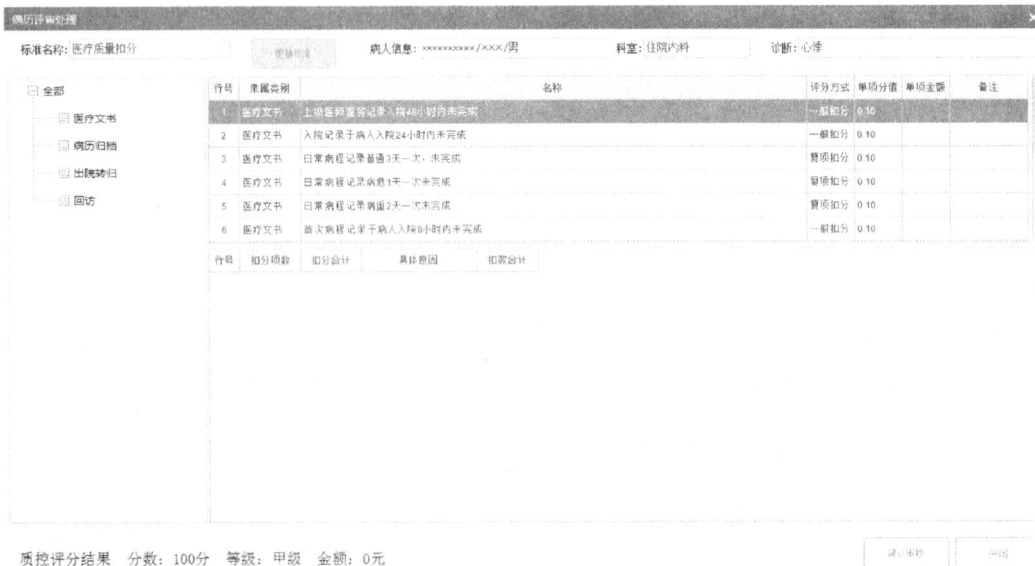

图 7-6-36　病历评审处理界面

④ 刷新界面,对已经审核的病历,可以取消审核,如图 7-6-37 所示。

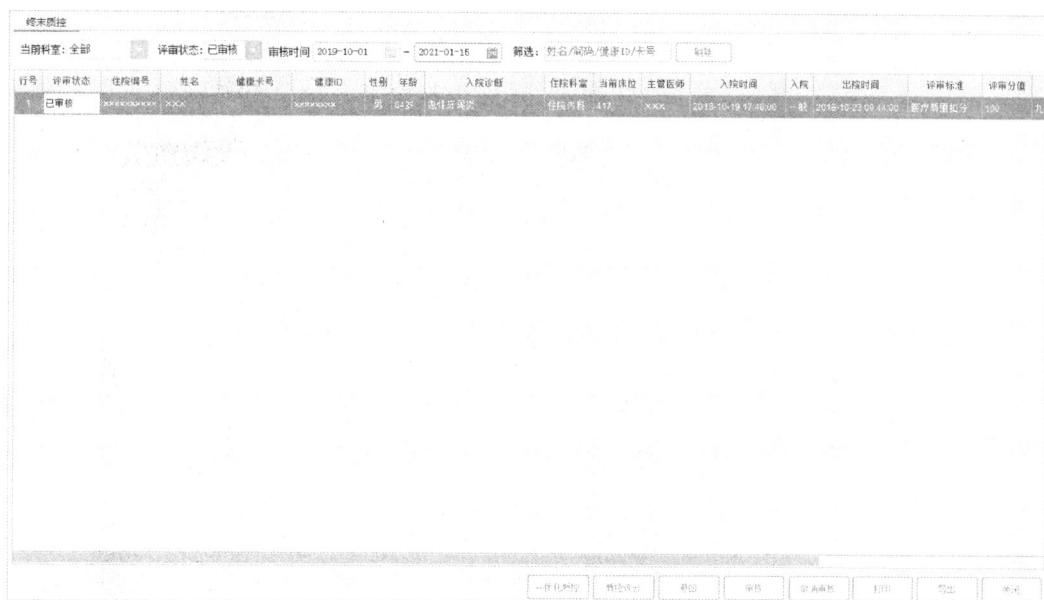

图 7-6-37　终末质控取消审核界面

7.7　护理信息系统

7.7.1　护理信息系统概述

护理信息系统是护理信息学理论在护理实践中的具体应用。护理信息系统伴随着医院信息系统的发展而发展,并且必将是医院信息系统应用最广泛的部分。本节在介绍相关概念的基础上,重点介绍护理信息系统相关的基础知识。

护理信息系统(Nursing Information System,NIS)是一个可以迅速收集、存储、处理、检索和显示所需动态资料并进行对话的计算机系统,是信息科学与计算机技术在护理工作中的广泛应用,是医院信息系统的重要组成部分。它的建立和完善改变了传统的护理工作模式,对于贯彻"以患者为中心"的护理理念,提高护理质量,促进护理管理的科学化、规范化有着重大意义。其目的在于提高护理管理质量,是医院信息系统的一个重要子系统。

7.7.2　护理信息系统

1. 医嘱管理

医嘱管理的功能主要是规范医院的管理模式,提高工作效率,提高对患者的服务质量,建立良好的医患关系,减少住院医生重复撰写处方的时间,提高护理人员费用记账及日常工作效率,规避漏用、错用药品带来的医疗风险。

医生在医生工作站开好医嘱后,由护士工作站接收信息,并由护士进行核对、执行,同时反馈到医生工作站、药房、住院收费、检查检验等其他分系统。护士不仅需要核对和执行医嘱，还需要根据这些医嘱来生成处方及相应的费用，所以护士工作站的操作主要是在医院信息系统完成的。

进入医院管理系统，选择"住院"选项卡，在这个界面下，选择"住院护理站"选项卡，如图7-7-1所示。当有医嘱下达时，在已经安装了语音插件且有外放设备的情况下，护士工作站的计算机终端在接收后会做一个语音提示，并且医嘱审核窗口会变成红色，以提示当班护士注意处理新的医嘱。

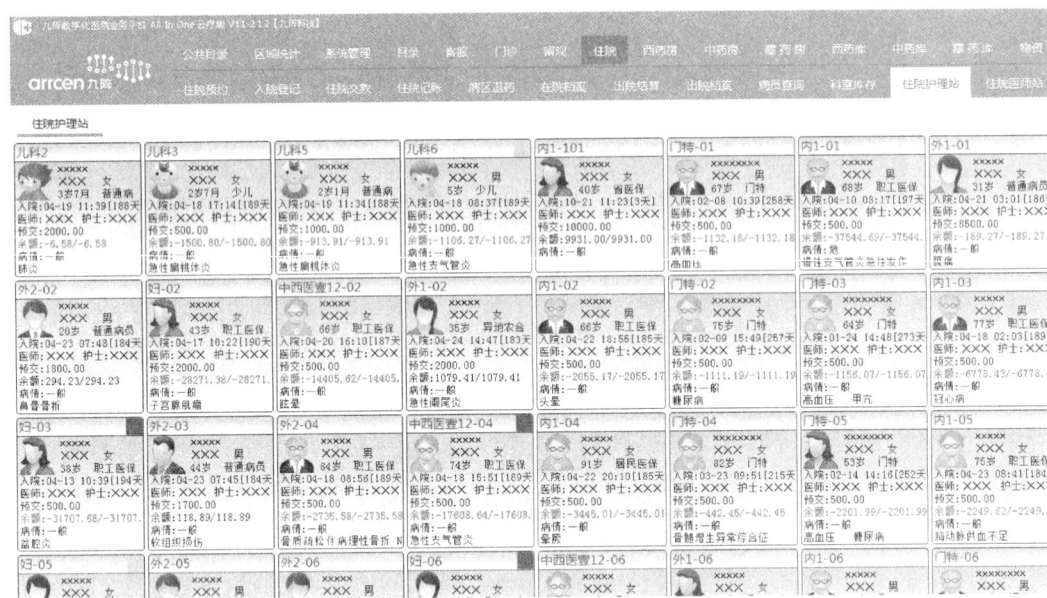

图 7-7-1　住院护理站界面

在进入医嘱审核界面前，右侧的提示窗口可以让你快速地了解需要执行的医嘱情况，通过选择这里的选项来定位不同类型的医嘱。选择一条需审核医嘱的患者信息，并双击进入到医嘱执行的主界面。在这个界面中，左上方的条件筛选菜单依次为住院编号快速搜索框、待核对医嘱、待执行医嘱、待停止医嘱，如图7-7-2所示。我们可以利用这些条件选项，快速定位到需要执行该医嘱的患者。

选中一个患者，右边的菜单就相应出现这个患者的医嘱，选中医嘱，单击右下方"核对医嘱"按钮，弹出核对确认窗口，核对完成后，单击"确定"按钮；再单击"执行"按钮，弹出执行确认窗口，单击"确定"按钮；然后单击"生成处方"按钮，这时会出现处方生成窗口。在处方生成窗口中，可以进行调整各药品的生成天数、药品的数量，以及移除处方等操作。如果在核对执行过程中发现医嘱有问题，可以使用"退回医嘱"功能按钮，将选中的医嘱退回。临时医嘱的操作方法与长期医嘱类似，只是如果临时医嘱中全部都是诊疗项目，则不需要单击"生成处方"按钮即可完成执行。

医嘱在核对执行后，就需要生成用药信息和相应的费用，单击"记账"按钮，进入记账窗口，如图7-7-3所示，核对并生成相应信息。完成上述操作后，退出界面，返回"住院护理站"界面中，选择需要转抄的病区，选择转抄的类型，如果是处方，就选择处方列表；如果是诊疗项目，就选

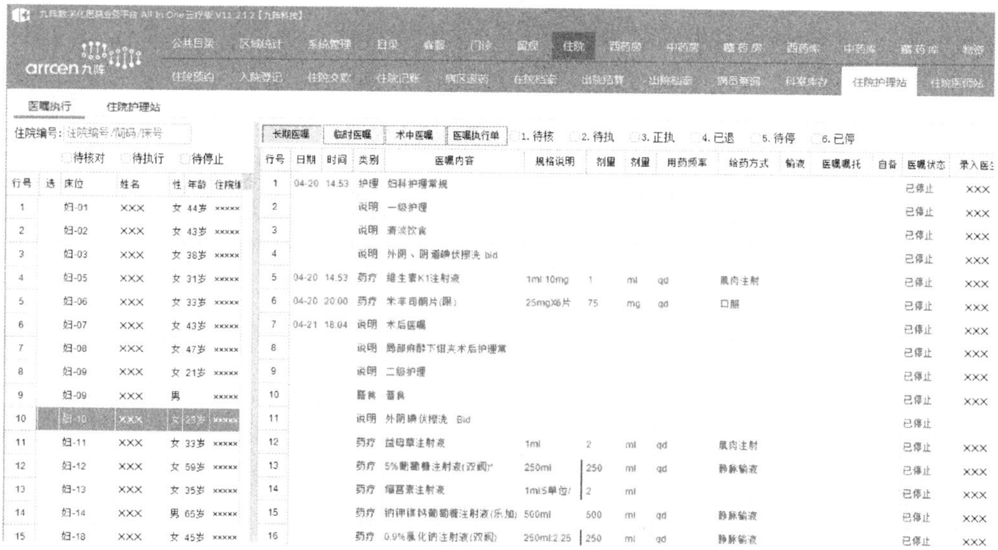

图 7-7-2　医嘱执行界面

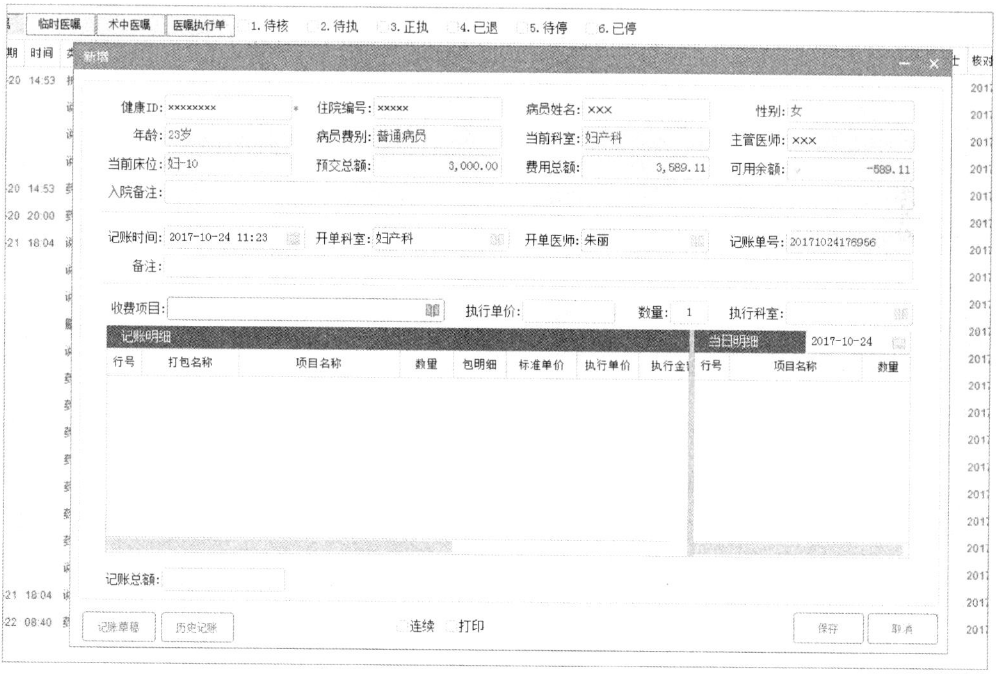

图 7-7-3　记账界面

择临时诊疗部分;如果是转抄药品,后面的取药位置就选择到取药的药房即可,后面的医嘱类型选择到对应的医嘱即可。完成这些选项后,单击"开始转抄医嘱"按钮,这样处方就会根据医嘱内容生成,这时,只需要单击"保存并记账"按钮,即可完成这个医嘱的转抄和记账了。临时诊疗的转抄除了不选择药房,其他操作与转抄处方一致。合理利用转抄记账功能,会极大地提高护士的工作效率。

2. 病历管理

病历质控管理是医疗质量管理的重要手段之一,主要包括病历管理质量控制和病历内容质量(病历书写质量)控制。它对医疗质量具有评估、支持与保障的功能,也体现了医院的管理质量、管理效率、医疗水平和服务质量。

(1)时效设置。时效设置是指电子病历中的大量文案、记录文档等需要限时完成。针对这些需要限时完成的文档,采取嵌入式的方式跟踪其完成进程、进度情况,并随时提醒相关病历负责医生及其上级主管(如科主任、质控办、医务科等)电子病历文档的完成情况,确保文档能够在有效期内完成填写。

操作步骤如下。

① 单击"病历质控"按钮,选择"时效设置"选项,进入"时效设置"窗口,如图7-7-4所示。

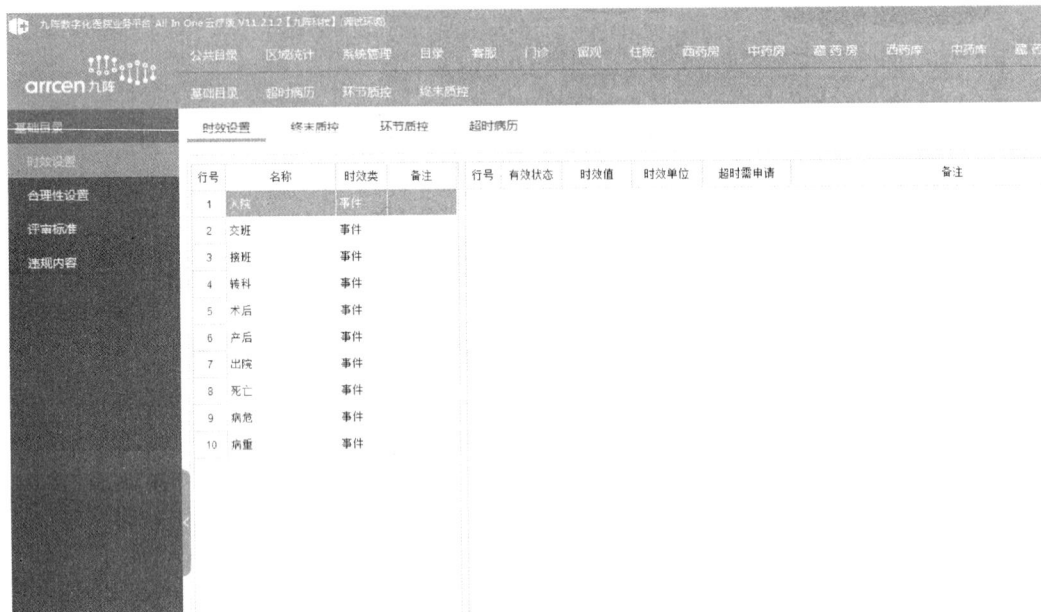

图7-7-4 "时效设置"窗口

② 一般情况下,系统中已经内置了国家病历书写规范时效控制规则,无须再进行修改。

③ 如果根据本院规定需要调整,可以单击右下角的"新建""修改""删除"等按钮,对时效参数进行调整。

(2)环节质控。环节质控是指上级医生、部门对正在就诊、尚未提交的患者病历进行抽查,并对其中的问题进行提示,促进主治医生完善病历,保证病历整理质量。操作步骤如下。

① 单击"病历质控"按钮,选择"环节质控"选项卡,进入"环节质控"界面,如图7-7-5所示。

② 通过窗口上方的定位筛选功能,找到所需抽查的患者病历。

③ 选择该患者信息,单击右下角"打开病历夹"按钮,就可以对所抽查的电子病历进行浏览,如图7-7-6所示。

④ 当发现所抽查的病历存在问题时,可以单击右上角的"+"新建批注,添加相应文字说明,

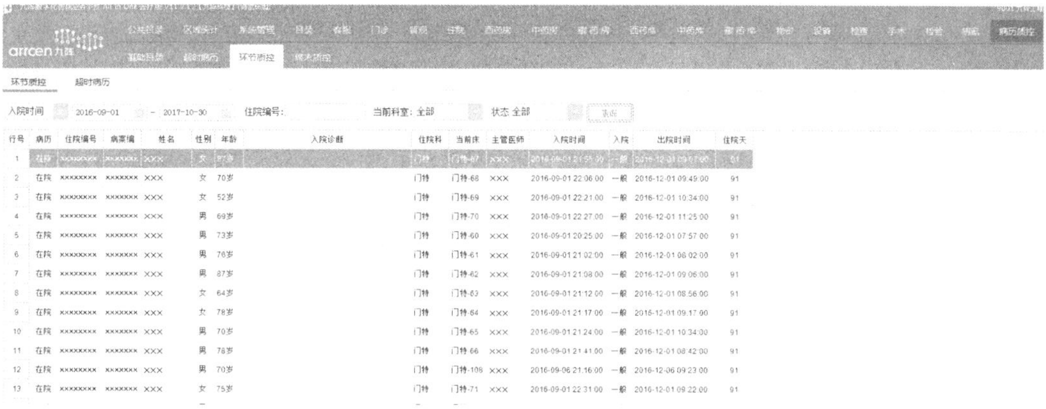

图 7-7-5　"环节质控"界面

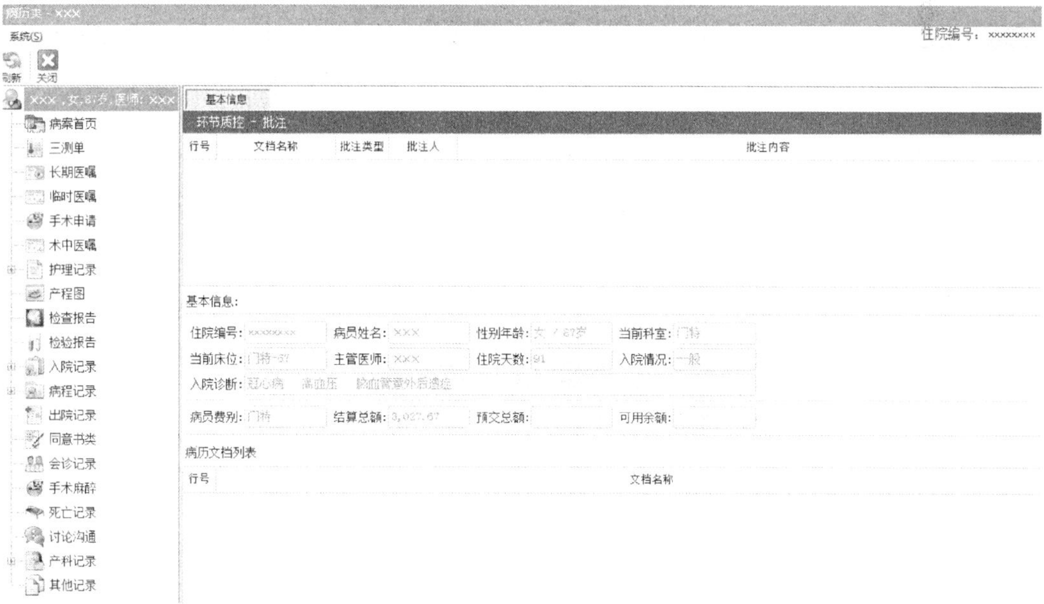

图 7-7-6　病历夹

如图 7-7-7 所示。

⑤ 也可以单击"修改"或"取消"按钮对批注进行修改或取消。

⑥ 当上级医生完成批注后,建立病历的主治医生的住院电子病历管理窗口左侧树形菜单末尾会增加一项"批注列表"。

⑦ 选择"批注列表"命令,在弹出的窗口中,主治医生可以根据上级医生的批注及实际情况进行必要调整。

⑧ 主治医生可以单击"批注回复"按钮,弹出"批注回复"窗口,对当前调整内容进行回复。

(3)终末质控。终末质控是医院医务主管部门对医生写的病历进行最后的审核评分操作。操作步骤如下。

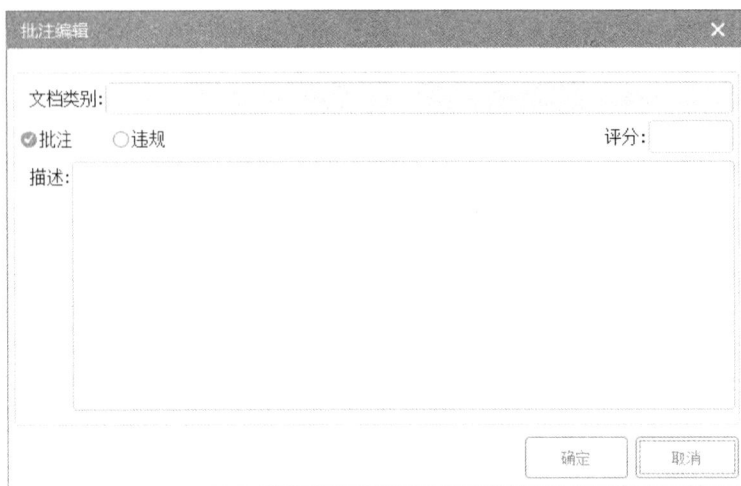

图 7-7-7　新建批注

① 单击"病历质控"按钮,选择"终末质控"选项卡,进入该操作界面,如图 7-7-8 所示。

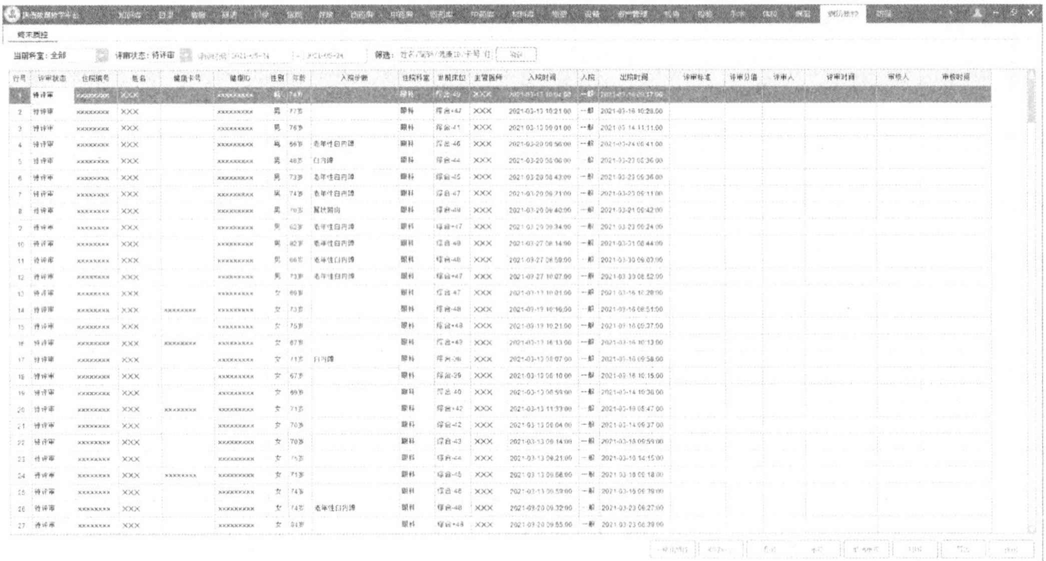

图 7-7-8　"终末质控"界面

② 在列表中选择需要进行评审的病历,单击"质控评分"按钮,进入"病历评审处理"界面,如图 7-7-9 所示。

③ 在左侧树形菜单中选择相应的分类评分。

④ 在右侧明细菜单中选中相应分值。系统会根据选择情况,自动计算出该份病历的得分及评级情况。

3. 统计管理

统计管理是对门诊和住院部分各项信息及数据的收集与整理,包括门诊收费业务、门诊医疗质量、门诊业务汇总、住院出院档案、住院收入等。

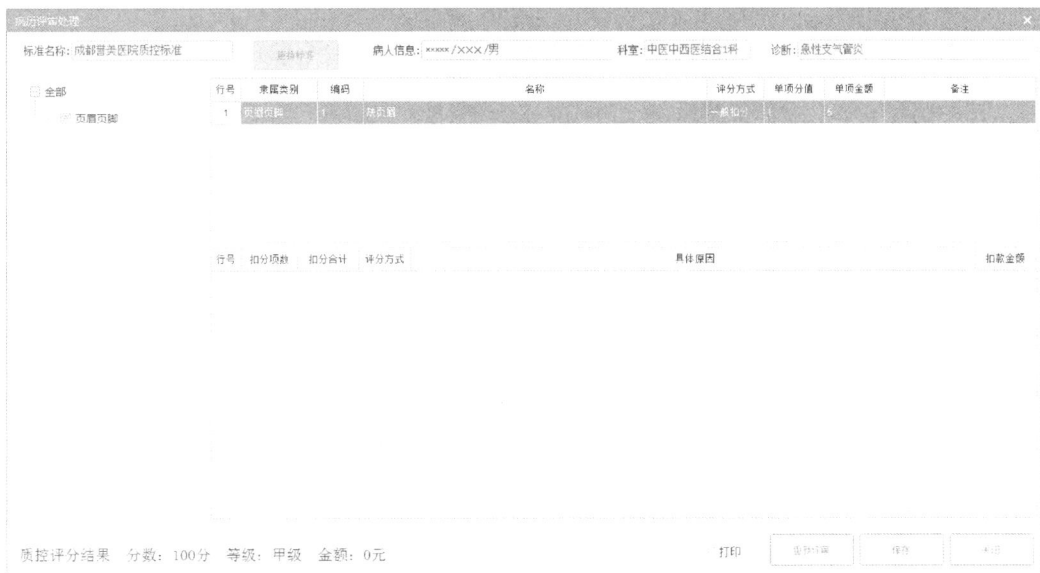

图 7-7-9　"病历评审处理"界面

（1）门诊业务。门诊业务的统计包括门诊诊室挂号人数统计、科室挂号人数统计、门诊单据作废等。因为本部分的操作大体一致，所以以门诊诊室挂号人数统计为例，介绍具体操作步骤。

① 选择"统计分析"选项卡，选择"门诊业务"选项，单击进入"门诊诊室挂号人数统计"界面，如图 7-7-10 所示。

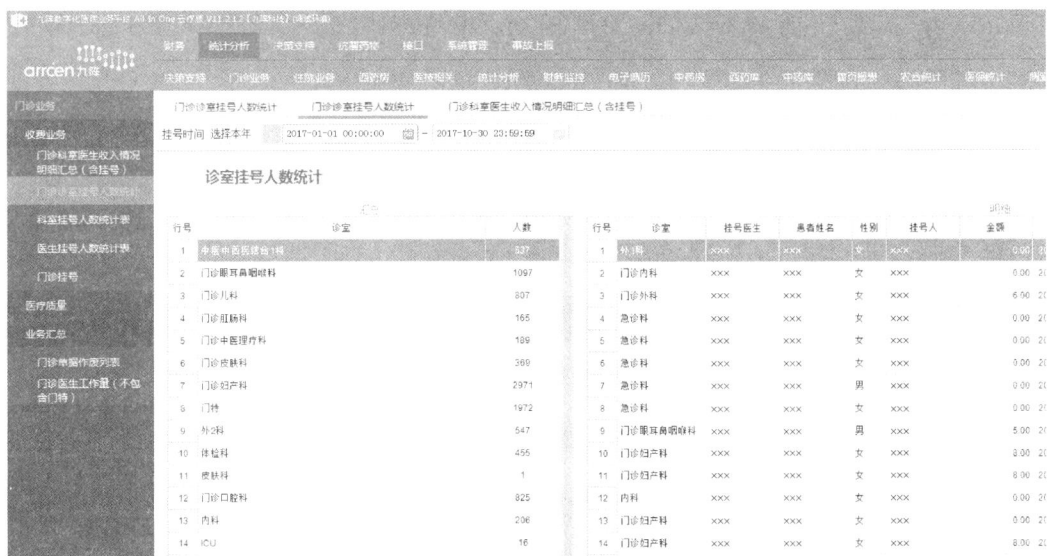

图 7-7-10　"门诊诊室挂号人数统计"界面

② 在界面的左上方有挂号时间筛选菜单，根据需求筛选挂号时间后，点击右侧"统计"按钮，统计出该时间段所有门诊诊室挂号人数，并在右方界面中显示出各科室患者的挂号信息，如图 7-7-11 所示。

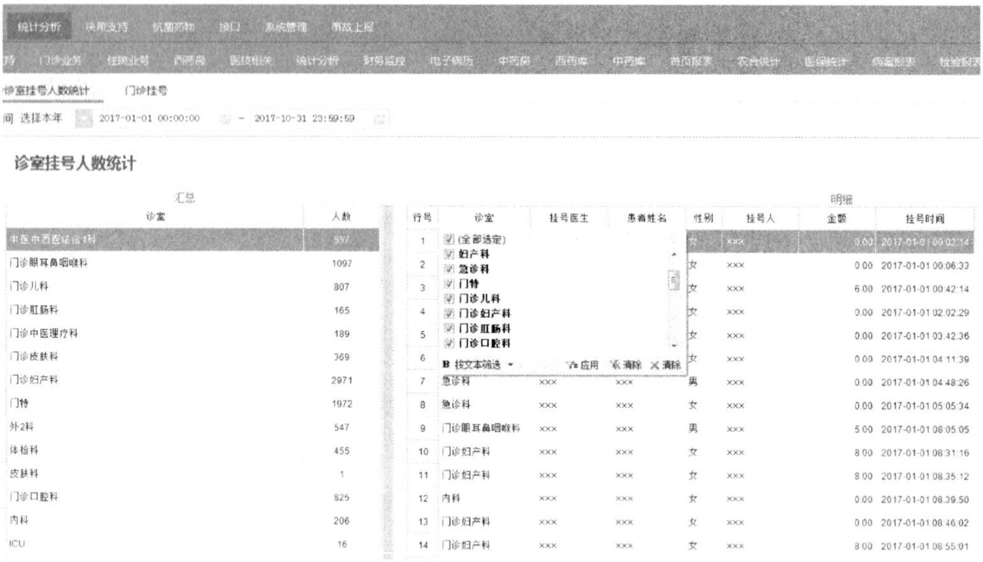

图 7-7-11 各科室患者的挂号信息

③ 可在右方界面中利用下列筛选菜单:"诊室""挂号医生""患者姓名""性别""挂号人""金额""挂号时间",对患者信息进行筛选。

(2)住院业务。住院业务的统计包括住院交款统计、在院出院档案、患者入院明细列表、费用记账明细统计表、住院患者动态等。现以"病员交款统计列表"为例,介绍具体操作步骤。

① 选择"统计分析"选项卡,选择"住院业务"选项,单击进入"病员交款统计"界面,如图 7-7-12所示。

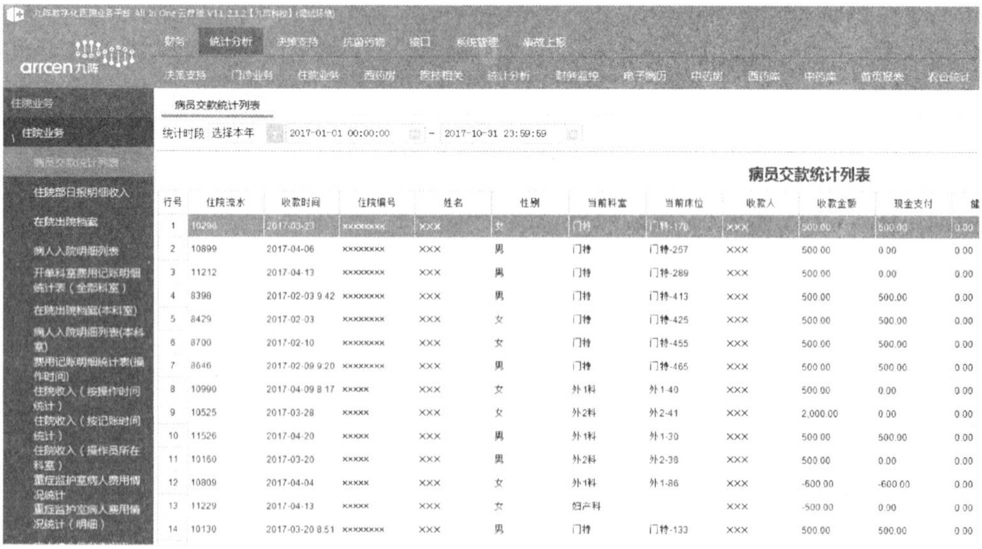

图 7-7-12 "病员交款统计"界面

② 在界面的左上方有挂号时间筛选菜单,根据需求筛选挂号时间后,单击右侧"统计"按钮,统计出该时间段所有住院患者的交款信息。

③ 对于需要导出和打印的患者交款信息,可在该界面的右上方单击"导出"或"打印"按钮来完成。

7.7.3 移动护理信息系统

移动护理信息系统(Mobile Nursing Information System)是护士工作站在患者床边的扩展和延伸,其解决方案以医院信息系统(HIS)为支撑基础,以掌上电脑(PDA)为硬件平台,以无线局域网(WLAN)为传输交换信息平台并通过条码技术作为患者和药品身份信息识别,充分利用 HIS 的数据资源,实现了 HIS 向病房的扩展和数据的及时交换,实现了电子病历的移动化,让护理人员在临床服务中心实时采集数据和实时输入数据,不仅优化了医护流程,提升了护理人员工作效率,有助于杜绝护理人员的医疗差错,极大地推动了医院的信息化建设和数字化发展趋势。近年来,随着无线网络技术在国内医疗机构逐步得到推广应用,移动护理信息系统在临床护理工作中也发挥出了显著的作用。

7.8 医学实验室信息系统

7.8.1 医学实验室信息系统概述

医学实验室(也称临床实验室)是医院临床诊治的重要辅助手段。医学实验室信息系统(Laboratory Information System, LIS)是利用计算机技术及计算机网络,实现临床实验室的信息采集、存储、处理、传输、查询,并提供分析及诊断支持的计算机软件系统。

医学实验室信息系统是医院信息系统的一个重要组成部分。医学实验室信息系统的主要任务是将各种生化、免疫、细胞、病理、血液或其他检验用的分析仪器,自动与计算机联网,传输和管理检验过程中的全部数据,最终实现对医院信息系统传来的检验申请、样本采集、样本核收、联机检验、质量控制报告审核、报告发布到远程结果查询等所有环节中的信息化管理。不同版本的医学实验室信息系统界面不同,但基本功能模块相似,如图 7-8-1 所示。

1. LIS 的发展

自 20 世纪 70 年代起,某些全自动分析仪器开始使用微处理器进行控制和记录,医院实验室信息系统开始初见雏形。

现在 LIS 的应用已经成为所有医院信息化的发展趋势。LIS 为实现检验信息社会化共享的需要,向智能化、网络化、专家系统、大数据方向发展,最大限度地为患者提供优质服务,使医学实验室的工作再上一个新台阶。

LIS 使检验结果不仅能够通过计算机异地审核、查阅,还可以进行远程诊断。新检验数据可以与患者在不同时期、不同医院的检验数据进行对比分析,从而更准确地诊断病情;患者甚至可以通过网络在计算机或手机上登录医院软件系统查询到相应的检查报告。目前,很多医院已开通了医院官方微信公众号,患者关注公众号并绑定身份信息即可查询到自己的检查报告(图 7-8-2)。

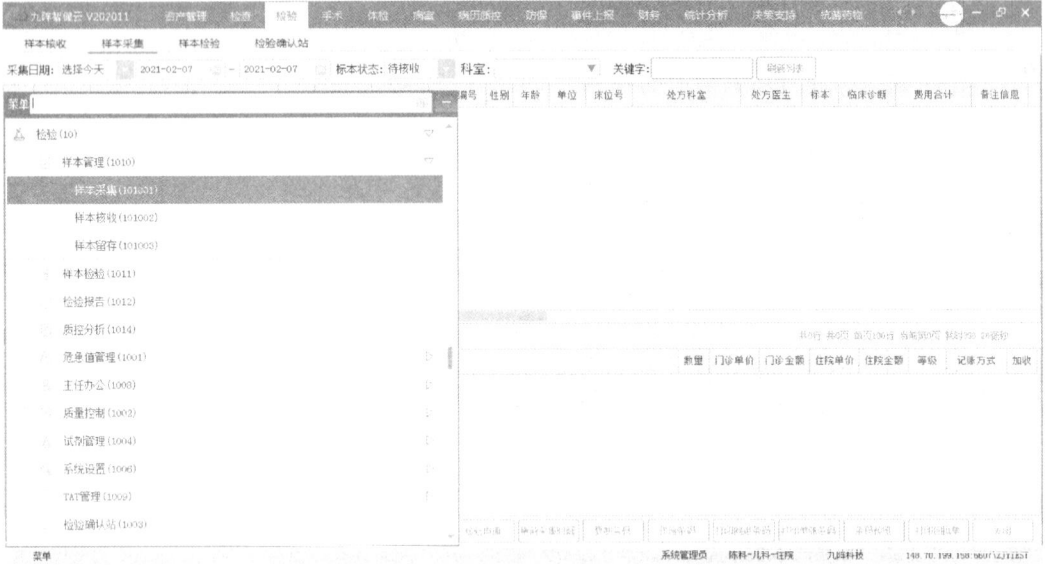

图 7-8-1 LIS 界面

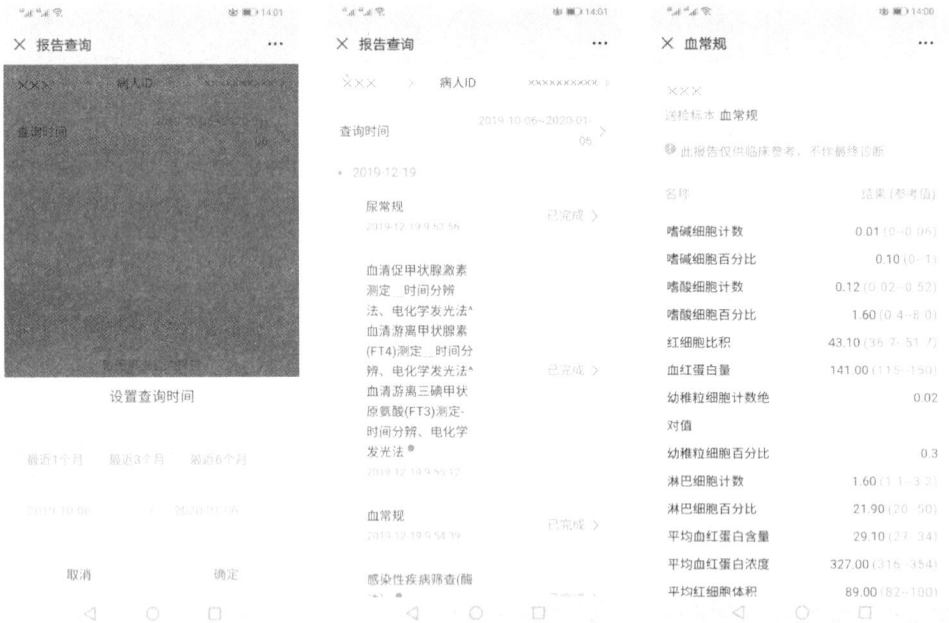

图 7-8-2 手机查询血液检验结果

2. LIS 的检验业务工作流程及主要功能

LIS 实现了检验业务全流程计算机化管理。LIS 的工作流程是接收门诊医生或住院医生工作站提出的检验申请,系统生成相应患者的条形码标签(图 7-8-3)与样本关联。LIS 采集信息核验样本无误,待检验仪器完成检验后传出经分析的检验数据,自动生成检验报告,在系统质检和检验师审核完成后发布存储在系统数据库中。医生通过网络能够在系统中方便、及时地看到患者的检验结果,患者可通过条形码自主查询、打印检验结果。目前,医院普遍采用的典型检验业务流程如图 7-8-4 所示。

图 7-8-3 载有患者信息的条形码标签

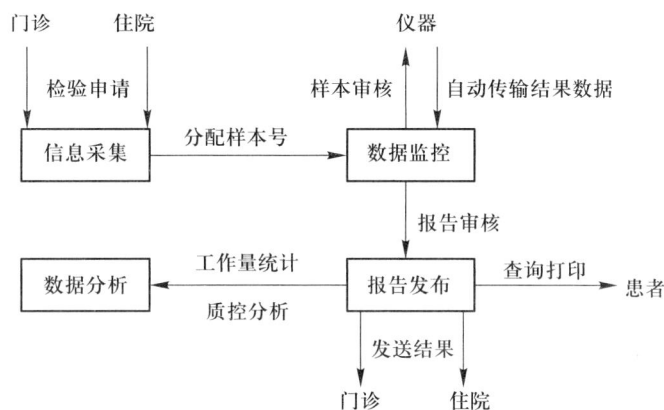

图 7-8-4 医院检验业务流程

3. LIS 的优势

从现在的应用来看,LIS 已经成为现代化医院管理必不可少的一部分。LIS 具有以下优势。

(1)简化检验流程,检验高效快捷。检验仪器自动传输数据,LIS 快速、准确地生成检验报告,简化环节,缩短检验等待时间,加快检验结果向临床的反馈速度,为患者争取及时诊断救治的宝贵时间。

(2)规范报告,数据准确无误。计算机报告为临床提供整洁规范、格式统一的中文报告。同时,LIS 集中管理检验信息,减少人工误差概率,确保检验结果准确度。

(3)加强检验质量控制,提高医学检验水平。在测定过程中,LIS 质量控制的实时监测、分析预警系统可以随时对可疑数据进行分析、核查,不定期进行质控数据分析,随时掌握仪器和试剂的状态,提高检测结果的准确性。

(4)科学管理,提高卫生服务水平。LIS 管理功能可对检验人员工作和实验室试剂等耗材进行科学管理,合理安排,避免人力、物力的浪费,提高服务水平。

(5)实现数据共享,建立患者数据库系统。LIS 可有效、安全存储检验数据与患者的对应关系,实现全院数据共享,为医护人员提供有效的医疗统计数据。

（6）为医疗大数据系统提供基础数据。通过上传基础数据，可实现更快捷、精准的个体治疗方案，并为科学研究提供更准确的基础数据。

7.8.2 医学实验室信息系统

目前各大医院实施的 LIS 主要用于实现样本采集、条码管理、样本核收和仪器数据接收、报告编辑、试剂管理等功能，同时支持条码打印、报告打印等批量处理作业，具有自定义报表和打印格式、科室内部管理等功能，实现了检验流程的全自动化及实验室办公自动化。

1. 检验申请接收

检验申请功能主要是接收来自 HIS 传来的门诊、住院、体检科室的检验申请信息，以便由检验科室或门诊抽血室、住院护士站等采集科室的采集人员做好样本采集。

（1）打开 LIS"样本管理"→"样本采集"页面，单击"检验申请"按钮，弹出"检验申请"窗口。

（2）通过筛选日期或申请科室检索来自门诊、体检的检验信息，如图 7-8-5 所示。

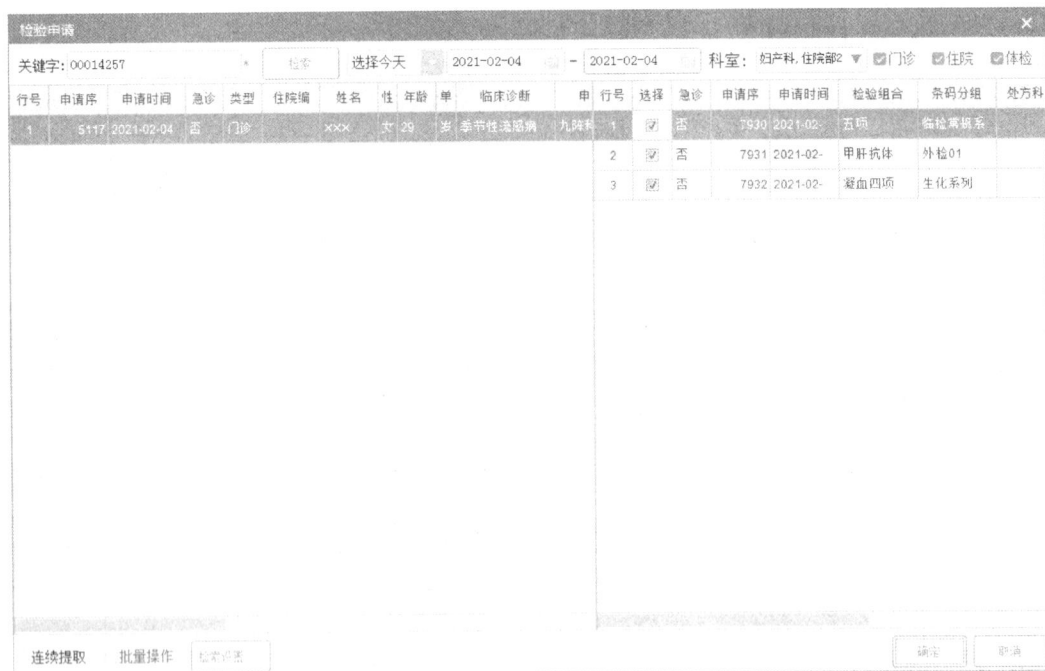

图 7-8-5　检验申请接收

（3）选中记录，单击"确定"按钮，检验信息接收完成。检验信息自动进入"样本采集"信息列表内，样本状态为"待核收"。检验信息确定后，系统自动提示打印条码，如图 7-8-6 所示。

检验申请接收后，样本采集科室（门诊抽血室、住院护士站）可打印检验条码进行样本采集。如果不打印检验条码，此处选择"否"。

检验科室可打开"样本检验"界面，如图 7-8-7 所示，单击"检验申请"按钮，打开"检验申

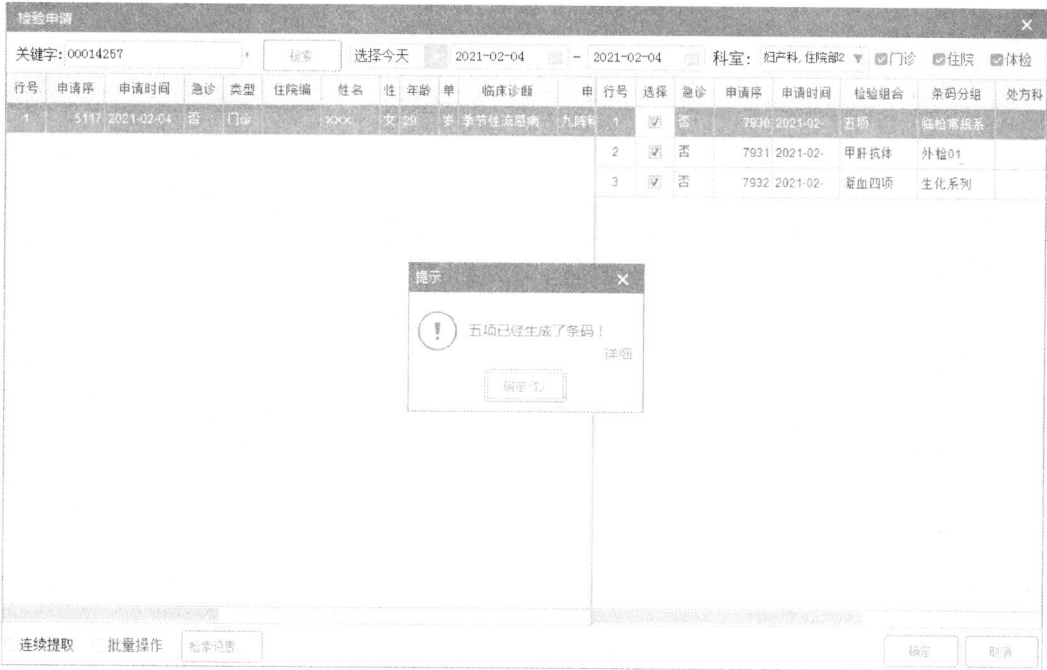

图 7-8-6　检验申请打印条码

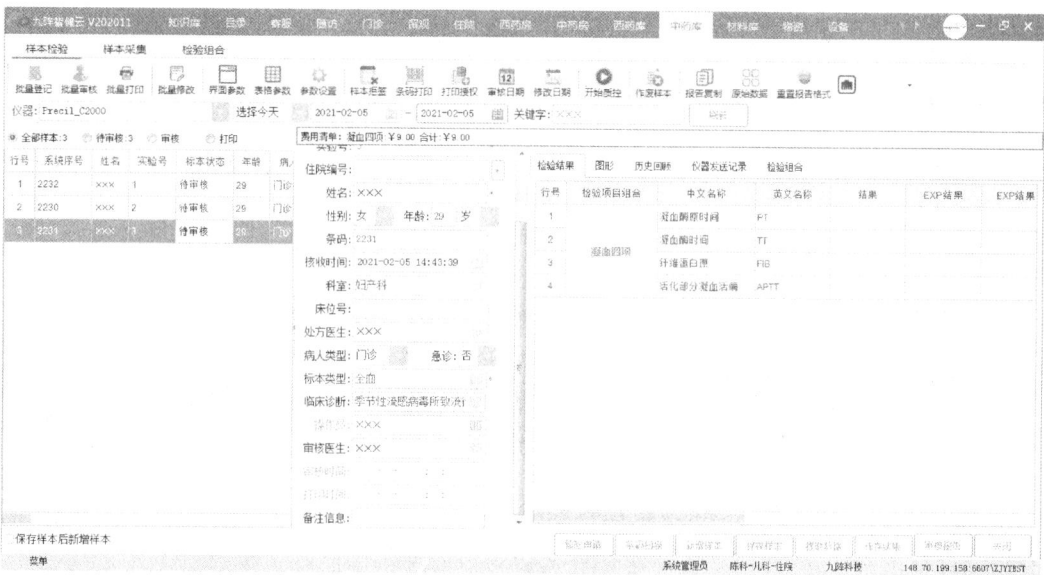

图 7-8-7　"样本检验"界面

请"窗口进行检验申请的接收。

2. 检验信息查询

"样本采集"管理功能用于收集来自门诊、住院、体检患者的样本信息,并进行登记和条码打印。

（1）打开 LIS"样本管理"→"样本采集"界面，已接收的检验申请会集中在"样本采集"中显示，如图 7-8-8 所示。

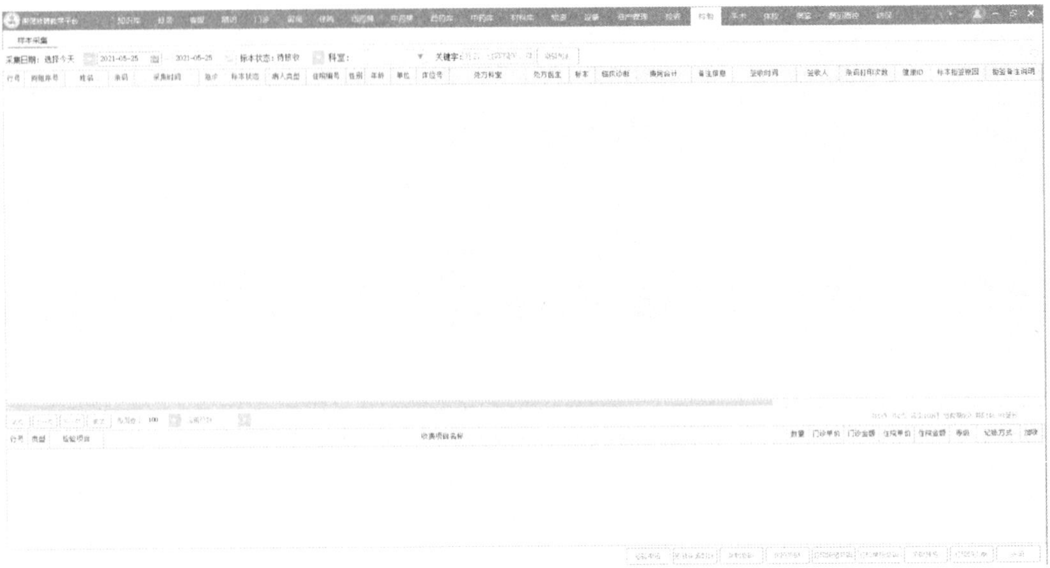

图 7-8-8　检验信息查询

（2）在"采集日期""标本状态""科室""关键字"中筛选一项或多项，单击刷新列表按钮，可以按照筛选条件检索出相应记录。

"关键字"处可填写患者姓名、住院编号或健康 ID 等，从而快速检索到患者的检验信息。其中住院编号或健康 ID 是患者一对一的标识，检索速度最快，而姓名可能出现重名。

"标本状态"可分为"待核收""待检验""已检验"和"拒签"。检验申请接收完自动转为"待核收"；样本核收后自动转为"待检验"；若样本拒签，则显示为"拒签"；仪器检验完成后显示"已检验"。

（3）检索完成后，选定相应记录，可单击底部对应功能按钮完成操作。

"作废条码"：选择一条或多条样本采集记录，单击此按钮则作废样本信息。

"复制条码"：选择样本采集记录，单击此按钮能够复制条码数据至剪贴板。

"更新采集时间"：采集完检验样本后单击该按钮，扫描条码或者手动输入编码，按 Enter 键，再单击更新按钮，系统自动更新样本采集时间。

"打印同组条码"：打印同一患者不同检验组合条码，如患者申请了血常规五项、尿常规、白带常规检验，单击该按钮，会打印出 3 张检验条码对应多项检验组合。

"打印单张条码"：打印选中的检验信息对应的检验条码。

"条码预览"：打印之前单击该按钮预览检验条码，便于核对信息。

3. 检验样本核收

接收来自门诊、住院、体检患者的检验样本，按照样本接收标准进行样本签收。

（1）打开 LIS"样本管理"→"样本核收"界面，如图 7-8-9 所示。

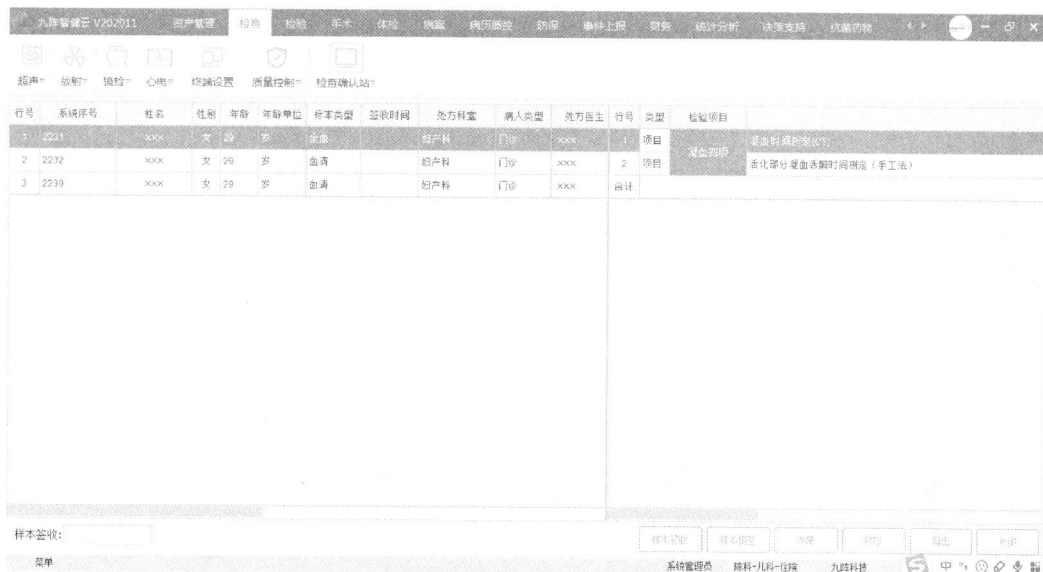

图 7-8-9　"样本核收"界面

（2）通过筛选"日期""样本状态"或者输入"关键字"过滤样本信息，查找对应检验信息。

（3）选中检验记录，按接收标准核对患者相关检验信息及样本状态，对于符合接收条件的样本，单击"样本签收"按钮，完成样本的接收。

如果收集到科室的多个检验样本，可选中右上角的"批量操作"，可快速完成批量签收。

单击"导出"按钮，将当前列表保存为 Excel 的 .xls 文档，便于打印。对于不满足接收条件的样本，单击"样本拒签"按钮，弹出如图 7-8-10 所示的"样本拒签"对话框。选择"拒签理由"或填写"备注"后保存，完成拒签操作。拒签后的数据可在"样本采集"界面检索标本状态。

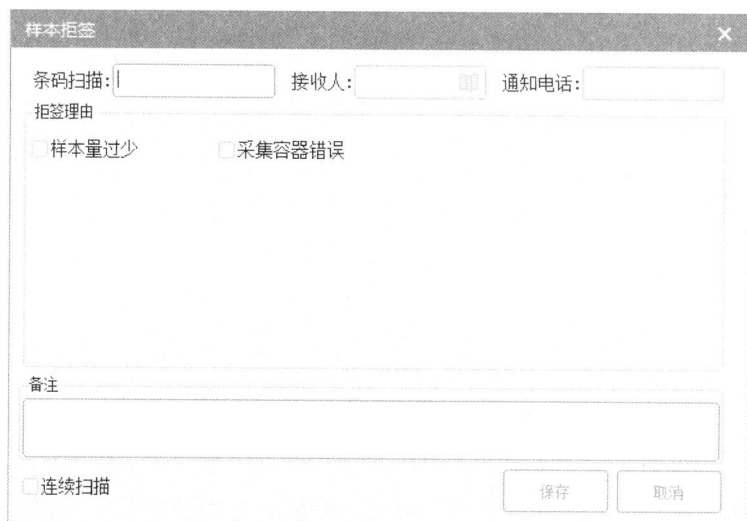

图 7-8-10　"样本拒签"对话框

4. 样本检验登记

样本检验可采用自动分析仪或人工检验,根据检验方式决定。目前大多数实验室检验项目都采用自动分析仪,分析完成后能自动将结果传回计算机。

(1) 打开 LIS"样本检验"界面,如图 7-8-11 所示。

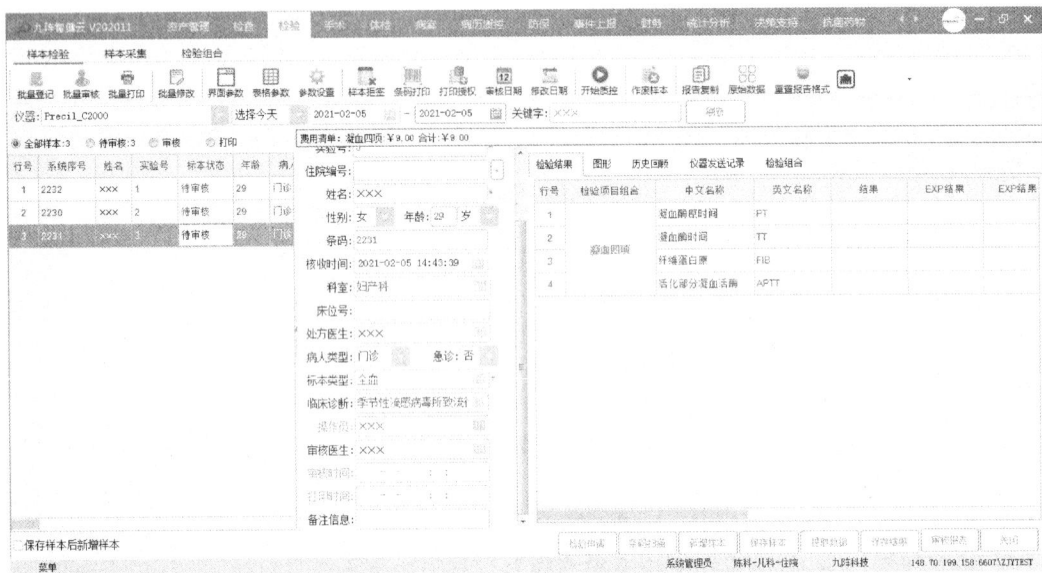

图 7-8-11　"样本检验"界面

(2) 在仪器下拉框中选择检验申请相应的检验仪器,然后单击"条码扫描"按钮,用条码枪扫描样本条码或者手工输入条形码编码,系统自动获取样本信息,如图 7-8-12 所示。选中"连续扫描"复选框可进行批量扫描。

图 7-8-12　条码扫描

样本信息扫描登记后待仪器进行检验。条码扫描能够快速调取患者检验信息并进行登记,能大幅度提升业务处理能力,减少操作员的工作量。

(3) 样本完成检验后,仪器上传数据到检验系统(可在仪器发送记录中查看),系统获取到检验结果(若有手工检验项目,则手工输入结果),单击"保存结果"按钮,可以将检验结果保存到系统中。

"样本检验"界面中其余主要按钮功能如下。

"样本拒签":在样本检验过程中对失效标本做拒签操作。

"条码打印":检验条码被污染、破损等导致无法被扫描时,需要重新打印条码。

"作废样本":作废样本信息及对应的检验结果。

"刷新列表":在仪器、日期、关键字中筛选一项或多项,单击"刷新列表"按钮,可以按照筛选条件检索出相应记录。

"新增样本":通过手工方式输入患者检验样本信息。

"保存样本":手工输入患者检验样本信息后,单击该按钮进行保存。

5. 检验报告审核与打印

检验报告生成后,审核医生需对报告进行核查。未审核报告将处于"待审"状态。报告审核操作步骤如下。

(1)打开 LIS"样本检验"界面,选定需审核报告的患者信息,窗口右侧显示检验报告数据。

(2)在"审核医生"下拉框中选择相应医生。

(3)检验报告中数值异常的,系统将用不同颜色提示。核实检验报告无误后,单击"审核报告"按钮,则报告审核通过,系统将自动保存结果,如图 7-8-13 所示。如果弹出"询问"窗口,单击"是"按钮,即可完成审核。

注意:审核后的检验报告不能进行修改,状态字体变为绿色,如果需修改就单击"取消审核"按钮。

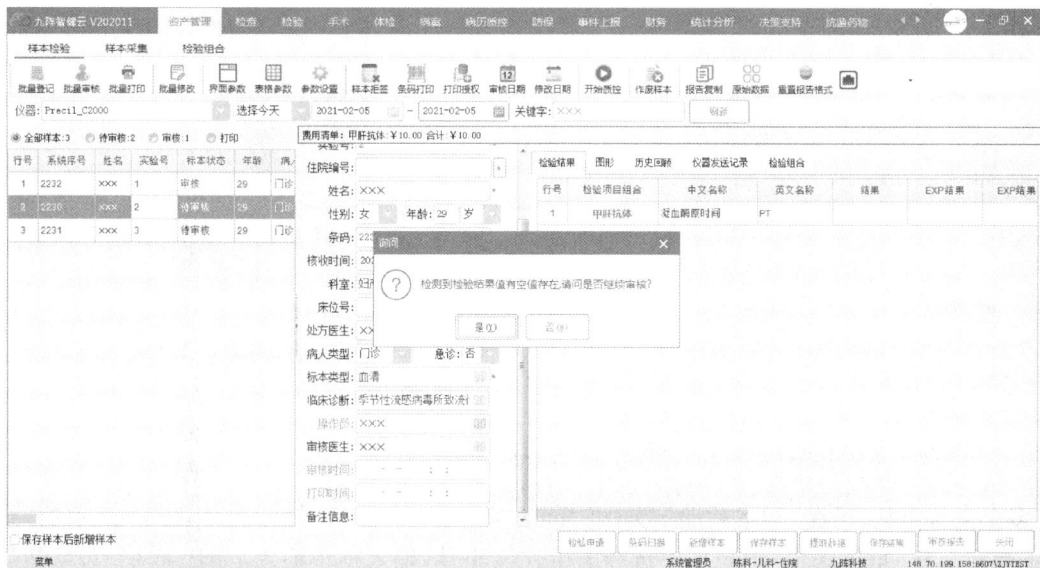

图 7-8-13　报告审核

(4)在打印前应对检验报告进行预览,便于及时对格式进行调整,减少纸张浪费。单击"预览报告"按钮,打开图 7-8-14 所示的界面,选择对应检验项目的打印格式模板。

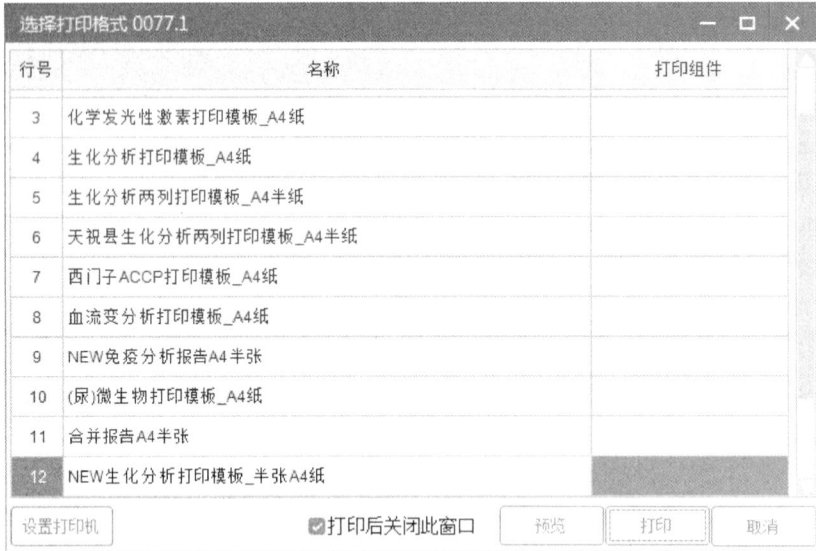

图 7-8-14　选择打印格式模板

（5）单击"预览"按钮，打开打印预览窗口，如图 7-8-15 所示，可以进行上下翻页、调整显示比例及打印操作。

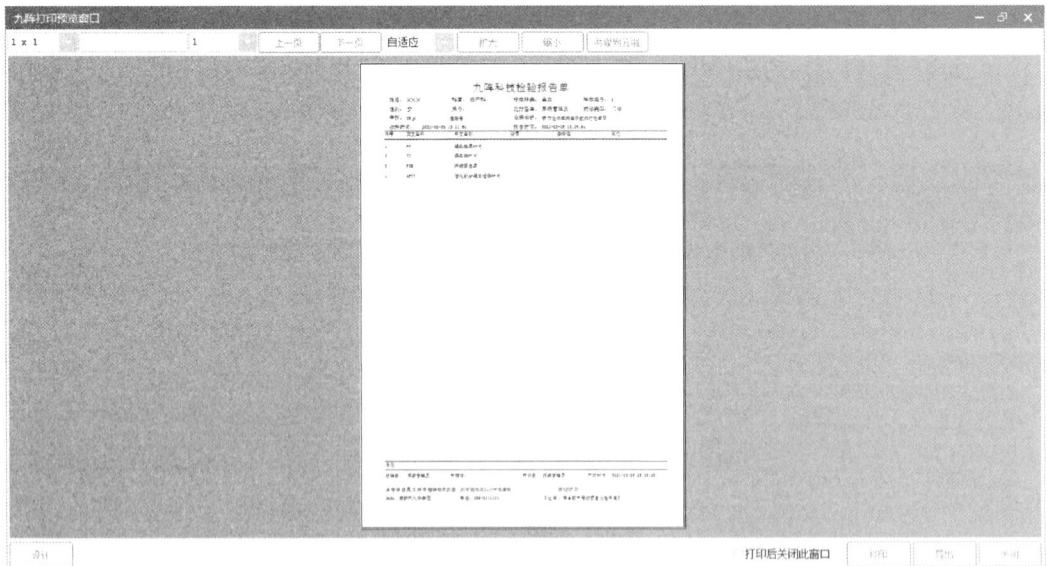

图 7-8-15　打印预览窗口

多个报告审核，可在"样本检验"界面中单击"批量审核"按钮，打开图 7-8-16 所示的"批量审核"界面。在"审核医生"下拉框中选择医生，"实验号"输入框中输入范围（如 1—20），然后单击"检索"按钮筛选出待审核数据，选中需要审核的记录（默认为全选），单击"确定"按钮完成检验报告批量审核操作。

在"样本检验"界面单击"批量打印"按钮可完成多个报告的打印。批量打印执行直接打印，无打印预览操作。

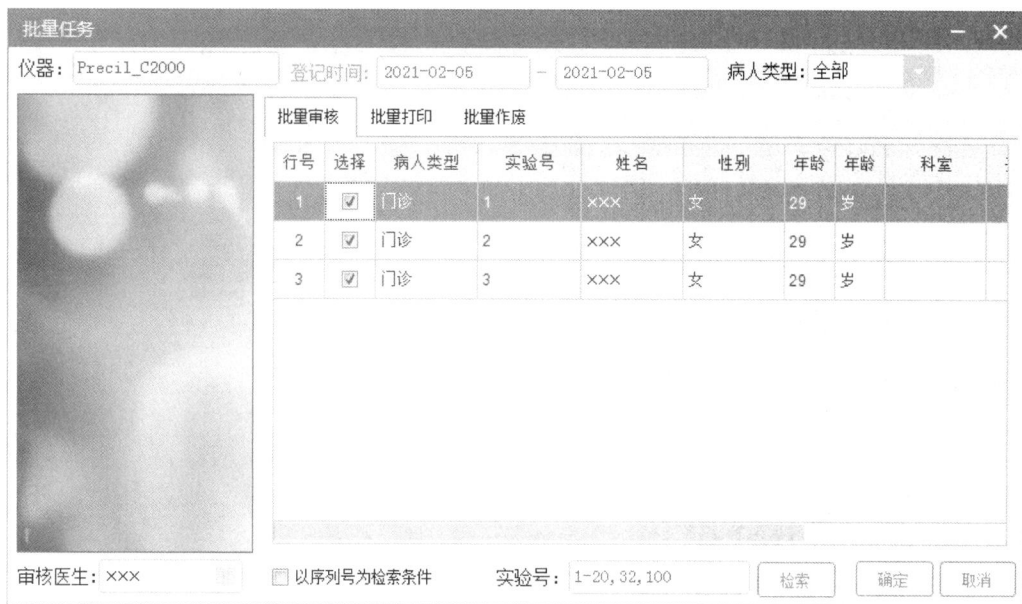

图 7-8-16　"批量审核"界面

6. 报告发布

对于审核通过的检验报告,LIS 自动将结果返回提交检验申请的 HIS 门诊、住院系统,以便医生及时查阅。图 7-8-17 所示为门诊医生查阅患者检验报告。

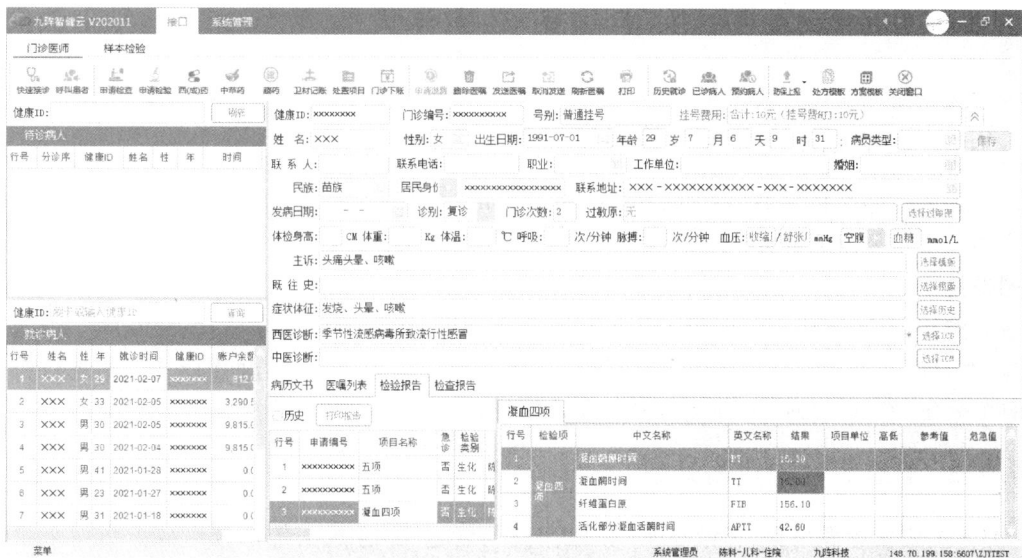

图 7-8-17　门诊医生查阅患者检验报告

7. 以往检验报告查阅

对于以往的检验报告,检验科可以在"检验报告"系统模块进行查阅与打印,如图 7-8-18 所示。通过筛选日期、"检验仪器"或者输入"关键字""实验号""科室""患者类型"等过滤样本信息,查找对应检验信息。执行预览报告,打印患者检验报告。

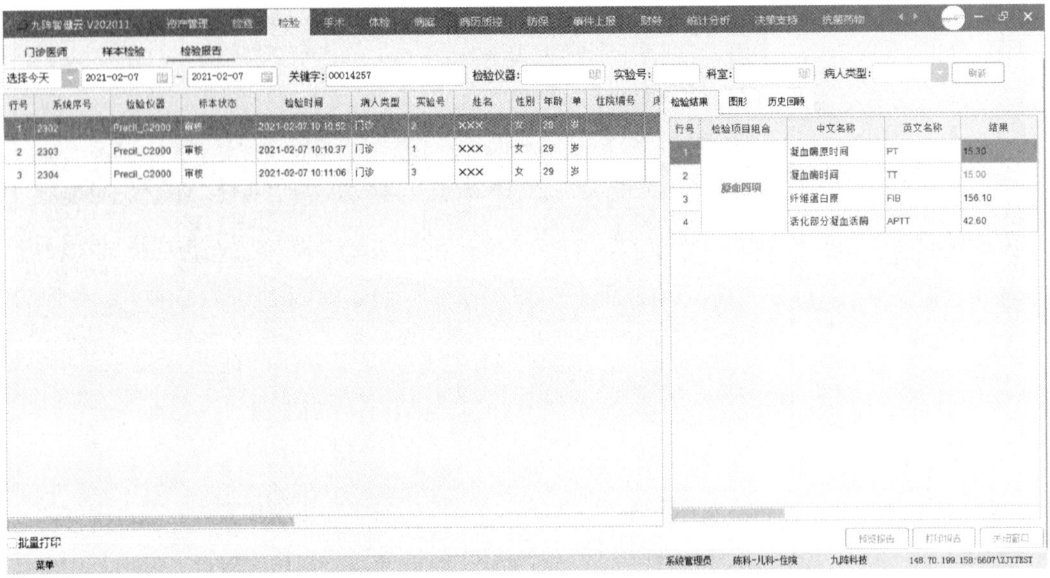

图 7-8-18 "检验报告"界面

医生可以在医院信息系统已诊患者中选定患者,单击"查看"按钮,从而打开历史就诊情况,查阅检验报告。

7.9 医学影像存储与传输系统

7.9.1 医学影像存储与传输系统概述

医学影像存储与传输系统(Picture Archiving and Communication System, PACS)是医院信息系统中的一个重要组成部分,是现代医学影像信息管理的主要方法。它是放射学、影像医学、数字化图像技术、计算机技术及通信技术的结合。将医学图像资料转化为数字化形式,并通过计算机设备和网络通信,完成医学图像的采集和数字化处理、医学图像的存储及管理、医学图像的高速传输、医学图像的处理和重现、医学图像信息与其他信息集成 5 个方面的问题,实现对医学影像信息的采集、存储、管理、处理及传输等高效的管理和利用。

7.9.2 PACS 的组成与功能

PACS 主要由影像采集、影像显示、影像存储与管理、影像通信等部分组成。影像采集设备包括各种数字化成像系统,即计算机 X 射线摄影(Computer Radiography, CR)、数字 X 射线摄影(Digital Radiography, DR)、磁共振成像(Magnetic Resonance Imaging, MRI)、计算机断层扫描(Computer Tomography, CT)、数字减影血管造影(Digital Subraction Angiography, DSA)及数字胃肠机;影像显示设备包括各种图像终端、图像工作站、打印设备;影像存储设备主要包括磁盘、云盘等计算机存储设备;影像通信设备包括调制解调器、传真机、网卡、集线器、计算机局域网、广域网等网络有关软硬件通信模块和设备。

在 HIS 中,医学影像存储与传输主要涉及放射影像信息系统和超声(内镜)影像信息系统。

(一)放射影像信息系统

放射影像信息系统包括放射信息系统(Radiology Information System,RIS)和影像存储与传输系统。

RIS 是医院重要的医学影像学信息系统之一,它与 PACS 共同构成医学影像学的信息化环境。放射信息系统是基于医院影像科室工作流程的任务执行过程管理的计算机信息系统,实现放射科(后来延伸至超声、内镜等科室)的登记、分诊、影像诊断报告及放射科的各项信息查询、统计等工作的管理系统。

PACS 是应用在医院影像科室的系统,主要任务就是把日常产生的各种医学影像,包括:MRI 核磁共振,CT、CR、DR 等 X 射线,数字减影血管造影(Digital Subraction Angiography,DSA)等设备产生的图像,通过各种接口(模拟采集卡接口和 DICOM 数字接口)以数字化的方式保存起来,当需要的时候在一定的授权下能够很快地调回使用,同时增加一些辅助诊断管理功能。

放射影像信息系统回归到其本质概念,包含两层含义:一是放射科业务流程的信息化处理,包含检查登记、分诊、排号、拍片确认、报告编写、报告审核、报告打印等;二是放射图像的处理,包含图像上传、存储、下载、处理及辅助诊断等功能。

放射影像信息系统基本流程图如图 7-9-1 所示。其中临床医生开具电子申请单和通过门诊收费系统进行收费可以参考相关章节内容。登记操作由登记员在登记工作站完成;叫号、过号及检查操作由检查技师在拍片工作站完成;报告医师在 PACS 浏览器进行观片并在报告工作站完成报告;审核医师在审核工作站完成审核并进行报告打印。

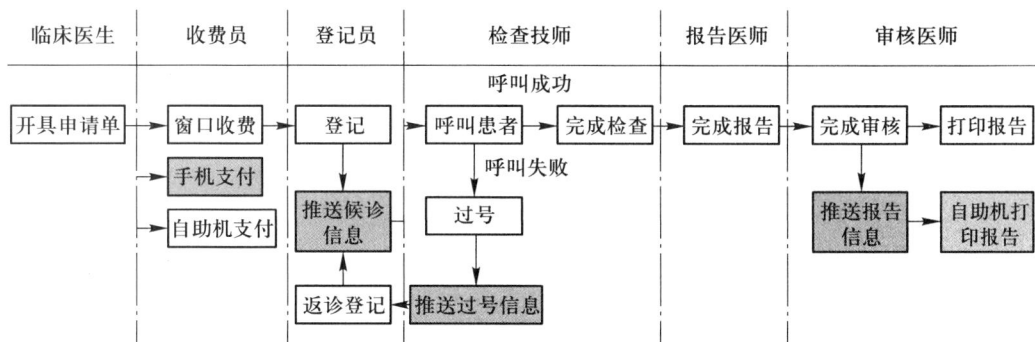

图 7-9-1　放射影像信息系统基本流程图

1. 登记工作站

(1)登记。进入"检查"子系统单击"放射"按钮,出现如图 7-9-2 所示界面。选择"放射登记站"选项,进入"放射登记站"界面,如图 7-9-3 所示。

关键字:通过输入患者姓名、申请单号,点击刷新检索出患者信息。

时间段:系统默认显示当前日期,可通过选择开始日期进行患者检索。

类型(来源):选中后系统显示门诊、住院、体检患者,系统默认为全选。

找到要做检查的患者,双击对该患者进行登记,出现图 7-9-4 所示的界面,如果需要临时新增检查部位,可以在右侧框中点击要新增的检查部位,单击登记按钮,弹出提示框,单击"确定"

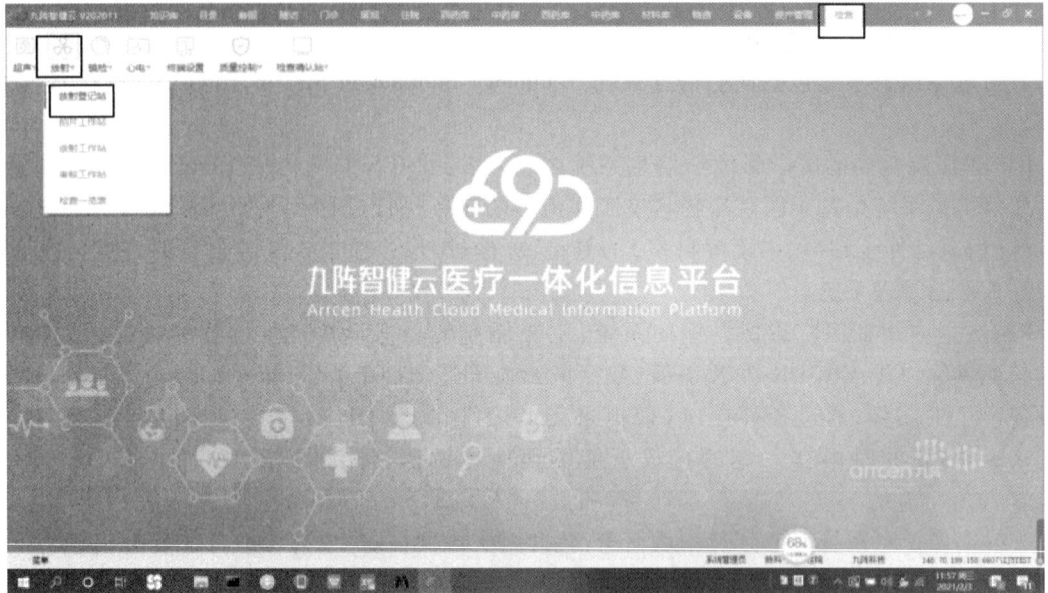

图 7-9-2　放射登记站选择

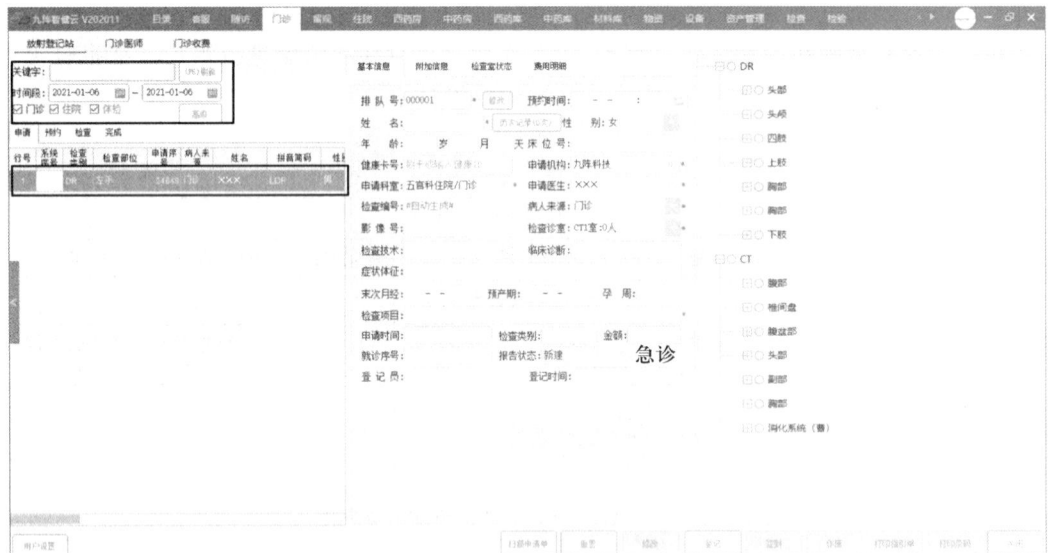

图 7-9-3　"放射登记站"界面 1

按钮或者等待 2 秒后自动关闭,患者登记成功。

（2）急诊登记。在"放射登记站"界面选择"申请"选项卡,选中患者可以采取多方式登记。除支持"健康卡号"和"预约时间"常规登记方式之外,还支持急诊一键式登记。在"放射登记站"界面中选择"基本信息"选项卡,选中"急诊"复选框,可以快速进行急诊一键式登记,如图7-9-5所示。

（3）排队分诊。在"放射登记站"界面选择"基本信息"选项卡,在"排队号"文本框内可以

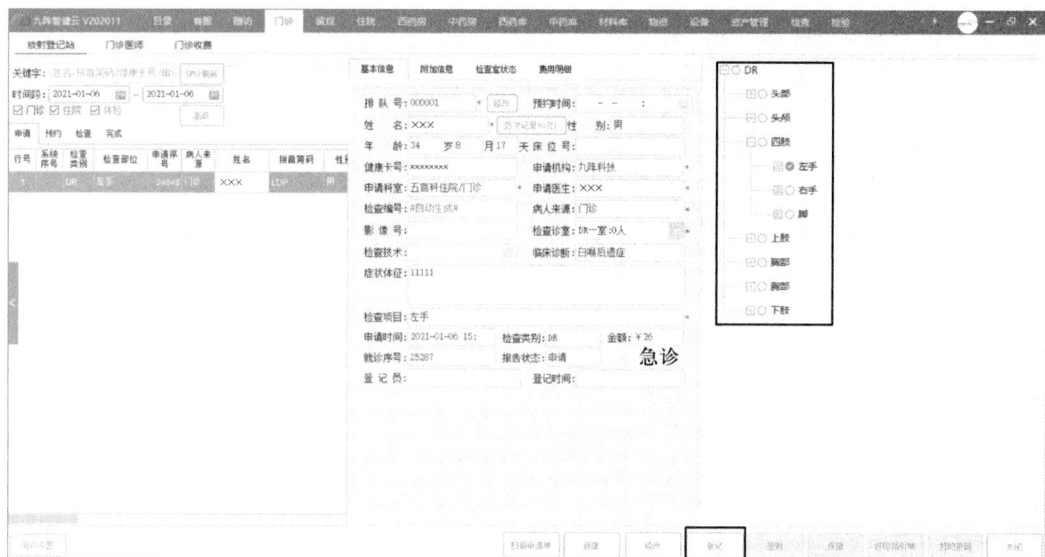

图 7-9-4　"放射登记站"界面 2

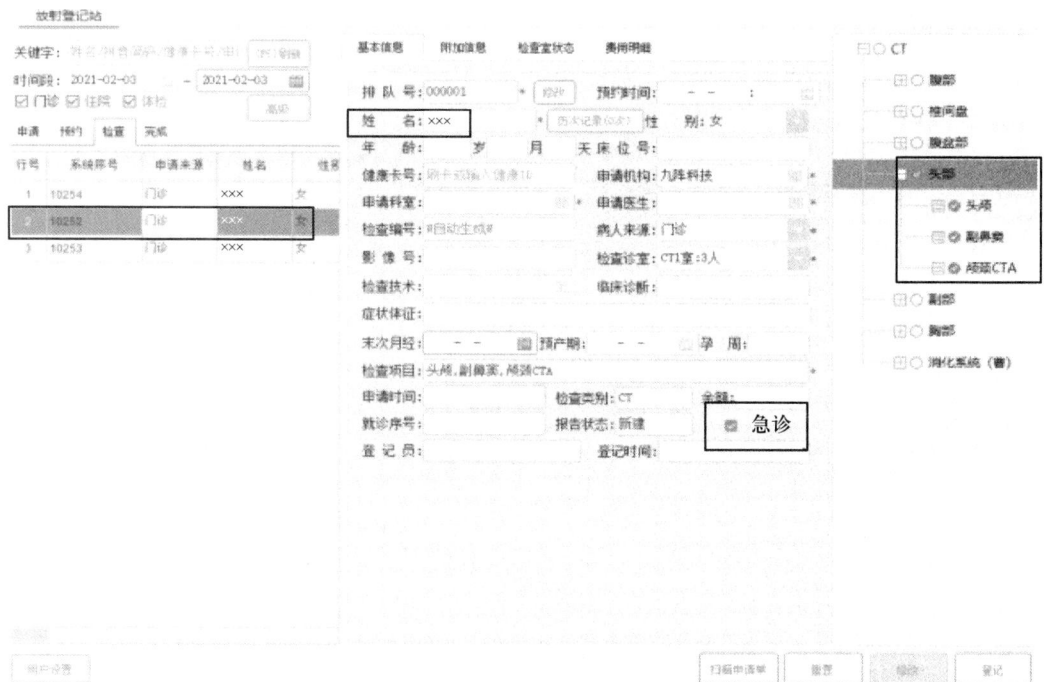

图 7-9-5　急诊登记界面

看到排队情况,单击右下角"修改"按钮可进行人工修改。单击"检查诊室"后的下拉按钮可以查看诊室及候诊人数情况,如图 7-9-6 所示。

在"放射登记站"界面选择"检查室状态"选项卡,可以对各诊室情况进行查看,如图 7-9-7 所示。

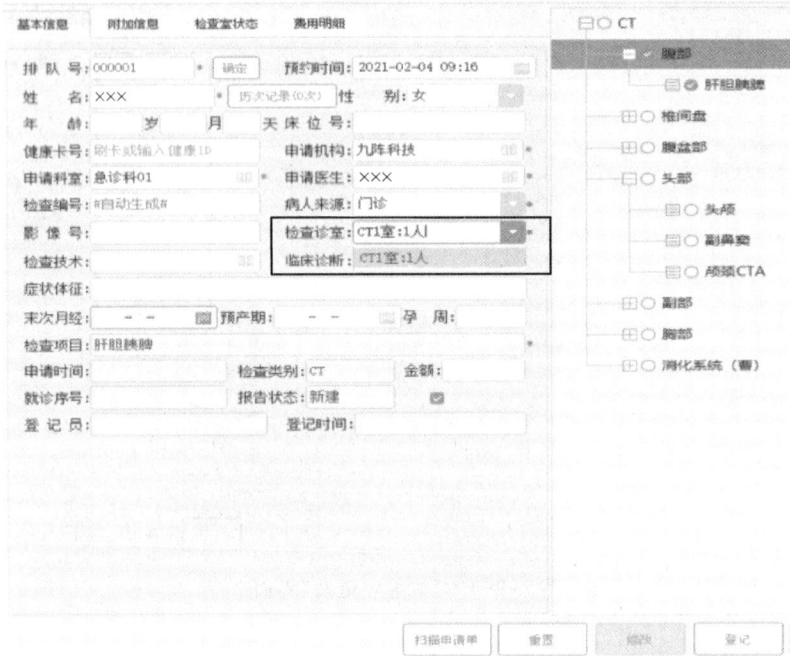

图 7-9-6 排队分诊界面

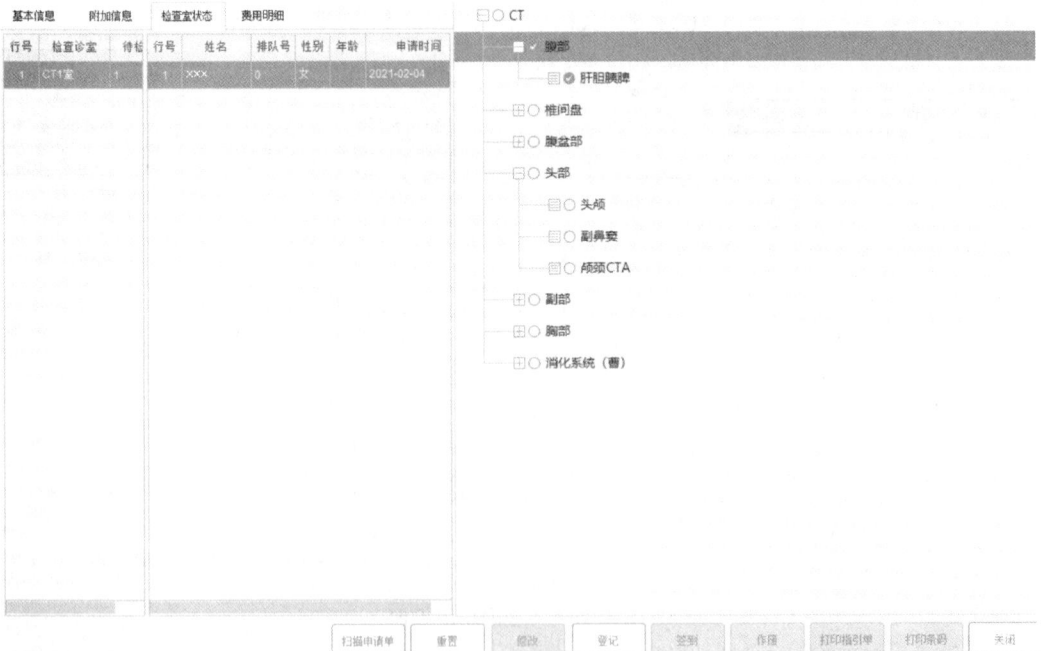

图 7-9-7 "检查室状态"界面

（4）多条件查询。在"放射登记站"界面中,单击"高级"按钮可以进行多条件查询,如图 7-9-8 所示。

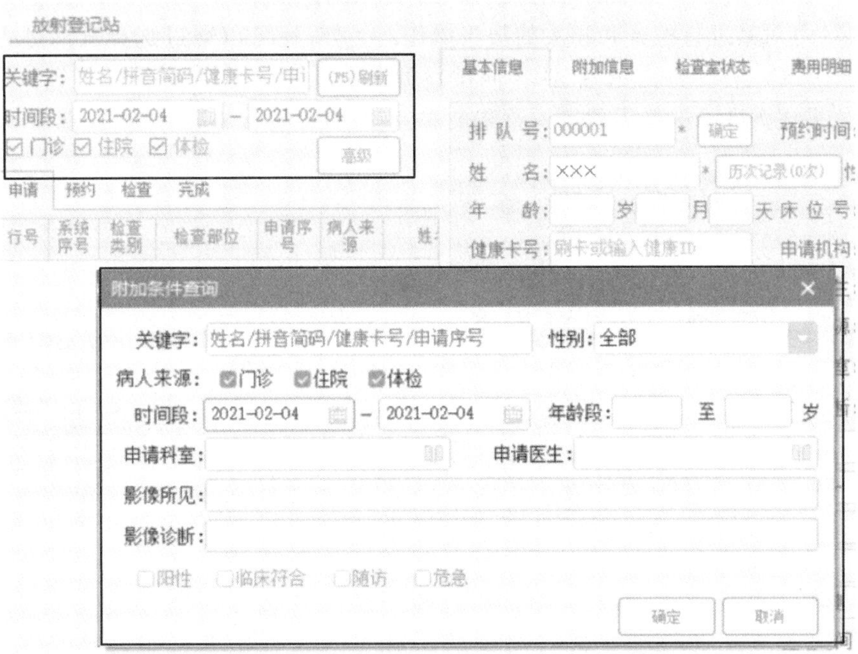

图 7-9-8　多条件查询界面

2. 拍片工作站

对登记过的患者开始拍片。在"检查"子系统单击"拍片工作站",进入"拍片工作站"界面,如图 7-9-9 所示。单击"叫号"按钮呼叫患者,呼叫成功后单击"开始拍片"按钮进行检查。

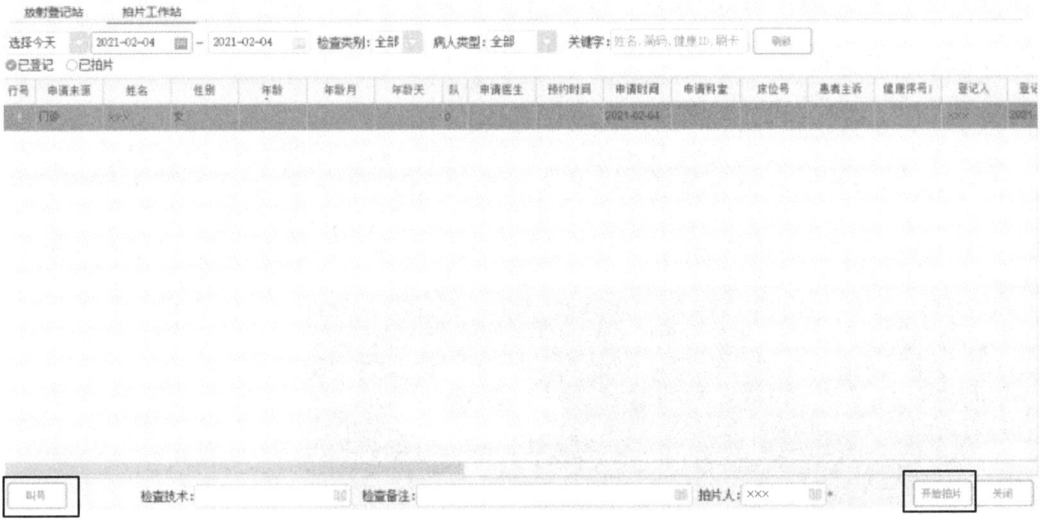

图 7-9-9　"拍片工作站"界面

3. 放射工作站

对完成拍片的患者进行查看影像和撰写报告。

在"检查"子系统单击"放射工作站"按钮,进入"放射工作站"界面。在"放射工作站"界面中选择患者后,可对其进行检查和相关的报告操作。另外,还可以通过选择日期进行检索,或者通过在"关键字"输入框中输入患者名字(简拼)、健康卡号进行检索。

(1)部位描述关联。选择需要撰写报告的患者,并右击进行关联影像,出现图7-9-10所示的界面。

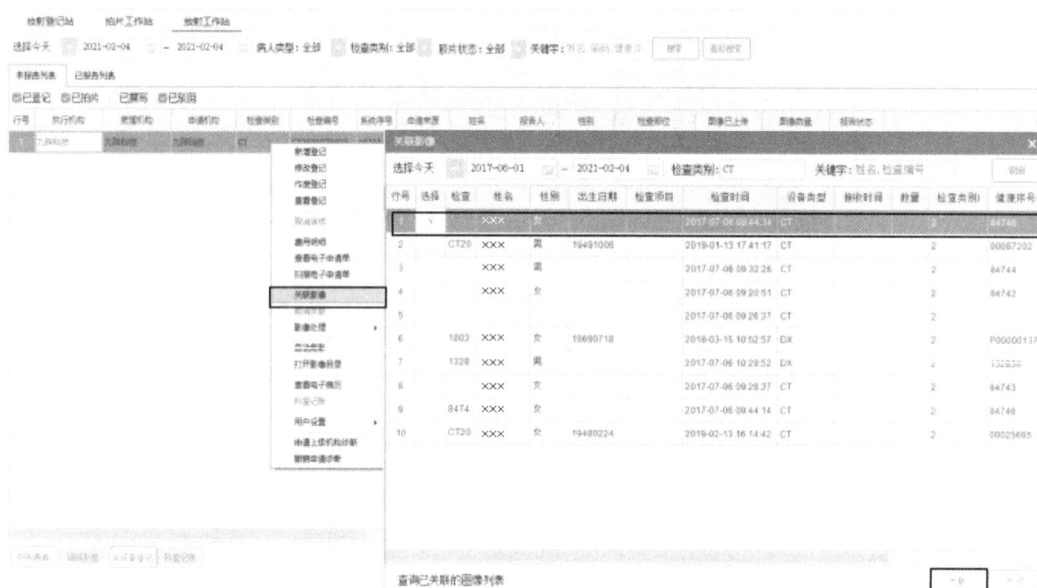

图7-9-10 部位描述关联界面

关联成功后单击"撰写报告"按钮,打开影像浏览器编辑窗口,如图7-9-11所示。

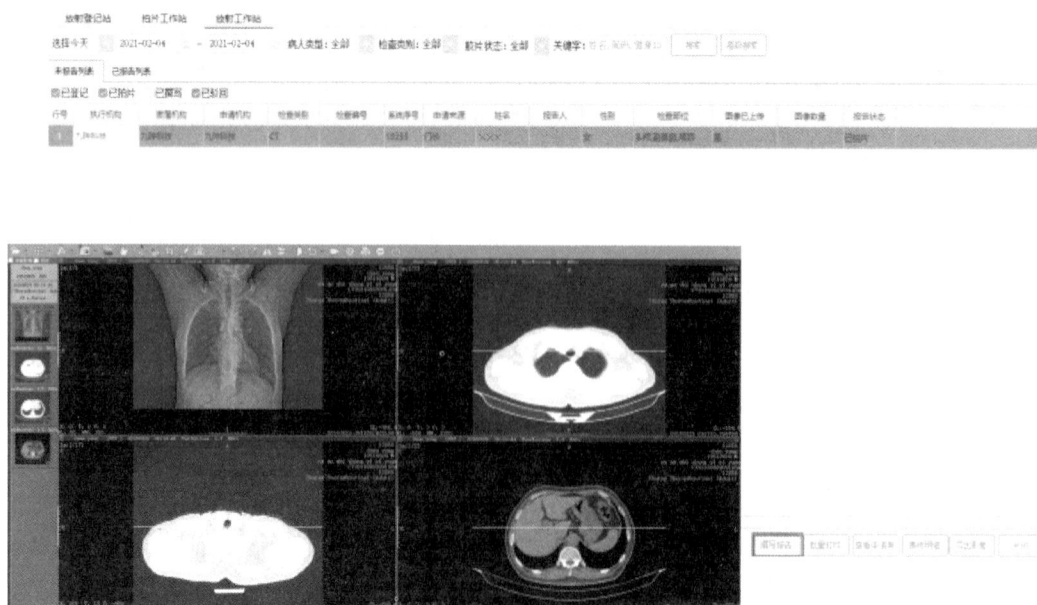

图7-9-11 影像浏览器编辑窗口

单击右上角 ⏻ 按钮退出影像浏览器后出现图 7-9-12 所示界面。

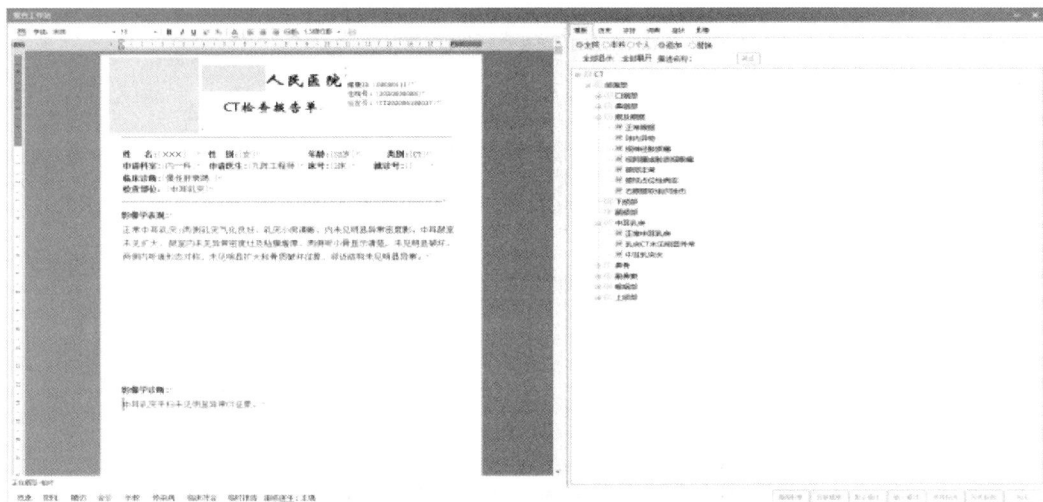

图 7-9-12　退出影像浏览器后的界面

（2）报告属性管理。在影像表现、诊断意见栏中输入检查结果,在放射工作站界面报告区下方,可以对报告进行打印。单击"完成报告"按钮出现图 7-9-13 所示界面。系统默认进行询问是否打印报告,单击"是"按钮,立即打印报告,单击"否"按钮,则暂时不打印。可记录报告的阳性率、危急值、临床符合率。当确认为危急报告时,系统会向临床医生发送危急消息提醒。

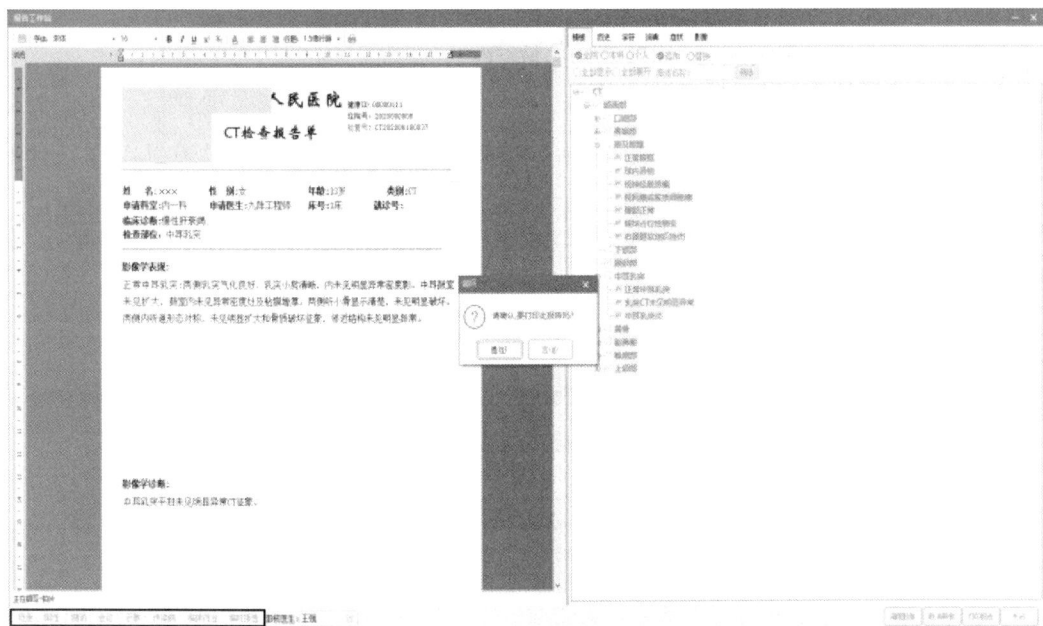

图 7-9-13　完成报告

在输入"影像表现"和"诊断意见"时可以使用右侧"模板"选项卡的描述文档,如图 7-9-14

所示。输入后单击"保存报告""完成报告"按钮结束报告书写。

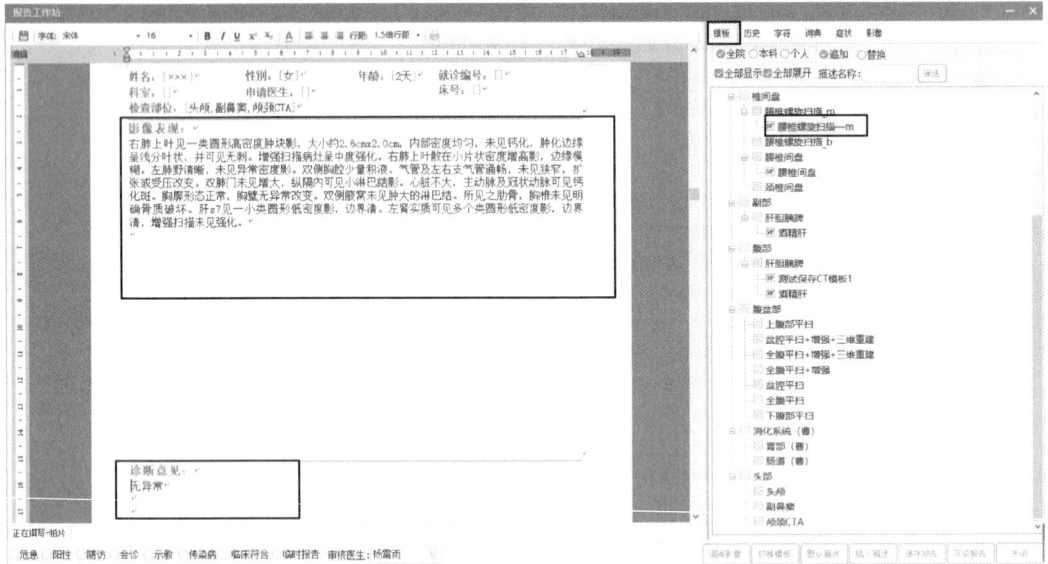

图 7-9-14　使用模板

（3）电子病历查看。双击患者信息条,可以打开患者电子病历并进行查看。

（4）关联历史报告。选择右侧"历史"选项卡,可以查看相关历史报告。

（5）科室记账。单击下方的"科室记账"按钮,弹出"辅检费用记账"对话框,可以进行科室费用记账操作。

4. 审核工作站

对撰写完成的报告进行审核。

在"检查"子系统单击"审核工作站"按钮,进入审核工作站界面,可以通过筛选条件对报告进行筛选。在"已完成"报告列表中选中一条记录,单击"审核报告"按钮对报告进行审核,如图 7-9-15 所示。在审核报告过程中,可以单击鼠标右键,在弹出的快捷菜单中进行"驳回报告"操作,并且可以查看报告修改痕迹,如图 7-9-16 所示。

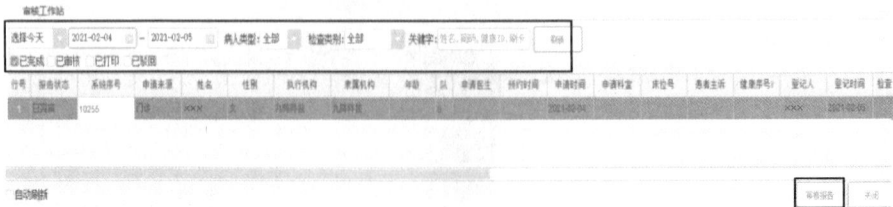

图 7-9-15　审核报告

5. PACS 浏览器

在 PACS 浏览器主界面(图 7-9-17)中的顶端工具栏中可以快速调用本地影像,也可将检查影像导出保存,还可以进行影像播放、对比、同步、测量等操作。

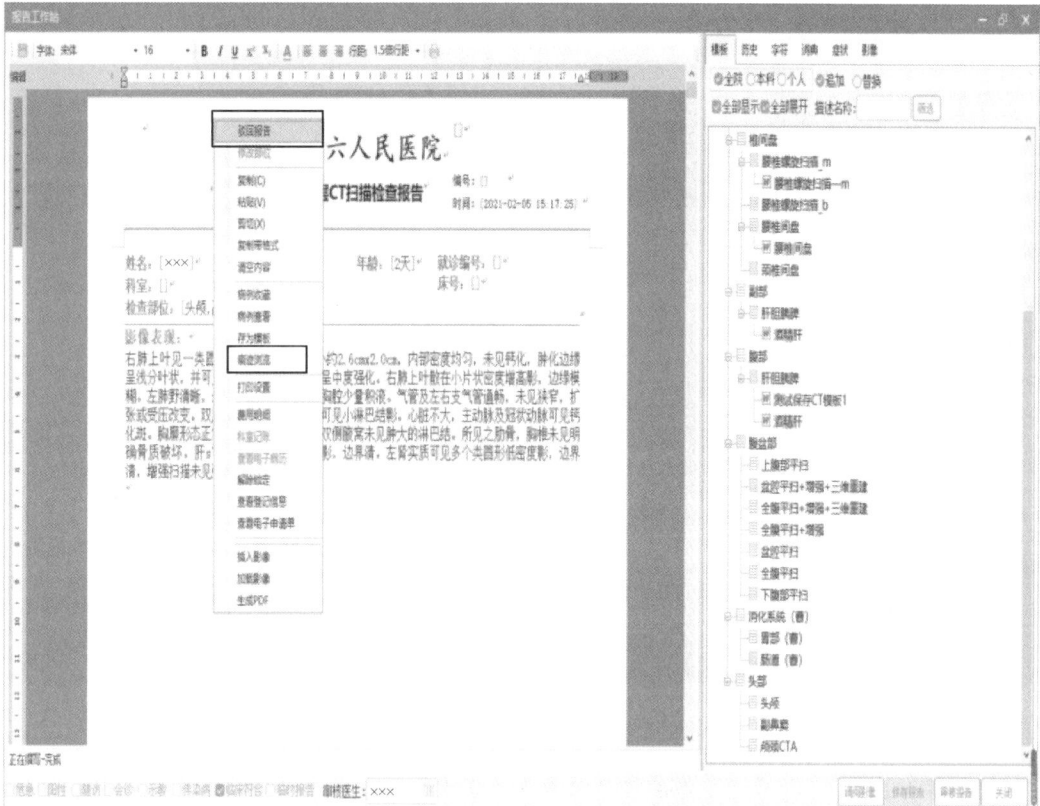

图 7-9-16　修改痕迹界面

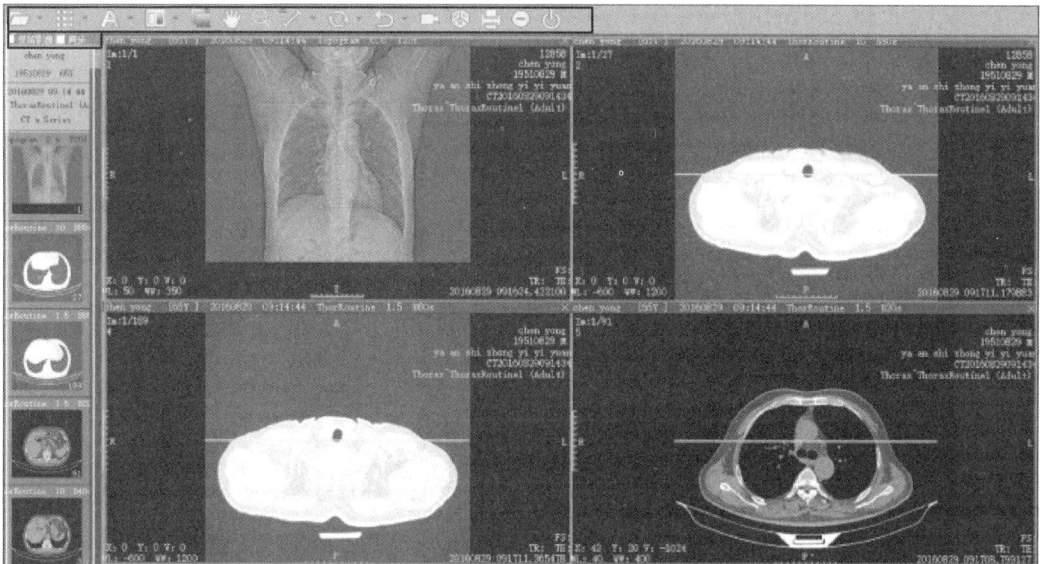

图 7-9-17　PACS 浏览器主界面

（1）本地图像查看。在 PACS 浏览器主界面中单击"打开"按钮，在弹出的下拉菜单中选择

"打开文件夹"（Ctrl+Shift+O）或"打开文件"（Ctrl+O）命令，可以调阅本地保存的图像进行查看，如图 7-9-18 所示。

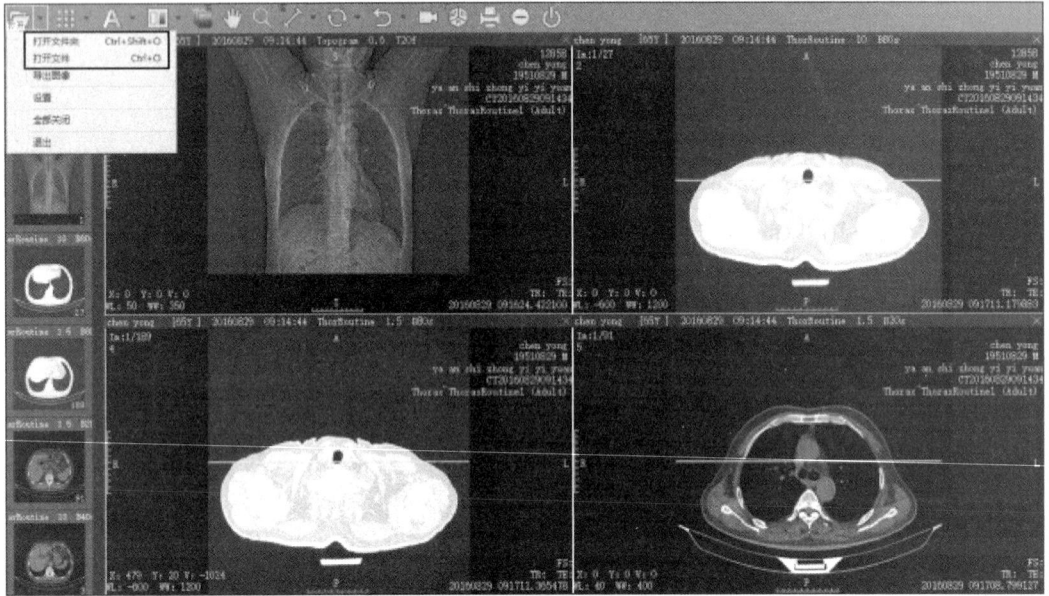

图 7-9-18   本地图像查看界面

（2）图像导出。在 PACS 浏览器主界面单击"打开"按钮，在弹出的下拉菜单中选择"导出图像"命令，弹出"影像另存为"对话框，选择导出内容及图像类型、导出路径后，单击"导出"按钮进行图像导出，如图 7-9-19 所示。其中导出内容可以是当前图像、当前序列及所有打开序列，图像可以保存为"JPG""BMP""DICOM"格式。

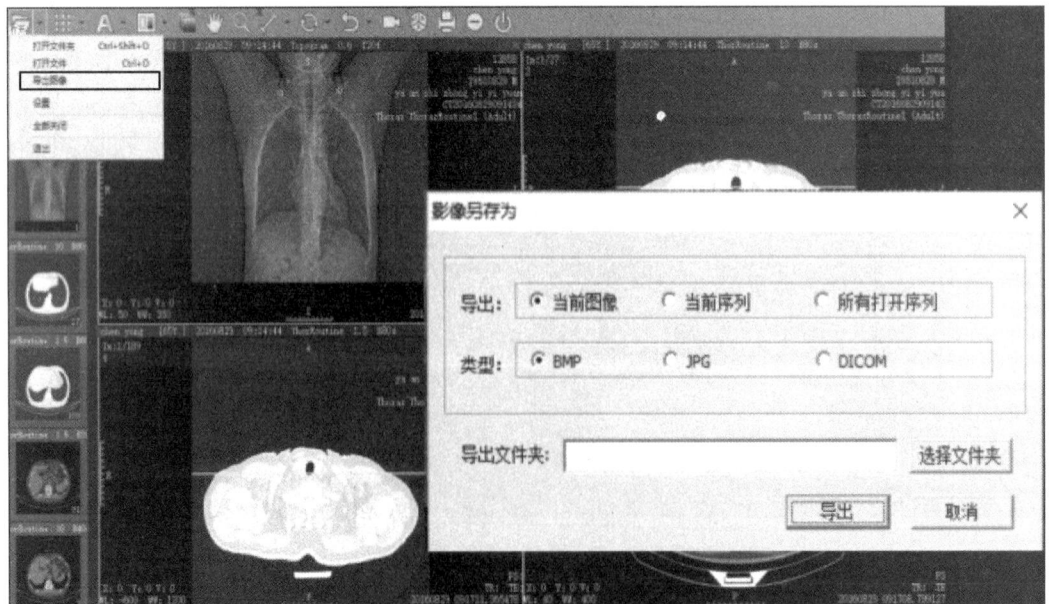

图 7-9-19   图像导出界面

（3）任意布局。在 PACS 浏览器主界面中单击"布局"按钮，在弹出的网格中拖动选择布局格式，如图 7-9-20 所示。

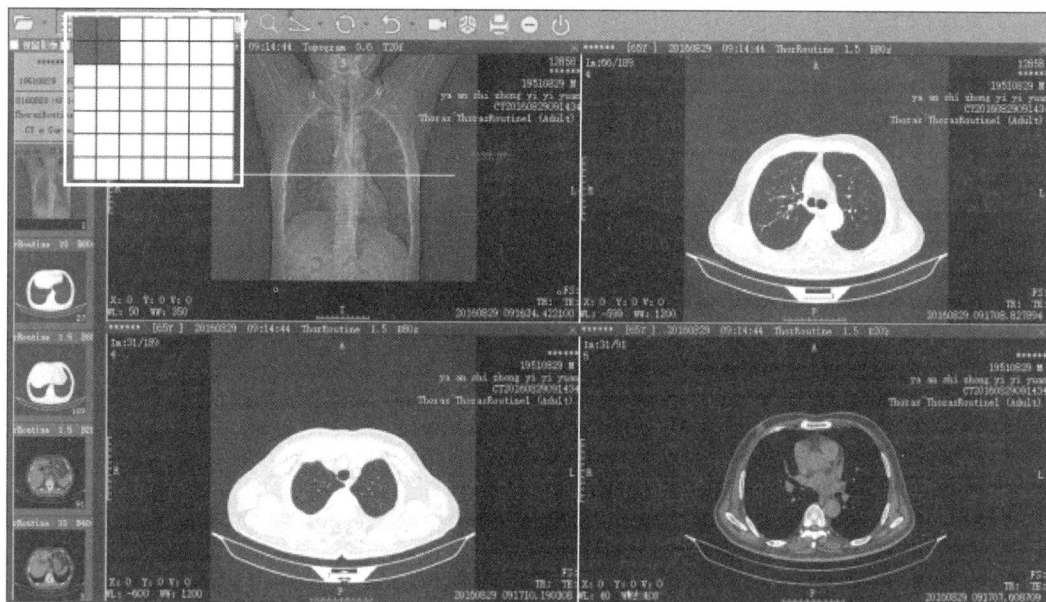

图 7-9-20 任意布局界面

（4）窗宽窗位布局。在 PACS 浏览器主界面中单击"调窗"按钮，在弹出的下拉菜单中可以进行窗位选择，并可以单击"添加自定义"命令进行窗宽窗位设置。在操作时可以使用 F2～ F7 键进行快速窗位设置，如图 7-9-21 所示。

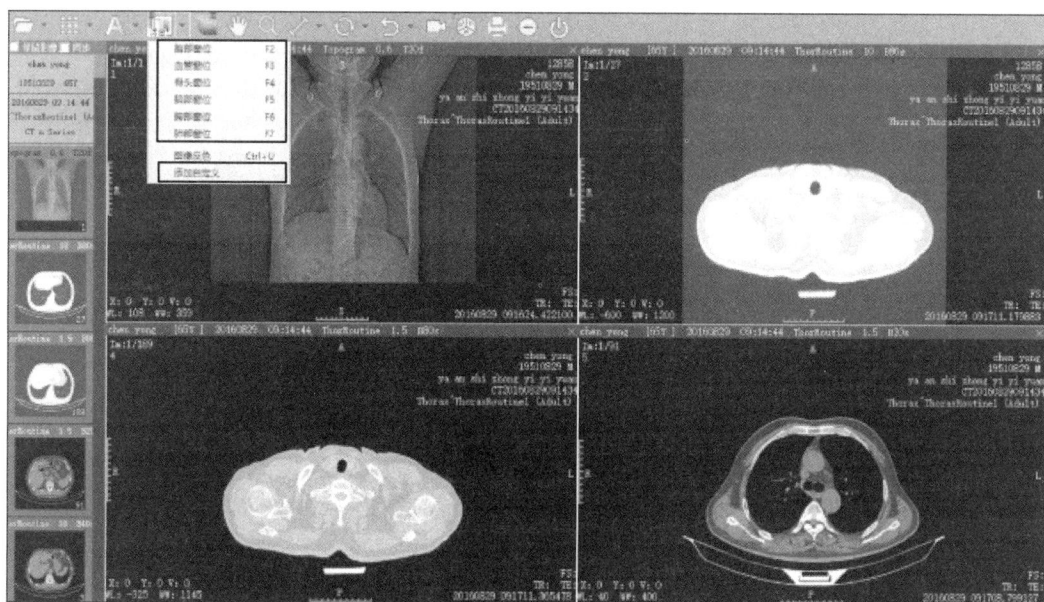

图 7-9-21 窗宽窗位布局界面

（5）测量。在 PACS 浏览器主界面中单击"直线"按钮，在弹出的下拉菜单中可以选择测量方式，并可以进行标注方式选择，如图 7-9-22 所示。其中测量方式可以是直线、矩形、椭圆及角度等，标记可以选择左标记或右标记。

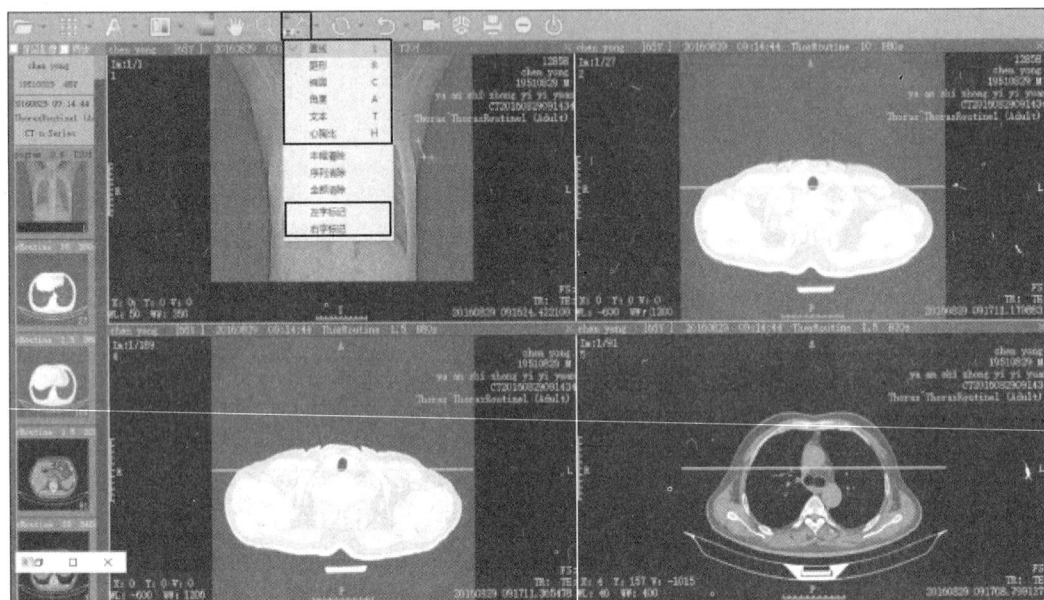

图 7-9-22 测量界面

（6）多平面重建。在 PACS 浏览器主界面中单击"重建"按钮，在弹出的下拉菜单中选择重建方式为冠状（Ctrl+1）、矢状（Ctrl+2）或者轴状（Ctrl+3），按下 Ctrl+0 组合键可以显示全部重建图像，如图 7-9-23 所示。

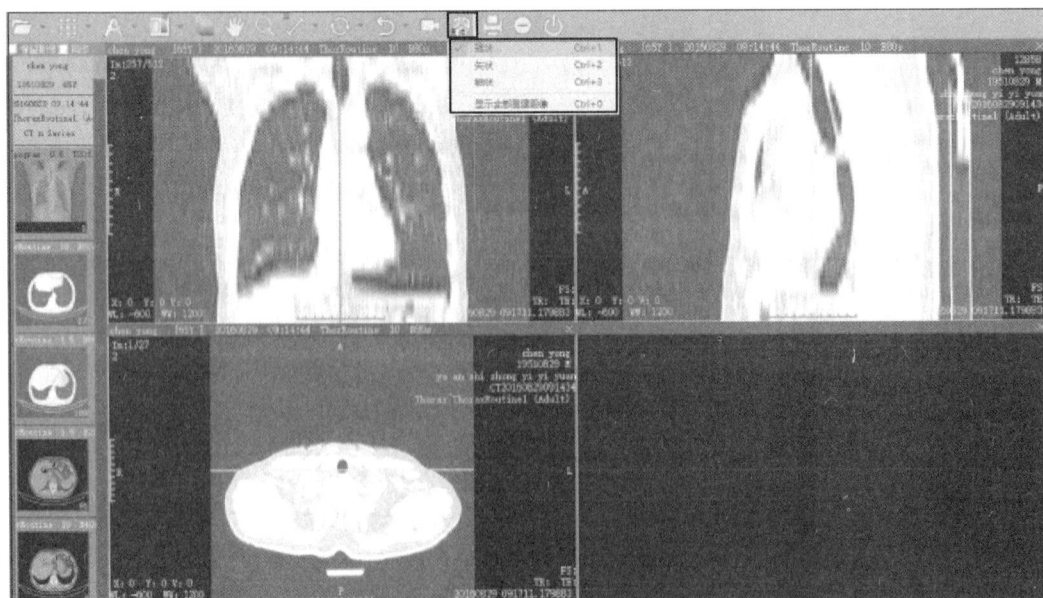

图 7-9-23 多平面重建

（7）影像对比。在 PACS 浏览器主界面中选中"保存影像"复选框，可以保存影像进行对比浏览，如图 7-9-24 所示。

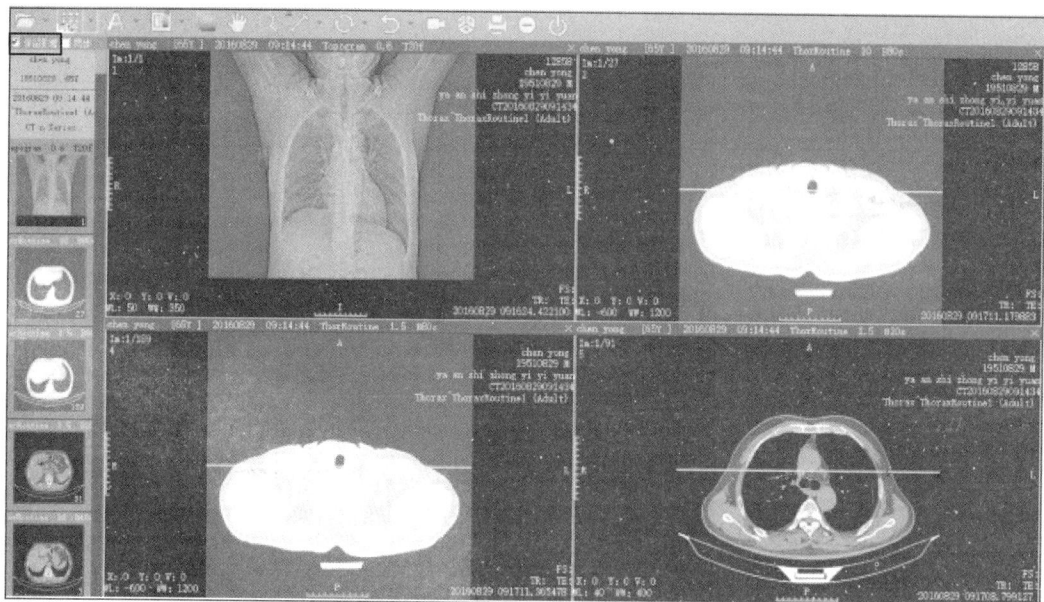

图 7-9-24　影像对比界面

（8）影像同步。在 PACS 浏览器主界面中选中"同步"复选框，可以进行影像同步操作，如图 7-9-25 所示。

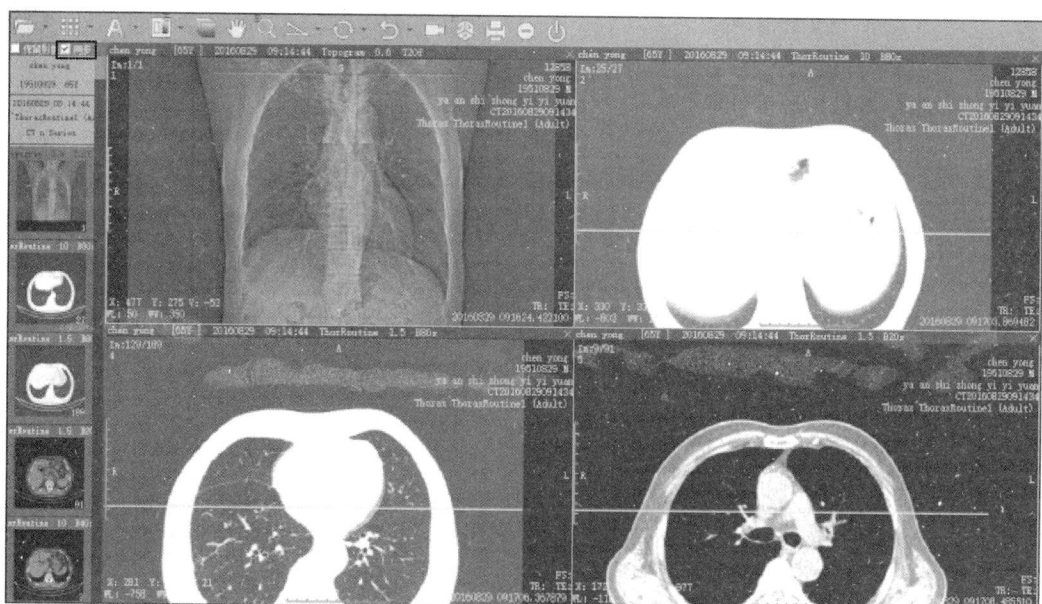

图 7-9-25　影像同步界面

（9）打印。在 PACS 浏览器主界面中单击"打印"按钮，弹出"Arrcen Print Designer"界面，选择需要打印的图像（图 7-9-26）。

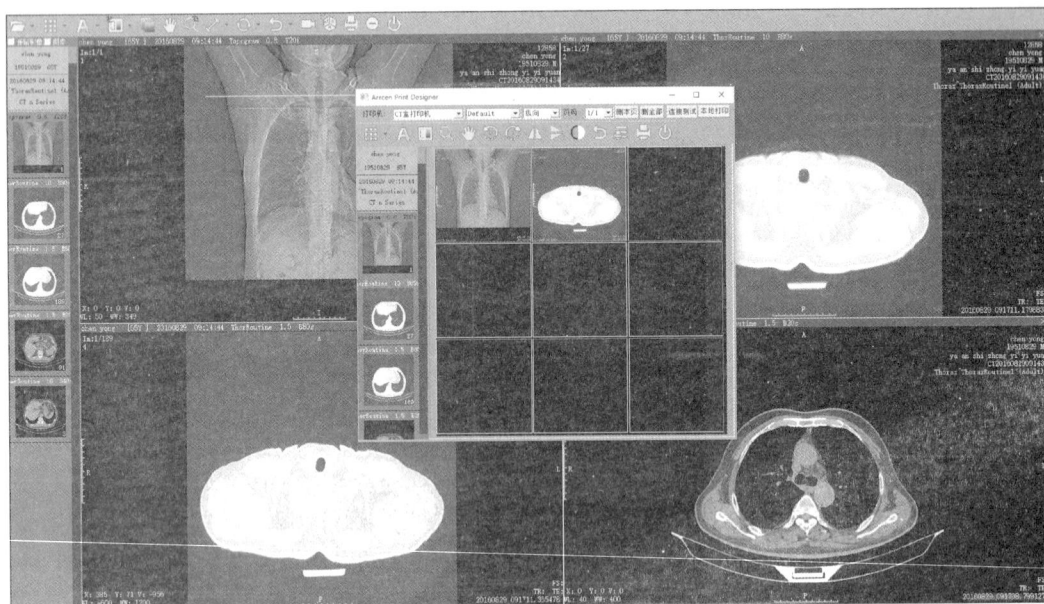

图 7-9-26　打印图像界面

在"Arrcen Print Designer"界面中右击图像,在弹出的快捷菜单中可以进行图像拆分、合并等操作(图 7-9-27),也可以进行剪切、复制、删除等操作,如图 7-9-28 所示。

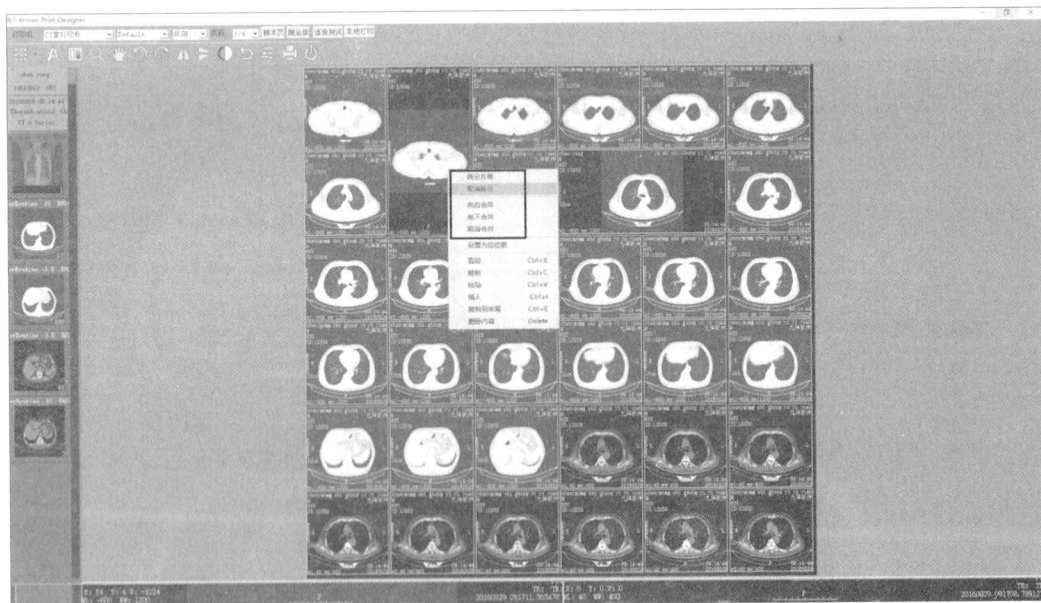

图 7-9-27　图像拆分、合并界面

(10)图像播放。在 PACS 浏览器主界面中单击"播放"按钮,可以进行图像播放操作,如图 7-9-29所示。

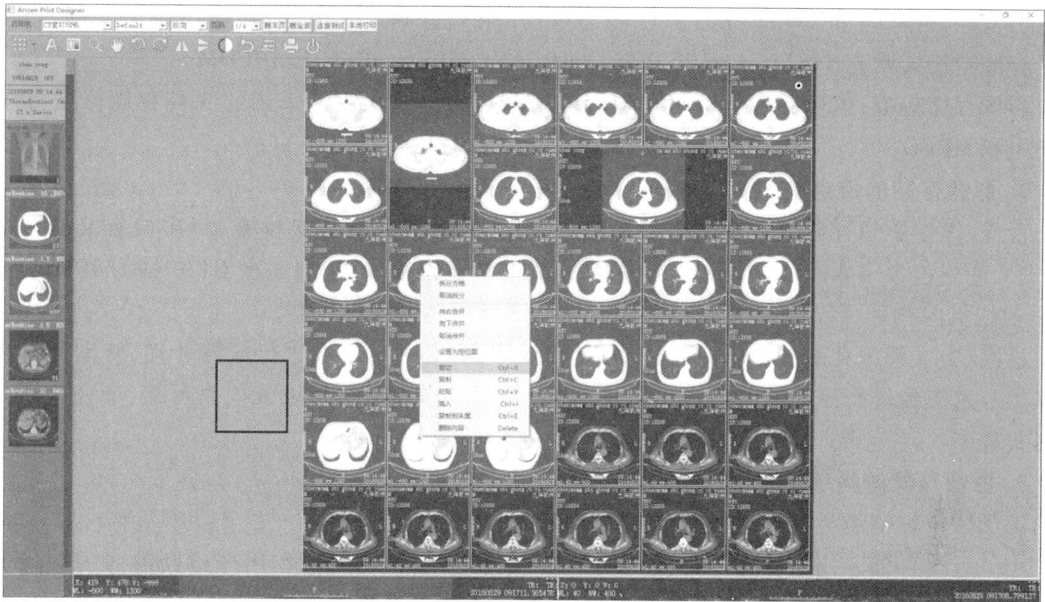

图 7-9-28　图像剪切、复制、删除界面

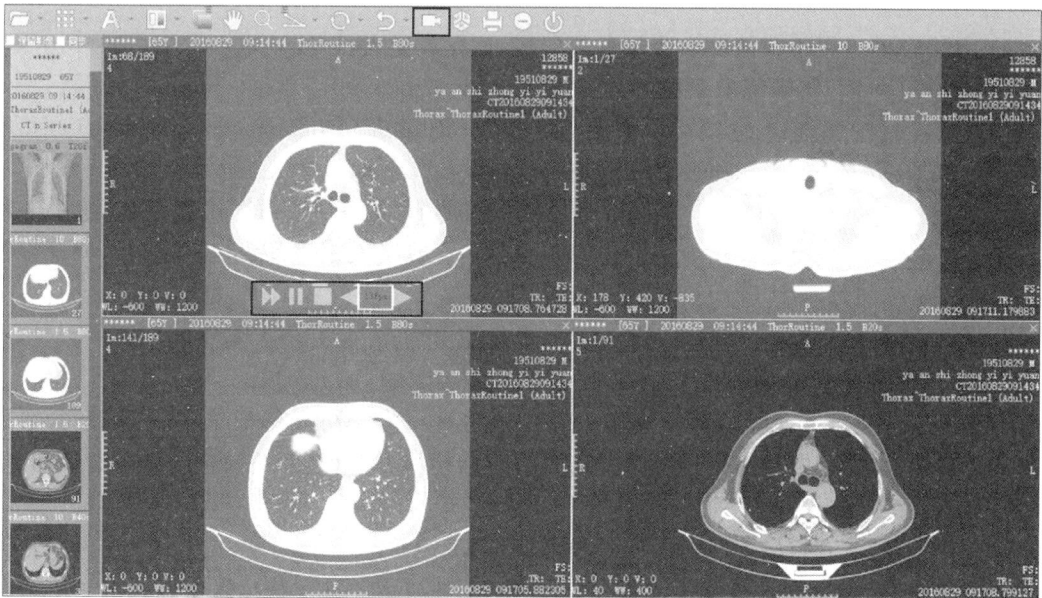

图 7-9-29　图像播放界面

（二）影像存储与管理

1. 影像存储的内容

影像存储与管理是 PACS 的一个重要功能,高效合理的医学影像管理方式将决定其访问和利用的效率。医学影像质量对于医生进行观片诊断至关重要。统一的标准保证了影像传输的一致性和可用性。下面简单介绍一下医学影像管理方式、影像存储格式和影像存储标准。

影像管理方式:目前大多数 HIS 采用数据库来存储与管理患者的影像信息。

影像存储格式:可采用服务器来存储影像,并用光盘刻录永久保存,也可以采用硬盘存储。硬盘存储的格式常有 TIF、TGA、GIF、PCX、BMP、AVI、MPEG、JPEG 和 DICOM。

影像存储标准:国际标准化组织和国际电信联盟制定了目前常采用的 3 种存储标准:JPEG、H.261 和 MPEG。

2. 影像存储的特点

首先,医学影像存储量大是最突出的特点,每个患者可能有多次检查,每次检查又有多个序列,每个序列包含多幅图像。因此医学影像的数据量通常很大,常规一次 CT 扫描为 10MB 量级,而 X 射线机的胸片可以到 20MB,心血管造影的图像可达 80MB 以上。

其次,为了便于存储和传输,提高 PACS 的效率,有必要对图像进行压缩处理,特别是对高分辨率的彩色图像进行压缩。图像压缩方法很多,但医学图像必须保证无失真压缩,能完全还原为原图式样。

3. 影像存储的类型

医学影像存储的类型有近线存储、远线存储和离线存储 3 种。

(1)近线存储。用于存储随时使用的图像,如住院患者的图像和用作诊断参考的图像。该类设备常用硬盘阵列来实现,要求能容纳医院 30～100 天产生的图像。

(2)远线存储。用于存储不常用的图像。通常指的是光盘库、云储存之类的容量很大、速度相对较慢的设备。

(3)离线存储。用于存储要永久保存的资料,如存放于光盘等。

(三)超声(内镜)影像信息系统

超声(内镜)影像信息系统包括超声波信息系统(Ultrasound Information System,UIS)和内镜信息系统(Endoscopic Information System,EIS)。

UIS 具有对超声影像类检查科室进行患者信息管理、患者登记、分诊、影像采集、报告书写与打印、统计查询等功能,根据超声业务的特点提供词典自动关联报告、海量报告模板、特殊字符便捷输入、阳性率管理等功能,同时利用互联网技术,与移动患者服务系统、自助服务系统、排队叫号系统进行融合,优化传统检查流程,从而提升医院服务质量,提升患者满意度。

常见超声设备有 B 超、彩超、三维彩超(心脏)、四维彩超(胎儿)等。

EIS 具有对内镜影像类检查科室患者进行信息管理、登记分诊、影像采集管理、报告书写管理、统计查询等功能,同时根据内镜业务的特点提供活检检查管理、发送病理检查申请等功能,帮助医生提高效率。

常见内窥镜设备有胃肠镜、纤支镜、耳鼻喉镜、阴道镜。

超声(内镜)影像信息系统基本流程图如图 7-9-30 所示。其中临床医生开具电子申请单和通过门诊收费系统进行收费可以参考相关章节内容。登记操作在登记工作站完成;叫号、过号、检查、书写报告和打印推送报告均由报告医师在报告工作站完成。

1. 超声登记工作站

(1)实现分诊。在"检查"子系统单击"超声登记站"按钮,进入登记界面。在"超声登记站"界面选择"申请"选项卡,在下方会出现申请列表,也可以通过上方的"关键字""时间段""类型"等选项来设置筛选条件。双击需要登记的申请,在基本信息界面出现患者信息、申请医生、申请科室、检查项目等,单击"检查诊室"下拉按钮选择诊室。最后单击"登记"按钮完成登记,如图 7-9-31 所示。

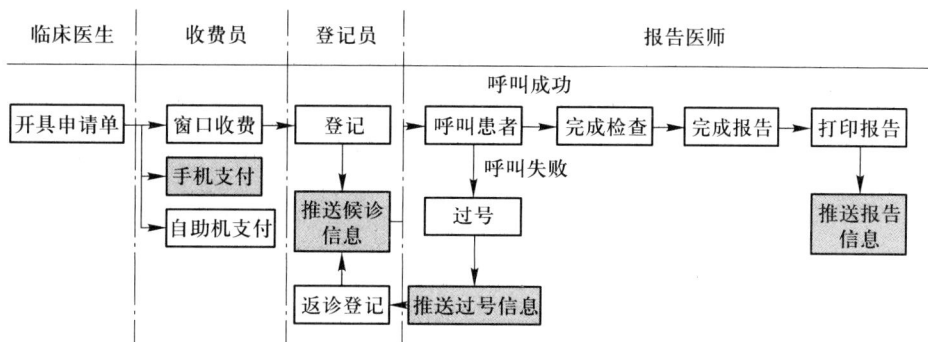

图 7-9-30　超声(内镜)影像信息系统基本流程图

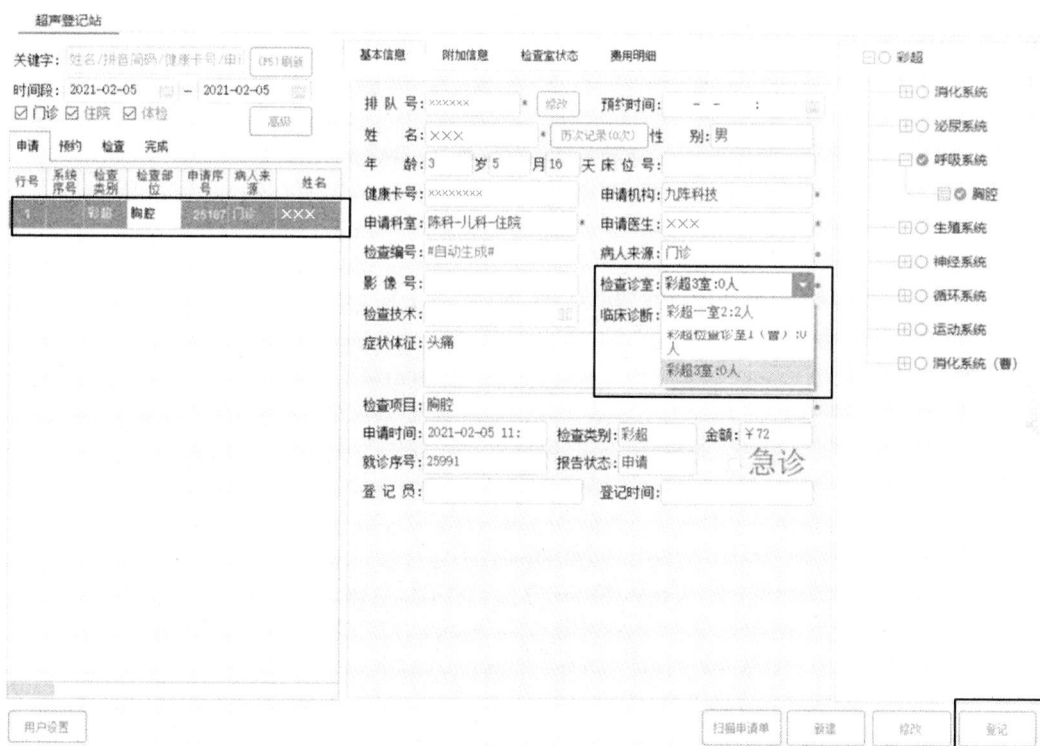

图 7-9-31　登记界面

　　另外,在选择诊室时可以切换到"检查室状态"选项卡,查看各个诊室情况,如图 7-9-32 所示。

　　在"申请"列表中右击某个申请,可以为其添加关联报告,如图 7-9-33 所示。

　　(2)多种登记方式。除支持"健康卡号"和"预约时间"常规登记方式之外,还支持急诊一键式登记。在"超声登记站"中选择"基本信息"选项卡,选中"急诊"复选框,可以快速进行急诊一键式登记,如图 7-9-34 所示。

2. 超声报告工作站

　　(1)超声报告生成。在"检查"子系统单击"超声工作站"按钮,进入超声报告工作界面,单

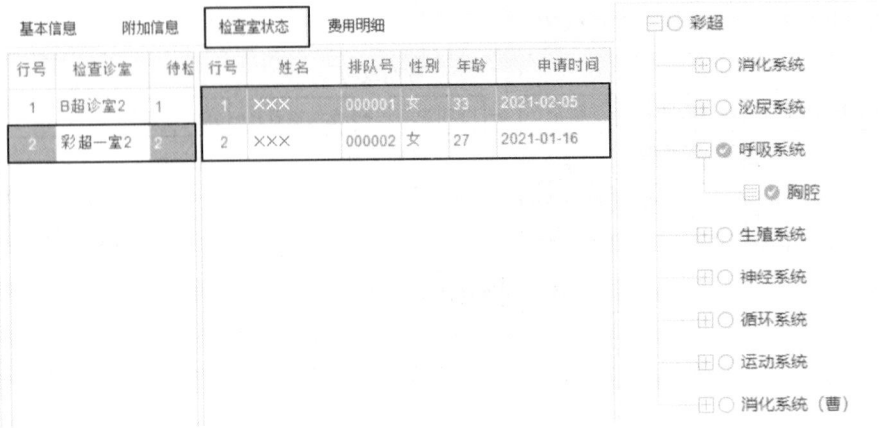

图 7-9-32　检查室状态界面

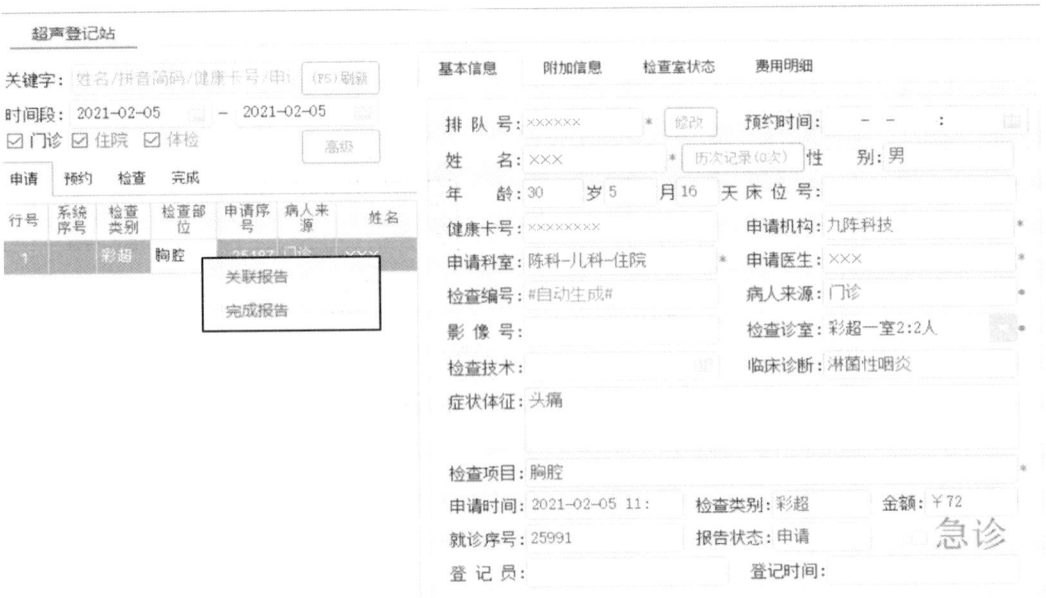

图 7-9-33　添加关联报告

击"查询"按钮,查询出申请检查的患者信息。默认查询时间是当天时间,也可以通过修改时间来检索申请检查的患者。双击待检列表中的某行,在右侧报告单中出现该患者信息,同时弹出采集视频影像的窗口,如图 7-9-35 所示,检查医生踩脚踏板,即可拍摄图片,拍摄图片完成之后,选中图中拍摄的图片即可引用到报告中。

（2）多方式采图。在超声工作站中,单击"采集影像"和"插入影像"按钮进行图像采集,还可以通过"实时模式"和"预采模式"进行切换,如图 7-9-36 所示。其中,实时模式即实时采集当前选中患者的影像,写报告须在影像采集完成后才能开始。在超声工作站界面左下角选中"实时模式",系统默认"实时模式"。预采模式用于预先采集患者图像,可以实现一边采图一边写报告,节约患者等待时间,提高医生工作效率。

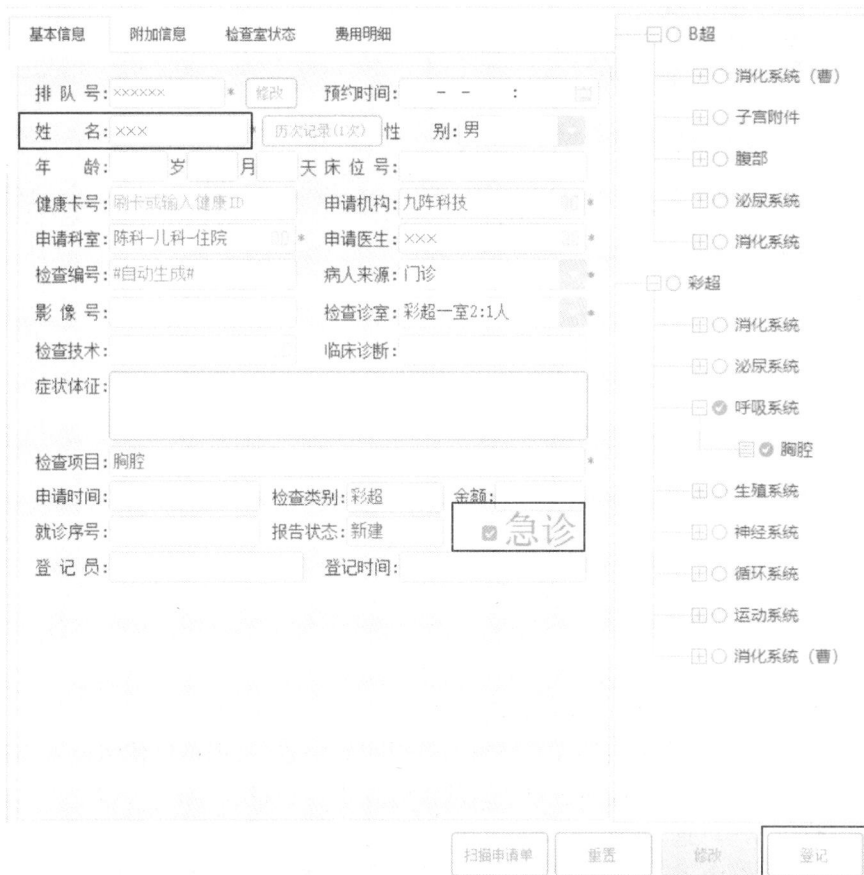

图 7-9-34　急诊一键式登记界面

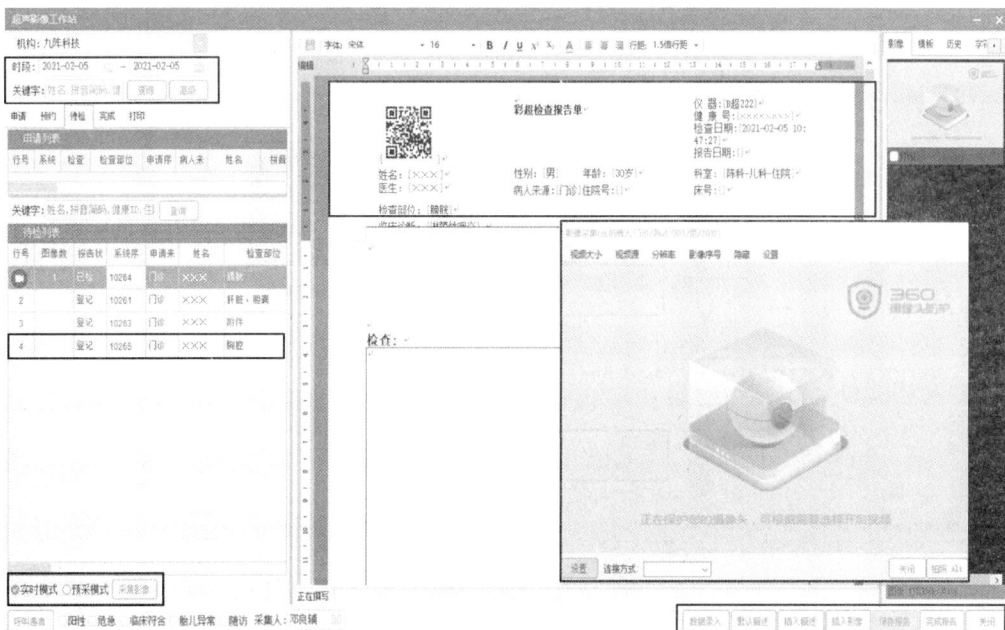

图 7-9-35　超声报告生成界面

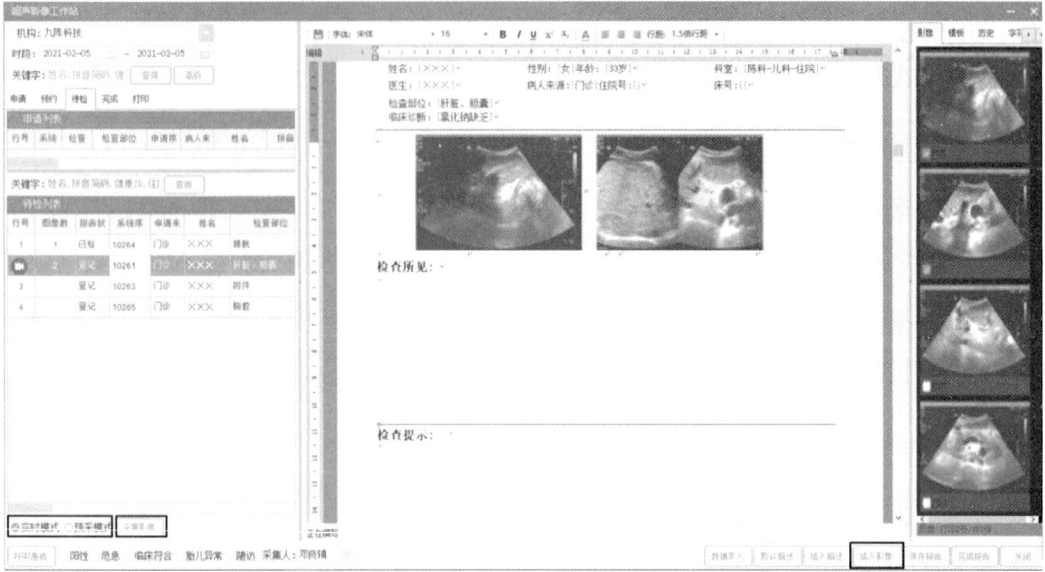

图 7-9-36　多方式采图界面

（3）描述模板自动关联。可以使用保存好的模板撰写报告,选择右侧"描述"选项卡,选择检查相关部位,然后双击与情况相符合的模板即可引用到报告中,也可以使用插入描述按钮进行模板选择。最后输入检查提示、选中需要显示的图像单击保存报告,如图 7-9-37 所示。系统会询问是否打印报告,单击"是"按钮,立即打印报告,单击"否"按钮则不打印,关闭当前询问窗口,就表示当前患者检查完成了。

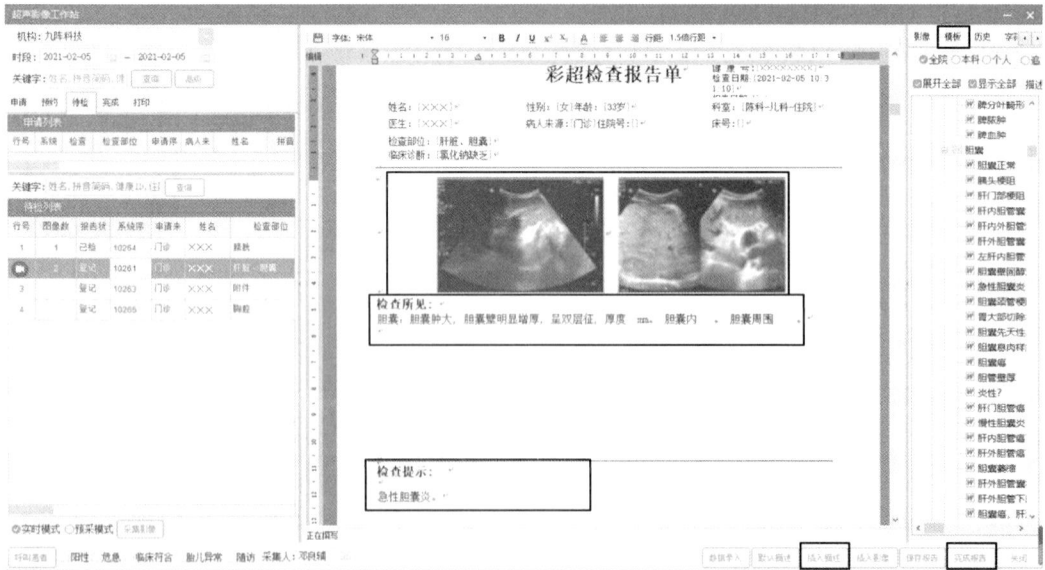

图 7-9-37　描述模板界面

（4）报告属性。可记录报告的阳性率、危急值、胎儿异常、临床符合率。当确认为危急报告时,系统会向临床医师发送危急消息提醒。

（5）其他。单击右侧历史,可以查看历史诊断记录,可以通过时间来进行筛选,也可以通过输入姓名、健康 ID 号来进行查询。选择右侧"字符"和"词典"选项卡,可以对字符、词典进行输入,并且可以设置词典适用范围。

（6）修改。如果需要对已完成的报告进行修改和调整,那么在完成列表中找到需要修改的报告,并右击（取消完成）,如图 7-9-38 所示。

3. 检查一览表

单击"检查一览表"按钮,出现如图 7-9-39 所示界面,可以根据不同检查类型和不同时间来查询检查,也可以在检查一览表补打报告。

镜检工作站和超声操作基本相同,这里不再阐述。

4. 影像硬拷贝输出

影像硬拷贝输出是 PACS 的重要功能之一,由各种数字医疗设备生成的医学图像最终都要保存在系统服务器中。但有时为了满足各医院联合会诊或患者要求,需要 PACS 内的影像有一个硬拷贝输出方式,能够以胶片的形式打印患者的诊断图像。

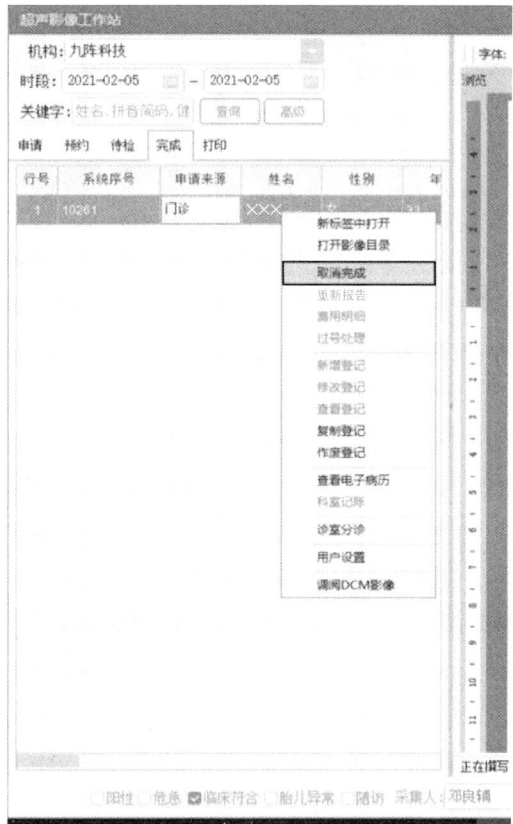

图 7-9-38　修改报告界面

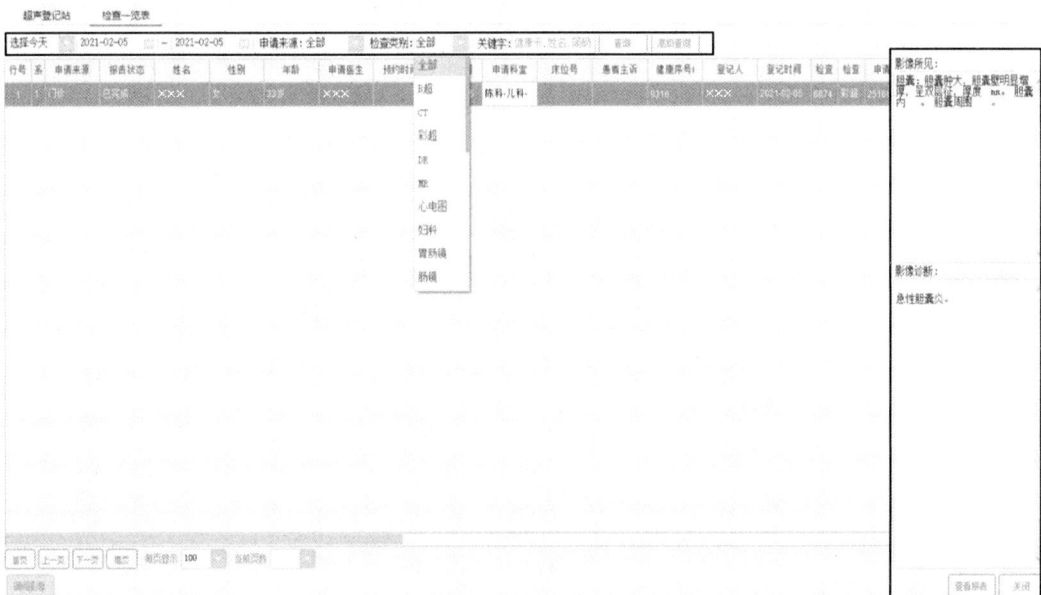

图 7-9-39　检查一览表界面

　　随着就医患者逐年增加,影像检查任务越来越繁重。按照传统的流程,影像技师负责打印胶片,登记室负责批量发放胶片和报告,加上需要逐人校对,工作量大时,患者往往需要等候较长的时间。通过网络交换机与 HIS 服务器、PACS 服务器连接实现信息传输和交换通信的自助取片系统,简化了流程,减少了患者的等候时间。

　　目前采用的自助取片机系统,通过消息发布服务器与医院内部网络交换机连接,与 HIS 服务器、PACS 服务器及取片机实现信息传输和交换通信,如图 7-9-40 所示。同时,设监控中心站与取片工作站连接。自助取片机还包括条形码读卡器、RFID 卡读卡器、磁条卡读卡器、IC 卡读卡器、触摸显示屏、打印输出设备,用于读取患者的就诊信息,以及检索相应诊断报告及光片资料。所有操作采用触摸显示屏,操作界面以图形提示,让操作变得更简单直观。

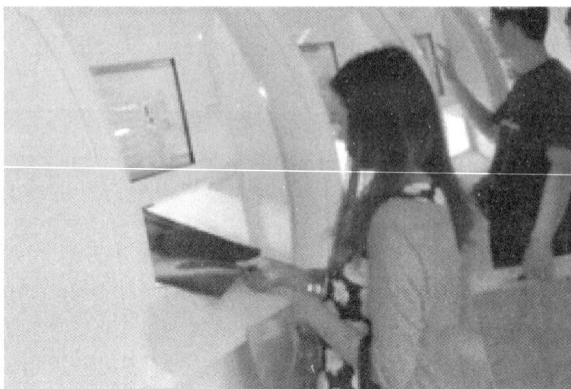

图 7-9-40　自主取片系统

　　影像硬拷贝输出的功能是将各种医学图像文件用 DICOM 网络打印机输出到医用胶片或医用打印纸上。打印输出设备包括胶片打印机和报告打印机。

　　胶片打印机采用标准的 DICOM3.0 接口的数字胶片热敏打印机。患者在自助胶片打印机终端设备通过扫描对应的条形码,便可以及时快速地打印胶片和实验报告,如图 7-9-41 所示。

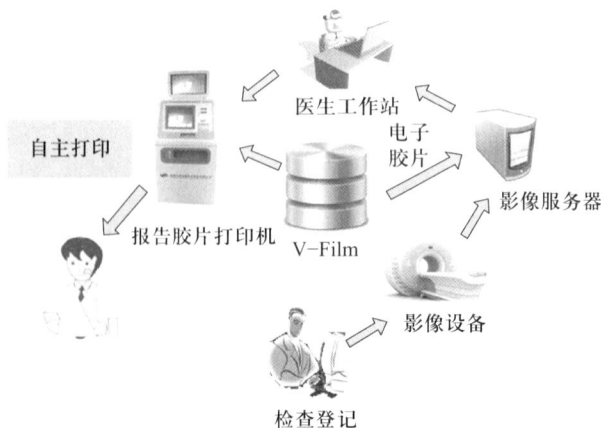

图 7-9-41　影像报告、胶片自助打印

5. 影像的网络与通信

影像的网络与通信主要解决影像的传输与分送,实现在医院内各科室之间快速传输图像数据、远程传输图像及诊断报告等。

(1) 医学影像的网络与通信特点。

① 网络设备。由于医学影像数据量大,医疗诊断对数据的访问多为突发性的,因此一般应采用高速宽带网络,或者采用存储区域网络。

② 外围接口。当在 PACS、HIS/RIS 及 Web 服务系统三者之间需要进行数据的交换和协调工作时,由于技术标准不相同,须设有外围接口装置进行技术标准变换。

③ 传输类型。PACS 与不同传输速率组合,构成不同类型的远程放射信息系统,一般可分为以下 3 个类型。

a. 低速、窄带远程放射信息系统　以公共电话网(PSTN)为基础,用 Modem(传输速率在 56 kbps以下)相连接,以多媒体 PC 为平台,提供 CT、MRI、静态 US 及个别体位的 X 线片的中低分辨率(1 000 px×1 000 px,10 bit)医学影像的远程会诊服务,这种系统的优点是实施方便(搭载公共电话网即可联成任何话网触及的地方),投资少,易于普及。

b. 中速远程放射信息系统　以 ISDN 或 DSIAM 为骨干,采用高分辨率显示器(2 000 px×2 000 px,12 bit)的图形工作站,以 64 ～ 768 kbps 的传输速率传输影像信息,除提供 CT、MRI、静态 US 的远程会诊之外,还包括几乎所有部位 X 线片及动态超声心动图、CT 心血管影像的远程会诊。

c. 高速、宽带远程放射信息系统　采用 ATM、卫星线路或 E1 电信专用线,其传输速率均在 1 Mbps以上,甚至可高达 2 400 Mbps,提供包括实时动态医学影像会诊在内的涉及远程医学应用所有领域的远程信息服务。

(2) 医学数字影像通信标准 DICOM3.0。当需要在影像扫描设备、影像存储设备、影像后处理工作站等设备之间交换影像时,必须协商建立一种把数字化影像在这些设备之间进行传输的技术标准。在没有工业化的标准之前,每种影像设备上都必须有一个专门的接口。放射科的影像设备来自多个厂家,它们之间数据都不兼容。要想实现医疗数字影像设备及网络的集成化,标准是一个关键问题。为解决不同厂商影像设备的互联问题,美国放射学会和美国电器制造商协会所形成的联合委员会,制定了医学数字影像通信 DICOM3.0 标准,用来规范不同厂商影像设备和 PACS 设备的互联和通信。此标准的目的是推动开放式与厂牌无关的医疗数字影像的传输与交换,促使 PACS 的发展与各种医院信息系统的结合,允许所产生的诊断资料库能广泛地被不同地方由 DICOM3.0 协议所联结的设备访问。

DICOM3.0 标准以计算机网络的工业化标准为基础,能帮助医学影像设备之间传输交换数字影像信息,这些设备包括 CT、MRI、DSA、SPECT、EM、US、DR、CR、胶片数字化系统、视频采集系统和 HIS/RIS 等。

在 DICOM3.0 标准中详细定义了影像及其相关信息的组成格式和交换方法,利用这个标准,人们可以在影像设备上建立一个接口来完成影像数据的输入/输出工作。DICOM3.0 应用范围不仅包括 CT、MRI、DSA、SPECT、EM、US、CR、DR 等,还包括内窥镜影像、病理学影像、耳科影像、皮肤影像及中医的舌苔影像等,它的应用范围几乎包括所有医学影像领域。目前,越来越多的医疗设备厂商宣布支持 DICOM3.0 标准。DICOM3.0 标准使医学影像及相关信息在计算机间的传送有了一个统一的标准,也使医学影像的数字化存储和通信成为可能。

7.10　医疗保险管理信息系统

7.10.1　医疗保险管理信息系统功能及网络架构

（一）医疗保险及医疗保险制度概述

医疗保险（Medical Insurance）简称医保，是将多种渠道筹集的经费（保险费）集中起来形成基金（医疗保险基金），在个人（被保险人）因病或受伤害产生医疗费用时，医疗保险机构按照保险合同的约定给付一定的经济补偿（保险金）的一种保险。医疗保险能对患病的被保险人给予经济上的帮助，有助于减少被保险人因疾病风险造成的经济负担，防止"因病致贫"的产生，消除由此带来的社会不安定因素。医疗保险除了具备保险的基本特征，还具有如下特点。

（1）参与主体较多，体系结构复杂。医疗保险涉及政府、参保人员、医疗服务提供方和医疗保险管理机构等，参与主体较多。医疗保险业务在医疗保险方、医疗服务方和参保人三者之间联合发生，其中医疗保险方是指医疗保险管理机构与经办单位，是医疗保险政策的制定、执行、管理与具体实施方；医疗服务方是指医疗保险方指定的提供医疗服务的机构，如医院、药店；参保人是指参保单位与个人，是参加及享受医疗保险待遇的直接对象。

（2）覆盖广，具有普遍性。目前我国覆盖全民的基本医疗保险制度已全面建立，医疗保险覆盖面广。疾病风险具有普遍性，涉及每个参保个人人生的不同阶段、不同情况，是每个人都可能遭遇且难以回避的。

（3）赔付具有随机性和不可预知性。随着社会经济的发展和人口特征的变化，由于参保人疾病的发生、发展及其愈后的不确定性，再加上有可能受到医疗机构、药品机构及少数个人的诱导，因此导致医疗保险赔付率具有随机性，测算困难。

医疗保险制度是指一个国家或地区按照保险原则为解决居民防病治病问题而筹集、分配和使用医疗保险基金的制度。医疗保险制度的建立和完善可以体现社会公平性，促进社会的进步、文明和生产的发展。目前我国应用最广泛、覆盖人群最广、绝大多数城乡居民能共同享有的医疗保险制度主要有城镇职工基本医疗保险制度（简称城镇职工医保）和城乡居民基本医疗保险制度（简称城乡居民医保），其中城乡居民基本医疗保险制度是根据国务院 2016 年 1 月发布的《国务院关于整合城乡居民基本医疗保险制度的意见》，将城镇居民基本医疗保险制度和新型农村合作医疗制度整合而成，这是推进医药卫生体制改革、实现城乡居民公平享有基本医疗保险权益、促进社会公平正义、增进人民福祉的重大举措，对促进城乡经济社会协调发展、全面建成小康社会具有重要意义。

城镇职工医保或城乡居民医保的参保个人都持有社会保障卡，两者具有以下区别。

（1）参保人群不同。城镇职工医保的适用人群为城镇所有用人单位的职工，包括企业（国有企业、集体企业、外商投资企业、港澳台商投资企业、私营企业等）、机关、事业单位、社会团体等单位的职工；而城乡居民医保的适用人群为没有工作的人群，如不享受退休金的老年人群、处于劳动年龄段的未就业人群、青少年等非从业人员。

（2）缴费方式不同。城镇职工医保由用人单位和职工共同负担，一般根据单位职工工资总额按一定的缴费比例按月缴纳;而城乡居民医保一般每年按照固定标准,一次性缴纳全年医疗保险费用。

(3)缴纳标准不同。城镇职工医保的缴费金额远远高于城乡居民医保的缴费金额。

(4)报销比例不同。城镇职工医保的报销比例远远高于城乡居民医保的报销比例。

(5)医保待遇的时效性不同。城镇职工医保的职工达到法定退休年龄,基本医疗保险累计缴费达到国家规定年限的,退休后可以不再缴纳基本医疗保险费,按照国家规定享受基本医疗保险待遇;未达到国家规定年限的,可以缴费至国家规定年限。而城乡居民医保即使到了法定退休年龄,也必须每年缴纳费用,中断则停止享受医疗保险待遇。

(6)账户不同。城镇职工医保的参保个人有个人账户。而城乡居民医保的统筹基金来自自己缴费和政府补助,所以没有个人账户。

总之,城镇职工医保的特点是缴费成本高,报销比例高,一般按月缴纳,断缴期间无法享受医保待遇。但是它可以累计缴费年限,即便退休时不足最低缴费年限,还可以一次性补缴。达到法定退休年龄后,满足最低缴费年限的可以不再缴费。城乡居民医保的特点是缴费成本低,报销比例低,一般按年缴纳,断缴期间无法享受医保待遇。但是它不可以累计缴费年限,即便达到法定退休年龄,依然需要继续缴纳医保费用,否则将无法继续享受医保待遇。

(二)医疗保险管理信息系统概述

医疗保险管理信息系统(Medical Insurance Management Information System,MIMIS)是一个以提高医疗保险管理效率及科学决策为目的,由人、计算机技术及数据信息等要素组成,以医疗保险信息的收集、传递、储存、加工、维护为功能的计算机网络信息系统。

医疗保险管理信息系统通过数据处理,能实现控制和预测的管理功能,从而发挥促进公平,提高效率,减少差错,改进管理,降低成本的作用。

(1)数据处理功能。对医疗保险管理过程中的原始数据进行收集、传递、存储、加工和信息的输出,以便查询和应用。

(2)提高医疗保险业务的工作效率和质量。医疗保险业务涉及多领域、多部门、多层次,政策性强,信息流通量非常大,通过医疗保险管理信息系统可进行成本与内部信息的合理管理,提升医疗监管工作效率、收费监管工作效率和药品管理工作质量。

(3)强化医疗保险的科学管理。通过医疗保险管理信息系统可对庞大的医疗保险数据进行处理,对医疗保险的各个环节和总体运行状况进行监督、科学分析和预测,辅助管理层进行决策、规划和管理,使医疗保险管理更加科学化、标准化和规范化。

(4)促进医疗保险发展。医疗保险管理信息系统可有效收集社会发展和人民群众不断增长的健康需求的有关信息,推进医保改革,满足医疗保险制度不断完善和发展的需要。

(三)医疗保险管理信息系统网络架构

医疗保险管理信息系统的网络架构由数据中心、路由器、前置机及其附属软、硬件设备通过专用通信线路,包括普通电话线联网、一线通联网、专线联网、宽带联网,将医疗保险方与定点医疗机构、定点药店、参保单位及个人连接在一起,如图7-10-1所示。

7.10.2　医疗保险管理信息平台与 HIS 的互联

(一)医疗保险管理信息平台与 HIS 接口

建立全国统一的医疗保险管理信息平台,基础在于统一,核心在于数据,关键在于管理,目的

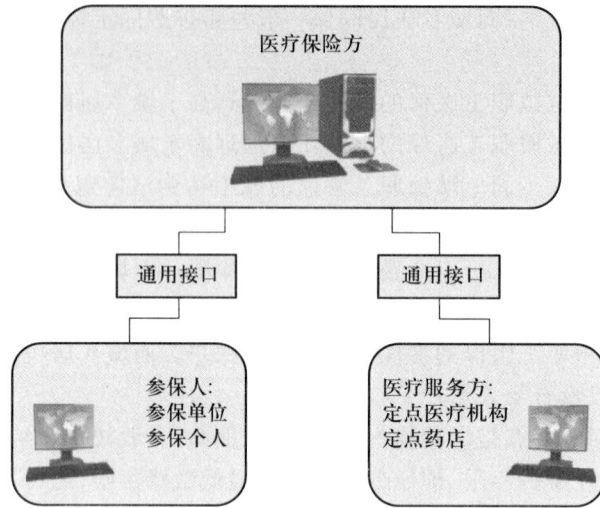

图 7-10-1　医疗保险管理信息系统的网络架构

在于服务。医院通过接口程序把医疗保险管理信息系统与医院信息系统(HIS)连接起来。医院建立医院信息系统是一项庞大的系统工程,目前各地医院信息系统使用的软件及业务流程不尽相同,且具有地域性及定向开发特性,但设计医疗保险接口时都应该对医疗保险机构的业务需求、数据安全及医院的实际情况予以考虑。

1. HIS 应遵循的设计原则

HIS 在设计过程中应遵循系统设计原则、输入/输出设计原则、用户界面设计原则和数据库设计原则等。

(1)系统设计原则。

① 实用性原则。HIS 要力求最大限度地满足实际工作的需要,充分考虑各业务层次、各管理环节数据处理的实用性,把满足用户实际工作和管理业务作为第一要素进行考虑。

② 先进性原则。在技术上采用业界先进、成熟的软件开发技术,面向对象的设计方法,可视化的、面向对象的开发工具;支持 Internet/Intranet 网络环境下的分布式应用;客户/中间件/服务器(Client/Middleware/Server)体系结构与浏览器/服务器(Browser/Server)体系结构相结合的最先进的网络计算模式,分布式计算采用公共对象请求代理体系结构(CORBA)标准。

③ 可扩展性和可维护性原则。为适应将来的发展,HIS 应具有良好的可扩展性和可维护性。软件设计尽可能模块化、组件化,并提供配置模块和客户化工具,使应用系统可灵活配置,适应不同的需求。数据库的设计尽可能考虑到将来的需要。

④ 安全、可靠性原则。应用软件与数据库系统的设计要做到安全可靠,防止非法用户的入侵。

⑤ 标准化原则。软件设计严格执行国家有关软件工程的标准,保证系统质量,提供完整、准确、详细的开发文档,为用户二次开发提供源程序;应用设计符合国际、国家、医疗卫生行业有关标准、规范和医院自身的发展规划。

(2)输入/输出设计原则。

① 方便快捷原则。医院信息系统,尤其是窗口业务处理系统(如挂号、收费、发药等窗

口），对工作效率的要求相当高，因此要充分考虑到方便快捷、便于操作，既要支持鼠标，又要支持纯键盘操作。输入项目的定位要灵活、快捷，要智能地识别中英文输入，减少输入方法的切换。

② 多样化原则。支持条形码和 IC 卡等多种方便规范的信息输入方式。

（3）用户界面设计原则。

① 图形化原则。用户界面的设计应符合 Windows 规范的图形用户界面，做到美观大方。

② 条理化原则。用户界面友好，应当直观、明了，条理清晰。

（4）数据库设计原则。

① 一致性原则。对信息进行统一、系统的分析与设计，协调好各数据源，做到"数出一门""算法统一""度量一致"，保证系统数据的一致性和有效性。

② 完整性原则。数据库的完整性是指数据的正确性和相容性，要防止用户使用数据库时向数据库加入不合语义的数据，对输入到数据库中的数据要有审核和约束机制。

③ 安全性原则。数据库的安全性是指保护数据，防止用户非法使用数据库造成数据泄露、更改或破坏，要有认证和授权机制，还要能提供日志管理功能，随时记录操作员的操作时间和操作内容，以备查询。例如，具有快速建档操作权限的合法用户打开"门诊"管理系统，选择"快速建档"选项，打开"快速建档"窗口，单击"建档"按钮，弹出"建档"窗口，如图 7-10-2 所示。输入患者"姓名""居民身份证""出生日期""年龄""性别""民族""职业""联系电话""联系地址"等后，单击"保存"按钮完成快速建档，系统将记录是何人何时完成对该患者的快速建档操作。又如，具有修改健康档案操作权限的合法用户打开"门诊"管理系统，选择"健康档案"选项，打开"健康档案"窗口，在健康档案列表中选择要修改档案的患者，单击"修改"按钮，或者右击，在弹出的列表中选择"修改"命令，弹出"修改"窗口，如图 7-10-3 所示，修改完后单击"保存"按钮即可保存修改信息，系统将记录是何人何时完成对该患者的修改健康档案操作。

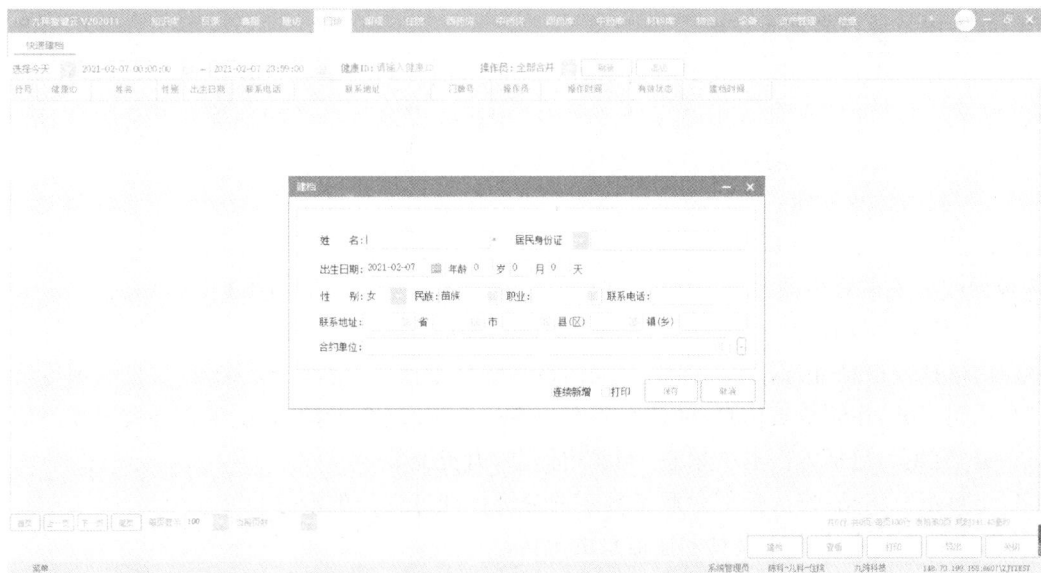

图 7-10-2　快速建档

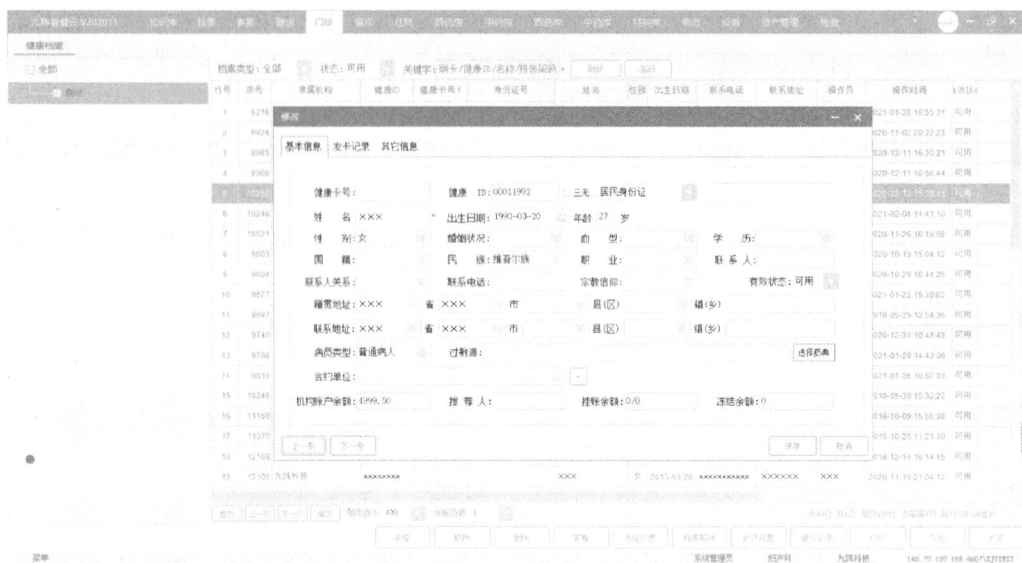

图 7-10-3 修改健康档案

④ 可伸缩性原则。数据库结构的设计应充分考虑发展、移植、共享的需要,具有良好的扩展性、伸缩性和适度冗余。

⑤ 规范化。数据库的设计应遵循规范化理论,规范化程度过低的关系模式,可能会存在插入、删除异常,修改复杂,数据冗余等问题,解决的方法就是对关系模式进行分解或合并(规范化),转换成高级模式。

(5)医疗保险接口的设计原则。确保数据的唯一性、准确性、完整性;实现参保人持卡门诊及住院登记,实时结算;确保医院与医疗保险经办机构对账、报表生成及结算;实行医保信息上传、下载及对照;实行医保数据及费用的查询、分析及汇总。

2. 医疗保险接口的基本功能

医疗保险接口用于协助完成 HIS 与上级医疗保险部门间的信息交换,按照国家医疗保险政策对医疗保险患者进行各种费用结算处理。HIS 中医疗保险接口的功能除要符合国家、地方的有关法律、法规、规章制度的要求之外,还具有 4 个基本功能。

(1)下载内容及处理。实时或定时地从上级医保部门下载最新的药品目录、诊疗目录、服务设施目录、黑名单、各种政策参数、政策审核函数、医疗保险结算表、医疗保险拒付明细、对账单等,并根据政策要求对药品目录、诊疗目录、服务设施目录、黑名单进行维护。

(2)上传内容及处理。实时或定时向上级医保部门上传以下信息。

① 门诊挂号信息、门诊处方详细信息、门诊诊疗详细信息、门诊个人账户、支付明细等信息。

② 住院医嘱、住院首页信息、住院个人账户支付明细、基金支付明细、现金支付明细等信息。

③ 退费信息,包括本次退费信息、原费用信息、退费金额等。

④ 结算汇总信息,按医疗保险政策规定的分类标准进行分类汇总。

按医疗保险指定格式完成对上述信息的上传。

(3)医疗保险患者费用处理。根据下载的政策参数、政策审核函数对医保患者进行身份确认,医保待遇资格判断。对医疗费用进行划分,个人账户支付、基金支付、现金支付确认,扣减个人账户,打印结算单据。在医院信息系统中保存各医疗保险患者划分并支付后的费用明细清单和结算汇总清单。

（4）医疗保险接口系统维护。对下载的药品目录与医院信息系统中的药品字典的对照维护;对下载的诊疗目录与医院信息系统各有关项目的对照维护;对下载的医疗服务设施与医院信息系统中各有关项目的对照维护;对医疗保险费用汇总类别与医院信息系统中费用汇总类别的对照维护;对疾病分类代码的对照维护。

（二）医疗保险管理信息平台与 HIS 模块关联

（1）门诊挂号模块。参保个人在当地医院门诊就诊时,出示社会保障卡,在刷卡机上读卡,确认参保人身份,与医疗保险经办机构管理系统对接,自动读取参保人信息。

（2）门诊收费模块。记录参保个人门诊处方单、就诊数据、项目收费数据,结算时刷社会保障卡,读取数据汇总计算,保存处方数据,相应扣减统筹或个人账户,打印收费清单。

（3）住院登记模块。参保个人刷社会保障卡,与医疗保险经办机构管理系统对接,自动读取参保人信息,输入住院信息,进行住院登记,输入患者医保住院号。

（4）住院收费模块。按患者医保住院号生成或记录治疗、项目收费数据及每日住院明细,出院时刷社会保障卡,读取数据,汇总计算医保支付、分类支付、自费支付数据,打印住院结算清单。

（5）报表模块。生成各类医疗保险报表,具备上传明细总额、进行比较和校验的功能,汇总日对账数据,生成上传明细。

（6）医保目录对照模块。

（7）其他模块。

（三）医疗保险管理信息平台与 HIS 互联的结算流程

医疗保险管理信息平台可以实现城镇职工基本医疗保险管理中心或城乡居民基本医疗保险管理中心与各级医院之间信息流工作量的量化核算,以及各种操作过程的规范化管理。在 HIS 中为城镇职工医保或城乡居民医保患者办理门诊挂号、入院登记、出院结算时的操作流程相似,但要注意对应的患者类别分别为"职工医保"或"居民医保"。下面以城镇职工医保患者为例,为其办理普通挂号、入院登记及出院结算。

1. 为城镇职工医保患者办理普通挂号及收费流程

各医院信息系统中门诊挂号管理子系统及收费管理子系统可通过参保个人刷卡,快速建档与实时结算,标明医保报销金额与个人自付金额等,打印发票给患者。下面以门诊挂号中的普通挂号为例,了解为城镇职工医保患者办理普通挂号的方法。

打开"门诊"管理系统,选择"门诊挂号"选项,单击"普通挂号"按钮,如图 7-10-4 所示,弹出"普通挂号"窗口,如图 7-10-5 所示;刷患者社会保障卡(或身份证、健康卡),系统自动获取患者基本信息;输入"挂号日期""时段""诊室""挂号类别"等后单击"结算"按钮,弹出"挂号支付窗口",如图 7-10-6 所示,此时系统默认为医保结算,在"医保支付"栏显示支付金额;单击"确认支付"按钮后输入社会保障卡密码即可完成支付,打印发票。(若是刷身份证或健康卡挂号的患者在结算时使用社会保障卡结算,则需要单击"医保刷卡"按钮补刷一次社会保障卡,然后输入社会保障卡密码即可完成支付。)

2. 为城镇职工医保患者办理入院登记及出院结算

各医院信息系统中的住院登记管理子系统与收费管理子系统可以通过参保个人刷卡,进行入院登记及费用的实时结算。参保个人凭社会保障卡、身份证、医保本办理入院登记,入院治疗;

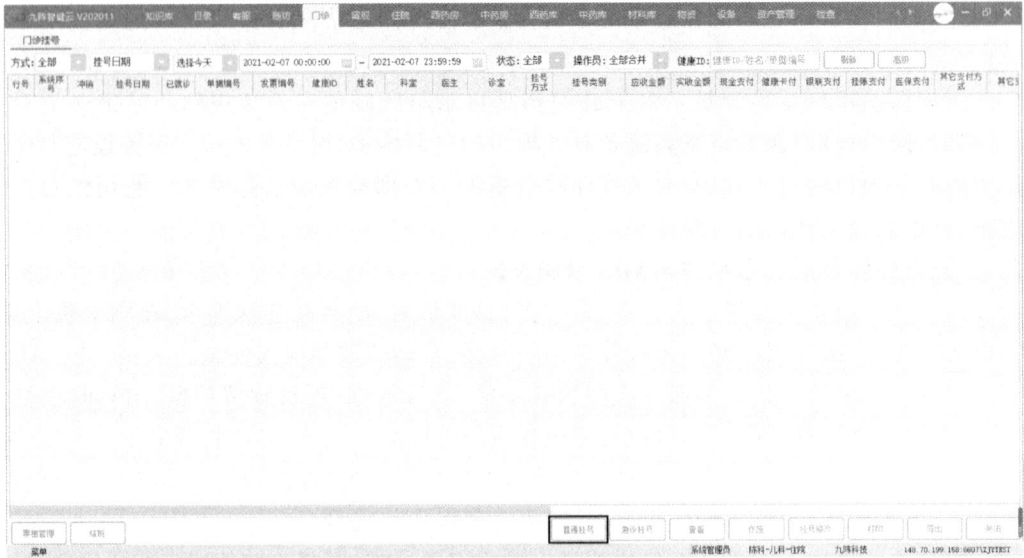

图 7-10-4　"门诊挂号"窗口

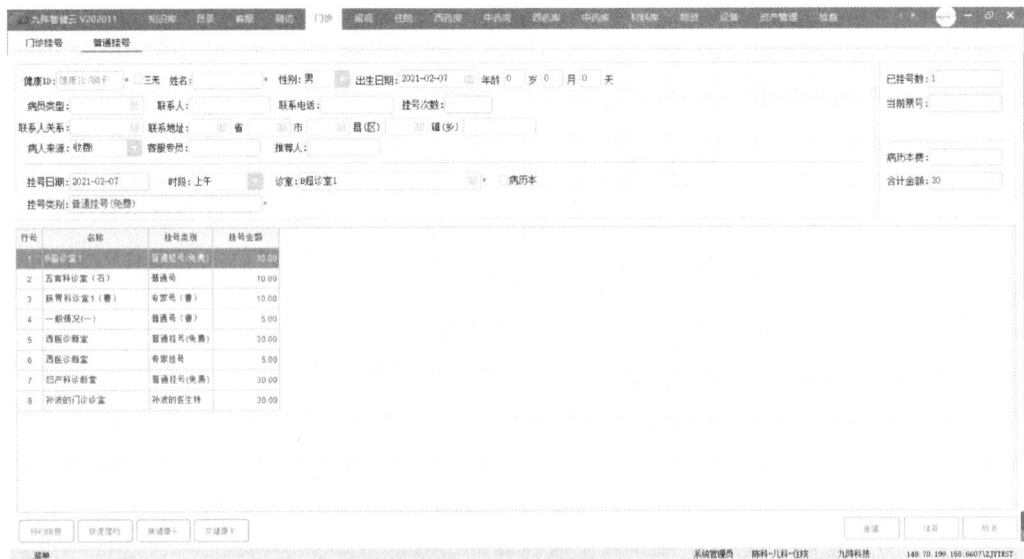

图 7-10-5　"普通挂号"窗口

出院结算时,参保个人持社会保障卡、出院证到收费处办理,医院按照医保系统返回的结算单进行结算,并打印发票给患者,发票标明医保类型、个人自付金额、医保统筹基金支付金额、个人账户支付金额等。

（1）办理入院登记。打开"住院"管理系统,选择"入院登记"选项,弹出"新增"窗口,如图 7-10-7所示。刷患者社会保障卡后单击"医保登记"按钮即可完成医保登记（若是刷身份证或健康卡的患者,则在单击"医保登记"按钮后刷社会保障卡方可进行医保登记）。医保登记完成后,患者信息显示在"新增"窗口中,在"患者费别"栏显示"职工医保"。输入"入院科室""入院情况""入院途径""入院时间""病员类型""病员费别"等信息,再填写入院诊断等其他相关信

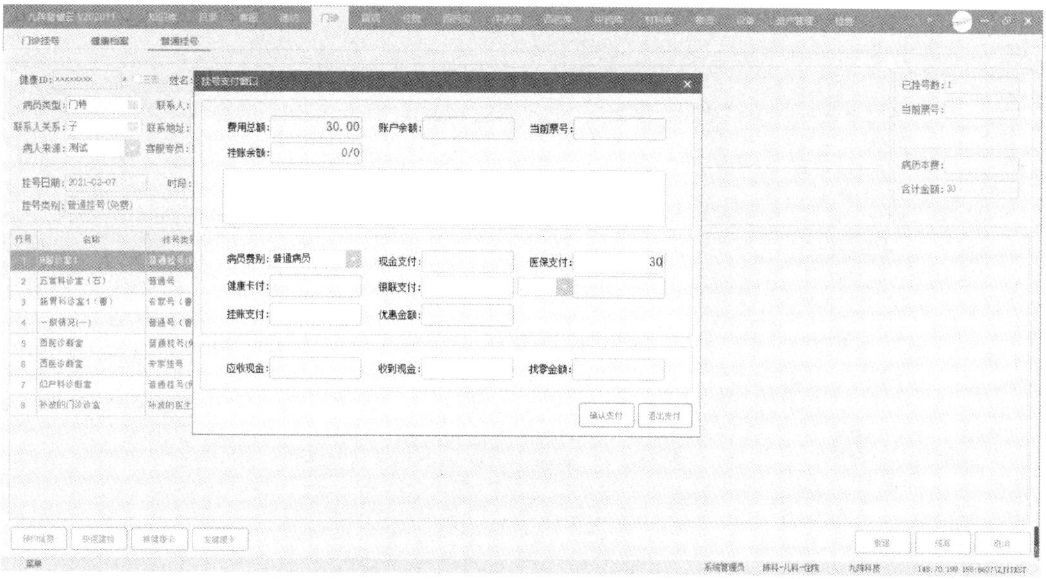

图 7-10-6 挂号收费(刷社会保障卡支付)

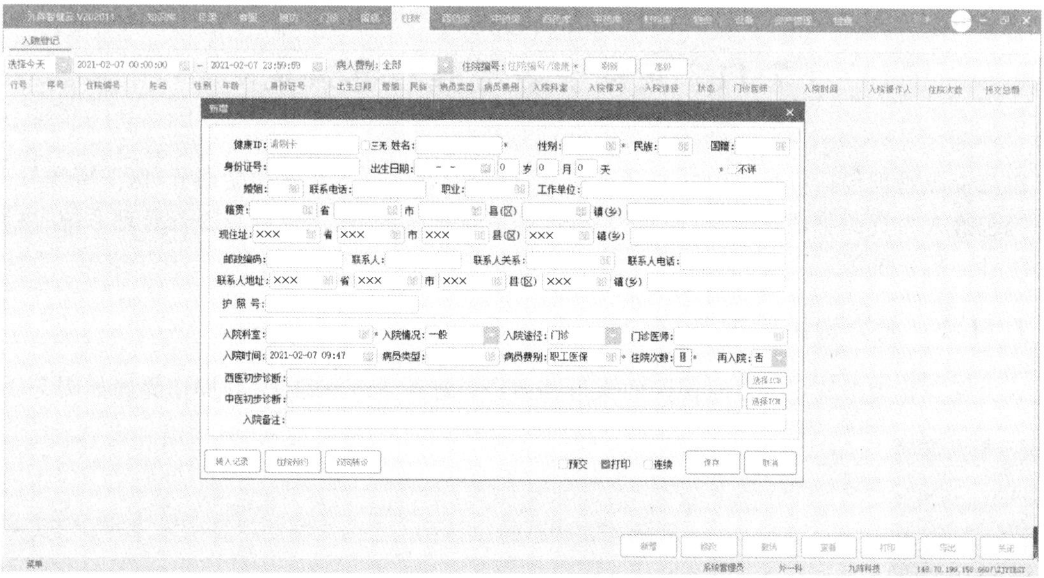

图 7-10-7 医保患者入院登记窗口

息,单击"保存"按钮即可。

(2)办理出院结算及打印发票。打开"住院"管理系统,选择"出院结算"选项,打开"出院结算"窗口,在出院结算列表中选择要出院结算的患者,单击"出院结算"按钮(或右击,在弹出的快捷菜单中选择"出院结算"命令),弹出"出院结算"窗口,如图 7-10-8 所示,刷患者的社会保障卡(或刷患者身份证、健康卡,输入患者姓名,同名时通过其他信息比对确认)获取患者相关信息。在"医保支付"文本框内显示系统自动计算的支付金额,选中"打印发票"复选框,单击"保存"按钮进行保存,输入社会保障卡密码结算费用,自动打印发票。

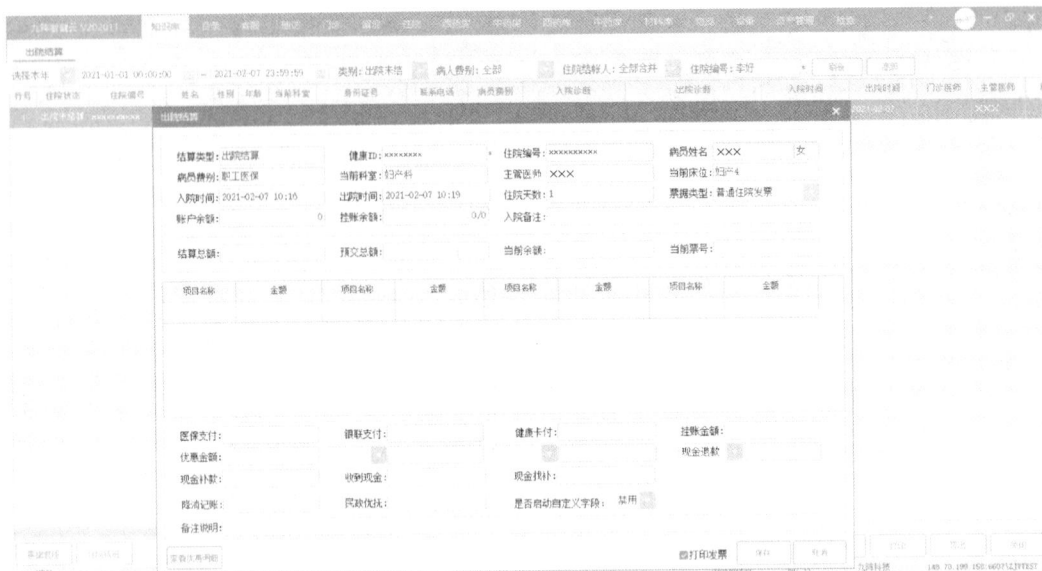

图 7-10-8 "出院结算"窗口

7.11 医院资源管理信息系统

医院资源管理包括对医院内的人、财、物、信息等的管理。按系统功能划分,医院资源管理信息系统包括人力资源管理系统、财务管理系统、药品管理系统、固定资产及物资管理系统、决策支持与统计分析系统等。

7.11.1 人力资源管理系统

人力资源管理系统主要是对医院的人事档案资料进行管理和维护,其操作界面如图 7-11-1

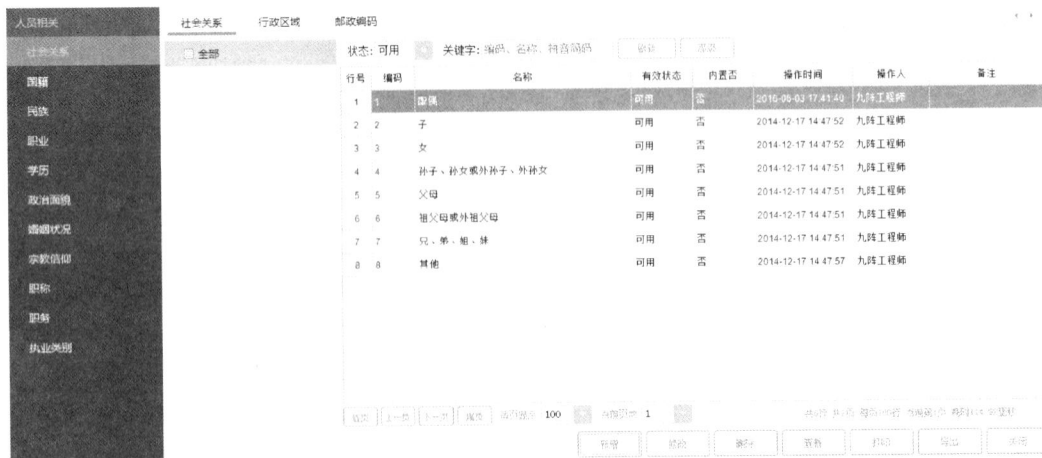

图 7-11-1 人力资源管理系统的操作界面

所示。其中包含有社会关系、国籍、民族、职业、学历、政治面貌、婚姻状况、宗教信仰、职称、职务和执业类别 11 个类别。

可依次进行新增、修改、删除、查看、打印、导出等操作。在需要新增时，填好相关信息确认后单击"保存"按钮，如图 7-11-2 所示。

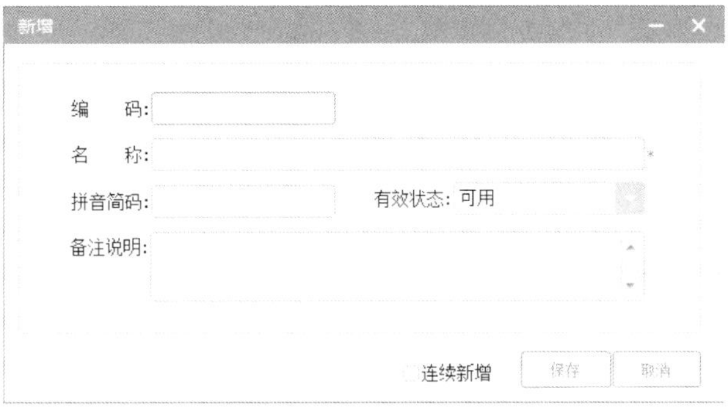

图 7-11-2　新增人员

修改当前信息，单击"修改"按钮，确认好修改的信息后单击"保存"按钮，如图 7-11-3 所示。带有 * 号的是必填项，必须输入后才能保存。

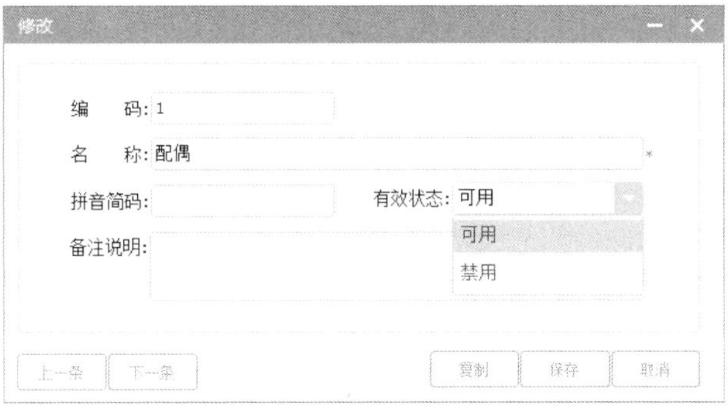

图 7-11-3　修改信息

7.11.2　财务管理系统

财务管理系统主要从业务发生时间段的各个方面来进行统计分析，包括基础目录（支付方式/挂账类型/科室费用核定/病种费用核定）、健康卡管理、票据管理、现金管理、担保管理、担保人员管理、欠费管理、支付订单查询 8 个方面。

1. 基础目录

（1）选择"基础目录"→"支付方式"选项，可对门诊、住院支付方式进行设置，如图 7-11-4 所示。

若需新增此项目可单击"新增"按钮，打开"新增"窗口，如图 7-11-5 所示，依次输入内容，然后单击"保存"按钮。

在"支付方式"窗口还可进行修改、删除、查看、打印、导出操作。

（2）选择"基础目录"→"科室费用核定"选项，分为普通病员、城乡居民基本医疗保险、职工医保等 19 个方面，如图 7-11-6 所示。

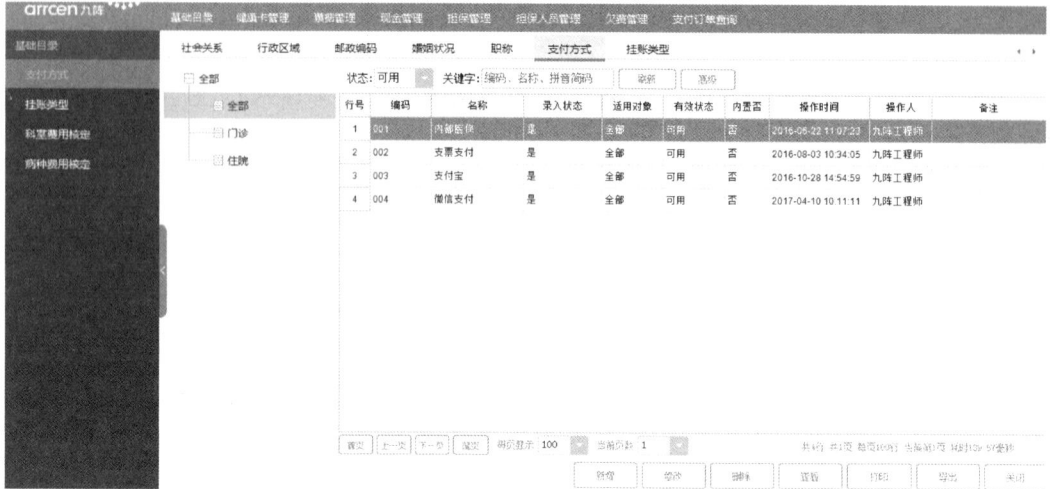

图 7-11-4 "基础目录"界面

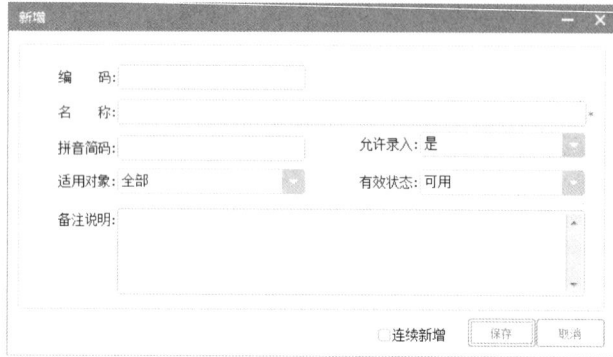

图 7-11-5 "新增"窗口

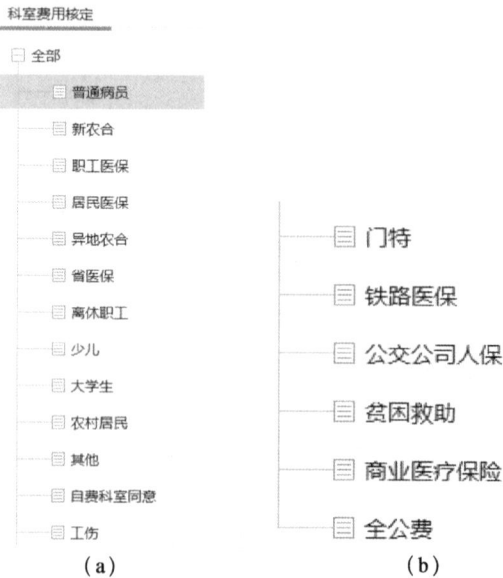

图 7-11-6 科室费用核定项目类别

普通病员需新增时,选定核定科室,如图 7-11-7 所示。

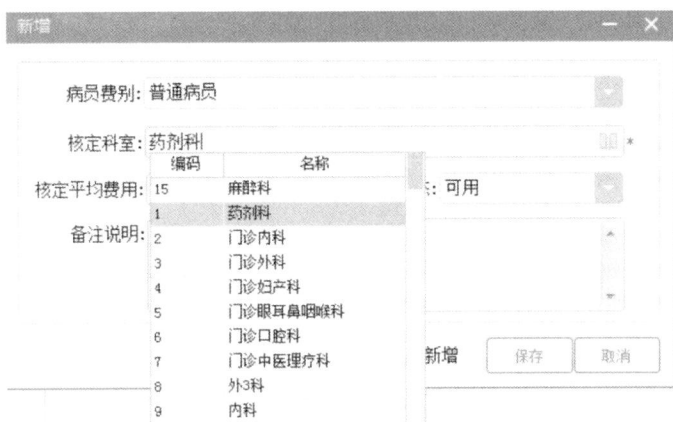

图 7-11-7　选定核定科室

2. 健康卡管理

健康卡管理分为区域入库、区域出库、医院领用、医院退回、卡片领用、卡片退回、卡库存管理 7 个类别,如图 7-11-8 所示。

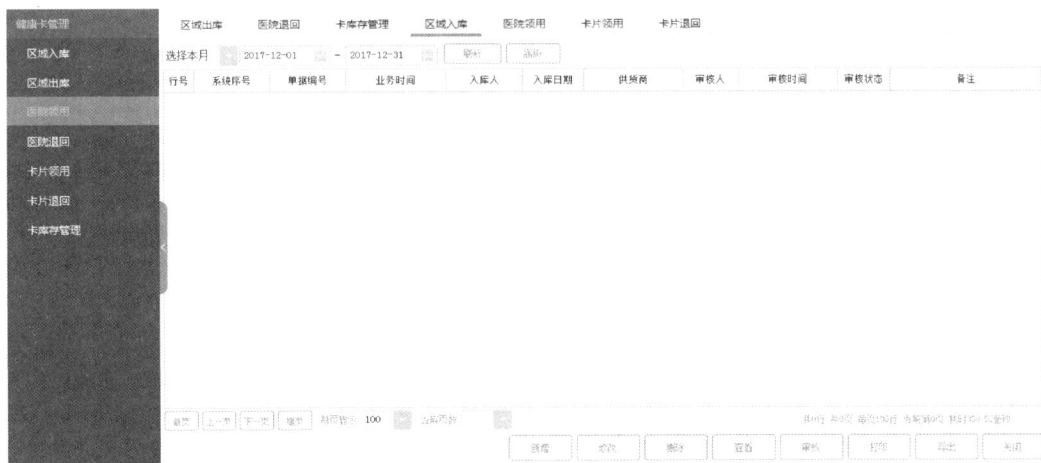

图 7-11-8　健康卡管理界面

注意:进行新增、修改、删除、查看、审核、打印、导出操作时需选择年月日项。

3. 票据管理

票据管理包括票据入库、票据领用、票据退回、票据作废、票据库存 5 个方面,如图 7-11-9 所示

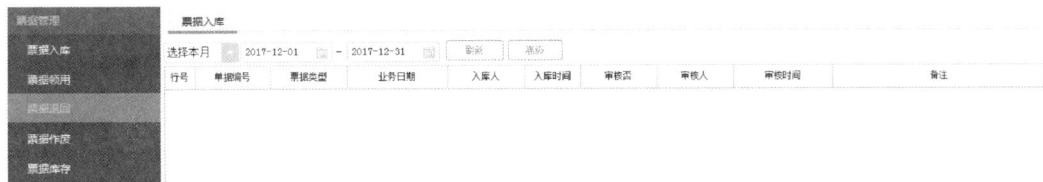

图 7-11-9　票据管理界面

4. 现金管理

现金管理包括门诊结班、住院结班、充值结班、挂账收款、现金退款、退款许可、优惠限额管理、优惠许可 8 个方面，如图 7-11-10 所示。

5. 担保管理

担保管理需依次输入项目，可进行新增、修改、移除选项，如图 7-11-11 所示。

6. 担保人员管理

担保人员管理界面如图 7-11-12 所示。

7. 欠费管理

欠费管理界面如图 7-11-13 所示。

8. 支付订单查询

支付订单查询界面如图 7-11-14 所示。

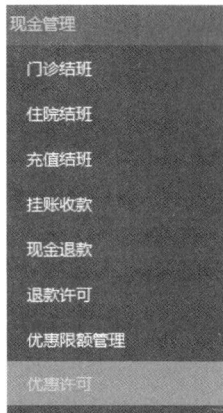

图 7-11-10 现金管理界面

图 7-11-11 "担保管理"界面

图 7-11-12 "担保人员管理"界面

行号	病人费别	管理条件	条件值1	条件值2	欠费方式	欠费上限	欠费比例	备注
1	省医保	无其它条件			定额欠费	60,000.00		
2	居民医保	无其它条件			定额欠费	80,000.00		
3	职工医保	无其它条件			定额欠费	150,000.00		
4	自费科室同意	无其它条件			定额欠费	100,000.00		
5	工伤	无其它条件			定额欠费	80,000.00		
6	公交公司人保	无其它条件			定额欠费	100,000.00		
7	少儿	无其它条件			定额欠费	20,000.00		
8	普通病员	无其它条件			定额欠费	1,000.00		
9	新农合	无其它条件			定额欠费	30,000.00		
10	离休职工	无其它条件			定额欠费	30,000.00		
11	农村居民	无其它条件			定额欠费	30,000.00		
12	门特	无其它条件			定额欠费	30,000.00		
13	铁路医保	无其它条件			定额欠费	30,000.00		

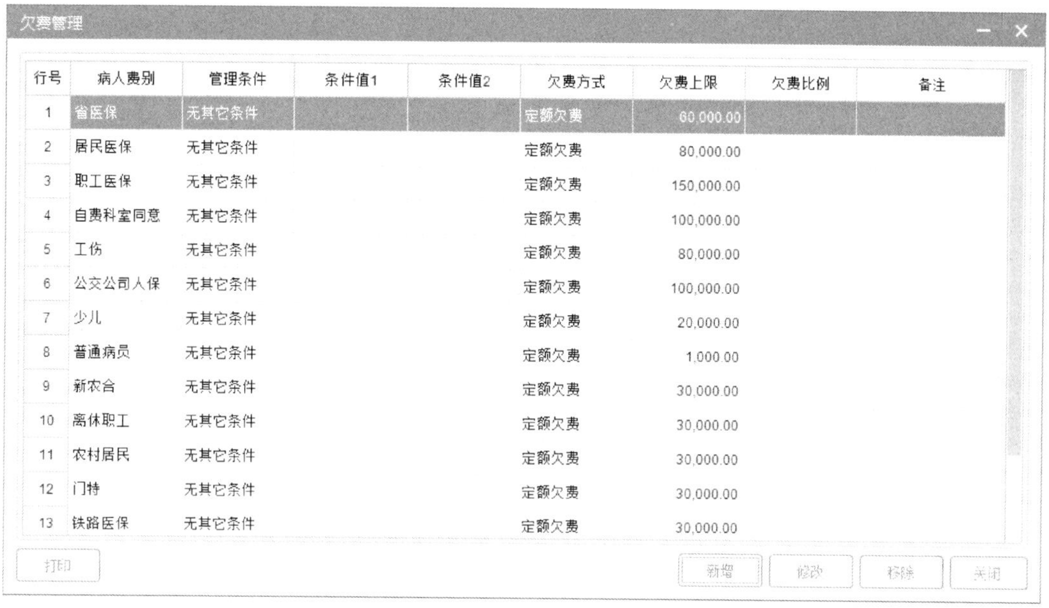

图 7-11-13　“欠费管理”界面

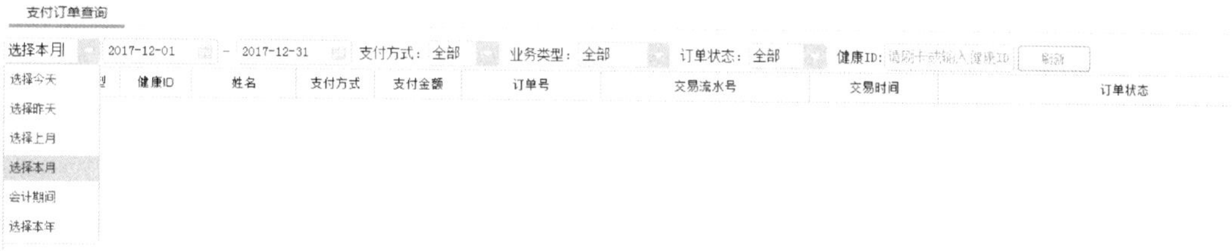

图 7-11-14　“支付订单查询”界面

7.11.3　药品管理系统

通过药品管理系统中的西药库、中药库及藏药库三大子系统可以对院内各个科室的药品进行管理与分配，其采购计划、库存预警两大功能至关重要，该系统使得医院可以更加高效地对药品进行各项管理。

下面以西药库为例进行说明。

西药库包括采购计划、采购入库、采购退货、其他入库、其他出库、零售调价、科室领用、药房申领、药品调拨、效期统计、库存预警、库存盘点、历史库存、库存一览表 14 个方面，其界面如图 7-11-15 所示。

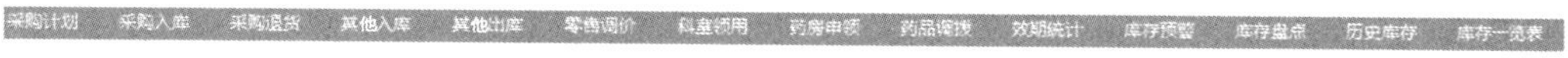

图 7-11-15　西药库界面

以西药库采购计划及西药库库存预警两个方面为例来进行操作说明。

（1）可根据需要对制单时间、申请科室、供货单位等依次进行选择及输入，如图 7-11-16 所示。

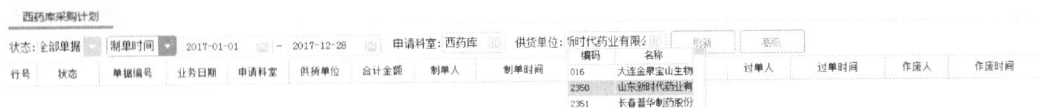

图 7-11-16　西药库采购计划菜单

（2）针对新建药品采购计划可进行如下各项目的输入，其界面如图 7-11-17 所示。

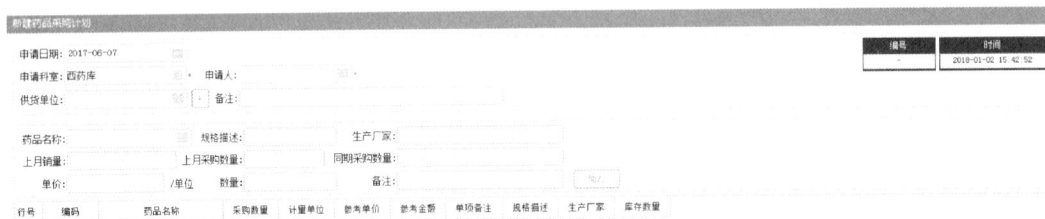

图 7-11-17　"新建药品采购计划"界面

（3）西药库库存预警项目的设置对药库的管理工作起到至关重要的保障作用，对药品类型、药品名称各项可进行选择输入，其界面如图 7-11-18 所示。

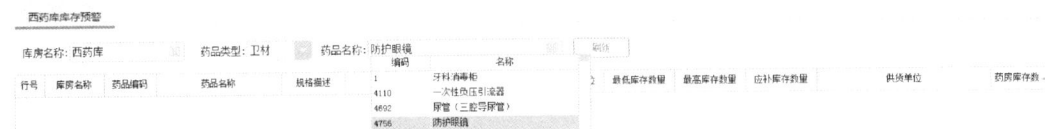

图 7-11-18　西药库库存预警界面

此外，还可根据数据生成库存一览表进行查实，其界面如图 7-11-19 所示。

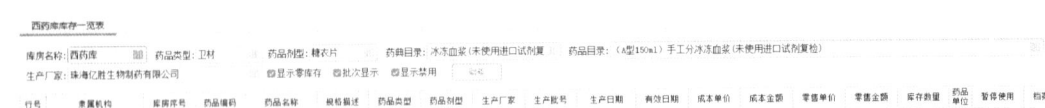

图 7-11-19　"西药库库存一览表"界面

7.11.4　固定资产及物资管理系统

固定资产及物资管理系统的功能主要涉及对医院物资材料的入库、出库及调拨的管理，加强了医院对物资的综合管理，减少了物资的流失。使医院领导能够随时清楚地了解物资的使用情况及库存情况，做好物资采购的准备，加强了医院资金的流通管理。

物资管理系统包含物资单位、物资类别、物资目录、采购计划、采购入库、采购退货、其他入库、其他出库、科室领退、物资调价、物资调拨、效期统计、库存预警、库存盘点、历史库存、库存一览表 16 个方面。

（1）物资单位包含卫生材料明细、其他材料明细、低值易耗明细 3 个方面，其界面如图 7-11-20 所示。

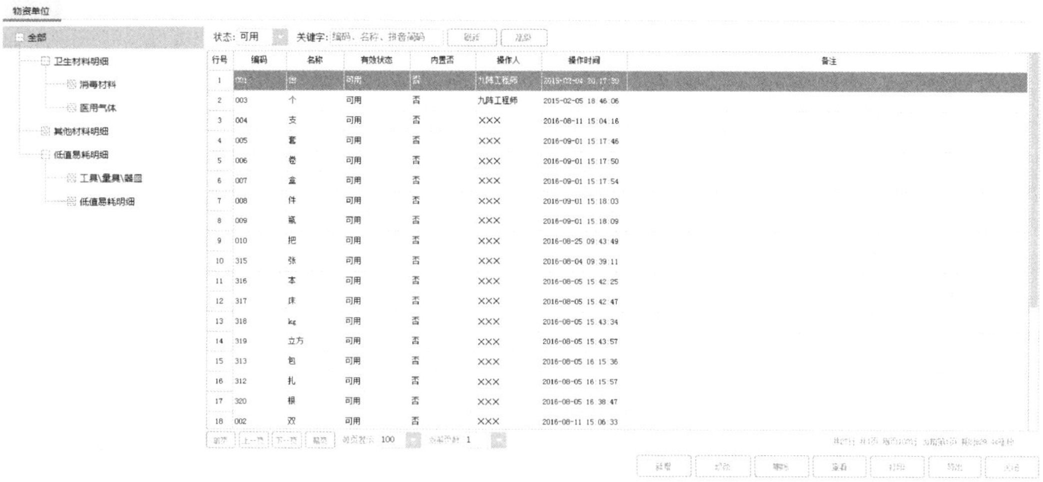

图 7-11-20　"物资单位"界面

若需新增物资可单击"新增"按钮,打开"新增"窗口,如图 7-11-21 所示。在"物资单位"窗口还可以进行修改、删除、查看等操作。

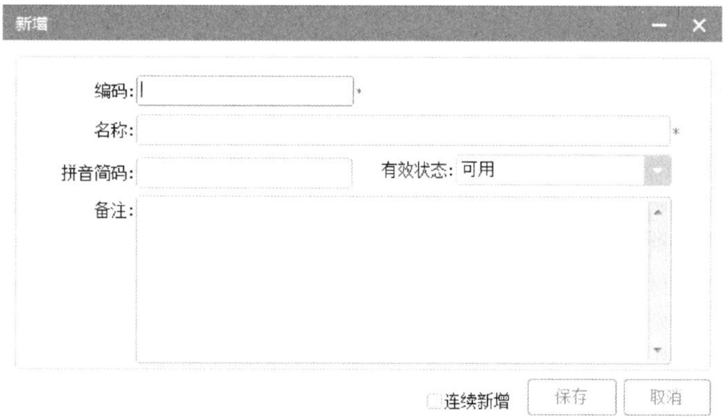

图 7-11-21　"新增"窗口

（2）物资类别也包含卫生材料明细、其他材料明细、低值易耗明细 3 个方面,其界面如图 7-11-22 所示。在"物资类别"窗口可进行新增、修改、删除、查看、打印、导出操作。

（3）物资目录包含消毒材料、布类 T、医疗文书 T、广告宣传 T、印刷品、工具等 23 个项目类别。

（4）物资库存预警可让具体负责部门及时、有效地了解库存情况,做好物资采购的准备,其界面如图 7-11-23 所示。

可新建物资采购计划,具体填写申请日期、申请科室及其他项目,如图 7-11-24 所示,新建后可存为草稿,或者保存提交。

（5）物资库存盘点可用于定期盘点查看,做出小结,如图 7-11-25 所示。

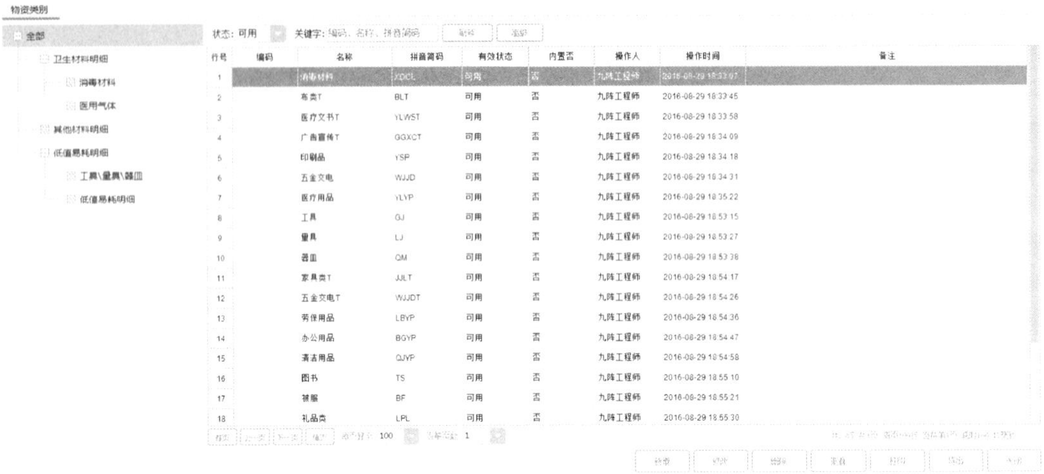

图 7-11-22　"物资类别"界面

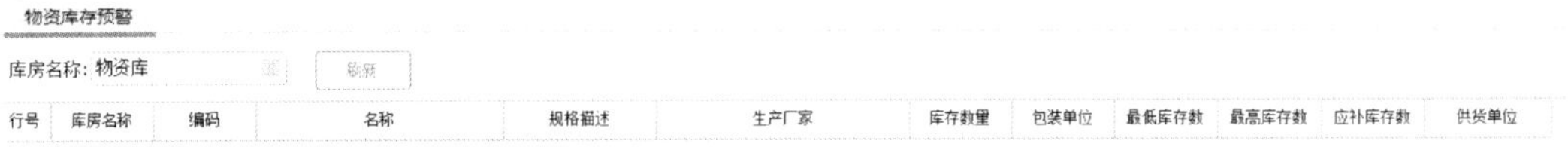

图 7-11-23　物资库存预警

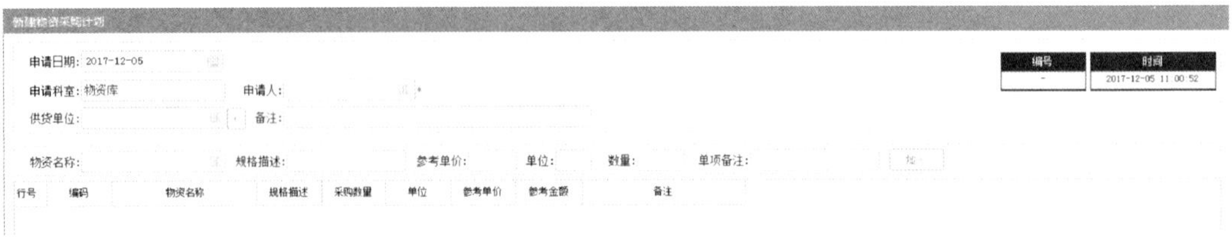

图 7-11-24　新建物资采购计划

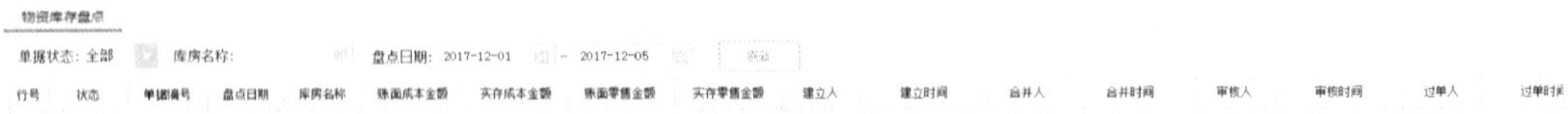

图 7-11-25　物资库存盘点

7.11.5　决策支持与统计分析系统

1. 决策支持系统

决策支持系统从院长查询、抗菌药物两大方面来分析各个部门的工作动态、业务等情况,使其更直观、全方位地呈现。

（1）院长查询分为医疗动态、药品情况、财务状况、后勤物资、检验科室五大板块,其界面如图 7-11-26 所示。

以"门急诊流量"为例,可选择具体日期进行查看,该功能可以图表形式进行统计分析,分析结果更直观,其界面如图 7-11-27 所示。

可对其进行编辑、导出、导入操作。图 7-11-28 所示为门急诊流量编辑界面。

筛选属性编辑主要进行具体信息的详细编辑,其界面如图 7-11-29 所示。

(2)抗菌药物分为使用情况查询、合理使用指标、使用监测和临床抽查表四大版块,可进行数据查询及检测,其界面如图 7-11-30 所示。

其中门急诊使用查询,可选择具体日期进行查看,其界面如图 7-11-31 所示。

2. 统计分析系统

统计分析系统从决策支持、门诊业务、住院业务、西药房、医技相关、统计分析、财务监控、电子病历、中药房、西药库、中药库、首页报表、农合统计、医保统计、病案报表 15 个方面统计分析,更全方位地掌握整个医院内的各项相关信息,其界面如图 7-11-32 所示。

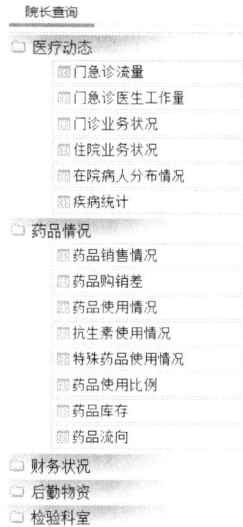

院长查询
医疗动态
门急诊流量
门急诊医生工作量
门诊业务状况
住院业务状况
在院病人分布情况
疾病统计
药品情况
药品销售情况
药品购销差
药品使用情况
抗生素使用情况
特殊药品使用情况
药品使用比例
药品库存
药品流向
财务状况
后勤物资
检验科室

图 7-11-26 院长查询界面

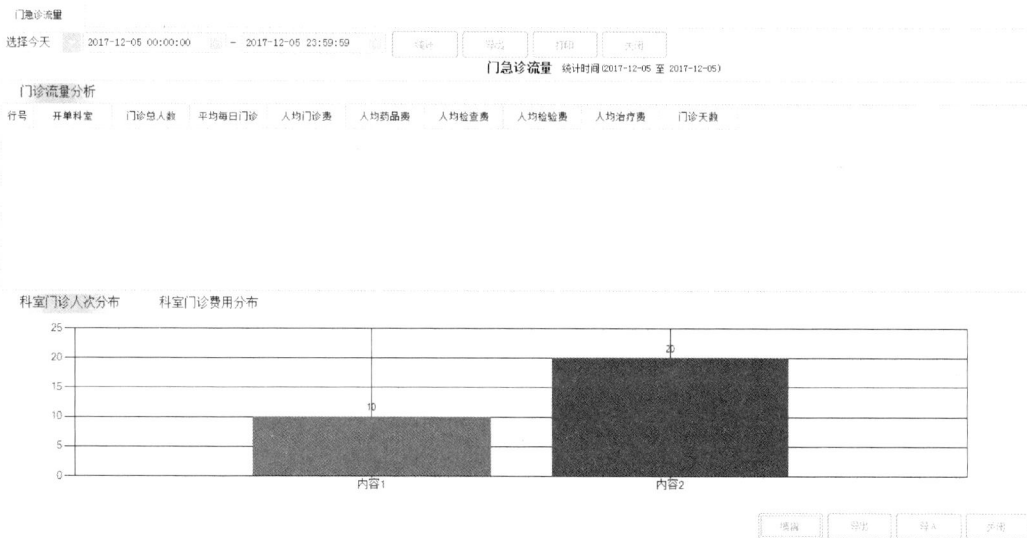

图 7-11-27 门急诊流量界面

(1)决策支持以门急诊流量、门急诊医生工作量、门诊业务状况、住院业务状况、在院患者分布情况、疾病统计、药品销售情况、药品购销差、药品使用情况、抗生素使用情况等方面分别进行要素统计与分析,提高了各项工作的效率。

以门急诊流量为例,单击打开该项目,选择日期后,结果会以图表的形式呈现,可以进行统计、导出或打印操作,其界面如图 7-11-33 所示。

(2)门诊业务以收费业务、医疗质量、业务汇总 3 个方面来进行数据分析统计,可根据需要逐一查看,其界面如图 7-11-34 所示。

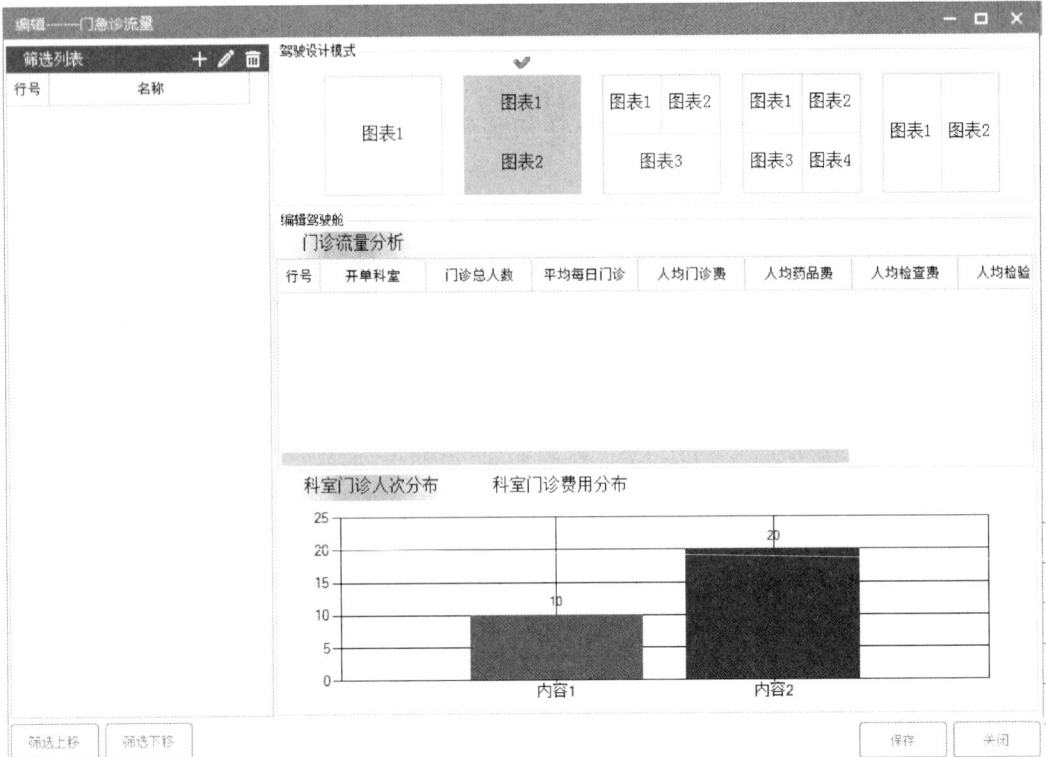

图 7-11-28 门急诊流量编辑界面

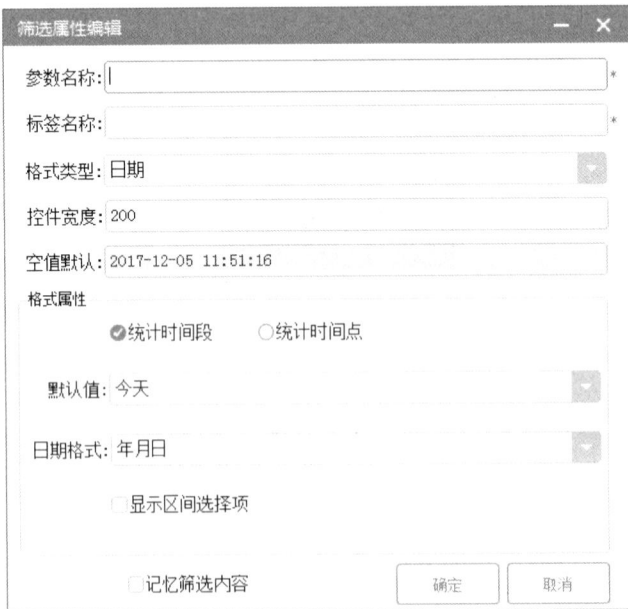

图 7-11-29 筛选属性编辑界面

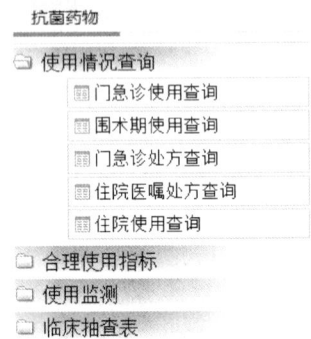

图 7-11-30 抗菌药物界面

门急诊使用查询

选择今天　2017-12-05 00:00:00　－　2017-12-05 23:59:59　　统计　　导出　　打印　　关闭

门急诊使用查询　统计时间(2017-12-05 至 2017-12-05)

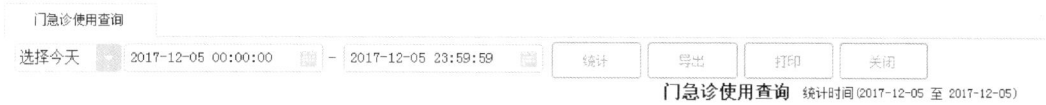

图 7-11-31　"门急诊使用查询"界面

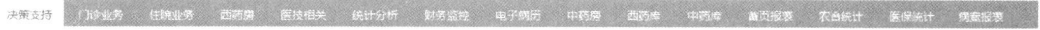

决策支持　门诊业务　住院业务　西药房　医技相关　统计分析　财务监控　电子病历　中药房　西药库　中药库　首页报表　农合统计　医保统计　绩效报表

图 7-11-32　统计分析系统界面

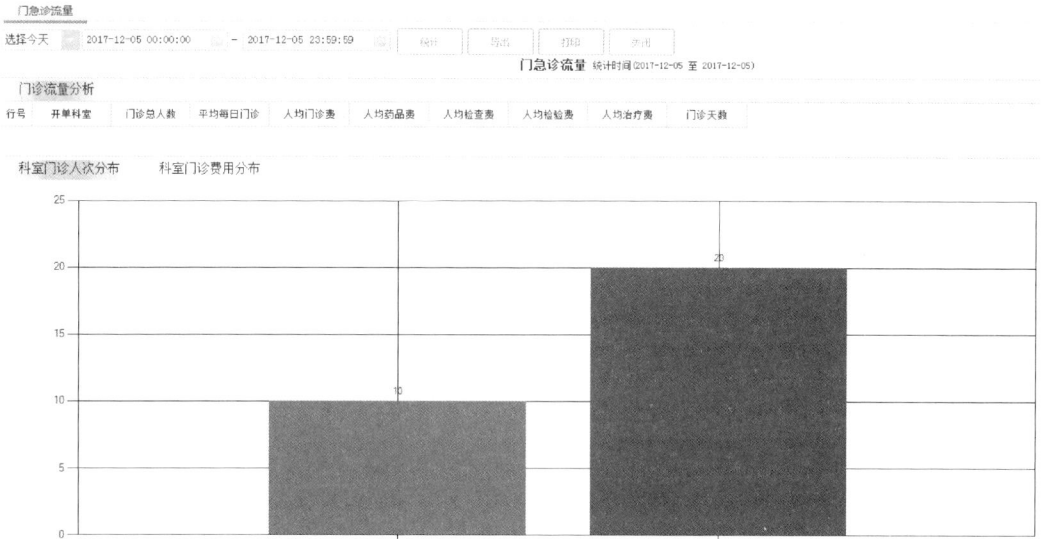

门急诊流量

选择今天　2017-12-05 00:00:00　－　2017-12-05 23:59:59　　统计　　导出　　打印　　关闭

门急诊流量　统计时间(2017-12-05 至 2017-12-05)

门诊流量分析

行号	开单科室	门诊总人数	平均每日门诊	人均门诊费	人均药品费	人均检查费	人均检验费	人均治疗费	门诊天数

科室门诊人次分布　科室门诊费用分布

图 7-11-33　"门急诊流量"界面

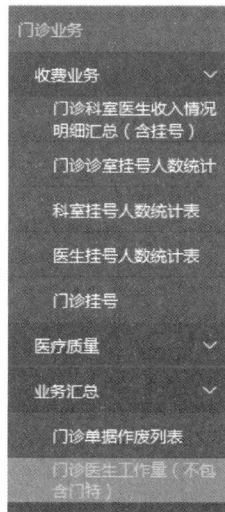

图 7-11-34　"门诊业务"界面

以门诊科室医生收入情况明细汇总为例,单击打开该项目,选择日期及科室后,可得到详细数据,可进行统计、导出、打印操作,其界面如图 7-11-35 所示。

门诊科室医生收入情况明细汇总（含挂号）

统计时间 选择上月　2017-11-01 00:00:00　-　2017-11-30 23:59:59　科室

科室医生收入情况明细汇总

行号　开单医生　收费明细项目　金额

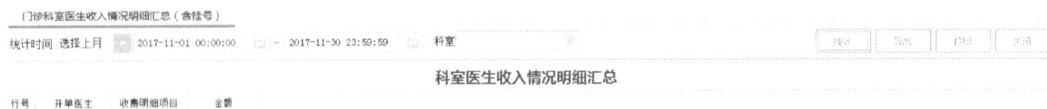

图 7-11-35 "门诊科室医生收入情况明细汇总"界面

第 7 章 习题及答案

第8章

公共卫生信息系统

8.1 公共卫生信息系统概述

为了加强我国的公共卫生体系建设,近年来,我国建立健全了突发公共卫生事件应急机制、疾病预防控制体系、医疗救治体系和卫生执法监督体系。公共卫生信息系统建设是上述机制和体系建设的重要环节和纽带。

我国公共卫生系统主要由各级医疗行政部门、医院、疾病预防与控制机构、卫生监督机构组成。相对应地,公共卫生信息系统(Public Health Information System, PHIS)是指对这些机构所涉及的各种公共卫生信息进行规划和管理的信息系统。

公共卫生信息内容涉及突发公共卫生事件应急指挥决策机制、疾病预防控制体系、医疗救治体系和卫生执法监督体系等方面,如图 8-1-1 所示。

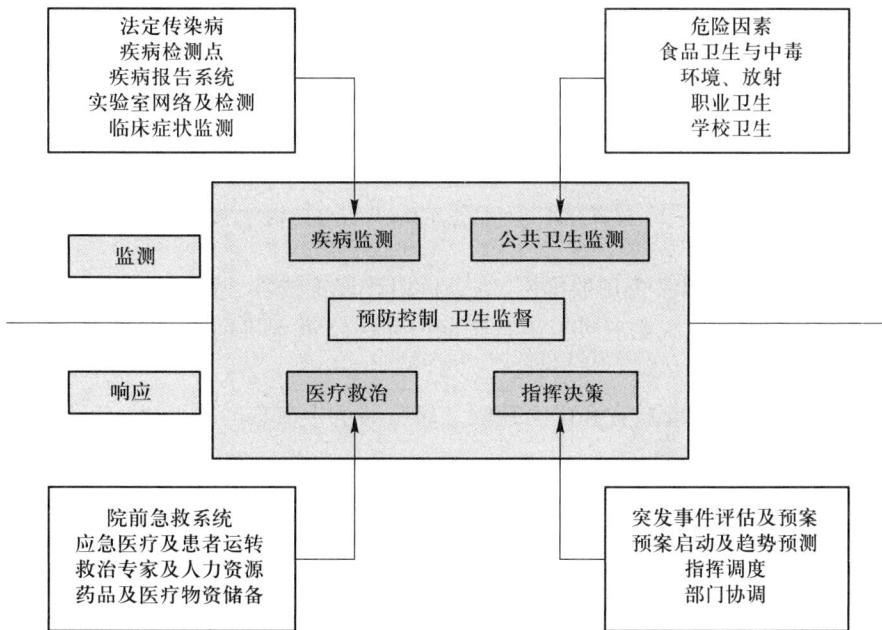

图 8-1-1　公共卫生信息内容

在我国公共卫生的信息化起步于疾病预防控制的信息化,同时以疾病预防控制信息系统的发展为主导。疾病预防控制体系信息化的发展带动了公共卫生其他领域的信息化,为公共卫生信息化的发展奠定了坚实的基础,也使公共卫生信息化真正融入国家信息化,成为国家信息化不可或缺的重要部分。

目前,我国公共卫生信息系统包括五大系统,即 SARS 疫情专报和分析预警系统、疫情和突发公共卫生事件监测系统、医疗救治信息系统、卫生执法监督信息系统、突发公共卫生事件应急指挥决策系统。

国家公共卫生信息系统纵向网络建设形成了"五级网络、三级平台",如图 8-1-2 所示。

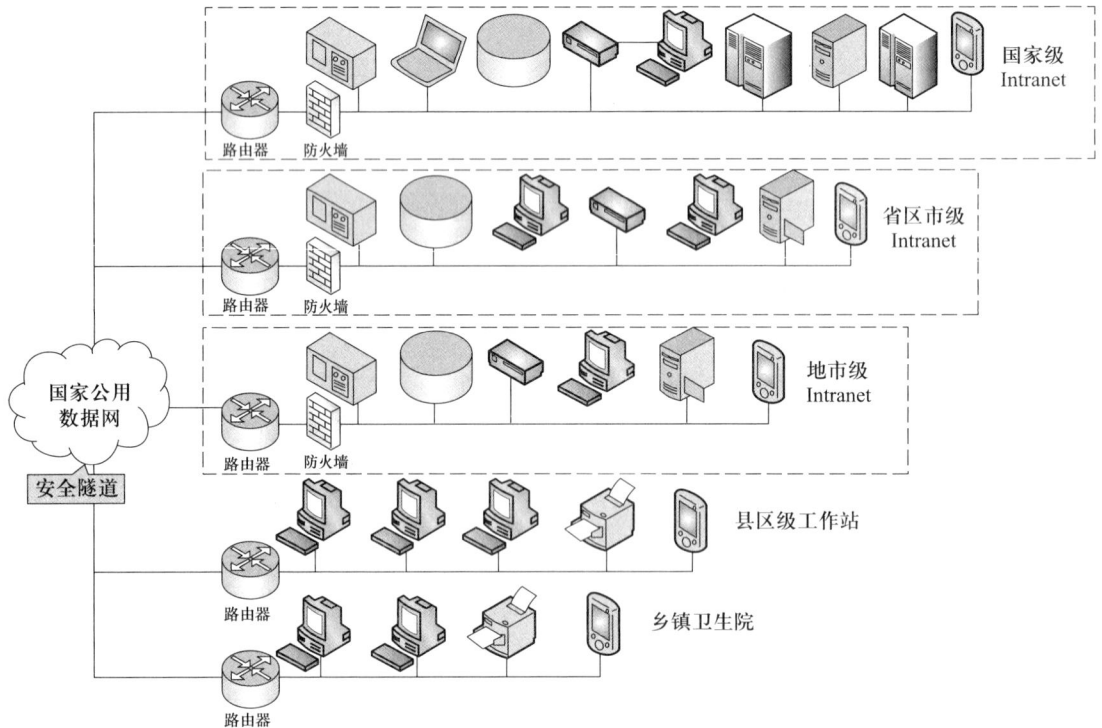

图 8-1-2　国家公共卫生信息系统的"五级网络、三级平台"

"五级网络"是指依托国家公用数据网,综合运用计算机技术、网络技术和通信技术,建立连接乡镇、县区、地市、省区市、国家五级卫生行政部门和医疗卫生机构的双向信息传输网络,形成国家公共卫生信息虚拟专网。

"三级平台"是指在地(市)、省和国家建立三级公共卫生信息网络平台。

8.2　中国疾病预防控制信息系统

中国疾病预防控制中心(Center for Disease Control and Prevention,CDC)成立于 2002 年,是由政府成立的实施国家级疾病预防控制与公共卫生技术管理和服务的公益事业单位。其使命是通过对疾病、残疾和伤害的预防控制,创造健康环境,维护社会稳定,保障国家安全,促进人民健康。

中国疾病预防控制信息系统(China Information System for Diseases Control and Prevention)是

公共卫生信息系统的重要组成部分,是连接乡镇、县区、地市、省区市和国家五级卫生行政部门和医疗机构的双向信息传输网络,是以互联网作为通信载体,依托虚拟专用网络(VPN)、防火墙等技术建立的"公网专用"的公共卫生信息传输网络。

中国疾病预防控制中心的核心业务信息系统始建于 2003 年。至今已建立起较完善的国家、省区市、地市、县区、乡镇用户管理体系,开发出基于 Web 直报业务的统一门户应用系统,先后建设了疾病监测信息报告管理系统、突发公共卫生事件报告管理信息系统、健康危害监测信息系统、疾病预防控制基本信息系统、鼠疫防治管理信息系统、结核病管理信息系统、艾滋病综合防治信息系统、传染病自动预警信息系统、专病/单病监测信息报告管理系统、救灾防病信息报告系统、死因登记报告信息系统、淮河死因调查系统、出生报告系统、儿童预防接种信息系统等 18 个系统。

中国疾病预防控制信息系统采用五层平台架构,包括操作系统平台、系统软件平台、应用系统平台、业务运行平台和业务系统的全部功能。图 8-2-1 所示为中国疾病预防控制信息系统登录主页。

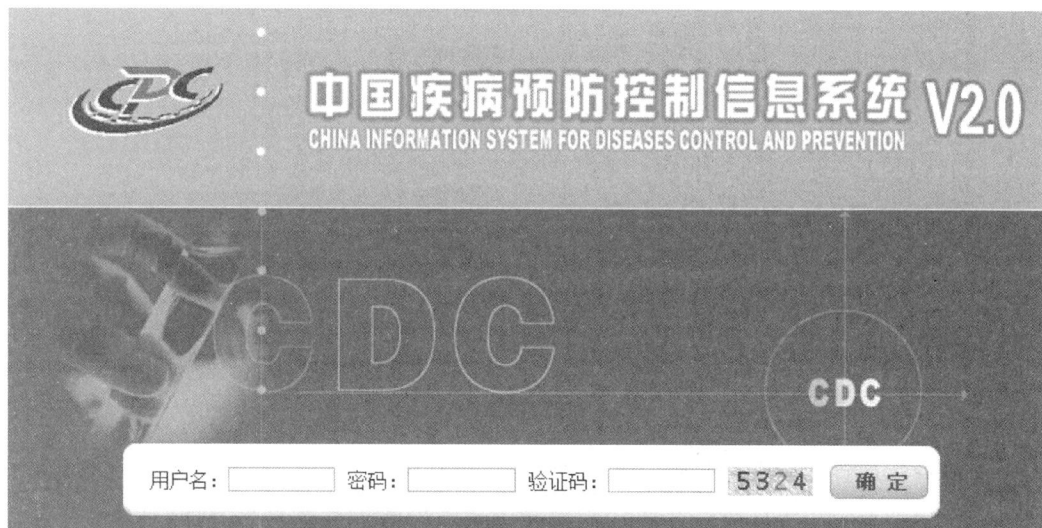

图 8-2-1　中国疾病预防控制信息系统登录主页

8.2.1　中国疾病预防控制信息系统业务子系统

目前,在中国疾病预防控制信息系统平台上运行的子系统包括疾病监测信息报告管理系统、突发公共卫生事件管理信息系统、传染病自动预警信息系统、儿童预防接种信息系统、死因登记报告信息系统、健康危害监测信息系统、公共卫生基本信息系统、结核病、艾滋病及乙脑、麻疹等单病种管理系统。

(一)疾病监测信息报告管理系统

依据《中华人民共和国传染病防治法》,我国建立传染病监测制度,对法定管理的甲乙丙三类传染病及其他监测传染病进行报告。疾病监测信息报告管理系统 2004 年启用,对应的业务流程是传染病疫情监测,用户涵盖与传染病防治工作有关的卫生行政、疾病预防控制、乡卫生院

（社区卫生服务中心）及以上医疗卫生机构。该系统具有传染病个案报告、浏览、审核、修改订正、删除、统计分析、监测信息反馈等基本功能。疾病监测信息报告管理系统又称为"大疫情系统"，其主菜单如图8-2-2所示。

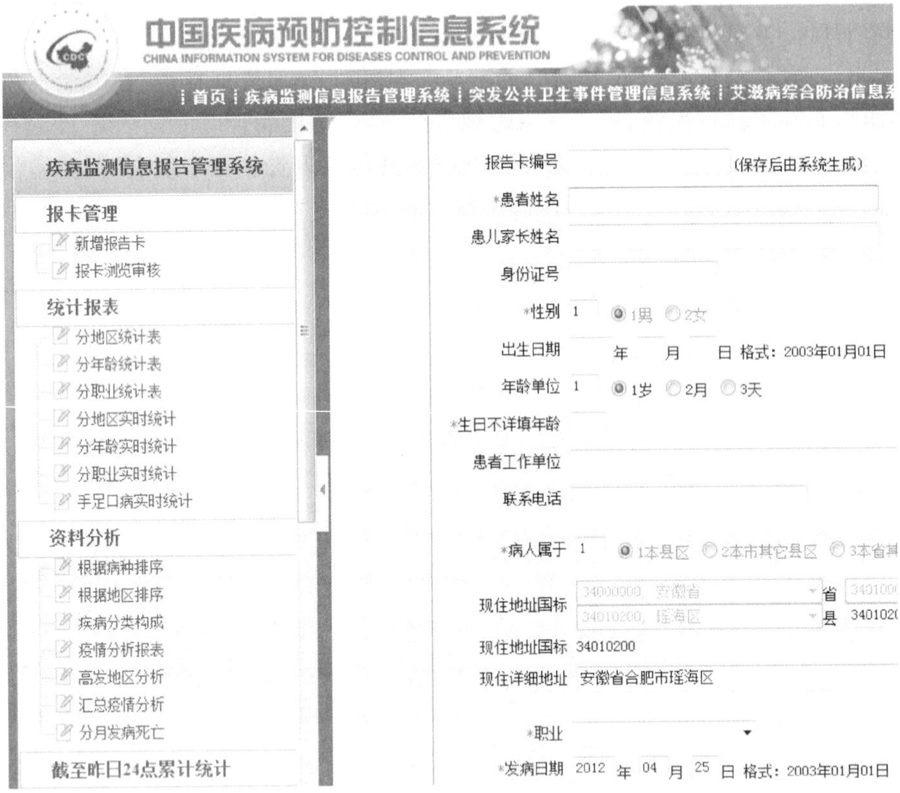

图8-2-2 疾病监测信息报告管理系统主菜单

（二）突发公共卫生事件管理信息系统

依据《突发公共卫生事件应急条例》，国家建立了突发事件应急报告制度，县级以上地方人民政府应当建立和完善突发事件监测与预警系统。突发公共卫生事件管理信息系统是国家2004年建立的全国统一的突发公共卫生事件信息监测报告系统。其用户为卫生行政机构和各级疾病预防控制中心，具有突发公共卫生事件报告（初次报告、进程报告、结案报告）、事件管理（浏览、审核、修改、删除）、统计分析、监测反馈等基本功能。突发公共卫生事件报告与处理采取分级负责制，国家、省区市、地市、县区各级《突发公共卫生事件应急预案》和《国家突发公共卫生事件相关信息报告管理工作规范（试行）》中有详细的规定。突发公共卫生事件管理信息系统主菜单如图8-2-3所示。

（三）传染病自动预警信息系统

通过疾病监测信息报告管理系统获得各地传染病疫情基本信息，2008年国家建立了传染病自动预警系统。该系统通过特定的算法确定预警阈值，当现时的传染病病例数高于该阈值时，可自动发出预警信号，以便从事疫情监测的工作人员及时采取相应的分析、核实、调查与防控措施。传染病自动预警信息系统主菜单如图8-2-4所示。

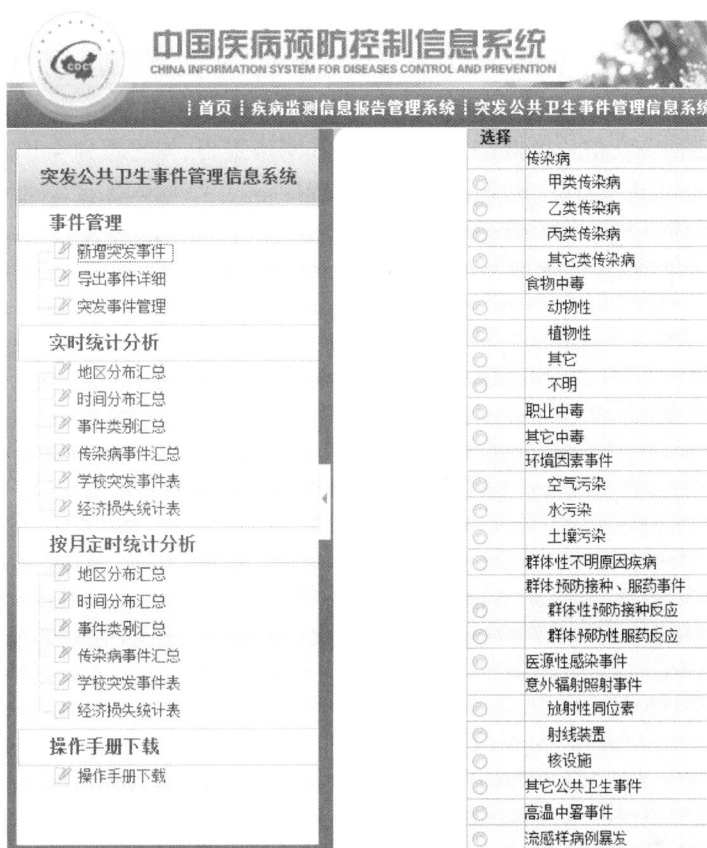

图 8-2-3　突发公共卫生事件管理信息系统主菜单

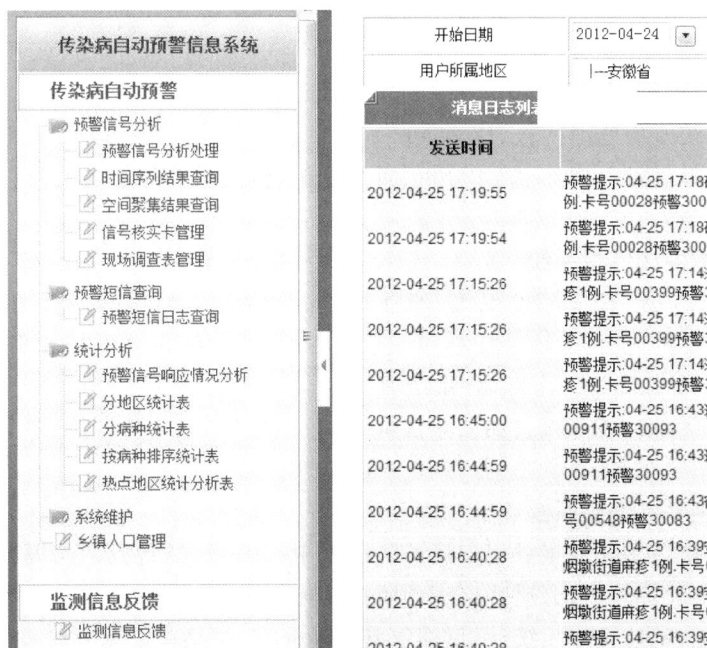

图 8-2-4　传染病自动预警信息系统主菜单

（四）儿童预防接种信息系统

2006年原卫生部印发《儿童预防接种信息报告管理工作规范（试行）》，加速推进接种信息的个案管理，招标开发了《儿童预防接种信息管理系统》客户端软件供乡级（社区级）接种单位使用，实现儿童预防接种个案信息的收集、登记、输入和网络报告，构建覆盖全国范围的免疫接种门诊的广域网系统。它实现了儿童免疫接种、疫苗管理的信息化，同时保证了儿童的异地接种和管理，实现了国家、省区市、地市、县区、乡镇五级免疫接种相关数据的逐级上报功能。儿童预防接种信息系统主菜单如图8-2-5所示。

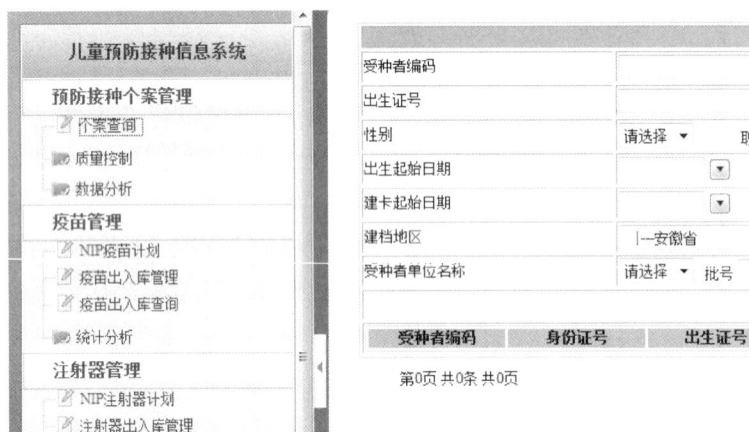

图 8-2-5　儿童预防接种信息系统主菜单

（五）死因登记报告信息系统

继2003年我国首次发生传染性非典型肺炎疫情后，2004年中国境内再次发生疫情，为及时记录、分析医院不明原因死亡病例信息，发现新发疾病线索，原卫生部要求县级以上医疗机构全面报告院内死亡病例，死因登记报告信息系统于2004年4月启动。此后，该系统改造完善，全国疾病监测点、淮河流域癌症综合防治项目和原卫生部死因统计系统及各地自愿开展的全人群死因监测都利用此系统开展死因网报，成为生命统计信息来源的主要路径。该系统具有死亡信息个案输入、浏览、审核、修改、删除、统计分析、质量分析、监测反馈等基本功能。该系统主菜单如图8-2-6所示。

（六）健康危害监测信息系统

在设计上包含食品卫生、环境卫生、职业卫生、放射卫生和学校卫生五大卫生危害因素监测，目前主要应用的是环境卫生监测和职业卫生监测。食品卫生的食源性疾病监测另行建立了信息系统。健康危害监测信息系统具有输入、浏览、审核、修改、统计、反馈等基本功能，其监测内容与管理模式随着《食品安全法》和修订后的《职业病防治法》进行调整。其主菜单如图8-2-7所示。

（七）公共卫生基本信息系统

公共卫生基本信息系统逐年登记疾病预防控制中心人力、经费投入与开支、用房、仪器设备和检验能力、专用实验室等信息，反映疾病预防控制体系建设进展与问题，为宏观决策服务。该系统具备输入、浏览、审核、修改、统计、反馈等基本功能，其主菜单如图8-2-8所示。

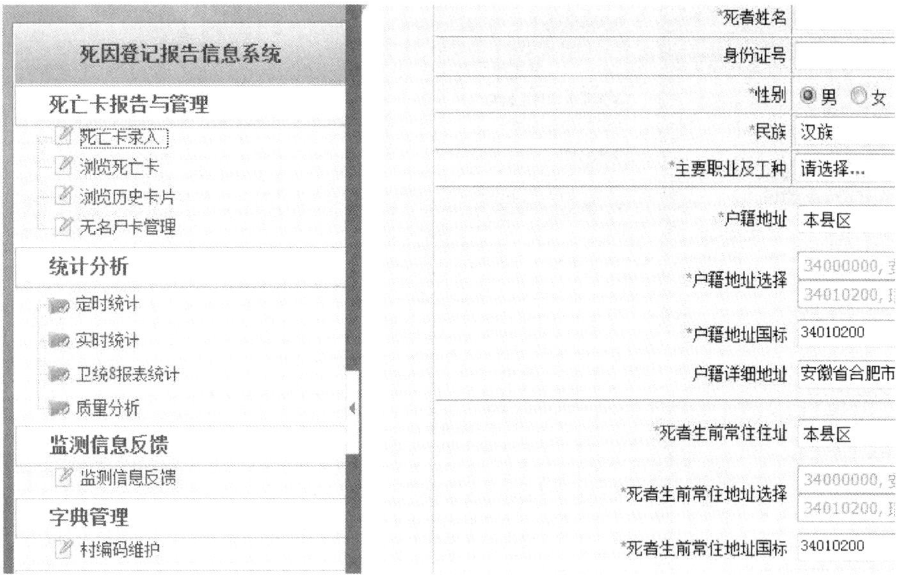

图 8-2-6　死因登记报告信息系统主菜单

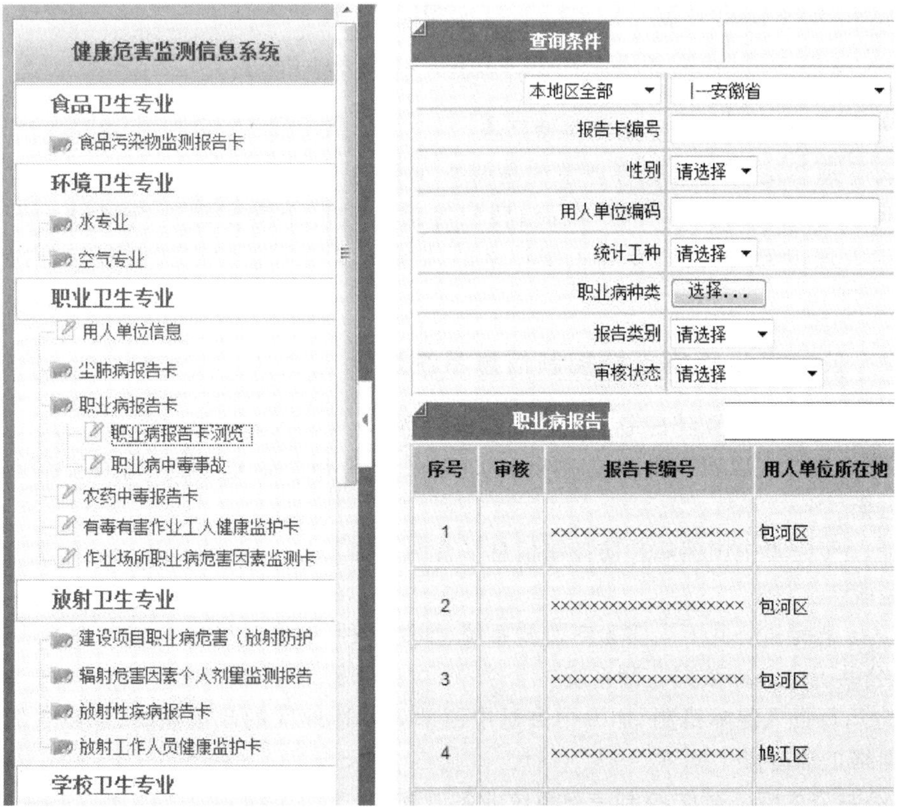

图 8-2-7　健康危害监测信息系统主菜单

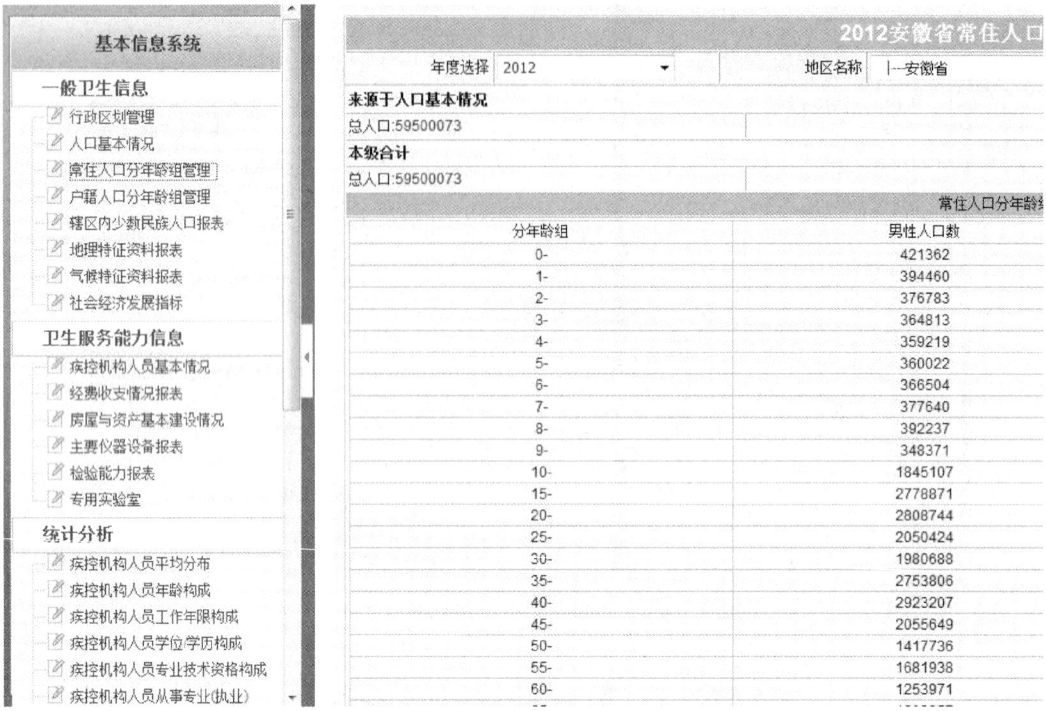

图 8-2-8　公共卫生基本信息系统主菜单

（八）结核病管理系统和艾滋病管理系统

结核病管理系统和艾滋病管理系统是两个重要的专病管理系统。作为疾病管理系统，对病例发现、诊断依据、治疗用药、检测、转归等信息进行个案跟踪连续记录。艾滋病和结核病是法定管理传染病，两个专病系统记录的传染病发病信息和疾病监测信息报告管理系统互联。

8.2.2　公共卫生疾病预防控制信息系统建设

（一）公共卫生疾病预防控制信息系统建设内容

目前，国家正加大以疾病预防控制网络为主体的公共卫生疾病预防控制信息系统建设，包括以下几个方面。

1. 在进一步完善中国疾病预防控制信息平台的基础上，升级和改造传染病与突发公共卫生事件现有系统。

2. 建立传染病和公共卫生实验室监测系统、预防接种、健康危险因素与风险评估、慢性非传染性疾病、公共卫生基础数据监测系统。

3. 制定运行投入保障机制，加大中央对中西部欠发达地区的政策倾斜，保障各级疾病预防控制信息网络正常运行。

（二）公共卫生疾病预防控制信息系统业务流程

公共卫生疾病预防控制信息系统业务流程如图 8-2-9 所示。

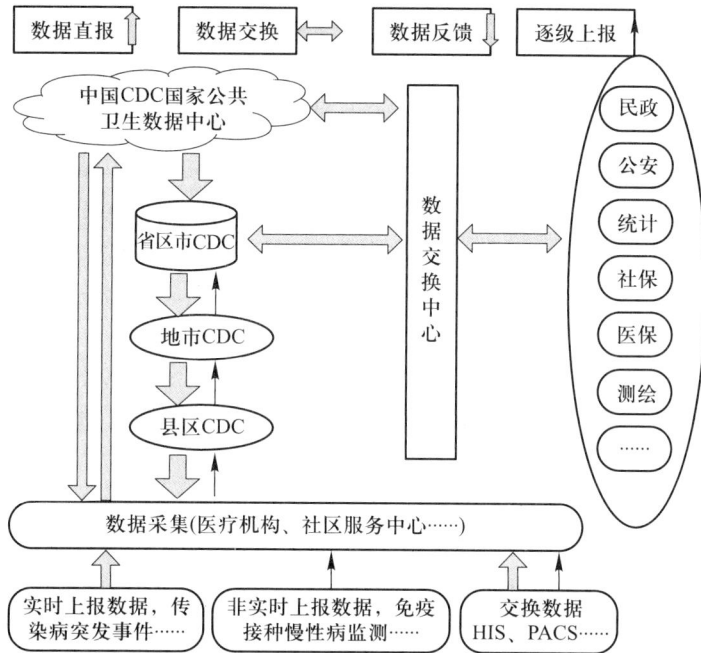

图 8-2-9　公共卫生疾病预防控制信息系统业务流程

8.3　卫生监督信息系统

8.3.1　卫生监督信息系统概述

(一)卫生监督信息系统的基本概念

卫生监督信息系统是在卫生监督领域内,结合各专业知识,植入"规范用语"等成功经验,充分利用现代化的现场信息采集手段、计算机数据处理技术和先进的网络通信技术,依托国家公网构建的服务于本领域的信息管理系统,从而在各地区、各监督机构之间形成规范、完善的信息数据采集、交换方式,使卫生执法监督相关信息实现整合、交换和共享。

应用卫生监督信息系统能充分利用信息资源,使卫生执法监督相关人员和社会公众更加方便、快捷地获取及时、全面、可靠的信息数据,有效提高卫生执法监督工作效率和监管力度。

卫生监督信息系统应用现代信息技术,促使传统工作模式向信息化管理模式转变,实现卫生监督执法工作的科学化、信息化管理,提高监督效率,促进卫生监督工作的规范化,增强监管能力,真实、及时、全面地反映卫生监督实际情况,是卫生监督工作发展的重要技术保障,是解决监管能力提升瓶颈的有效手段之一。

(二)卫生监督信息系统的发展历程

深圳市卫生监督所自 2002 年启动信息系统建设,是全国第一家进行卫生监督信息化建设的监督机构。2003 年系统开发完毕投入试运行,走出了卫生监督信息化建设的第一步,为我国卫生监督行业的信息化发展提供了宝贵经验。

北京市卫生监督信息系统自 2004 年开始研发,2006 正式上线试运行,被评为"2006 年度信息北京十大应用成果"之一与北京市信息化试点示范项目。

原卫生部卫生监督中心自 2005 年起即开始了国家级卫生监督信息系统的用户需求调研工作。在广泛征求全国各级卫生监督机构意见、汲取卫生监督信息系统成功案例经验的基础上,制定了《全国卫生监督调查制度》,编订了卫生监督规范用语,制定了卫生监督数据标准。

2009 年 12 月,国家级卫生监督信息系统建设项目正式启动,其中信息报告系统于 2010 年 5 月开发完毕,6 月至 11 月在安徽、辽宁、陕西、广东四省试运行,2011 年 1 月 1 日正式上线运行。

8.3.2　国家级卫生监督信息系统构成

国家级卫生监督信息系统业务软件目前包括两大类、三个系统,即卫生监督信息报告系统和卫生监督日常业务系统,日常业务系统又包括卫生行政许可审批系统及卫生监督检查和行政处罚系统。

(一)信息报告系统与日常业务系统之间的关系

信息报告系统是核心和主干,是卫生监督信息报告、数据库建设和数据共享的关键,是真实、及时、全面掌握卫生监督实际状况的重要手段。

日常业务系统是信息报告系统的基础和延伸,可以有效地改进工作方式,提高监督效率,规范执法行为,同时提高卫生监督信息的采集、处理和报告效率。

(二)全国统一使用的卫生监督信息报告系统

卫生监督信息报告系统能够在全国各级卫生监督机构之间建立信息传递渠道,形成全国性的卫生监督信息报告网络,实现卫生监督信息报告方式的信息化管理,全面收集卫生监督信息,建立卫生监督信息数据库,是提高卫生监督信息报告的质量与效率,实现卫生监督信息资源共享的重要保障。

(三)普遍通用的卫生监督日常业务系统

卫生监督日常业务系统可以规范卫生监督日常业务,提高卫生监督工作效率,通过日常业务系统产生卫生监督个案报告数据,提高信息报告的数据质量。包括卫生行政许可审批系统及卫生监督检查和行政处罚系统。

1. 卫生行政许可审批系统

实现各级卫生监督机构承担的卫生行政许可、审查和备案等业务工作的信息化管理,采集、处理卫生行政许可、审查和备案等管理相对人基本信息,实现动态管理,规范卫生行政许可、审查和备案工作程序。

2. 卫生监督检查和行政处罚系统

实现日常卫生监督检查和卫生行政处罚等业务工作的信息化管理,采集、处理各类日常卫生监督检查、监测及行政处罚和行政控制措施信息,出具执法文书,实现动态管理,并可规范日常卫生监督检查和卫生行政处罚工作,是改善卫生监督执法手段、保证执法公正、提高工作效率的有效途径。

(四)国家级卫生监督信息系统的网络结构

国家级卫生监督信息系统以国家、省两级平台为基础,建立、维护卫生监督数据库,依托国家公网实现与国家、省区市、地市、县区卫生监督机构的互联互通。利用现代化的现场信息采集手段、计算机数据处理技术和先进的网络通信技术,完成卫生监督现场数据采集、整理、上报、汇总分析,实现卫生监督执法资源共享。

8.3.3　国家卫生监督信息报告系统

卫生监督信息报告是卫生监督工作的重要内容,是全面掌握卫生监督工作情况的有效手段。全国统一使用的卫生监督信息报告系统,采用卫生监督信息卡的报告形式,以个案报告的方式保证了信息采集的完整性和规范性,提高了卫生监督信息传递的真实性和准确性。利用先进的计算机网络手段,建立、健全和完善各级卫生行政部门的卫生监督信息数据库,结合其他相应的业务应用系统,能够高效地收集汇总卫生监督工作信息,促进卫生监督工作的科学化,提高卫生监督工作效率和水平。

(一)信息填报

信息填报是卫生监督信息报告的基础性工作,是指通过使用信息系统软件填报卫生监督信息卡所载明的项目,完成卫生监督管理过程中有关业务信息的采集和相关数据资料的保存。填报卫生监督信息有两种方式,一种是通过登录信息报告系统直接填报,另一种是通过日常业务系统自动报告。

1. 通过信息报告系统直接填报

登录信息报告系统将日常工作中产生的管理相对人档案、现场检查笔录、处罚卷宗等纸质资料直接输入系统,对于没有以上纸质材料的管理相对人,可在现场手动填写纸质卫生监督信息卡后输入系统。

2. 通过日常业务系统自动报告

通过使用全国普遍通用的卫生监督日常业务系统,或者使用各地自建的业务应用系统,自动生成卫生监督信息报告数据。

3. 填报流程

卫生监督人员在日常的卫生监督执法等业务工作过程中,采集相关的卫生监督信息,必要时填写相应的卫生监督信息卡,通过信息报告系统进行信息的输入、审核、上报。

4. 信息利用及质量控制

信息报告系统采集的是个案信息,对已审核通过的信息,系统能自动生成相应的汇总表,卫生监督人员可通过系统进行数据的查询、统计和分析。由于信息来源不一,填报人员水平参差不齐,报告管理人员必须对已经生效的信息进行质量控制。

5. 生成汇总表

经审核确认并上报的信息,信息报告系统会自动生成相关汇总表。

6. 查询信息

信息查询实行权限管理,业务人员可查询授权范围内的相关信息。

7. 查重、查漏和查错

由专职报告管理人员对已经生效的信息进行查重、查漏和查错。对出现信息重项、错项、漏项的情况,启动质量控制程序撤销信息的有效性,退回至信息输入人员,核实后删除或校正后重新填报。

(二)网络模式

针对全国卫生监督信息化建设的需要及地区间发展不平衡的现状,以及信息资源充分整合的要求,国家卫生监督报告系统网络构架采用全国统一集中管理并支持省级分布式平台的网络模式。

全国统一的网络模式对于系统的整体性、规范性、高效性、快速推广性、维护性具有很大的优势,适合系统总体建设要求的特性,而支持省级分布式平台的方案,可以对应全国各省区市信息系统建设发展不平衡的现状。国家级信息系统主要承担监督信息的采集和汇总,各省级信息系统除了采集汇总本省区市范围内的业务数据,还可以建设部署满足国家标准又适应本省区市业务特点的具体业务应用系统。

(三)系统特点

(1)将传统的信息年报转为个案实时报送,提高信息的及时性。

(2)建立管理相对人"一户一档"资料档案,并实行动态管理,提高信息的准确性。

(3)将传统的汇总表填报转为个案信息报告,全面收集卫生监督业务信息。

(4)统一卫生监督业务信息标准,保证信息的共享和可交换性。

(5)国家级系统中心平台为各省区市建立了省级逻辑平台,支持全国大用户量并发访问与数据交换。

(6)实现数据填报、审核、统计汇总、综合展示分析等功能。

8.3.4 国家级卫生监督日常业务系统

国家级卫生监督日常业务系统由普遍通用的卫生行政许可审批系统及卫生监督检查和行政处罚系统组成,这两个子系统能实现卫生监督主要业务工作的信息化,并自动实现卫生监督信息报告,既相对独立,又密切联系。

国家级卫生监督日常业务系统为各级机构提供了标准化工作流程的指导,包括行政许可流程、许可项目、卫生监督检查标准、行政处罚标准、行政处罚流程等典型流程、标准规范模板和参考数据。通过系统建设,大大改善了卫生监督信息化建设的状况,改变卫生监督信息传递方式,规范卫生行政许可行为,提高卫生行政许可效率,促进政务公开。进一步规范现场执法标准,提高现场快速执法处置的能力与效率。规范行政处罚流程,限制了执法的随意性,尤其是规范用语的引入,避免了卫生执法文书书写不规范导致的败诉。实现卫生监督信息网络互联互通和信息资源共享,形成对违法机构和人员打破地区界限的全国范围内监督和监控的卫生监督新局面。

(一)卫生行政许可审批系统

卫生行政许可审批系统是卫生监督机构行使政府行政许可职能的重要业务系统,收集卫生监督管理相对人的基本资料信息,是最早建设的卫生监督业务应用系统。该系统为基层卫生监督机构提供了一套信息化管理工具,实现许可证的打印发放和管理相对人基本信息的自动化管理,对管理相对人的信息进行统计汇总,为信息报告系统提供真实可靠的管理相对人基本信息,实现管理相对人基本信息的自动上报。

卫生许可审批系统从架构上分为"卫生许可审批管理"和"管理相对人基本信息"两大部分,主要部署在各省级平台,系统按照许可程序实现全流程管理。

针对全国各地审批项不同、表单不同、审批流程不同的特点,系统设置了不同级别的权限。省级可以自定义审批项、审批材料及审批流程,地市、县区级可根据本地需要,通过系统提供的设计工具个性化调整流程。

管理相对人的基本信息是卫生监督工作的基础,监督人员在日常工作中,会产生、改变、调阅和利用这些资料。卫生监督的所有业务都是围绕着管理相对人展开的,如日常监督、专项监督、行政处罚等。

根据监督工作的现状,管理相对人的资料包括基本资料、专业资料和日常工作所产生的资料三种类型,其中,基本资料是管理相对人的基础信息,与专业无关,如管理相对人的法人代表、规模、注册地址、注册类型、注册资金等;专业资料是与各专业相关的信息,如餐饮业的就餐人数、酒店的床位数、医疗机构的诊疗科目等;日常工作所产生的资料主要有行政许可/备案、监督、行政处罚等工作产生的各种文书和信息。

管理相对人的基本信息主要来源于许可证发放时管理相对人所提交的资料和业务人员根据规定收集的信息,利用行政许可审批系统产生的数据可建立起"一户一档"的各级卫生监督机构管理相对人基础数据库,并通过数据共享和交换形成统一的管理相对人基础数据库,为以后的信息大集中和数据仓库的建设打下良好的基础,如图 8-3-1 所示。

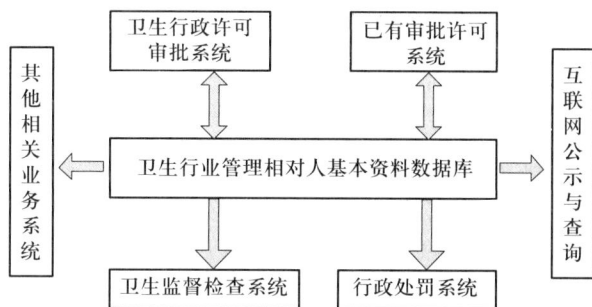

图 8-3-1　卫生行政许可审批系统

(二)卫生监督检查和行政处罚系统

卫生监督检查和行政处罚系统是供卫生监督人员在日常卫生监督检查和行政处罚工作中使用的信息管理系统,用于规范日常卫生监督(预防性卫生监督、经常性卫生监督)检查行为,采集、处理各类监督、监测、处罚信息,出具执法文书,对卫生监督检查、行政处罚工作进行动态管理,自动产生卫生监督信息报告系统所需的报告数据。

1. 系统概况

卫生监督检查和行政处罚工作大多发生在被监督单位现场,系统设计的卫生监督检查模式支持手持智能终端或笔记本电脑等电子设备进行现场执法检查和处罚,也支持现场手写检查文书、回办公室后输入系统,卫生监督人员可以在计算机上处理所有非现场执法部分的卫生监督执法工作,涉及有违法行为的情况,简易程序可以直接实施现场处罚,当场打印执法文书给管理相对人并签字。涉及一般程序的行政处罚可以根据上传的检查结果在系统中进一步处理。

信息采集支持多种方式,目的是结合当地财政状况,满足全国不同地区各级监督机构的需要。对于暂未配备手持执法设备的监督机构,可以采用现场手写文书的传统模式,回到办公室后输入系统,完成现场监督检查和行政处罚信息的采集。对于经济条件允许的监督机构,可以按照本系统的推荐模式,采用手持执法设备或笔记本电脑和便携打印机进行现场执法。卫生监督人员在现场依据任务列表和现场检查表中的项目逐条进行现场评定,使用便携式打印机打印现场检查笔录、卫生监督意见书等执法文书,及时将检查结果通过无线网络上传至系统数据库。

2. 功能模块简介

根据卫生监督业务特点,为满足规范业务、提高效率、辅助决策等需求,将系统划分为业务、维护、信息传输、统计分析 4 个模块,如图 8-3-2 所示。

业务模块:具有现场监督检查、卫生行政处罚、信息查询等功能。

维护模块:可以为各级卫生监督机构提供个性化业务需求的维护,包括检查表维护、规范用语的维护、法律法规的维护。

信息传输模块:管理相对人基本信息由许可系统产生,保存在数据库中,而监督检查和行政处罚工作大多发生在被监督单位现场,由一线监督人员在手持终端上完成,所以必须采用无线传输手段,将基本信息、监督规范等下载到手持机中,监督检查结束后,再将结果上传至系统数据库中。

图 8-3-2 卫生监督检查和行政处罚系统功能

统计分析模块:信息化的主要目的之一就是统计分析数据,为科学决策提供依据,辅助内部管理。本模块提供监督人员绩效、行政处罚的综合统计分析功能,主要包括对监督结果、监督人员日常工作信息、行政处罚情况的统计与分析。

3. 现场执法功能

监督人员到达现场后,选择“管理相对人”可进入管理相对人基本信息查看界面,显示本次执法所有管理相对人的列表,根据任务列表对管理相对人实施现场监督检查。在找到管理相对人后可选择“日常监督执法”,即进入执法检查表选择界面,确认现场执法设备中记录的管理相对人档案资料和所属的专业,并可进行检索操作。调出相应的检查表,即进入执法检查界面,卫生监督人员可以逐项进行检查,现场监督完成后根据被监督单位(人)有无违法行为及其情节的轻重程度,决定是否给予行政处罚,选择是否进入处罚程序。检查中可随时调阅相关法律法规,并可查看以往检查处罚记录。

4. 现场执法典型流程

卫生监督人员在现场利用手持设备进行执法的工作流程,比较典型的有移动上网和非移动上网两种模式。

移动上网模式适合经费相对宽裕的监督机构采用。使用支持无线网络功能的现场执法设备,现场下载管理相对人基本资料和监督任务进行监督检查,当场打印执法文书给管理相对人并签字。监督检查完成后,即时将检查结果上传至系统数据库,从而实现对监督检查结果的实时监控。可以实现卫生监督工作实时联网执法、查询,随时通过无线网络查询到管理相对人的基础信息,同时可在现场通过无线网络实时查询监督管理单位、医生、护士、餐馆服务人员等资质信息,从而提高卫生监督的快速反应能力和指挥调度功能。

非移动上网模式适合不具备移动上网条件的监督机构采用。监督人员外出执法前将管理相对人基本资料和监督任务下载到现场执法设备中,到达现场后对管理相对人实施现场监督检查,也可以当场打印执法文书给管理相对人并签字。现场检查完毕后,回到单位登录系统,连接手持

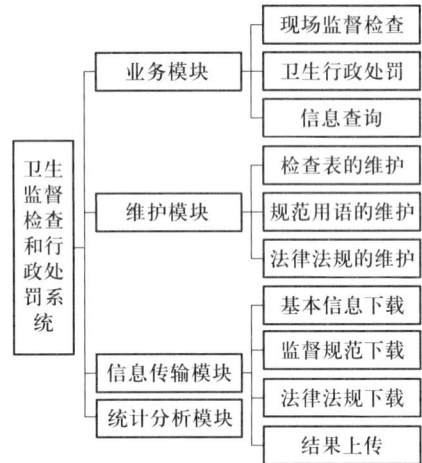

设备到计算机,将监督执法结果上传至系统数据库。

以上两种模式也可以混合采用。

5. 辅助功能

现场执法设备能容纳所有专业的法律法规和检查标准,便于开展综合执法,实现各专业的现场日常监督检查和简易程序行政处罚。支持现场便携打印机打印执法文书,省去手写现场检查笔录和卫生监督意见书等执法文书的麻烦,提高监督效率,同时规范执法行为。

联网查询:支持卫生许可证和人员资质、产品现场查验功能,可现场联网查验管理相对人许可证、医师、护士等资料。

现场取证、照相:检查过程中可以选择拍照或摄像,执法设备将进入照相模式,照相完毕后系统对照片进行自动存储。卫生监督人员可选择将照片上传到后台系统,将管理相对人的现场照片进行保存。

工作管理与绩效考评:日常业务系统建立了监督任务分派下达机制,方便各级领导对监督人员日常工作进行分配和管理,系统自动记录监督人员的监督工作情况,领导可随时查看每日监督执法工作情况,并可以进行基于机构、科室、人员等条件的自定义图表图形分析统计,形成了一整套电子化绩效考评机制。

6. 行政处罚功能

卫生行政处罚程序分为简易程序和一般程序,简易程序可由卫生执法人员当场作出卫生行政处罚决定,涉及有违法行为的情况,可以直接实施处罚,当场打印执法文书给管理相对人并签字。涉及一般程序的行政处罚案件需要将现场检查结果上传到系统中进一步处理。一般程序主要包括受理、立案、调查取证、合议、事先告知、陈述申辩、听证告知、制作卫生行政处罚决定书、送达卫生行政处罚决定书等程序,相应监督执法人员办理一个案件就要书写十余种执法文书。用传统的手工书写方式往往需要 3～5 个工作日的时间,且常因书写错误、处罚决定变更等而部分或全部重新书写,效率十分低下。使用卫生监督检查和行政处罚系统中的行政处罚程序,可将案卷制作时间缩减到 20 分钟,大幅提高制作案卷的效率,降低工作量。且打印的文书字迹工整,文面整洁,充分显示出卫生行政执法的严肃与庄严,便于归档保存和调阅。

为了规范处罚文书的使用及管理,系统列出全部卫生行政执法文书的模板,由有权限的监督人员根据案件的具体情况,选择需要的文书,建立处罚档案,建立一般程序处罚数据库,在此基础上能够利用单位信息、违法事实、处罚种类等信息进行查询。

系统提供对违法违规行为的统计分析,以便指导监督重点的确立。如以规范用语的使用频次为对象,统计各专业各种违法违规现象的数量及其比率并排序,自动形成分析报告,与上期(月、季、年)的进行比较,为科学决策提供参考依据。

8.4 突发公共卫生事件应急信息系统

防范突发公共卫生事件、传染病、流行病疫情是政府应急工作不可忽视的严肃任务。从2004 年起,为了加强突发公共事件卫生应急体系和能力建设,我国开始建设以国家级应急指挥系统为中心,省级应急指挥系统为骨干,地市级应急指挥系统为节点的三级突发公共事件卫生应急指挥体系。

8.4.1　基本概述

（一）突发公共卫生事件

突发公共卫生事件是指突然发生，造成或者可能造成社会公众健康严重损害的重大传染病疫情、群体性不明原因疾病、重大食物和职业中毒及其他严重影响公众健康的事件。

突发公共卫生事件主要包括以下几种。

1. 重大传染病疫情

重大传染病疫情是指某种传染病在短时间内发生、波及范围广泛，出现大量的患者或死亡病例，其发病率远远超过常年的发病率水平。

2. 群体性不明原因疾病

群体性不明原因疾病是指在短时间内，某个相对集中的区域内同时或者相继出现具有共同临床表现的患者，且病例不断增加，范围不断扩大，又暂时不能明确诊断的疾病。

3. 重大食物和职业中毒

重大食物和职业中毒是指由于食品污染和职业危害的原因而造成的人数众多或者伤亡较重的中毒事件。

4. 其他严重影响公众健康的事件

其他严重影响公众健康的事件是指具有突发事件特征，针对不特定的社会群体，造成或者可能造成社会公众健康严重损害，影响社会稳定的重大事件。

突发公共卫生事件产生的根源既有自然因素也有人为因素，因此，除了具有突发性、不确定性、危害性等特点，还具有全球性和社会心理危害性等特点。

（二）突发公共卫生事件应急指挥系统

突发公共卫生事件应急指挥系统是一种以预防、处置突发公共卫生事件为基础的方案体系，立足于应对突发公共卫生事件和避免突发公共卫生事件发生，其着力点在于有备无患、化险为夷或将损害降到最低。卫生应急指挥系统的建设是一个复杂的系统工程，除了系统硬件和软件建设任务，还包括卫生应急信息管理规范建设、应急指挥决策制度建设、救援执行系统、后勤保障系统、法律保障系统、系统运营维护体系建设等。它是政府管理水平最集中、最直接的反映，它的工作效率的高低一定程度上决定了对于整个突发公共卫生事件的处理是否有效、成功。

任何国家和地区都不可避免会遭受到各种各样的突发公共卫生事件，并且也很难准确知道恐怖灾难、自然灾害、交通事故和重大传染病疫情及其他严重影响公众健康事件会在什么时候、什么地方发生。因此，大家希望在突发公共卫生事件发生之前，能够建立健全快速反应和应急能力体系，将损失降到最低。

（三）世界卫生组织卫生应急体系构架

如何建立突发公共卫生事件应急指挥系统，世界卫生组织（World Health Organization，WHO）曾就全球突发公共卫生事件警报和应急体系架构进行了描述（图8-4-1）。

突发公共卫生事件警报应急体系的内涵包括：① 突发事件的报告：发现→确认→报告；② 突发事件应急协调：危险因子调查→技术咨询和帮助→实地调查→科研→信息交流；③ 对应急功能各项活动的援助；④ 制定预案：调查，人员培训，物资储备；⑤ 信息交流。

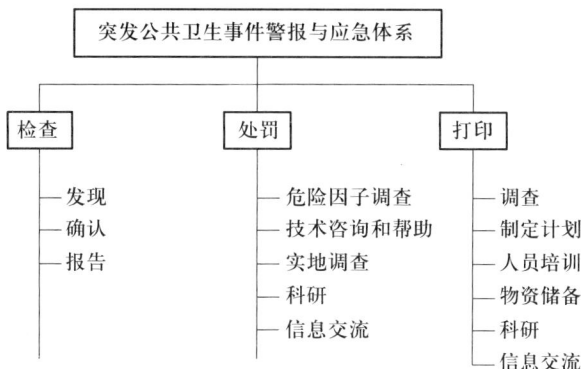

图 8-4-1 世界卫生组织描述的卫生应急体系架构

（四）国内卫生应急体系

2004 年起,我国开始建设以国家级应急指挥系统为中心,省区市级应急指挥系统为骨干,地市级应急指挥系统为节点的三级突发公共卫生事件应急指挥体系,加强突发公共卫生事件应急体系和能力建设,并进一步将应急指挥系统节点拓展至县级卫生系统,建立必要的移动应急指挥平台,以实现对各级各类突发公共事件卫生应急管理的统一协调指挥,实现卫生应急数据及时准确、信息资源共享、指挥决策高效。

8.4.2 地市级突发公共卫生事件应急指挥系统

随着我国医药卫生体制改革的不断深入,医药卫生信息化建设的不断推进,地市级突发公共卫生应急指挥系统作为重要的公共卫生业务应用系统在各地区域卫生信息平台建成后,实现了与医院信息系统、卫生监督信息系统、妇幼保健信息系统的互联互通和信息共享,发挥了更大的作用。

（一）系统的建设目标

地市级应急指挥系统的主要建设目标包括以下 4 点。

（1）实现对本级突发公共事件卫生应急有关资源信息的有效管理。

（2）实现突发公共卫生事件的动态监测,并提供专业预警信息。

（3）面对各级各类突发公共事件,能够快速采集数据,为领导提供决策依据和命令指挥工具,为卫生应急部门的业务人员和专家提供形势研判信息与分析手段,以及通信和命令指挥等支持。

（4）通过网络与省区市级和国家级应急指挥系统连接,实现信息报送、指令传递与信息资源共享。

（二）系统的建设内容

卫生应急指挥系统建设主要包括信息通信、应用软件、系统集成、信息显示、建筑装修等专业内容,可以分为 3 部分:基础环境、技术平台与应用软件系统。

1. 基础环境

提供基础的应急指挥与日常工作环境、环境设备、办公设施等。建设内容包括指挥中心建筑装修、动力配电系统（不间断电源）等。

2. 技术平台

在基础环境上,提供常规应急指挥的技术支持平台,进行正常的应急指挥工作。包括通信接入、服务器、网络与安全、信息存储与备份、指挥调度、信息显示、决策会商等。

3. 应用软件系统

为卫生应急管理服务,通过日常和应急时对法律法规、应急预案、卫生应急处置技术方案、应急资源、危险因素、事件范围等相关数据、资料的收集与管理,形成数据与信息资源、知识经验、行为规章资料库等,为卫生应急准备、事件监测、分析决策等提供数据与信息管理和服务平台;通过数据分析、信息展示、预案方案等资料提示,为分析预警、措施制定、决策指挥、总结评估等提供数据服务、决策支持、指挥平台;并为上下级系统间的信息报送、指令传递、信息资源共享等提供有效工具。

(三) 系统的信息需求

突发公共卫生事件应急工作涉及多方面信息,信息的载体是数据,以信息所反映的客观对象或所表达的卫生应急某方面问题为分类标准,可以将卫生应急有关数据分为基础与背景类、应急资源类、动态监测类、知识经验与历史事件资料类,如图8-4-2所示。

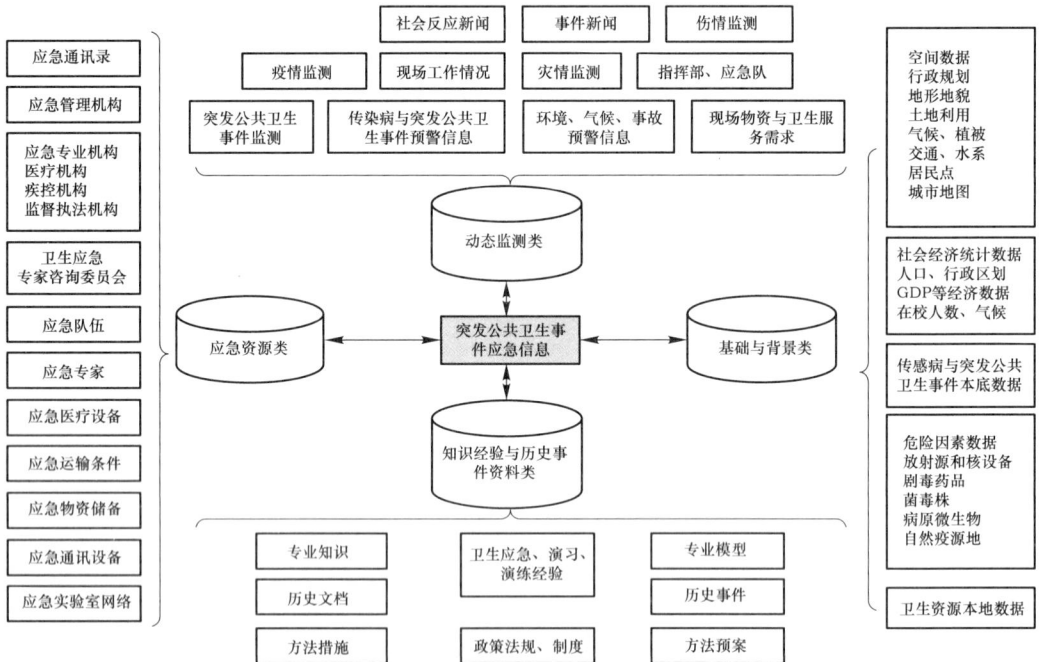

图 8-4-2 突发公共卫生事件应急数据类型

1. 基础与背景类

基础与背景类数据主要反映突发事件发生地的自然与社会背景状况,它们与新的突发事件无关,但可能因突发事件而发生改变,该类数据主要用于对突发事件的危害程度、影响范围、发展趋势的评估及突发事件应对措施的制定方面提供数据依据。根据各类数据的变化情况,应采取不同的更新周期定期更新,以保证突发事件发生时,能获得全面、真实的背景情况。

2. 应急资源类

应急资源类数据主要描述面对突发事件时,各类可使用的资源的有关情况。假如把应对突发事件比作战争,则应急资源就是战备资源。该类数据应该及时、准确,才能满足卫生应急工作的需要,保证卫生应急措施的有效性、针对性、科学性。应急资源类数据应以较高的频率进行更新,甚至随时更新,保证数据的及时、有效、准确。

3. 动态监测类

动态监测类数据是指随着发生的或可能发生的突发事件而产生的各类数据,包括提示可能发生传染病暴发或其他突发公共卫生事件的监测和预警信息、可能导致突发事件的环境、气候、事故信息;事件发生的时间、地域、范围、性质、影响程度、发展态势等信息;为了应对突发事件而采取的各种措施,如成立的指挥部和组建的应急队伍的有关信息,专家会议的有关信息、文件,物资/人员的调配等;处置措施的反馈、事件现场应急人员工作状况等;有关的环境信息类,如安置点、饮用水监测、环境质量监测、天气情况等;事件造成的灾情、伤情、病情、疫情监测情况等。此类数据是做好突发事件预防准备,预警预报、新闻发布、制订突发事件应对方案,开展应急救援,了解应对措施效果并制订后续方案、事后调查及善后处理工作的重要依据,必须在工作过程中随时更新。

4. 知识经验与历史事件资料类

知识经验是指与突发事件、卫生应急有关的各种专业知识、方法、模型、程序、典型案例等,它们为卫生应急工作提供理论基础和经验参考,应不断更新与充实、丰富,使决策过程具有广泛的理论支持和参考资料。历史资料包括突发事件卫生应急管理和处置工作及突发事件的有关资料等,随着一件突发公共事件从预警、发生、处置、结束到恢复重建,有关的事件资料和工作资料等应建档保存,既为事件的评估保留证据,也为今后的工作提供参考与事实依据。历史事件资料类数据大多由动态监测类整理或统计形成,与事件有关的资料应在事件结束后,及时整理、存入历史事件库。其他的应急管理工作文件,也应定期保存、入库。

8.4.3　省级突发公共卫生事件应急指挥系统

(一)省级应急指挥系统的建设思路

1. 上下联动、互联互通

为保障应急指挥平台的信息畅通,防止各级平台形成信息孤岛,通过平台实现与上下连接应急指挥平台的互联互通,从而提升平台应对突发公共卫生事件的能力,实现业务协同为目标。

系统采用省区市、地市、县区三级结构一体化设计理念,即三级用户使用同一个登录页面登录同一个系统,根据不同用户分配不同权限使用不同功能,数据库保持同构。系统设计要有利于形成全省卫生应急系统的体系化,使信息的上传下达更为通畅,也便于今后全省份卫生应急系统的统一升级和与市县两级指挥系统的对接。

2. 统筹规划、分级建设

首先确立省市县三级联动的总体框架,根据各级卫生行政部门在应对突发公共卫生事件时的不同职责,以突发公共事件卫生应急预案为指导,在省市县三级系统结构一体化框架下实现各级业务系统的功能差异化设计。

地市级平台的功能集中于规范化数据采集、数据上传下达、资源有效管理及查询,而省区市级平台的功能聚焦在对疫情事件的科学分析、综合决策分析、总体指挥上。结构上的一体化和功能上的差异化设计真正实现了省区市、地市之间应急响应的联动。

3. 优化格式、多点采集

通过应急值班系统,地市卫生局及其下级单位(地市 CDC、县区卫生局、地市 120、地市级医疗机构等)的值班人员按照标准格式填报事件或疫情信息,向地市级平台上传;由地市卫生局审核后通过系统直接向省级平台上传。

4. 自动报警、快速反应

系统实现自动报警:当下级上报事件或疫情时,系统自动会根据已经设定好的规则进行匹配,第一时间给相关领导进行短信报警,让领导快速进行应急处置的决策。

5. 实时交换、主动推送

通过数据交换实现两级平台之间信息的上传下达。通过数据交换模块将省厅下发的应急资料库、公文、疫情分析信息等各类数据定时或实时交换到市级卫生应急指挥系统中;同时将市局需要上报到省厅的简报、事件和疫情、资源等定时或实时地推送到省卫生厅应急指挥系统中。

6. 地图定位、快捷直观

系统基于 WebGIS,在电子地图上实现突发公共卫生事件或疫情的定位,传染病疫情的三级分析、突发公共卫生事件的统计分析等,让决策者可以更加直观地掌握事件或疫情的发生发展情况,为决策提供支持。

7. 横向联动、合理调度

面对突发公共事件,系统除提供上下级联动、指挥中心与现场联动功能外,还提供医疗卫生机构间的联动功能,包括 120 急救中心的接警登记、车辆调度及和医院端的信息反馈等。

8. 资源上报、知识共享

建立各级同构的应急资源库和应急资料库,实现应急资源资料的更新和全省共享。地市级卫生相关部门定期更新应急资源库,并通过地市级平台上传至省级平台,省厅可掌握各地市的应急资源情况。此外,省厅可将应急资料库中的法律法规、预案、知识库等共享给地市级用户。

(二)省级应急指挥系统的总体架构

各省级突发公共卫生事件应急指挥系统的模型有所不同,但基本架构如图 8-4-3 所示。

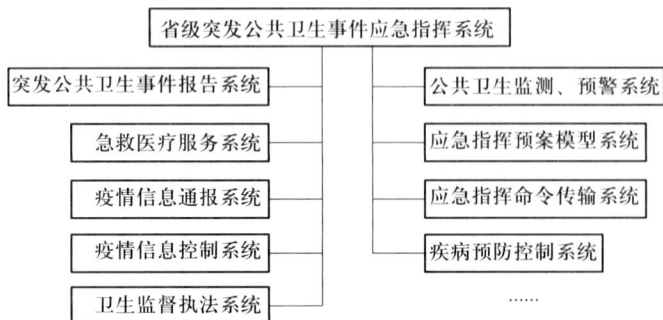

图 8-4-3　省级突发公共卫生事件应急指挥系统

(三)省级应急指挥系统的工作流程

突发公共卫生事件应急指挥系统的工作流程可以分为七大环节,如图 8-4-4 所示。

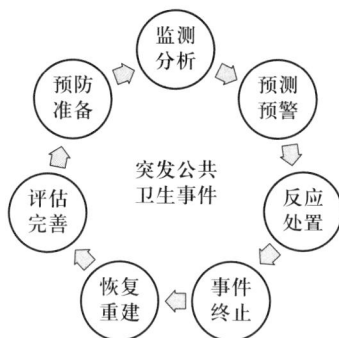

图 8-4-4　突发公共卫生事件应急系统的工作流程

1. 预防准备阶段

突发公共卫生事件应急指挥中心积极开展演习、培训与研究工作,开展应急业务模拟,提高应急处理能力,积极研究完善相关政策法规、预案与方案,同时规划储备应急医疗资源等,建立突发事件的防控体系。

2. 监测分析阶段

下属卫生行政部门向上级卫生行政部门上报突发事件信息,突发公共卫生事件应急指挥中心在此阶段主要负责接收、分派、核实与处理事件的报告,同时负责协调与组织 CDC 开展事件的预防与监测工作,获取动态监测、事件调查与疫情评估信息,跟踪事件发展状态。

3. 预测预警阶段

卫生行政工作人员对信息进行核实并确认,根据国家法定的流程与预案,突发公共卫生事件应急指挥中心组织专家进行事件评估,并针对评估结果发布预警信息,针对相关突发事件快速准备具体方案的工作,落实相关预案与方案涉及工作的准备情况,同时根据流程进行通报与汇报。

4. 反应处置阶段

卫生行政工作人员针对突发事件,快速启动预案,组织专家进行会商,决策者根据会商形成的方案下达指挥调度命令,现场指挥中心及下级卫生行政部门接收并执行指令,同时向指挥中心报告现场信息并反馈指令执行情况。指挥中心根据反馈情况,动态评估事件的发展情况,根据事件情况调整措施,最大限度地降低损失。

5. 事件终止阶段

卫生行政部门拟定恢复重建措施并进行信息通报登记。

6. 恢复重建阶段

在突发事件降级或结束时,突发公共卫生事件应急指挥中心将进行事件收尾工作的处理,以尽量减少损失,同时快速开展从应急状态恢复到正常状态的工作。一方面组织相关控制措施,防止事件死灰复燃,也控制其他可能的突发事件发生;另一方面将有计划地补充应急处理阶段所消耗的战备资源,同时逐步恢复人们正常的生活与生产。

7. 评估完善阶段

在事件结束后,由卫生行政部门对评估记录进行科学总结,进一步完善政策法规、预案与方案,并对事件进行归档。

8.5 社区卫生信息系统

8.5.1 基本概念

(一) 社区

社区(Community)是指居住在一个地区内进行共同生活的社会群体。世界卫生组织认为一个社区的人口数量为 10 万～30 万,面积在 0.5 万～5 万平方米,其成员有着共同的兴趣,彼此认识且互相来往,行使社会功能,创造社会规范,形成特有的价值体系和社会福利事业。每个成员均经由家庭、近邻、社区而融入更大的社区。

(二) 社区卫生服务

社区卫生服务(Community Health Service,CHS)是社区建设的重要组成部分,是在政府领导、社区参与、上级卫生机构指导下,以基层卫生机构为主体,全科医师为骨干,合理使用社区资源和适宜技术,以人的健康为中心、家庭为单位、社区为范围、需求为导向,以妇女、儿童、老年人、慢性病患者、残疾人、贫困居民等为服务重点,以解决社区主要卫生问题、满足基本卫生服务需求为目的,融预防、医疗、保健、康复、健康教育、计划生育技术服务功能等为一体的,有效、经济、方便、综合、连续的基层卫生服务。

(三) 社区卫生信息

社区卫生信息(Community Health Information,CHI)是指与卫生工作直接相关联的各种社区经济信息、科学技术信息、文化教育信息,以及居民身心健康状况信息等。主要包括社区信息,如社区的自然环境、社区人文环境和社区资源信息,是社区卫生服务的背景和资源信息;卫生信息,如社区医疗信息、社区预防信息、社区保健信息、社区康复信息、计划生育信息、健康教育信息等,是实施卫生服务采集利用的信息。社区卫生信息的服务对象是每个居民,针对每个居民建立健康档案,具有个体属性;每个健康档案开始记录于胚胎时期,至出生、成长直到临终关怀,伴随一生,具有连续属性;同一社区的居民具有共同的自然环境、社区人文环境和社区资源条件的背景及影响因素,具有群体属性;全科医生和专科医生共享同一患者的医疗信息,各级管理部门共享社区卫生信息,具有共享性。

(四) 社区卫生信息系统

社区卫生信息系统(Community Health Information System,CHIS)是应用计算机网络技术、医学、公共卫生学知识,对社区卫生信息进行采集、加工、存储、共享、利用,为社区居民提供预防、医疗、保健、康复、健康教育、计划生育等卫生服务的信息管理系统。以家庭为单位,以社区为范围进行管理和评价,已经成为公共卫生和区域卫生的基础。

8.5.2 社区卫生信息系统的架构

社区卫生信息系统按照管理层次,由低到高分为社区卫生服务中心信息系统、县区社区卫生信息系统和地市社区卫生信息系统。社区卫生信息系统不是一个封闭的系统,与其他卫生机构存在着高度的数据共享。社区卫生信息系统的架构如图 8-5-1 所示。

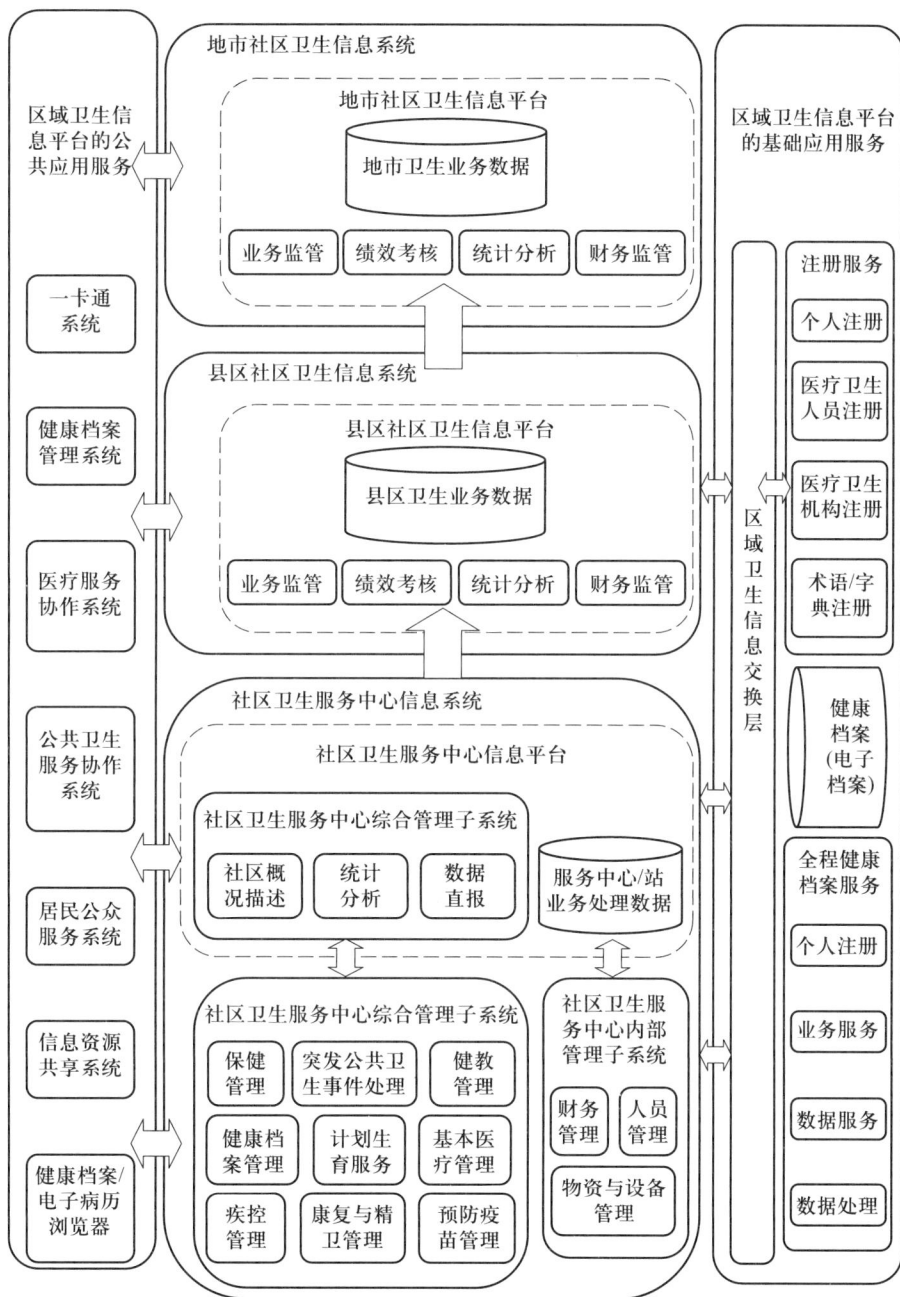

图 8-5-1 社区卫生信息系统架构

8.5.3 社区卫生信息系统的功能

（一）居民电子健康档案

居民电子健康档案包括档案的建立、新增、变更、查询及修改。

建立健康档案：可直接建立健康档案或通过社区医疗、计划免疫等管理模块建立健康档案，提供各种数据输入方式,包括键盘输入和符合标准的通用格式文件的数据导入。

新增或变更健康档案:将预防、医疗、保健、康复和健康教育中与个人相关的信息新增到个人健康档案中,允许进行更新和补充。

查询和修改健康档案:健康档案中的所有信息可根据设定的权限进行查询、修改,任何修改都保留修改的痕迹。

(二)社区医疗管理子系统

社区医疗管理子系统是为社区医院和保健站的医疗保健服务而设计的信息管理子系统。社区卫生服务机构的医疗业务管理执行原卫生部"医院信息系统基本功能规范",社区医疗信息包括医疗文书、检查检验、治疗用药等信息自动进入健康档案。家庭医疗服务管理包括家庭出诊信息管理、家庭护理信息管理和家庭病床信息管理;医疗服务合同管理包括合同签订、注销与执行的管理,有合同执行日期的自动提示功能;此外还有双向转诊信息管理等。

(三)社区卫生服务管理子系统

社区卫生服务管理子系统主要完成"六位一体"的服务功能。

1. 社区妇幼保健管理

(1)孕产妇保健管理。含孕产妇基本信息、初复检信息、访视信息的管理及孕产妇系统管理计划,并有计划执行日期的自动提示功能。

(2)妇女常见病管理。含妇女常见病检查治疗计划管理,患病对象的信息管理。

(3)儿童保健管理。含新生儿访视管理,儿童系统管理,体弱儿童管理,儿童生长发育资料的管理及儿童发育的评价。

(4)老年保健管理。包括老年健康状况及老年医疗服务管理,老年医疗指导的信息管理。

2. 社区预防管理

(1)法定传染病管理。管理法定传染病对象的档案,管理法定传染病的复查资料,实现传染病突发公共卫生事件的网络直报。提供有关传染病防护、消毒、隔离等措施的咨询查找功能。

(2)慢性非传染病管理。慢性非传染病对象的档案管理,健康指导计划和干预方案的管理,慢性非传染病的高危人群的监测资料的管理。

(3)计划免疫管理。接种对象管理的筛选与确认,个人系统接种计划管理,疫苗管理。

3. 社区康复管理

康复计划管理,康复对象管理,康复实施信息自动转入个人健康档案。

4. 社区健康教育子系统

(1)健康教育计划管理。健康教育计划管理,健康教育资料检索、查找及分类管理。

(2)健康教育人群管理。从健康档案中提出特定健康教育对象,如儿童、青少年、妇女、老年人、从业人员、残疾人等,健康教育要点及健康教育评估等信息自动进入健康教育对象的个人档案中。

(3)健康教育评价。各类健康教育评价指标的管理,对收集的健康教育评价资料进行分析处理。

5. 计划生育

计划生育技术信息管理,计划生育方法的检索查询。

6. 其他

社区卫生信息系统还承担了卫生监督、疾病控制等多项卫生服务功能。

7. 社区卫生综合管理分系统

社区卫生综合管理分系统包括社区卫生背景、社区卫生资源、社区卫生信息综合统计分析三个模块。

8.5.4　社区卫生信息系统的体系结构和网络设施

（一）单点辐射式

以社区医院为中心，采用局域网/互联网的体系结构，与社区各保健站形成局域网，采用 C/S（Client/Server，客户机/服务器）模式，用于社区内部的各个子系统的数据输入、内部查询、档案管理、维护处理，如图 8-5-2 所示。

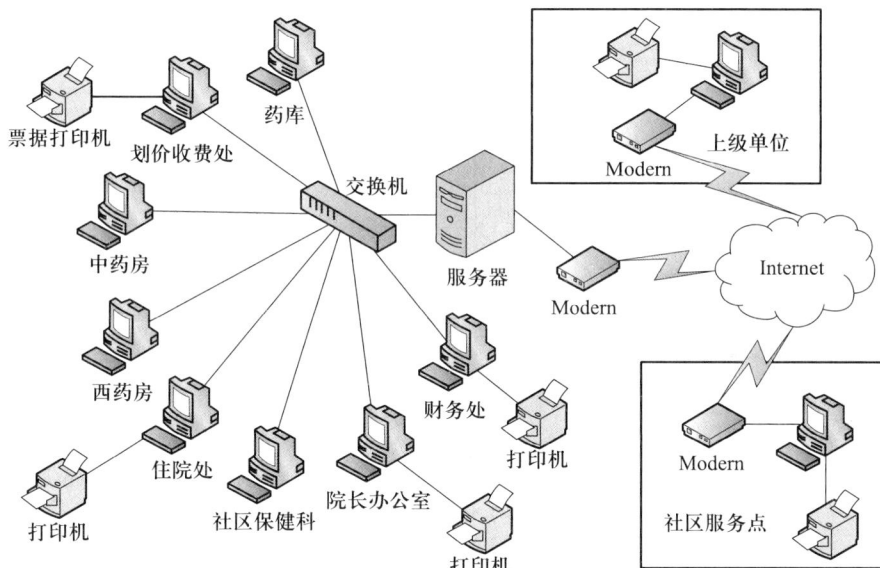

图 8-5-2　单点辐射式的 CHIS 的网络拓扑结构

（二）多点集中式

由地区卫生主管部门设立社区卫生信息中心，向周边覆盖若干个社区，中心内部建立集中式的数据服务器，即采用 B/S（Browser/Server，浏览器/服务器）模式，各个社区医院及保健站通过浏览器与信息中心进行数据交换，如图 8-5-3 所示。

CHIS 是一个复杂的综合性的管理系统，包含的信息面广、量大，且需要长期持续运行，必须技术成熟而稳定；社区医院是基层医疗单位，按国家规范只配备 1～3 名专职或兼职的信息管理员或计算机操作员，缺乏具有成熟 IT 知识或经验的工程师；社区经费有限，不可能投入较多的资金用于信息化的软、硬件建设。

CHIS 作为应用软件具备较多的优势：软件成熟度好，功能齐全；通用性好、灵活性高，具有可伸缩性；用户界面友好，操作简单，适应社区普通人员的操作水平；通过网络由厂家进行实时和远程维护，性价比高。

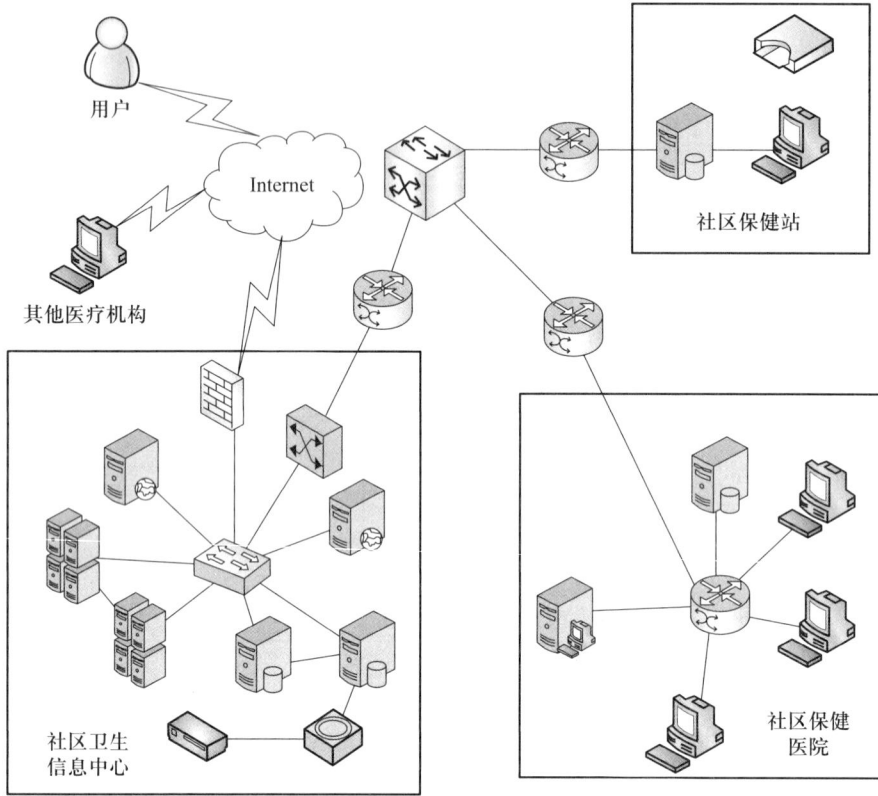

图 8-5-3 多点集中式的 CHIS 网络拓扑结构

8.6 妇幼保健信息系统

8.6.1 基本概念

(一) 妇幼保健信息系统

妇幼保健信息系统(Maternal Child Information System, MCIS)是指按照国家有关法律法规和政策、标准的要求,以计算机技术、网络通信技术等现代化手段,对妇幼保健机构及相关医疗保健机构开展的妇幼保健服务工作各主要阶段所产生的业务、管理等数据进行采集、处理、存储、传输及交换,分析与利用的业务应用系统。妇幼保健信息系统以服务居民个人为中心,兼顾管理与决策需要,是妇幼保健相关机构对其服务对象进行长期、连续的系统保健服务和开展科学管理的重要技术支撑手段。

健康档案信息来源于医疗卫生机构向居民个人提供各项卫生服务(或干预措施)过程中产生的相关卫生服务记录,并通过各类业务应用系统和区域卫生信息平台实现在卫生服务过程中健康相关信息的数字化采集、整合和动态更新。其基本内容涉及基本信息、儿童保健、妇女保健、疾病控制、疾病管理和医疗服务 6 个业务域,各业务域的记录信息分别由相应的业务应用系统负责采集和运行管理。妇幼保健信息系统是健康档案中儿童保健和妇女保健两个业务域的主要信息来源,是以健康档案为核心的区域卫生信息化建设中需要重点建设的公共卫生领域业务应用系统之一。

2010 年原卫生部办公厅关于印发《基于区域卫生信息平台的妇幼保健信息系统建设技术解决方案(试行)》的通知中提出"妇幼保健信息系统是我国医药卫生体制改革需要重点建设的公共卫生信息系统重要组成部分,其收集和管理的特殊人群(妇女、儿童)健康个案信息是居民健康档案的主要组成内容和重要信息来源"。2011 年《中华人民共和国国民经济和社会发展第十二个五年规划纲要》提出,"完善重大疾病防控等专业公共卫生服务网络""孕产妇死亡率降到22/10 万,婴儿死亡率降到 12‰"。2012 年国务院《关于印发"十二五"期间深化医药卫生体制改革规划暨实施方案的通知》(国发〔2012〕11 号)中提出"到 2015 年,人均期望寿命达到 74.5 岁,婴儿死亡率降低到 12‰以下,孕产妇死亡率降低到 22/10 万以下"业务目标。2013 年,国家卫生计生委和国家中医药管理局制定印发的《关于加快推进人口健康信息化建设的指导意见》(国卫规划发〔2013〕32 号)中提出,"统筹建设公共卫生在内的六大业务应用系统""加强公共卫生信息系统建设,实现分级管理,数据同步,协同应用。完善疾病防控、健康教育、妇幼健康、食品安全、血液管理、综合监督、卫生应急决策信息系统""建立妇幼卫生监测、孕产妇、儿童保健管理、生殖健康服务等的妇幼健康服务信息系统"。

在医药卫生体制改革的推动下,以健康档案为核心的区域卫生信息化建设对妇幼保健领域信息化提出了新的任务和更高的要求,妇幼保健信息系统的内涵更为丰富,应用前景更为广阔,妇幼保健信息系统的建设必将有力地促进我国妇幼保健领域各项卫生改革措施的贯彻落实,对于降低孕产妇死亡率和婴儿死亡率,减少出生缺陷和残疾的发生,提高我国妇女儿童健康水平具有重要的现实意义。

(二) 基于区域卫生信息平台的妇幼保健信息系统

基于区域卫生信息平台的妇幼保健信息系统遵循区域卫生信息资源规划,符合健康档案数据标准,并依托区域卫生信息平台与其他相关业务应用系统之间实现互联互通、信息共享和协同联动,从而达到提高妇幼保健服务质量和效率,加强妇幼保健服务过程监管与综合决策支持能力的目的,是深化医药卫生体制改革形势下推动妇幼卫生事业健康快速发展不可或缺的重要基础设施与支撑环境。

基于区域卫生信息平台的妇幼保健信息系统在逻辑架构上可划分为妇幼保健服务系统和妇幼卫生管理系统两大组成部分。其中妇幼保健服务系统是指部署在各个妇幼保健服务点(直接面向服务对象具体提供各项妇幼保健服务项目的有关医疗卫生机构),用于支撑儿童保健和妇女保健各项服务功能,并完成信息采集与上报的业务应用系统。妇幼卫生管理系统是指部署在妇幼保健机构和妇幼卫生行政管理部门,面向妇幼保健服务提供者,实现对辖区妇幼保健服务工作进行全面、动态监管,以及预警预测和综合决策的业务管理信息系统。

8.6.2　妇幼保健信息系统的架构

妇幼保健信息系统基于区域卫生信息平台的业务应用系统,实现妇幼保健领域信息的收集、整合和综合利用,以及与其他业务应用系统间的互联互通和业务协同。通过系统可以覆盖区域范围内各级妇幼保健机构、医疗服务机构、基层医疗卫生机构、残联(提供儿童残疾救助)等各类妇幼保健管理机构和服务机构,通过省级、市级、县级、社区级各类机构妇幼保健信息的纵向联通和横向联通,实现了区域内妇幼保健业务的统一监管和妇幼保健服务的连续性管理。

妇幼保健信息系统通过区域卫生信息平台与其他业务子系统之间开展信息交互和业务协作,使得妇幼保健信息系统各业务子系统在区域卫生信息平台的基础支撑下,其他相关业务卫生信息系统能够互联互通、信息共享。

妇幼保健信息系统的架构如图 8-6-1 所示。

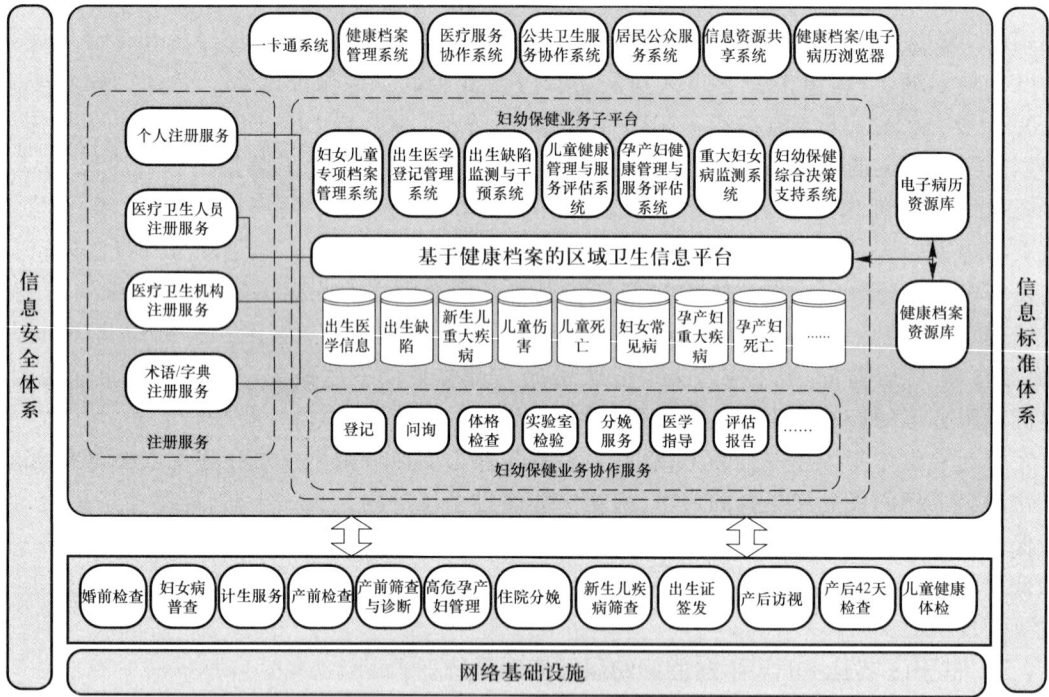

图 8-6-1 妇幼保健信息系统的架构

8.6.3 妇幼保健基本数据集

基本数据集是指构成某个卫生事件(或活动)记录所必需的基本数据元集合。基本数据集标准规定了数据集中所有数据元的唯一标识符、名称、定义、数据类型、取值范围、值域代码表等数据元标准,以及数据集名称、唯一标识符、发布方等元数据标准。健康档案基本数据集(妇幼保健部分)是指与健康档案相关的妇幼保健业务活动进行信息记录时所必须采用的基本的数据元集合,内容基本限定于各业务活动记录表单。健康档案中与妇幼保健业务相关的基本数据集共 10 个,其中儿童保健领域 4 个,妇女保健领域 6 个,如表 8-6-1 所示。妇幼保健服务的每个业务活动对应每个基本数据集中的一部分。

表 8-6-1 健康档案相关卫生服务基本数据集标准目录(妇幼保健部分)

序号	一级类目	二级类目	数据集标准名称	数据集标识符
1	A 基本信息		个人信息基本数据集	HRA00.01
2	B 公共卫生	01 儿童保健	出生医学证明基本数据集	HRB01.01

续表

序号	一级类目	二级类目	数据集标准名称	数据集标识符
3			新生儿疾病筛查基本数据集	HRB01.02
4		01 儿童保健	儿童健康体检基本数据集	HRB01.03
5			体弱儿童管理基本数据集	HRB01.04
6	B 公共卫生		婚前保健服务基本数据集	HRB02.01
7			妇女病普查基本数据集	HRB02.02
8		02 妇女保健	计划生育技术服务基本数据集	HRB02.03
9			孕产期保健服务与高危管理基本数据集	HRB02.04
10			产前筛查与诊断基本数据集	HRB02.05
11			出生缺陷监测基本数据集	HRB02.06

根据新医改要求,为做好全国卫生信息化顶层设计,2012 年原卫生部、国家中医药管理局发布了《关于加强卫生信息化建设的指导意见》(以下简称《意见》)。该《意见》指出:"长期以来,卫生信息化缺乏顶层设计与规划,标准和规范应用滞后,导致信息不能互联互通,信息资源共享程度较低。"并将建立卫生信息标准体系和安全体系作为首要的重点任务。标准化是实现信息互联互通,消除信息孤岛,打破信息烟囱壁垒的重要手段。妇幼卫生工作又是公共卫生领域重要的一部分,妇幼卫生的信息标准化建设是妇幼信息化建设的重要前提和保障。受原卫生部卫生信息标准委员会委托,中国疾病预防控制中心妇幼保健中心(以下简称妇幼中心)在《健康档案基本架构与数据标准(试行)》(卫办发〔2009〕46 号)(妇幼保健部分)的基础上,结合试行情况与各地修订建议,2009—2013 年再次组织起草了《儿童保健基本数据集第 1 部分:出生医学证明》等 12 个妇幼保健基本数据集标准,包括国家卫生计生委统计信息中心、妇幼中心、北京妇幼保健院、重庆市妇幼保健院、云南省妇幼保健院、湖南省妇幼保健院等多家省、市级妇幼保健业务单位,以及从事信息化建设的相关医学院校、卫生信息化领域有较好建设经验的软件公司、企业等 30 余家单位参与编制工作,并先后组织了 10 余次专家研讨会对妇幼保健基本数据集进行修订。

该数据集标准由原卫计委在 2013 年 12 月 27 日以通告形式发布(国卫通〔2013〕10 号),2014 年 5 月 1 日起以强制性卫生行业标准施行。新的妇幼保健基本数据集的发布,对规范各地妇幼卫生信息化建设具有指导作用,对实现医疗卫生信息化建设的互联互通和信息共享具有积极的推动作用。

8.6.4　妇幼保健信息系统的体系结构和网络设施

基于区域卫生信息平台的妇幼保健信息系统在网络与基础设施部署上包括三个方面:区域卫生信息平台层的网络设施、服务器与存储,医疗卫生服务点层的业务应用系统客户端相关设备,以及完整的安全保障体系如图 8-6-2 所示。

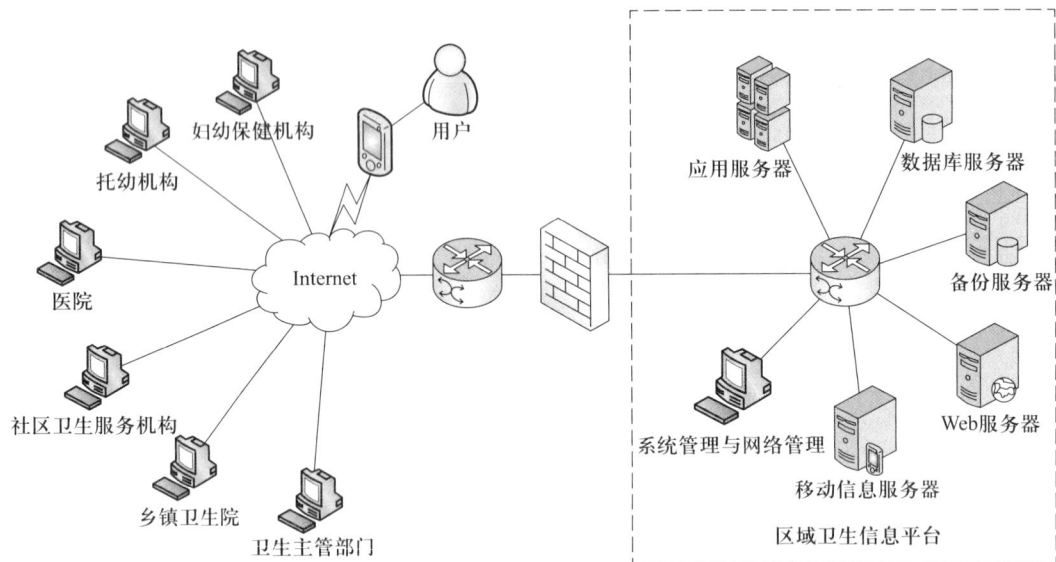

图 8-6-2　基于区域卫生信息平台的妇幼保健信息系统的网络拓扑结构

第 8 章　在线测试

第 9 章

远程医疗管理平台

9.1 远程医疗平台概述

9.1.1 远程医疗的概念

远程医疗指的是利用网络与通信技术,发挥大型医学中心医疗技术和设备优势提供远距离医学信息和服务,它包括远程诊断、远程会诊及护理、远程教育、远程医疗信息服务等所有医学活动。利用远程医疗系统可以跨越空间的限制,大型或特色专科医疗机构可以为异地的患者进行疾病诊断和治疗、护理指导,包括为异地医生提供手术指导,疾病诊断与治疗咨询。其主要目标是提高诊断与医疗水平、降低医疗开支、满足广大人民群众的健康需求。

远程医疗在结构上可以分为三个部分,分别为远程医疗服务的供方、需方和通信网络。

远程医疗服务的供方:通常为大型综合性医疗机构或具有鲜明特色专科的医疗机构,具有丰富的医疗专家资源、设备资源和诊疗经验。

远程医疗服务的需方:通常为当地条件有限的医疗机构,也可以是家庭患者。

通信网络:将远程医疗服务供方与需方连接起来的网络及相关诊疗仪器,其中的网络包括普通电话网、光纤网、无线通信网甚至卫星通信网,设备则包括计算机软硬件、各种数字化的医疗检查仪器等。

远程医疗可以分为两种基本操作模式。一种是实时交互处理,医生通过远程医疗系统根据患者的症状和要求及时给出结论或者解释,多用于疾病诊断和处理;另一种是异步式处理,会诊专家得到患者的申请信息和病理信息以后,在几小时甚至几天后给出反馈意见,主要用于慢性病的观察治疗和出院后的家庭康复护理。

9.1.2 远程医疗发展状况

(一)国外远程医疗发展状况

远程医疗在国外发展至今已有 60 多年的历史,技术开发相对完善,其发展过程大致可分为三个阶段。

1. 第一代远程医疗

第一代远程医疗是从 20 世纪 60 年代初到 80 年代中期,这一阶段的远程医疗发展较慢。主要因为当时的信息技术还不够发达,信息传送速度慢,远程医疗受到通信条件的制约。

2. 第二代远程医疗

第二代远程医疗从 20 世纪 80 年代后期至 90 年代初期，随着现代通信技术水平的不断提高，一大批有价值的项目相继启动。在远程医疗系统的实施过程中，美国和西欧国家发展速度最快，在远程咨询、远程会诊、医学图像的远距离传输、远程会议和军事医学方面都取得了较大的进展。

美国几乎在远程医疗的所有方向上都进行了探索和尝试，美国的高性能计算与通信（High Performance Computing and Communications，HPCC）计划也将远程医疗列为通过计算机及通信技术的发展实现相关产业巨大变化的九大项目之一。包括俄克拉荷马大学健康科学中心心脏病心律不齐咨询系统；佐治亚医学院的儿科远程医疗；MPHONE 比萨大学放射学系患者图像和数据通信系统；国家 JEWISH 免疫学和呼吸医疗中心与 LOS ALAMOS 国家实验室联合远程医疗项目以及 UWGSP9 远程医疗项目等。此外，美国军方研制的"医学顾问系统"在美军的战场救护上也发挥了非常重要的作用。

欧盟组织了 3 个生物医学工程实验室、10 个大公司、20 个病理学实验室和 120 个终端用户参加的大规模远程医疗系统推广实验，推动了远程医疗的普及。澳大利亚、南非、日本、中国香港等地也相继开展了各种形式的远程医疗活动。

3. 第三代远程医疗

2010 年开始远程医疗逐步呈现走进社区，走向家庭，更多地面向个人提供个性化服务的发展特点。随着物联网技术的发展与智能手机的普及，远程医疗也开始与云计算、云服务结合起来。众多的智能健康医疗产品逐渐面世，远程血压仪、远程心电仪、远程胎心仪的出现，给广大普通用户提供了更方便、更贴心的日常医疗预防、医疗监控服务。远程医疗也从疾病救治发展到疾病预防、健康管理的阶段。

（二）国内远程医疗发展状况

与西方发达国家相比，我国远程医疗起步晚，发展时间短，但是技术更新迭代很快。

1. 起步阶段

我国从 20 世纪 80 年代才开始远程医疗的探索。广州远洋航运公司自 1986 年对远洋货轮船员急症患者进行了电报跨海会诊，这被认为是我国最早的远程医学活动。但真正的标志性事件是 1995 年山东姑娘杨晓霞和清华大学女生朱令得了怪病，通过电子邮件向全世界专家求助并得到确诊。在学术领域，这一时期对远程医疗的概念、内容和技术方法进行了初步探索。

2. 建设阶段

从 1997 年开始，我国相继开展几项全国性的远程医学网络建设。包括原卫生部领导下的金卫医疗网络、中国医学基金会 IMNC 骨干网络、原卫生部的双卫网、上海的白玉兰国际远程网、军队的远程医学信息网（军卫 2 号）等。此后，北京、广东、四川、贵州等省市也相继开始地区性的远程医学网络建设。通信手段上，逐步由以卫星为主过渡到以 Internet 网络为主，但这个阶段网络速度总体不高，并且比较昂贵。

3. 普及阶段

以 2009 年《中共中央国务院关于深化医药卫生体制改革的意见》为标志，我国开始了新一轮的医改。其中，远程医疗作为缓解医疗资源分布不均，促进优质医疗资源下沉，推动分级诊疗的有效手段，在新医改实践中承担了重要的任务。远程医疗发展进入快车道，开始在全国各地广泛应用。例如,金卫医疗网络全国网络管理中心在北京成立并投入运营;中国医学科学院北京协和医院、中国医学科学院阜外心血管病医院等全国 20 多个省市的数十家医院网站,已经为各地疑难急重症患者进行了远程异地实时动态电视直播会诊,成功地进行了大型国际会议全程转播,并组织国内外专题讲座、学术交流和手术观摩,极大地促进了我国远程医疗事业的发展。

目前,我国的远程医疗正向着多元化、全覆盖方向发展。不仅如此,随着个性化医疗服务的出现,远程提供个性化、特异性医疗服务已成为现实。目前以诊治疾病为主的"远程医疗"将逐步向涵盖预防保健、疾病诊治、病后康复等全生命周期的"远程健康"管理转变,并更加贴近大众生活。随着医疗大数据和医疗人工智能的发展,远程医疗服务手段将加速从"数字化"向"智能化"方向转变,迈入智能发展的新阶段。

9.2　远程会诊平台

9.2.1　远程会诊概述

会诊是一个医学术语,指几个医生共同诊断疑难病症、确定诊疗意见的医疗过程。远程会诊是异地专家通过网络信息技术、通信工具、音视频技术等为患者诊断疑难病症、确定诊疗意见的一种特殊会诊。

随着计算机技术、网络通信技术、多媒体技术的不断发展,尤其是现代医学诊断、治疗设备的数字化、网络化,使得远程诊疗离普通患者越来越近。通过远程会诊平台,高等级的医疗卫生机构可以为医疗条件薄弱地区的患者进行疾病诊断、健康护理或提供手术指导、治疗咨询等服务。因此,通过该系统广泛、持续、深入的应用,可以实现小病在社区诊治,疑难杂症通过远程会诊处理,危重患者进行转诊,从而提高医疗资源的整体利用效率。

9.2.2　远程会诊的流程

按照远程会诊患者的类型可以把远程会诊分为普通远程会诊与危重症远程会诊两类。普通远程会诊系统应部署在医院的远程会诊室,为全院的门诊和普通住院患者提供远程门诊会诊、远程预约会诊等普通远程会诊服务;危重症远程会诊系统应部署在二级以上综合性医院的危重症患者抢救科室或重症监护病房(ICU),为患者提供危重症远程会诊服务。

按照实现方式,远程会诊包括交互式远程会诊和异步式远程会诊。

1. 交互式远程会诊

通过视频会议系统与远程会诊管理系统,实现会诊专家与申请医生、患者间的实时交互式远程会诊。该方式支持患者的临床需求,实现患者在病床上就能实时接受专家远程会诊服务;支持会诊专家对异地病床上的患者视频画面进行远程控制;针对危重症患者,支持床边监护仪等生命体征数据的实时传输,为会诊专家提供连续、动态的诊断依据。

交互式远程会诊流程如图 9-2-1 所示。

2. 异步式远程会诊

通过远程会诊管理系统,支持会诊专家与申请医生间的非实时离线式远程会诊;支持申请医

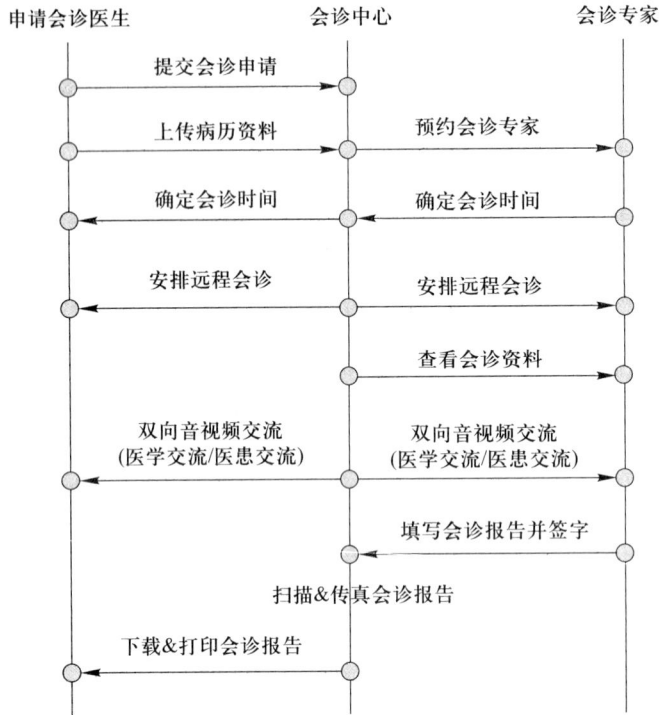

图 9-2-1 交互式远程会诊流程图

生提交会诊申请信息和病历资料；会诊专家根据实际情况，非实时浏览会诊申请信息和病理资料，并编写和发布会诊报告；申请医生浏览会诊报告并据此开展治疗。异步式远程会诊流程如图 9-2-2 所示。

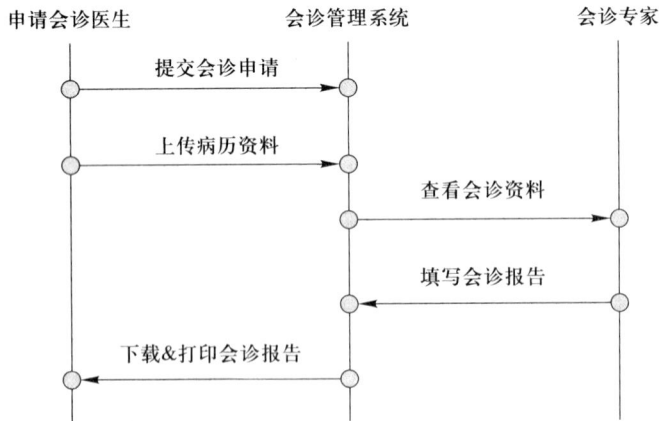

图 9-2-2 异步式远程会诊流程图

9.2.3 远程会诊平台的模块及功能

远程会诊平台包括远程会诊管理、病历资料采集、远程专科诊断、远程监护、视频会议、远程教育、远程数字资源共享及远程预约 8 个模块。

1. 远程会诊管理

远程会诊管理模块基于 B/S 架构设计,通过网络,会诊申请医院可查询会诊专家信息、预约申请新的远程会诊和浏览已经完成的远程会诊相关信息;会诊专家可浏览远程会诊申请的病历材料、编写和发布专家会诊报告;会诊中心可审核远程会诊申请资料并协调和完成远程会诊;会诊专家医院可维护所在医院的专家库。

2. 病历资料采集

病历资料采集模块主要对患者的信息进行数字化的处理,具体包括模拟信号处理、数字信号处理、实时信号处理。

(1)模拟信号处理。患者的胶片使用医学专用胶片扫描仪处理,支持输出为 DICOM3 影像文件。纸质病历、化验单、图文报告等通过普通平板扫描仪或多功能一体机处理实现数字化。

(2)数字信号处理。直接从医院的 PACS 导入 DICOM3 影像,也可以借助 DICOM 网关从具有 DICOM3 接口的影像设备获取影像资料。还可以从电子健康档案、电子病历、数据中心等系统导出患者的相关信息。数字信号处理流程如图 9-2-3 所示。

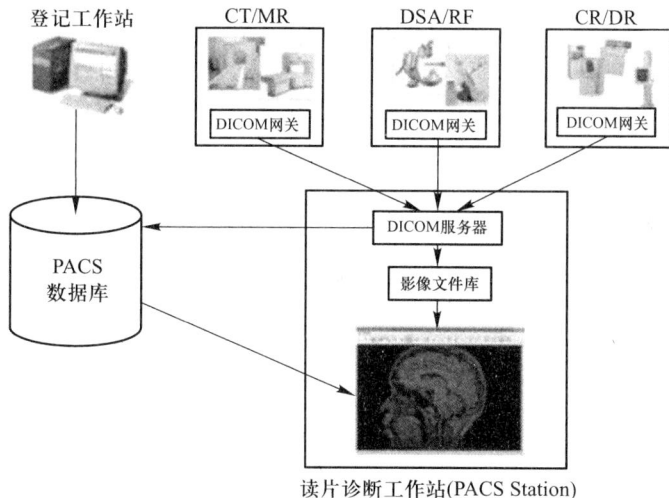

图 9-2-3　医学影像数字信号处理流程

(3)实时信号处理。直接从床边呼吸机、监护仪等设备实时采集与传输生命体征数据,实现对患者进行 24 小时不间断的连续、动态观察。

3. 远程专科诊断

(1)远程影像诊断。各级医院将放射科的登记单、报告单、PACS、RIS 产生的数字化影像传输至数据共享中心,当需要进行远程诊断时,上级医院可直接从数据共享中心调取下级医院拍摄的数字化影像资料,提高远程诊断的效率。基于数据共享的远程影像诊断系统结构如图 9-2-4 所示。

(2)远程心电图诊断。各医院将各种设备采集到的心电图信息同步至心电信息系统服务器,专家可通过心电诊断中心读取心电信息系统服务器中的数据,从而实现远程心电图诊断,如图 9-2-5 所示。

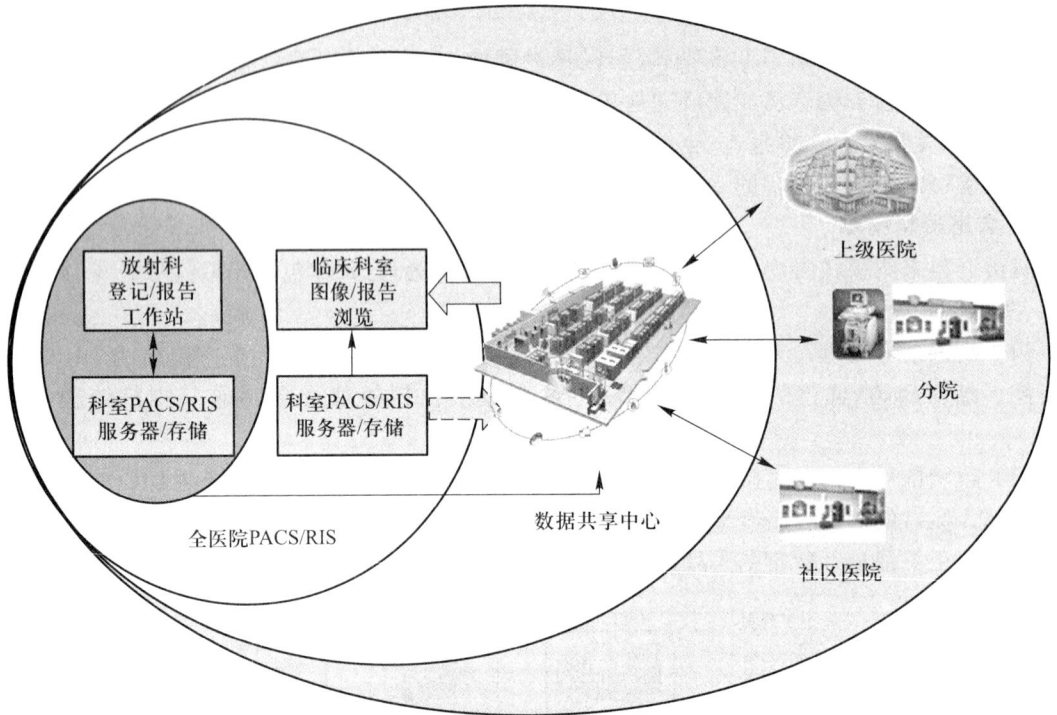

图 9-2-4　基于数据共享的远程影像诊断系统结构图

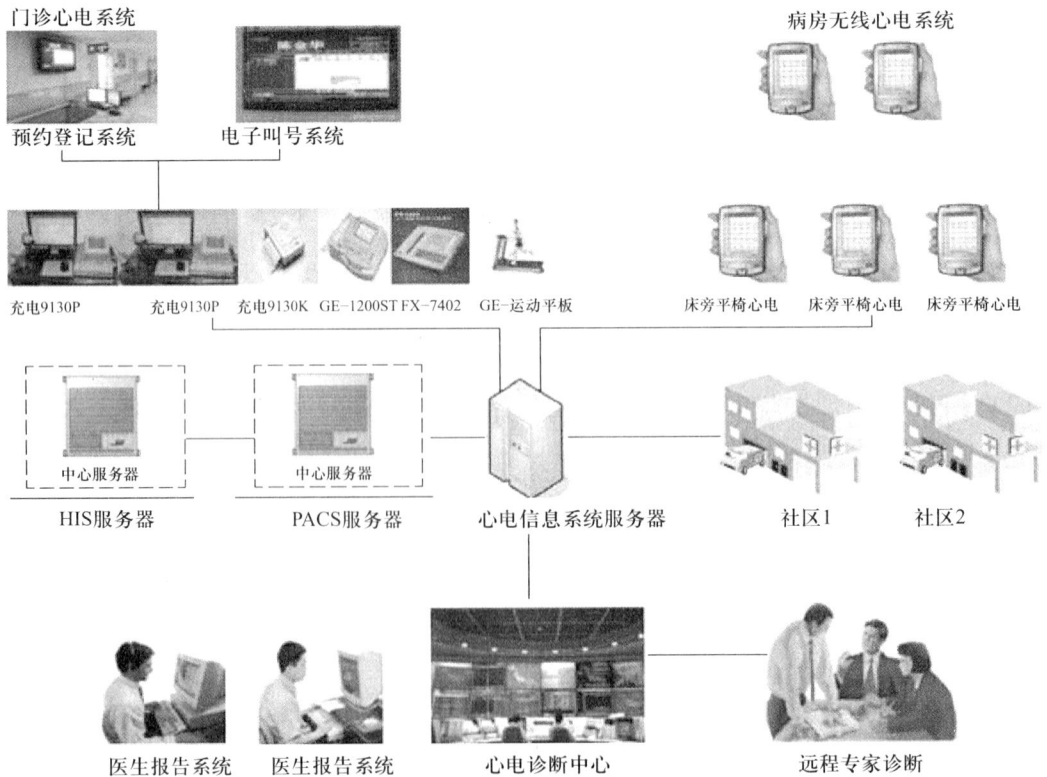

图 9-2-5　远程心电图诊断结构图

（3）远程病理诊断。利用全自动显微镜扫描平台,结合控制与扫描软件系统,对传统玻璃切片进行扫描,无缝拼接,生成整张全视野的数字化切片,建立个性化、完整的数字切片电子病理病例。利用网络远距离传送到省市会诊平台,专家通过平台随时随地进行病理会诊并发放报告。用户通过本系统浏览切片、下载打印专家报告。

图 9-2-6 所示为远程病理诊断平台。

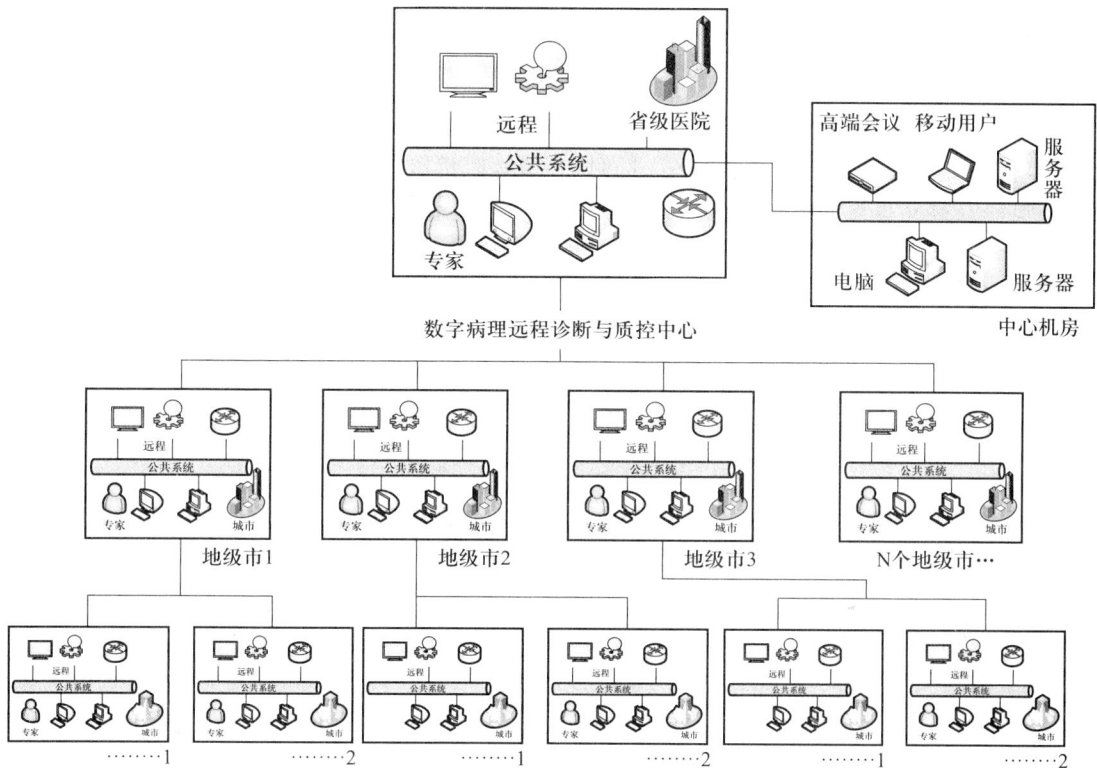

图 9-2-6　远程病理诊断平台

4. 远程监护

远程监护功能模块支持基层医院的危重症患者在病床上实时接受上级医院专家的远程监护服务。针对危重症患者,支持床边呼吸机、监护仪等生命体征数据的实时采集与传输,实现对病情进行 24 小时连续、动态观察及监护。

远程监护功能还可与患者床边的视频会议系统结合,实现专家与申请医生、患者的远程互动式交流,达到实时会诊、持续监护的效果;支持会诊专家远程云台实时控制患者的视频,支持预置多个患者观察视角并支持快速切换。

5. 视频会议

视频会议功能是远程会诊平台的一个重要功能,目前主流的会诊平台其视频会议模块通常采用基于 IP 网络的 ITU-T H.323 协议框架技术,支持 1 920 Px×1 080 Px, 30 fps 的全高清分辨率,32 kHz 的宽频立体声 CD 级别语音,并支持多路视频输入输出、多画面及分屏显示,支持基于标准 H.239 协议的双流显示与传输技术,支持会议录像、录像点播、数据共享、电子白板、文字交互、文件传输及多点数据互动功能。

6. 远程教育

远程教育模块可以实现实时交互和课件点播两种培训模式。实时交互式远程培训可通过远程教学查房、远程病案讨论、远程手术示教、远程护理示教等方式在潜移默化中实现有针对性的施教,使得医护人员不用离开工作岗位就能接受到优质的培训,及时解决临床中出现的新问题和新情况,提高了基层医护人员获得优质继续教育的可及性。同时,相关培训内容可以制作成课件,实现文字、幻灯片、视频等课件网上在线点播学习,低成本、大规模、高效能地提升基层医务人员的服务能力和水平。

7. 远程数字资源共享

远程数字资源共享模块支持基层医疗机构共享医学图书情报资源,为其查阅医学文献提供便利,以提高基层医务人员的业务水平。同时,上级医院可以把具有典型意义的病历、案例分析、手术录像等资料共享给下级医院,供基层医疗卫生机构工作人员参考、学习。

8. 远程预约

远程预约模块是指基层医院的医生遇到疑难患者情况下,根据病情需要,帮助患者远程预约上级医院的专家门诊、检查检验及病床等。该模块支持以手机短信的方式通知医生或患者的预约结果。

9.3　双向转诊平台

9.3.1　双向转诊概述

双向转诊主要是指根据患者的病情需要由不同医院相应科室合作诊疗的过程,包括正向转诊和逆向转诊。正向转诊是下级医院将超出自己诊疗范围的患者向上级医院转诊,通常称为上转;逆向转诊是指上级医院将病情得到有效控制的患者转至下级医院继续治疗、康复,又称之为下转,如图 9-3-1 所示。

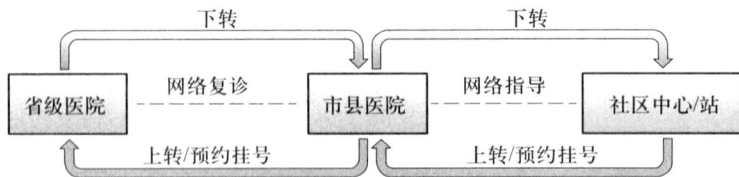

图 9-3-1　双向转诊模式

在我国医疗卫生体制改革进程中,双向转诊制是在社区首诊基础上建立的扶持社区医疗卫生,解决"看病难、看病贵"的一项重要举措,对于减少城市综合性大医院承担大量常见病、多发病的诊疗任务而造成的卫生资源浪费,以及基层医院和社区医疗服务机构需求萎靡、就诊量过少等现象具有重要意义。

(一)双向转诊的条件

尽管双向转诊的制度已经实施多年,但目前国家还没有统一的关于双向转诊条件的具体文件规定。根据实际工作经验总结,可将下列情况列为转诊条件。

1. 上转条件（正向转诊）

（1）临床各科急危重症和基层医疗卫生机构难以实施有限救治的病例。

（2）不能确诊的疑难复杂病例。

（3）重大伤亡事件中处置能力受限的病例。

（4）疾病诊治超出基层医疗卫生机构核准诊疗登记科目的病例。

（5）需要到上级医疗机构做进一步检查，明确诊断的病例。

（6）其他因技术、设备条件限制不能处置的病例。

2. 下转条件（逆向转诊）

（1）急性期治疗后病情稳定，需要继续康复治疗的病例。

（2）诊断明确，不需要特殊治疗的病例。

（3）需要长期治疗的慢性病病例。

（4）老年护理病例。

（5）一般的常见病、多发病病例。

（6）各种恶性肿瘤患者的晚期非手术治疗和临终关怀。

（二）双向转诊的现状和问题

由于相关政策和医疗机构自身经济利益的原因，在实际运行过程中，双向转诊还存在如下问题。

1. 上转容易下转难

根据已经实行双向转诊的医院统计数据来看，上转患者的人次数占转诊的人次数比例很高，且绝大多数来自下级医院，向平级医院和下级医院转诊的患者较少。据统计，社区卫生服务机构的上转比例甚至达 60% 以上，群众对社区卫生服务机构的信心不足，很多可以在社区卫生服务机构治疗的常见病却要涌进大医院，而本可以从大医院转回社区康复治疗的患者也宁愿多花费用留在大医院。

2. 缺乏统一的转诊标准和程序

由于各社区卫生服务中心的设备、人员素质等条件参差不齐，实行转诊的标准和程序还不统一。很多患者上转至上级医院后，原先在社区卫生服务中心做的检查不被上级医院认可，需要重新检查、治疗，加重了患者的负担。目前，转诊主要是根据医疗条件、医疗水平来决定的，上级医院很难向下转诊，因此，建立合理可行的双向转诊制度成为各级医疗卫生机构合理分配资源的重要环节。

9.3.2　双向转诊平台的功能与特点

（一）双向转诊平台的功能

1. 对卫生资源进行重新配置

医疗卫生资源是在一定社会经济条件下，国家、社会和个人对卫生部门综合投资的总称，是卫生部门为社会及人群提供卫生服务的基础，是开展卫生服务活动的基本条件，其可以被分为卫生硬资源和卫生软资源。卫生硬资源是指卫生人力、卫生财力、卫生物力等有形的卫生资源，卫生软资源是指卫生政策、卫生信息、卫生管理等无形的资源。我国过去在卫生资源的分配上重城市、轻农村，重医疗、轻防保，卫生硬资源的配置状况很难在短时间内进行较大的改变，而卫生软资源却可以灵活调整。通过双向转诊，可以对卫生软资源进行重新配置，同时引导卫生硬资源的逐步调整,有利于充分利用现有的医疗卫生机构的卫生资源。

2. 发挥社区卫生服务机构应有的功能

社区卫生服务机构的发展主要依赖于其自身的能力,而由于大多数患者"偏爱"大医院,使得社区卫生服务机构的功能得不到充分发挥。长此以往会形成门诊业务量小、职工待遇差、工作热情下降、业务水平降低等不良循环,对社区卫生服务的发展极为不利。实行双向转诊可以实现大医院与社区卫生服务中心的结对帮扶,增加社区卫生服务机构医务人员的工作积极性,带动社区卫生服务机构的人气,充分发挥其应有的功能。

3. 方便弱势群体就医

对于弱势群体而言,"就近就廉"是其就医的心愿。通过双向转诊平台,社区医生可以在其需要上转时提供帮助,住院治疗后及时下转,在社区进行康复治疗。社区医生通过此平台与上级医院在业务上密切沟通,一方面有利于其提升专业技能,另一方面可以就近向弱势群体提供更为周到的服务。

(二)双向转诊平台的特点

1. 标准化

通过双向转诊平台的运行,可以明确患者上转、下转的病情指征,相关医务工作人员的职责和权限,建立起合理、标准规范的转诊流程。

2. 规范化

通过双向转诊平台,社区主管医生可以直接帮助患者预约挂号,联系县级医院的专家进行会诊,并给出患者是否需要上转,上转至合适医院及相关科室等建议,避免患者盲目上网预约,不管什么病都涌到大医院的状况。该平台还可以为社区卫生服务机构及相关医务工作人员提供技术支撑,为患者的就诊、复诊、康复等提供全面指导,实现医疗服务的规范化。

3. 智能化

当患者还在社区时,社区主管医生就可以将需要上转患者的初诊信息上传至该平台,平台可以自动用短信的方式将相关内容发给接诊医院相关部门工作人员,接诊医院可以在第一时间安排好入住的科室或病床,大大方便了上转患者的就医过程。出院患者的信息实时自动下传至其所在社区卫生服务中心,中心的主管医生可据此进行主动随访。通过不同医疗机构间的双向转诊单据、预约信息、患者诊疗信息的共享,实现对患者健康的高效、智能化管理。

(三)双向转诊在卫生服务中的作用

1. 双向转诊在社区卫生服务中的作用

随着我国公立医院改革和城市化进程的推进、城市流动人口的增加及社区卫生服务中心的首诊、双向转诊的分级诊疗制度的推行,社区卫生服务中心成为分级诊疗制度的重要阵地。按照区域卫生规划及医疗保险的相关规定,结合患者的需求,社区卫生服务中心应与上级医院、专科医院建立双向转诊关系,将疑难重症患者及时转往综合医院就诊。目前我国的社区医生除了承担社区居民的基本医疗任务,还要承担预防、保健、康复、健康教育与计划生育等一系列卫生服务,承担着居民健康守门人的职责。但目前我国社区卫生人才匮乏,其医务人员与全科医生的要求差距较大。另外,很多地方对社区卫生人才尤其是全科医生的规范化培训力度较弱,培养人数离需求相差甚远。因此,目前基层社区主要表现为通过社区卫生服务中心上转患者、接收下转患者的状况较少。随着全科医生规范化培训和分级诊疗的普遍实施,社区卫生服务中心应逐步承担更多的基本医疗服务,接收来自综合医院的下转患者,真正实现患者与医疗服务的双向流动,提高卫生资源的使用效率。

2. 双向转诊在医院管理中的作用

为了提高医疗资源的使用效率,目前国家在大力推广分级诊疗,而双向转诊则是实现分级诊疗的关键途径。目前各地纷纷依托当地优质医疗资源成立医联体,即由大中型医院联合区域内的基层卫生服务机构组成非独立法人组织。通过医联体内资源整合、先进医疗设施共享、互认检查项目、派出专家业务指导等多元化合作形式,提高区域内医疗保障水平,为区域内群众提供安全、有效、价廉、分级、连续的医疗服务。患者可以选择就近的基层医疗机构首诊,并实现医联体内双向转诊。实践证明,医联体模式对建立完善双向转诊机制起到了积极的推动作用。

第 9 章　习题及答案

第 10 章

全民健康信息平台

10.1 全民健康信息平台概述

10.1.1 建设目标

建立省域全民健康信息平台,统一医疗卫生机构信息标准,网络横向到边、纵向到底,相关部门信息共享,平台安全高效;健全电子健康档案、电子病历和全员人口数据库,实现全省健康医疗大数据汇聚;并依托平台开展业务应用、综合监管及健康医疗大数据应用。

1. 加强平台基础建设

不断完善省、市平台基础设施,健全平台安全防护功能,加强对电子认证服务的监管,通过容灾备份体系,实现异地容灾。

2. 促进信息整合共享

有效提升信息平台建设标准化、规范化水平,丰富和完善各项业务协同应用,实现与其他政府部门的数据交换,并实现与国家全民健康信息平台的数据交换。

3. 推动分级诊疗

实现电子健康档案和电子病历的连续记录,以及提供远程心电诊断、远程影像诊断、双向转诊等服务。为家庭医生服务团队提供支撑,规范基层医疗卫生人员诊疗行为,推动形成基层首诊、双向转诊、上下联动的分级诊疗格局。

4. 基于平台的创新服务应用

实现公共卫生、基本医疗、临床信息的信息联动,为精细化医疗服务提供数据支撑。完善家庭医生签约、智能导诊、统一支付、出院患者随访等服务应用,便捷群众就医。

5. 提高管理水平

全面实施医疗机构接入平台接口升级改造,通过信息深度挖掘和统计分析,加强医改效果评估监测和医疗机构监督,提高行业治理水平和治理能力,为医疗卫生领域全行业管理提供精准分析和决策支持。

10.1.2 建设内容

根据总体建设任务要求,全民健康信息平台建设主要内容包括以下几个方面。

1. 完善省、市两级全民健康信息平台基础建设

统筹建设电子健康档案、电子病历、全员人口数据库,建设相关的业务数据库、基础信息数据库和共享数据库,编制形成全民健康信息化工程信息资源目录,全面实施医疗机构接入平台的接口改造工作。完善平台支撑架构和基础功能,实现数据采集与交换、信息资源管理与存储、平台主索引和注册服务等功能。

2. 全省医疗卫生机构信息系统接口改造和数据汇聚工程

实施省级平台与国家平台对接,实现电子病历、健康档案、全员人口和综合管理数据上传国家平台。实现跨部门、跨区域共享,医疗、医药、医保和健康各相关领域数据融合应用取得明显成效。

3. 基于平台开发系列应用

完善公共卫生、医疗服务、药品管理、计划生育、综合管理等基础业务应用,推动电子病历和健康档案共享互认,实现平台惠民服务、业务协同、业务监管等 70 项功能。

4. 深化医疗健康大数据应用

建设健康医疗大数据中心,汇聚全省健康医疗大数据资源。在此基础上对健康医疗大数据进行标签处理建成主题数据库,通过大数据分析处理平台,探索个性化医疗服务、慢性病检测预警、传染病预警、公共卫生舆情预警、卫生资源规划、政府监管等方面的大数据应用建设。

5. 完善信息安全保障体系,建立平台数据容灾备份

建立电子认证服务监管平台,建设安全保障系统,不断完善全民健康信息化相关技术标准体系和安全防护体系。通过建设异地容灾备份系统,实现核心数据资源的异地容灾备份,加强对数据资源的备份。

10.2　全民健康信息平台(省级平台)架构设计

10.2.1　总体架构

全民健康信息平台按照省、市两级建设,其中省级平台作为全省医疗卫生数据汇聚、索引、交换中心和业务协同中心,承载全省数据共享服务及业务协同功能,同时又是省属医疗卫生机构接入平台;市级平台作为所辖区域医疗机构(含县级医疗机构)接入平台,同时承担妇幼保健、计划免疫、分级诊疗等业务协同应用。通过省级平台与国家平台实现对接,并与其他部门实现数据交换。

全民健康信息平台总体架构如图 10-2-1 所示。

总体架构从下至上分为 4 个层次。

(1)县区级医疗机构及卫生机构。包括县属医疗机构、基层卫生医疗机构和公共卫生机构,接入市级全民健康信息平台。

(2)地市级全民健康信息平台。包括地市级全民健康信息平台和地市级直属医疗机构或直属单位,实现市社保、民政、食药监和公安等其他行业部门数据接入;建设市级基础数据交换平台,市级三大库,包括全员人口信息库、健康档案信息库、电子病历信息库,并基于市级全民健康信息平台开展相关应用。

(3)省区市级全民健康信息平台。包括省区市级全民健康信息平台和省区市级直属医疗机构或直属单位,以及现有妇幼保健信息系统、慢性病管理系统、全员人口管理系统等,省社保、民政、食药监、公安等其他部门接入,以及地市级或县区级全民健康信息平台接入;建设应用支撑平台,建立三大数据库,包括全员人口信息库、健康档案信息库、电子病历信息库,并基于平台开展

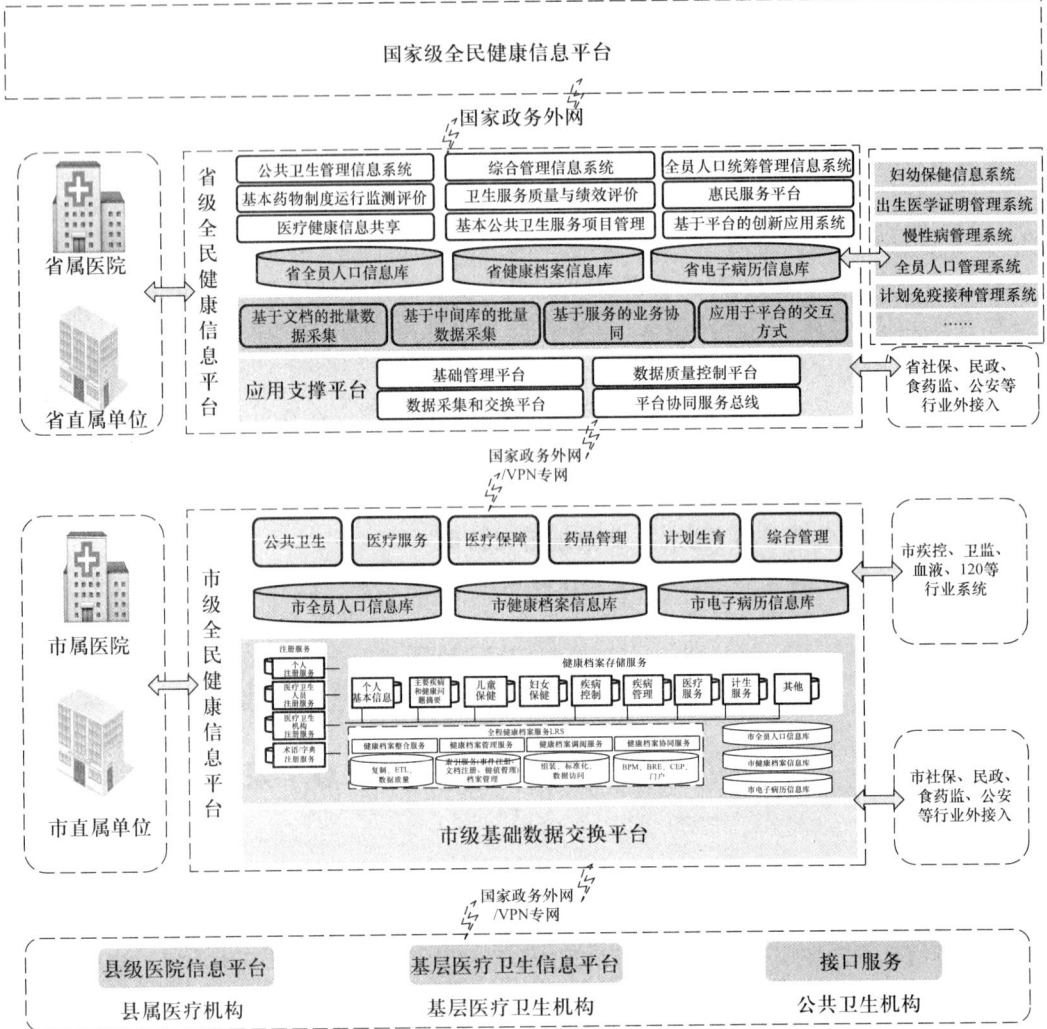

图 10-2-1 全民健康信息平台总体架构图

公共卫生管理信息系统、综合管理信息系统、基本药物制度监测运行评价系统等应用。

（4）国家级全民健康信息平台。

10.2.2 数据中心架构

按照"统一集中、高度共享"的思路和"一数一源、准确唯一"的原则,实现数据和业务应用的分离。数据资源中心架构如图 10-2-2 所示。

数据资源中心的主要任务是在行业内各业务单位现有数据资源信息的基础上,依据数据共享的政策和标准规范,对各业务系统中分布式数据库中的异源异构数据进行加工、整合和管理,建立面向整个行业的数据资源中心,实现信息系统的高可管理性和高可用性,保障业务的顺畅运行和服务的资源共享,加快推进以政务信息资源为重点的信息资源业务开发利用,提高政府行政效能和公共服务水平。

数据资源中心通过汇集各省属医院数据、设区市全民健康信息平台数据等各类医疗健康数

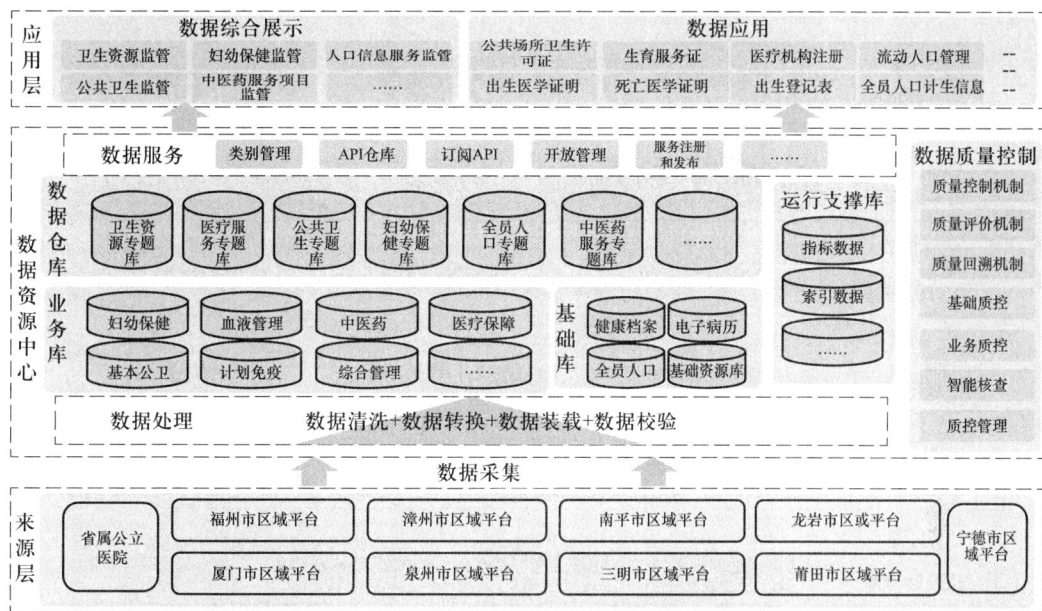

图 10-2-2　数据资源中心架构图

据,通过数据处理、重组重构形成价值密度更高的结构化资源数据产品及资源目录,最后面向决策、监管及资源共享等提供数据服务。

10.2.3　信息资源规划和数据库建设

1. 信息资源规划

信息资源规划(Information Resource Planning, IRP)是指对信息从产生、获取、处理、存储、传输和使用方面进行全面的规划和统筹。

参考国家相关的标准与规范,对省卫生信息资源进行整体规划。在区域卫生信息资源的概念模型的基础上,以全生命周期健康档案为主线,通过对区域卫生信息业务需求和数据需求的分析,建立卫生信息资源规划的功能模型、数据模型及统一数据标准。

按照业务域把省卫生信息资源划分为公共卫生、医疗服务、医疗保障、药品管理、计划生育、综合管理六大类。

2. 数据库结构

根据存储在省级全民健康信息平台数据中心的数据类型,结合信息资源规划和平台的应用,设计平台数据资源中心的数据库结构,如图 10-2-3 所示。

根据数据库结构,可以看出信息资源中心分为平台运行支撑库(包括索引数据、标准数据、管理数据、注册数据、元数据、指标数据)、业务库(包括综合管理库、公共卫生库、医疗服务库、医疗保障库、药品管理库、计划生育库)、三大核心库(包括健康档案资源库、电子病历资源库、全员人口信息库)。

3. 核心数据库

三大核心数据库包括健康档案资源库、电子病历资源库和全员人口信息库。三大核心数据库相对独立又相互关联。通过全员人口信息库提供健康档案资源库和电子病历资源库的基础信息,电子健康档案记录个人全生命周期的健康信息,电子病历是电子健康档案的重要信息来源。

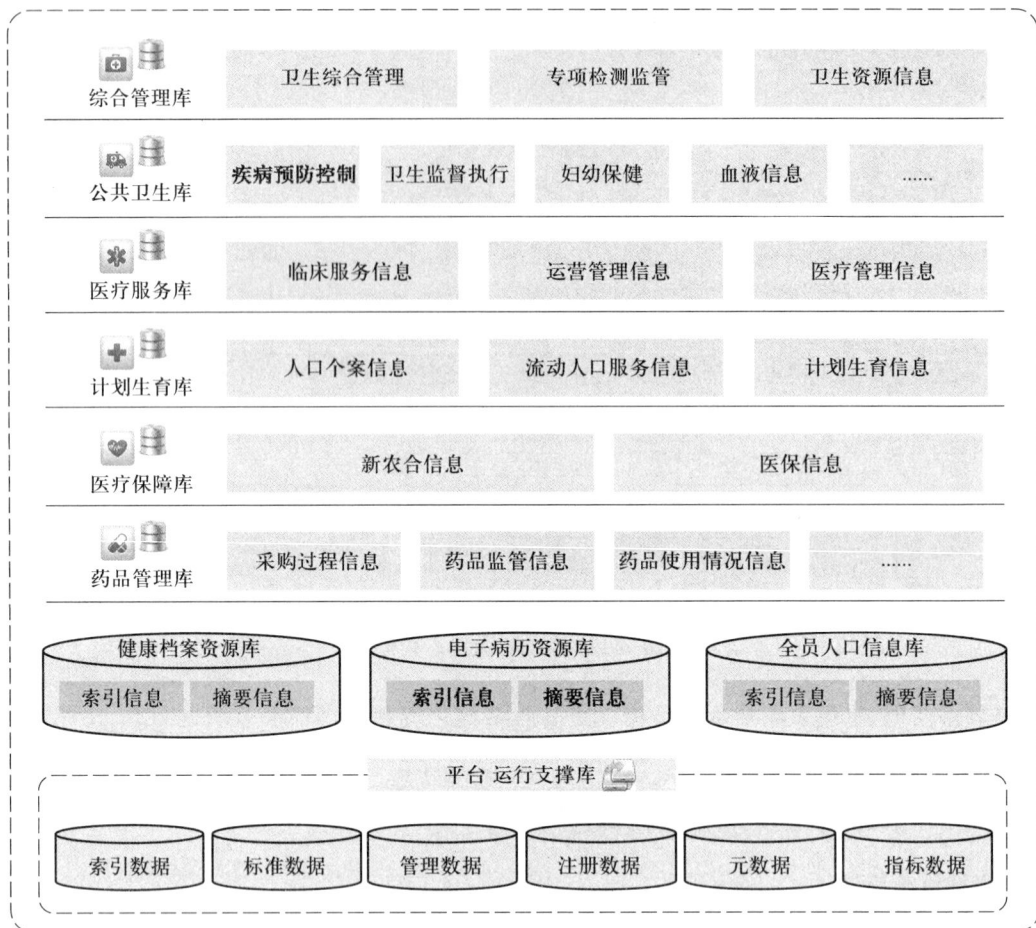

图 10-2-3　设计平台数据资源中心的数据库结构

三大核心数据库通过全民健康信息平台实现信息共享,实时动态更新,确保三大核心数据库个案基本信息的一致性、准确性、完整性,支撑业务协同。

业务数据库即平台应用系统数据库,面向搭建在省级全民健康信息平台之上的业务应用系统而建设,用于满足省级应用系统的数据存储及业务管理。业务数据库的结构组成如图 10-2-4 所示。

4. 信息资源管理

提供全员人口信息、健康档案、电子病历三大基础数据库,医疗卫生核心数据,标准规范数据等的规范化管理。

具体功能如下。

(1) 主数据管理。主要针对可重复使用的高价值、低变更的基础数据,通过主数据管理功能对该部分基础数据进行统一管理,建立准确、完整、一致的数据,实现数据统一标准化,降低运维成本。

(2) 参考数据管理。参考数据作为数据标准体系的一部分,涵盖了性别、民族、国籍等基础国标代码管理;卫生信息数据元标准值域管理;ICD-10 疾病分类与编码管理;ICD-9-CM-3 手术与操作编码管理;中医病症分类与代码管理;卫生机构(组织)分类与代码管理;医疗卫生机构诊疗科目

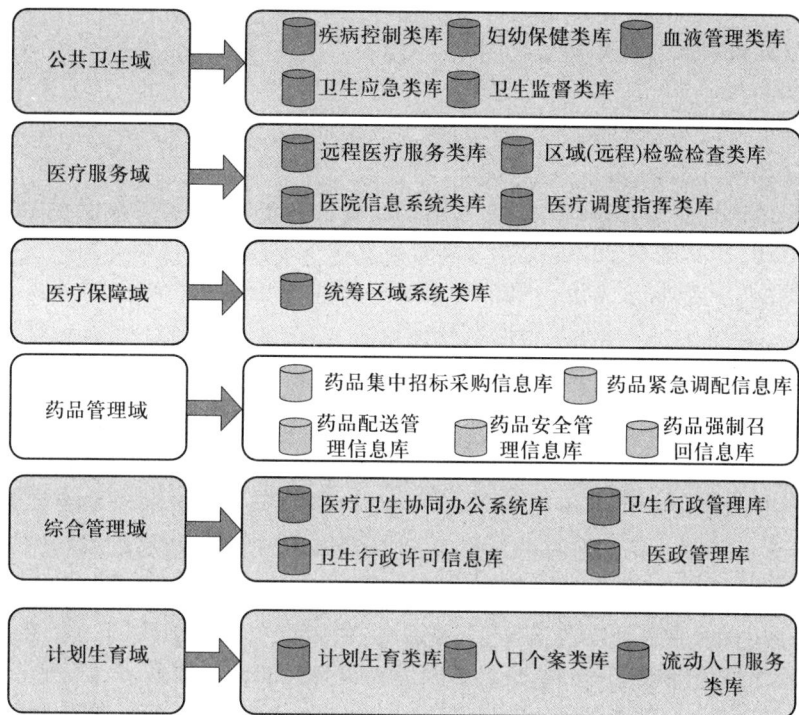

图 10-2-4　业务数据库的结构组成

与代码管理;医疗服务项目分类管理;药品(含医疗器械)分类管理;中西医医学术语管理等。

主要功能包括:数据值、数据集生命周期管理,数据值、数据集版本管理,参考数据查询、发布等功能。

（3）文档注册。文档注册根据文档的内容维护每一个注册文档的元数据,并包括在文档库中存储的地址。文档注册可根据文档用户的特定查询条件返回文档(集)。主要功能包括提供文档元数据的采集、抽取、转换等。

（4）事件注册。为实现区域内医疗卫生信息系统之间对健康档案信息的共享和交换,需要在区域内部以居民或患者为单位,对居民获得的卫生服务活动的事件信息进行注册。

事件注册本质是建立一个事件目录。目录中的每个条目由描述该事件的关键信息构成,实际操作时,应该提取文档中与事件相关的元数据进行注册,同时,事件信息将被作为患者与文档之间的关联关系,便于使用者通过事件的途径获取相关的文档。

（5）索引服务。患者主索引(Enterprise Master Patient Index,EMPI)主要用于在一个复杂的医疗体系内,通过唯一的患者标识将多个医疗信息系统有效地关联在一起,以实现各个应用之间的互联互通,保证对同一个患者,分布在不同异构应用中的个人信息采集的完整性和准确性。

数据通信协议管理。EMPI采用HL7作为消息通信标准,通过完善的HL7扩展及版本管理实现患者基本信息通信的规范。

信息综合展示。基于患者的索引形成全面、完整、动态的健康档案数据,各级医疗卫生机构均可通过平台进行患者的360°视图调阅,如患者在医疗卫生机构中产生的电子病历数据、健康专项数据,以及针对特定患者的专项表单跟踪管理。通过基于索引的信息综合展示,实现贯穿患者在所有机构的健康情况一体化信息查阅。

5. 信息资源存储

提供全省全员人口信息库、健康档案库、电子病历库、文档库、医学影像库等的存储,提供跨地域的数据存储/数据访问服务。

(1)全员人口信息库。提供基础信息服务的相关信息集合,可通过数据交换共享与计生、公安系统进行交换获得,并作为居民基本信息的重要来源之一。只有基于完善的居民基本信息,才能有效地完成区域医疗协同业务及公共卫生业务的联动。

通过整合人口基本信息、计划生育服务管理相关信息、流动人口计划生育服务管理信息等,结合人口出生、死亡、新农合、人口基本信息建立相关数据库,提供用于校核的出生、死亡、新农合、全员人口数据。利用全员人口信息库共享服务,为深化医改提供信息支撑。

(2)健康档案库。健康档案是居民健康管理(疾病防治、健康保护、健康促进等)过程的规范、科学的记录,是以居民健康为核心,贯穿整个生命过程,涵盖各种健康相关因素、实现多渠道信息动态收集,满足居民自我保健和健康管理、健康决策需要的信息资源,各级授权用户在遵循相关隐私保护法律法规的情况下均可访问。健康档案的系统架构是以人的健康为中心,以生命阶段、健康和疾病问题、卫生服务活动(或干预措施)作为三个维度构建的一个逻辑架构,用于全面、有效、多视角地描述健康档案的组成结构及复杂信息间的内在联系。

(3)电子病历库。电子病历是由医疗卫生机构以电子化方式创建、保存和使用,重点针对门诊、住院患者(或保健对象)临床诊断治疗过程的系统、规范的记录,是居民在医疗卫生机构历次就诊过程中产生和被记录的完整、详细的临床信息资源。医院内授权用户可对其进行访问。

(4)文档库。基于 XDS 规范,根据文档的内容维护每一个注册文档的元数据,包括在文档库中存储的地址,形成文档库,并分配一个 URI 地址给文档注册角色,供文档用户提取,即根据文档用户的特定查询条件返回文档(集)。

(5)医学影像库。支持集中与分布相结合的数据交换模式,合理利用信息资源,同时增加了数据的获取渠道。

集中模式。主要特征是对共享交换的影像(图像和报告)数据、索引信息都采用集中式存储、发布和注册,对网络带宽要求较高,对存储空间要求较大,图像数据交换通信标准为 DICOM 或厂商间自定义协议。

分布模式。支持跨机构、区域的影像资料共享调阅。影像数据可以保存在本地医疗卫生机构,供其他机构调阅,采用了中心数据注册、查询的统一机制;可优化使用网络带宽,节省存储资源。符合 IHE XDS—I 技术架构,遵循医疗影像通信与存储 DICOM 标准系统,流程符合 IHE 的流程规范。

(6)空间数据库。空间数据库依托省政务空间信息云服务公共平台地理信息资源,充分利用现有地理空间信息数据资源进行建设。

6. 信息资源目录管理

基于元数据、信息资源分类、标识符编码和全文检索技术实现信息资源的统一管理,充分利用目录注册、目录聚合、目录发布等功能,实现信息资源目录体系的两大重要任务,即定位发现和共享整合。

10.3　全民健康信息平台(省级平台)

10.3.1　应用支撑平台建设方案

省市两级全民健康信息平台技术架构如图 10-3-1 所示。

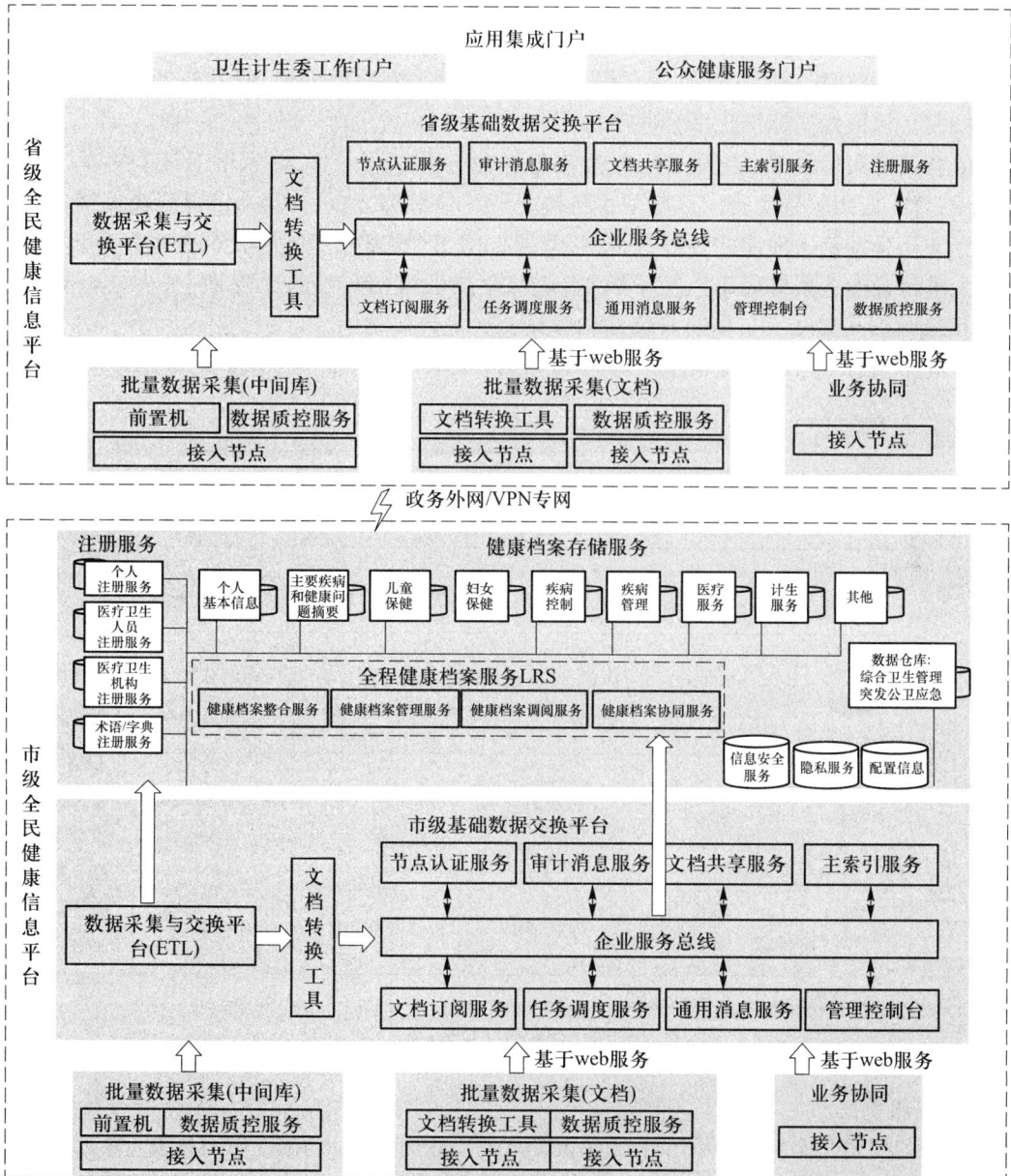

图 10-3-1　省市两级全民健康信息平台技术架构

省级全民健康信息平台由省卫健委作为建设主体,建立省级平台基础设施,快速实现省-市-县三级机构的网络接入、数据接入及建立省级基础平台;省级平台提供接入机构需要的数据资源目录服务、开展协同应用服务、支撑省级综合监管应用及省级公众服务平台等惠民应用,向上与国家全民健康信息平台完成对接。省属医疗机构及下级平台接入支持协同服务及数据采集两种功能。其中数据采集分为基于文档和基于中间库两种形式。基于文档的采集,节点可以直接上传文档,或者将原始库通过文档转换工具转换后上传。基于中间库的采集,节点将数据写入前置机上传。省级数据采集交换架构参照国家基础数据交换平台架构,包括两部分。其一是数据采集和交换平台,用来适应非标准化平台的接入及数据采集,这部分功能支持基于中间库的采集及面向应用的数据交换;其二是企业服务总线及十个基础服务构成的基于文档采集和协同服务的平台,这部分功能用于实现基于文档形式的协同服务和数据采集,同时提供文档转换工具将数据转换成文档形式向标准化平台注册。

市级全民健康信息平台由原市卫计委作为平台应用建设主体,由原市卫计委对基于平台的业务应用模式、应用效果负责。医疗卫生机构、下级平台或其他机构接入市级全民健康信息平台支持基于文档和基于中间库两种形式,接入范围包括市属医疗卫生机构、市级垂直系统(包括妇幼、疾控、重精等业务条线应用)、上下级平台、行业外机构(包括人社、民政、公安、食药监、金融等),地市级数据采集交换架构同省级基础数据交换平台架构。

全民健康信息平台采用面向服务的体系结构(Service-Oriented Architecture,SOA)的技术路线,如图 10-3-2 所示。

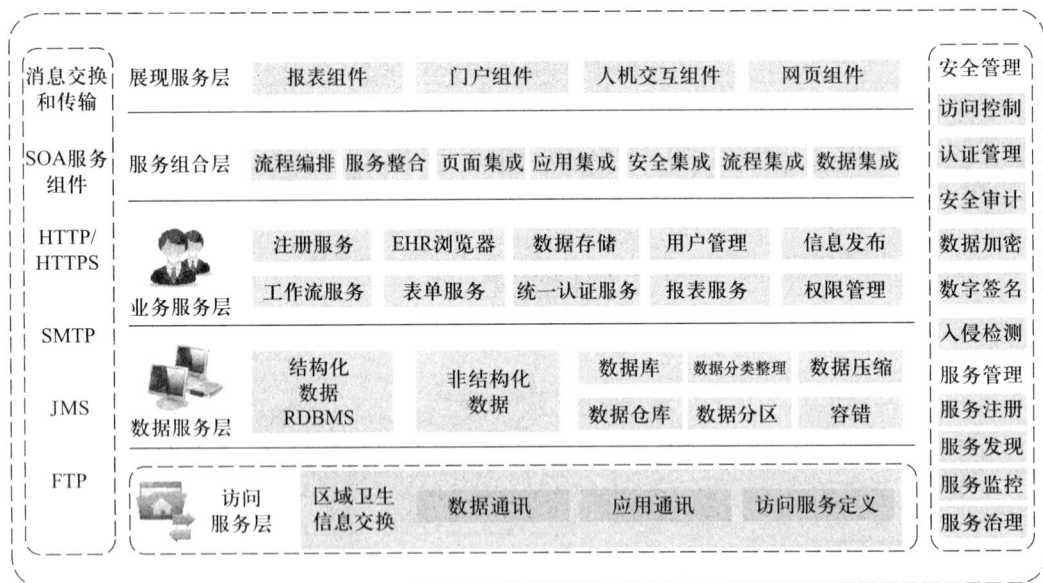

图 10-3-2 采用面向服务的体系结构(SOA)的技术路线

1. 展现服务层

展现服务层定义企业信息门户(Enterprise Information Portal,EIP)中可配置、可重用的门户组件,用于支持门户应用的开发,以及人机交互组件、网页组件、报表组件实现对不同客户接入方式的支持,并提供丰富的客户端展现方式。在基于全民健康信息平台中,健康档案浏览器、居民健康公众服务等主要在展现服务层体现。

2. 服务组合层

服务组合层通过对下层的访问服务、数据服务、业务服务的重新整合来实现,流程编排的规则在该层内定义,通过服务的重新整合就可以快速搭建出新的业务应用系统。在全民健康信息平台中,健康档案调阅服务、健康档案协同服务等服务主要在服务组合层体现。

3. 业务服务层

业务服务层定义那些可重用的业务处理过程,用于支持复合的业务处理需求。这层定义的业务处理过程服务可能是单个原子事务的无状态处理操作服务,也可能是多个业务应用或异步服务之间交互的有状态处理操作服务。业务服务层之上的开发者无须知道具体某项业务的逻辑处理过程。在全民健康信息平台中,注册服务、健康档案存储服务、健康档案管理服务等服务主要在业务服务层体现。

4. 数据服务层

数据服务层定义的服务支持把异构的、孤立的企业数据转变成集成的、双向的、可重复使用的信息资源。数据服务通过访问服务层以统一的方式访问企业的所有数据,数据服务层之上的开发者可以集中精力处理数据的加工问题,而不必关注访问不同来源的数据的实现细节。在全民健康信息平台中,健康档案整合服务、数据仓库等主要在数据服务层体现。

5. 访问服务层

访问服务层实现与底层数据资源、应用资源的通信功能,使用通用标准接口,定义整合企业信息资源(数据资源与应用资源)的各种访问服务,例如,不同类型的适配器及专用的 API 等。访问服务屏蔽了企业信息资源(现在的或未来的)的技术和实现方式,访问服务层之上的开发者无须知道数据的位置、类型及应用程序的编程语言等。在全民健康信息平台中,人口健康信息交换层主要在访问服务层体现。

6. 消息交换和传输

服务间的消息交换和消息传输贯穿各个服务层,消息交换和传输可以采用企业服务总线 ESB。服务间的消息交换需要基于通用的交换标准和行业的交换标准。消息传输层可以提供通用的传输协议支持,如 HTTP、HTTPS、SMTP、JMS、FTP 等。

7. 安全与服务管理

安全管理和服务管理贯穿各个服务层。在全民健康信息平台中,信息安全与隐私保护主要在安全与服务管理层体现。

服务安全管理支持认证和授权、不可否认和机密性、安全标准等。基于 Web 服务的安全管理遵循 Web-Security 规范,其他形式的服务也需要提供安全保障。

服务管理包括服务注册、服务发现、服务监控、服务治理等多方面的内容。

10.3.2　应用系统建设方案

1. 便民惠民业务应用

建设全省统一的电子健康卡管理系统,实现虚拟化账户管理、二维码管理、密码服务、APP 接入管理、机构接入管理、识读终端管理等功能。

2. 医疗健康信息共享

开展医学检验和医学影像检查部分项目的结果互相认可。各设区市二级以下医疗机构对全省范围内上级医疗机构属本通知规定的医学检验、影像检查项目结果,原则上应予认可。同时选择一批稳定性好、质量能够监控、费用较高且适合网络互认的医学检查项目作为医学检查结果网络互认项目;对电子病历共享查询进行升级改造,由原设区市内电子病历共享查询升级到全省范围内的电子病历均可共享查询。

3. 分级诊疗业务协同

建立全省统一的远程医疗协同平台开展分级诊疗业务协同,以患者病历管理、信息互联互通、医疗资源共享为核心,提供远程视频会诊、远程影像诊断、远程心电诊断、双向转诊等业务服务。可通过多中心运营模式快速复制部署多级会诊中心、会诊角色快速转换,实现多级远程会诊模式。

4. 公共卫生业务协同

对疾病监测业务协同、突发公共卫生事件预警服务、妇幼健康业务协同、采供血业务协同、计划免疫业务协同和慢性病管理业务协同进行升级改造,逐步扩大覆盖范围,实现全省范围内的跨设区市公共卫生业务协同。

5. 药品管理业务协同

建设医疗医药联动业务协同,实现与医药采购系统之间的联动,通过平台实现医药机构与医疗机构之间的协同,支持医药采购监督、信息查询。可将医疗医药联动业务协同封装成独立的服务注册到全民健康信息平台,开放给第三方系统(如药品统一采购信息系统、基层医疗卫生信息平台、医院信息系统等)调用。

6. 卫生资源信息监管

对现有卫生服务资源监管进行升级改造,实现卫生人员、开放床位、医疗卫生设施和设备、医疗卫生事业经费等卫生服务资源的统一监管。可将卫生服务资源按省、市、县三级钻取路径层层钻取至各医疗机构进行展示,并能按地区、医疗机构类型等条件进行查询统计,同时可将卫生服务资源查询业务封装成独立的服务注册到全民健康信息平台,开放给下级设区市全民健康信息平台调用。

7. 药品管理信息监管

对接全省医疗机构药品集中采购信息系统,在省级平台建立全省医疗机构药品资源动态管理数据库,从品种规格、数量变化、采购资金、区域分布、应用范围等不同维度进行实时动态监测,应用数据挖掘技术建立综合评估模型,为药品监管提供决策依据。可将基本药物制度运行监测情况按省、市、县三级钻取路径层层钻取至各医疗机构进行展示,并能按地区、医疗机构类型等条件进行查询统计,同时可将基本药物制度运行监测情况查询业务封装成独立的服务,注册到全民健康信息平台,开放给下级设区市全民健康信息平台调用。

8. 公共卫生业务监管

对传染病疾病管理业务监管进行升级改造,对医疗卫生机构传染病防治工作进行监管,包括监管疾病发病及防治等工作。可将传染病疾病管理业务监管情况按省、市、县三级钻取路径层层钻取至各医疗机构进行展示,并能按地区、医疗机构类型等条件进行查询统计,同时可将传染病疾病管理业务监管情况查询业务封装成独立的服务,注册到全民健康信息平台,开放给下级设区市全民健康信息平台调用。

9. 医疗业务监管

对各级医疗机构的运营情况进行全面监测与分析,提供日常管理数据支持。可将医院运营情况监管按省、市、县三级钻取路径层层钻取至各医疗机构进行展示，并能按地区、医疗机构类型等条件进行查询统计，同时可将医院运营情况监管查询业务封装成独立的服务，注册到全民健康信息平台，开放给下级设区市全民健康信息平台调用。

10. 综合管理

以区域平台采集的卫生服务信息为资源，建立服务质量管控中心，按照业务规范的要求，对接入平台医疗卫生服务机构的业务质量作出评价，并通过信息系统反馈给对应单位。可将基层医疗卫生机构绩效考核监管情况按省、市、县三级钻取路径层层钻取至各医疗机构进行展示，并能按地区、医疗机构类型等条件进行查询统计，同时可将基层医疗卫生机构绩效考核监管情况查询业务封装成独立的服务，注册到全民健康信息平台，开放给下级设区市全民健康信息平台调用。

11. 跨部门信息共享与业务协同

通过与医保机构的信息交换和共享，向医保系统提供医疗实时数据，实现参保人员跨区域就医人数统计、费用统计，辅助和推动各类医保业务的开展，并完成审核监督、定点医疗机构布点、医保政策制定或更新等辅助管理。同时，为参保人员提供异地转诊、异地就医结算服务，包括参保人员本地医院转诊证明、本地医院出院证明、参保证明等，为异地治疗、异地医保费用直接提供结算依据。

第 10 章　习题及答案

下　篇

实　　训

实训 1 认识计算机网络

【知识点】

1. 了解计算机网络的形成。

2. 初步掌握计算机网络的定义、功能和分类。

3. 掌握按地理位置分类的计算机网络,即局域网、广域网(城域网和因特网)。

4. 掌握计算机网络的 5 种结构——总线型、星型、环型、树型和网状结构。重点掌握总线型和星型结构。

【要求】

1. 观察计算机网络的组成。

2. 观察计算机网络的参数设置。

【操作步骤】

组织学生三人为一小组,分别到学校计算机网络中心,完成本次实训的内容。

1. 观察计算机网络的组成。

(1)记录联网计算机的数量、配置、使用的操作系统、网络拓扑结构图。

(2)认识并记录网络使用其他硬件设备的名称、用途及连接方法。

(3)画出拓扑结构图。

(4)分析网络的结构及其所属类型。

2. 观察计算机网络的参数设置。

(1)在"网络"属性对话框中,记下计算机名称、工作组名称和计算机说明。

(2)查看网卡型号和网络设置,IP 地址的设置及网络使用的协议等。

实训 2 双绞线电缆的制作与连接

【知识点】

1. 了解常用双绞线的种类与应用场合。

2. 掌握双绞线的制作方法与连接方法。

3. 掌握网线连通性测试方法。

【要求】

1. 制作非屏蔽双绞线。

2. 测试制作好的非屏蔽双绞线。

【操作步骤】

1. 仔细阅读实验文档,决定实验环境中需要制作的网线的类型和需要使用的线序。

2. 按实训图 2-1、实训图 2-2 所示步骤制作网线。

(1)抽出一小段线,然后先把外皮剥除一段(3 cm 左右)。

剥线刀口

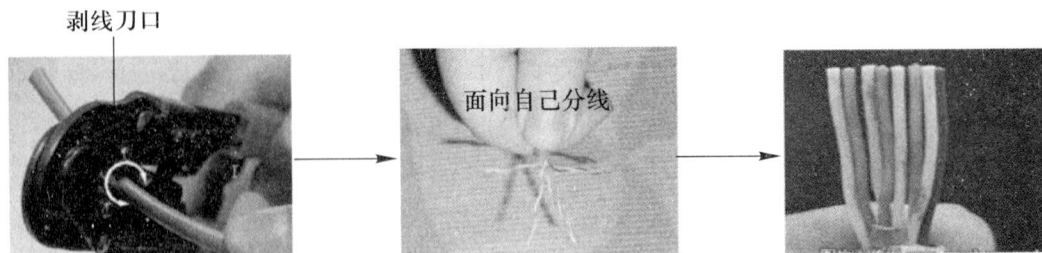

面向自己分线

实训图 2-1　剥线、将四对线分开,按线序排好后将线剪齐

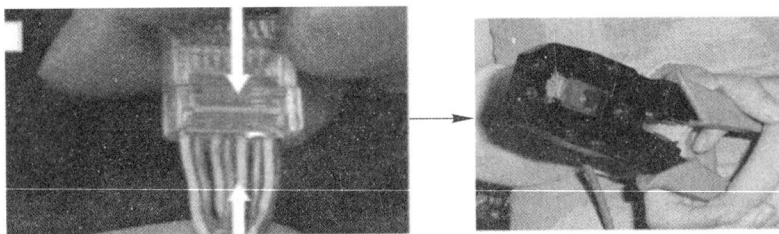

实训图 2-2　将剪好并排好序的线放入水晶头,然后放入多功能钳子中压线

（2）将双绞线反向缠绕开。将裸露的双绞线中橙色对线拨向左方,棕色对线拨向右方,绿色对线拨向前方,蓝色对线拨向后方,按 EIA/TIA 568B 的标准(橙白-橙-绿白-蓝-蓝白-绿-棕白-棕)排列好。需要特别注意的是,绿色条线必须跨越蓝色对线。

（3）铰齐线头(注意线头长度)。将裸露出的双绞线用专用钳剪下,只剩约 14 mm 的长度,并剪齐线头。将双绞线的每一根线依序放入 RJ-45 接头的引脚内,第一只引脚内应该放橙白色的线,其余类推。

（4）插入水晶头。确定双绞线的每根线已经放置正确,并查看每根线是否进入到水晶头的底部位置,如已经到底部那就可以用 RJ-45 压线钳压接 RJ-45 接头。这样 RJ-45 头就制作完成了。

（5）用打线钳夹紧。把水晶头里的八块小铜片压下去后,使每一块铜片的尖角都触到一根钢线,这样制作完成了一个 RJ-45 头。同样完成另一端的 RJ-45 接头。

3. 使用测试仪测试连接逻辑正确与否,若断路会导致无法通信,短路可能损坏网卡或集线器。

4. 使用制作的网线连接两台计算机(直接连接),测试网络是否连通。

实训 3　文件和文件夹管理的基本操作

【知识点】

文件或文件夹创建、复制、移动、删除、重命名、快捷方式、还原、搜索和库的创建。

【要求】

1. 创建文件或文件夹。

在 D 盘根目录创建文件夹,在该文件夹下创建 3 个子文件夹,分别为 A1、A2、A3。在 A1 文件夹中新建 3 个文件,分别为文本文件 c1.txt、Word 文件 c2.docx 和位图文件 c3.bmp(方法不限)。

2. 复制、移动、重命名文件或文件夹。

将 A1 文件夹中的 c1.txt、c2.docx 两个文件复制到 A3 文件夹中,把 A3 文件夹中的 c1.txt 重命名为"b1.txt",把文件 c2.docx 重命名为"b2.docx",并将 b2.docx 移动到 A2 文件夹中。

3. 创建快捷方式。

打开"画图 3D"程序,绘制一幅图画,保存到 A2 文件夹中,并命名为"tp.jpg",在文件夹中创建快捷方式,命名为"图画",在桌面创建快捷方式,命名为"桌面图画.jpg"。

4. 删除和还原文件或文件夹。

删除 A1 文件夹中的 c1.txt、位图文件 c3.bmp,在回收站中将 c3.bmp 还原。

5. 搜索和保存文件或文件夹。

搜索 C 盘下的 doc 文件,并将搜索结果复制到 D 盘 A2 文件夹中。

6. 显示"库",新建一个"图片素材库",任意添加一个图片文件夹到库中。

【操作步骤】

1. 打开"此电脑",进入 D 盘,右击空白区域,弹出快捷菜单,选择"新建"→"文件夹"命令,依次建立 A1、A2、A3 三个文件夹;双击打开 A1 文件夹,右击空白区域,弹出快捷菜单,选择"新建"→"文本文件"命令,新建文本文件,命名为"c1.txt"(再以相似方式建立 c2.docx 和 c3.bmp),如实训图 3-1 所示。

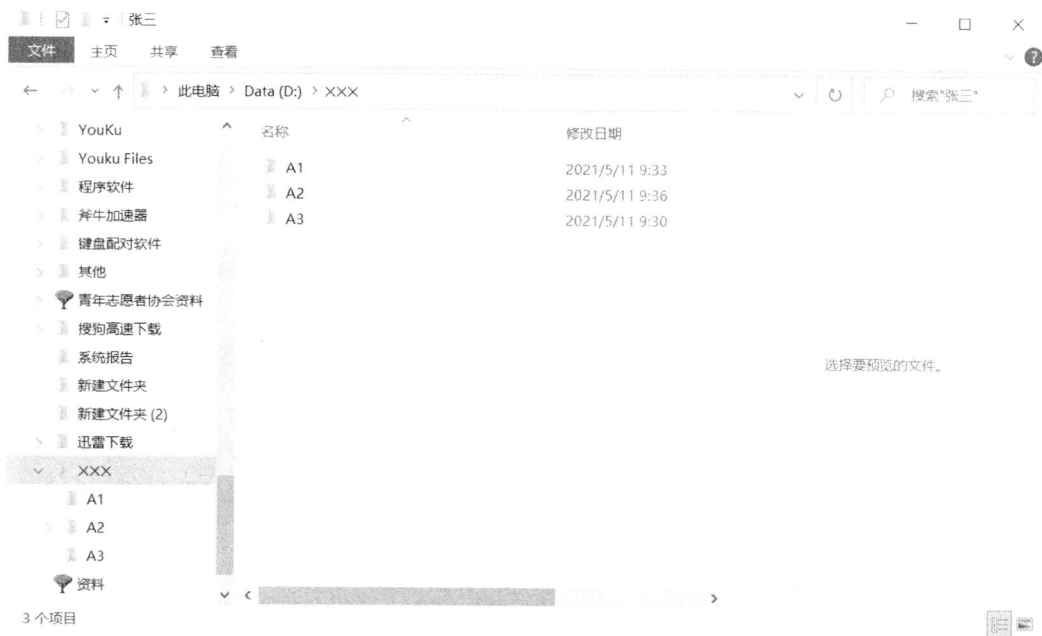

实训图 3-1　新建文本文件、Word 文件和位图文件

2. 打开 A1 文件夹,将 c1.txt、c2.docx 文件选中并右击,在弹出的快捷菜单中选择"复制"命令,打开 A3 文件夹,在空白区域右击,在弹出的快捷菜单中选择"粘贴"命令;在 A3 文件夹中选

择 c1. txt 文件并右击,在快捷菜单中选择"重命名"命令,将文件名更改为"b1. txt"。用同样的方法将 c2. docx 重命名为"b2. docx",右击 b2. docx,选择"剪切"命令,打开 A2 文件夹,在空白区域右击,选择"粘贴"命令,如实训图 3-2 所示。

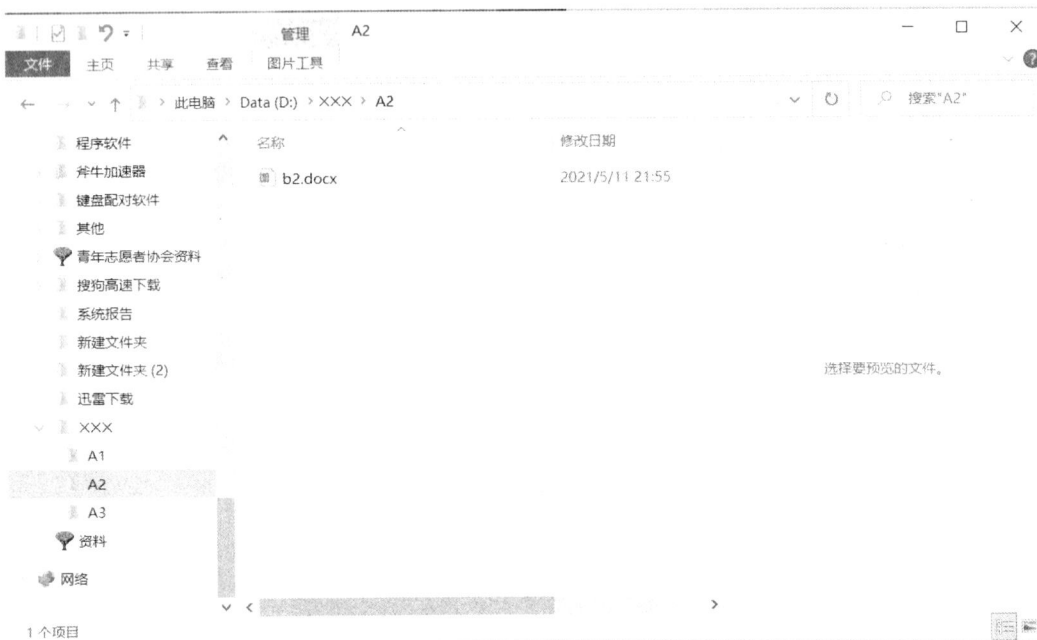

实训图 3-2　移动 Word 文件

3. 在"开始"菜单下"Windows 附件"中找到"画图 3D"程序并打开,在程序中画任意图形,单击"保存"按钮,在弹出的"另存为"对话框中将文件命名为"tp",保存类型设置为 jpg,保存位置为 D:\A2;右击 tp 文件,在快捷菜单中选择"创建快捷方式"命令,找到 tp 文件的快捷方式,将文件名更改为"图画";右击 tp. jpg 文件,在快捷菜单中选择"发送到"→"桌面快捷方式",找到桌面 tp 快捷方式,将文件名更改为"桌面图画 . jpg",如实训图 3-3 所示。

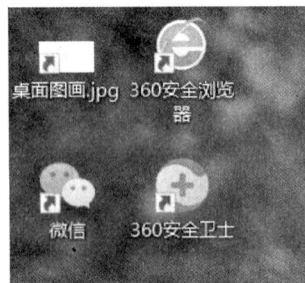

实训图 3-3　"桌面图画 . jpg" 桌面快捷方式

4. 打开 A1 文件夹,选中 c1. txt、c3. bmp 文件,按 Delete 键,将文件删除;进入回收站,选中 c3. bmp 文件,选择"还原"命令,将文件还原至删除前所在位置,如实训图 3-4 所示。

5. 打开"此电脑",进入 C 盘,在搜索框中输入" * . doc",出现搜索工具栏,搜索完毕,选择"搜索工具"→"保存搜索"命令,弹出"另存为"对话框,确定路径,单击"保存"按钮,并将搜索结果复制到 D 盘 A2 文件夹中,如实训图 3-5 所示。

6. 打开"此电脑",在"查看"选项卡"导航窗格"中选择"显示库";在"库"中空白区域右击,在弹出的快捷菜单中选择"新建"→"库"命令,将库重命名为"图片素材库",如实训图 3-6 所示;双击该库,选择"包括一个文件夹"选项,选择任意图片文件夹,再选择"加入文件夹"选项。

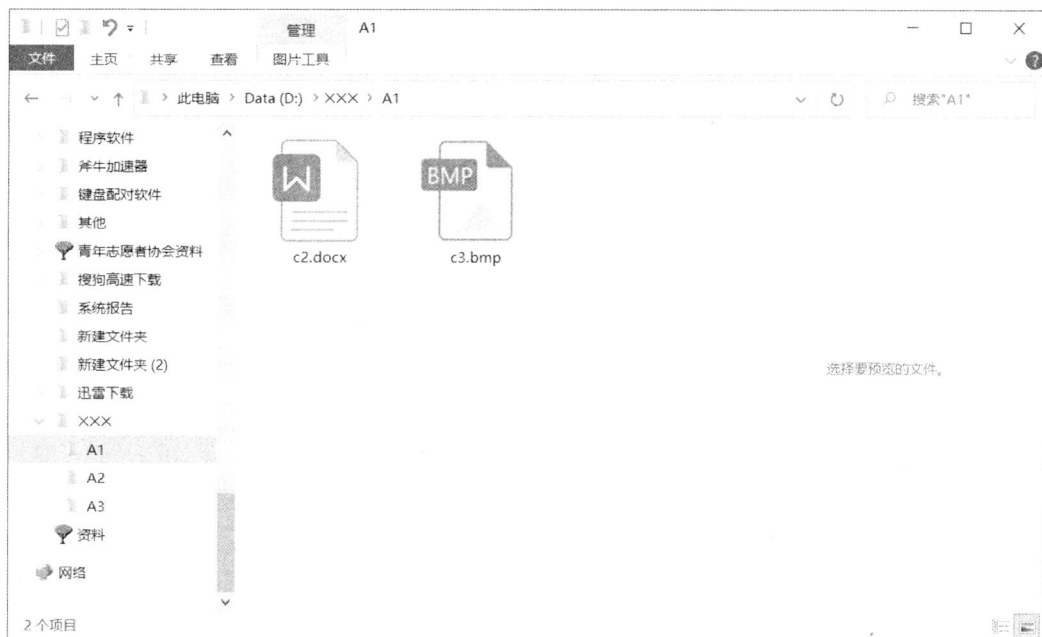

实训图 3-4 还原文件

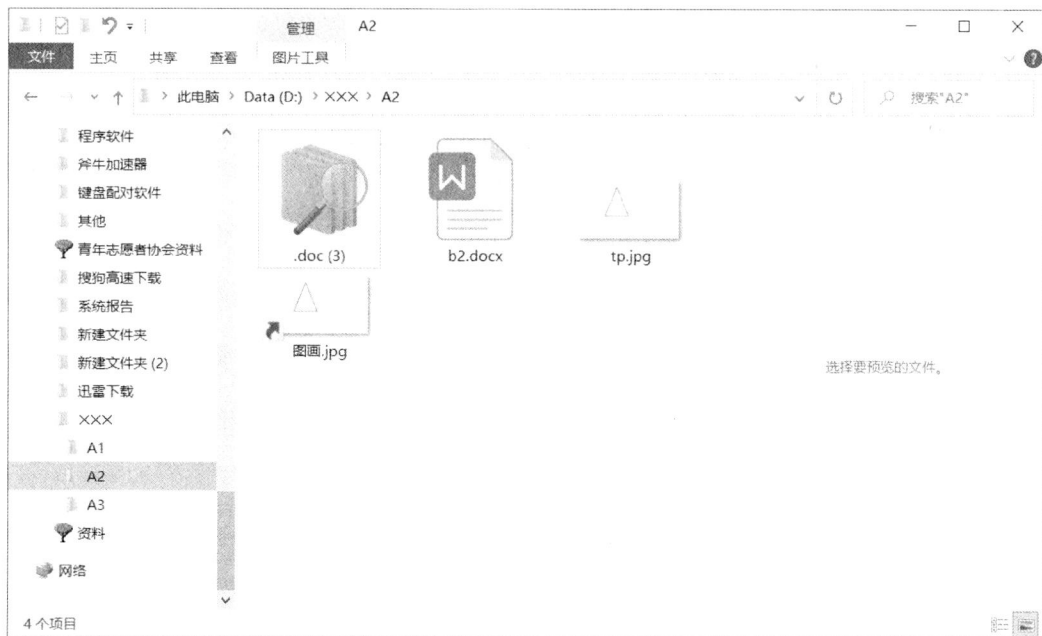

实训图 3-5 复制 doc 文件

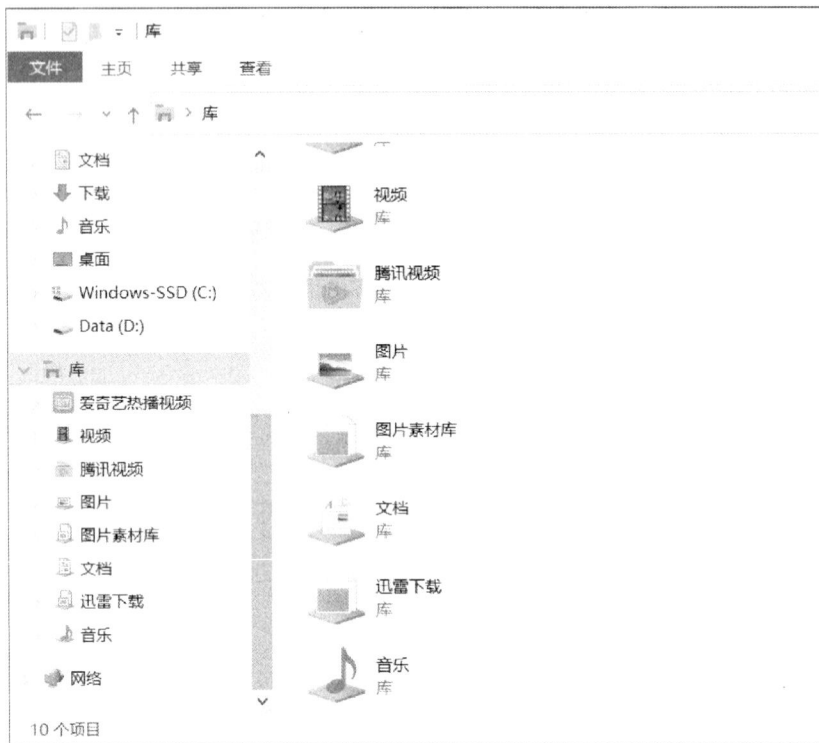

实训图 3-6 新建图片素材库

实训 4 文 档 排 版

【知识点】

字符格式设置、段落格式设置、添加项目符号和编号。

【要求】

1. 设置标题字符格式：字体黑体、字号三号、字体颜色深蓝、加着重号、字符间距加宽 3 磅。

2. 设置正文字符格式：字体黑体、字号四号、颜色深蓝。

3. 正文第一段加下划线。

4. 设置标题段落格式：居中对齐，段后间距 0.5 行。

5. 设置正文段落格式：首行缩进 2 个字符。

6. 为正文后五段添加项目符号。

【操作步骤】

1. 打开"新冠病毒知识.docx"，选中标题，单击"开始"选项卡"字体"组中的对话框启动器按钮，弹出"字体"对话框，在"字体"选项卡中，设置中文字体为"黑体"、字号为"三号"、字体颜色为标准色"深蓝"，加"着重号"；切换到"高级"选项卡，设置间距为"加宽"、磅值为"3 磅"，单击"确定"按钮。

2. 选中正文,单击"开始"选项卡"字体"组中的"字体"下拉按钮,在下拉列表中选择"黑体";单击"字号"下拉按钮,在下拉列表中选择"四号"选项;单击"颜色"下拉按钮,在下拉列表中选择标准色"深蓝"选项。

3. 选中正文第一段,单击"开始"选项卡"字体"组中的"下划线"按钮。

4. 选中标题,单击"开始"选项卡"段落"组中的"居中对齐"按钮;单击"段落"组中的对话框启动器按钮,弹出"段落"对话框,在"缩进和间距"选项卡"间距"选项区域设置"段后 0.5 行",单击"确定"按钮。

5. 选择正文,单击"开始"选项卡"段落"组中的对话框启动器按钮,弹出"段落"对话框,在"缩进和间距"选项卡"缩进"选项区域"特殊格式"下拉菜单中选择"首行缩进"选项,"缩进值"设置为"2 字符",单击"确定"按钮。

6. 选中正文后五段,单击"开始"选项卡"段落"组中的"项目符号"下拉按钮,在下拉列表中选择"圆点"项目符号。

【效果图】

效果图如实训图 4-1 所示。

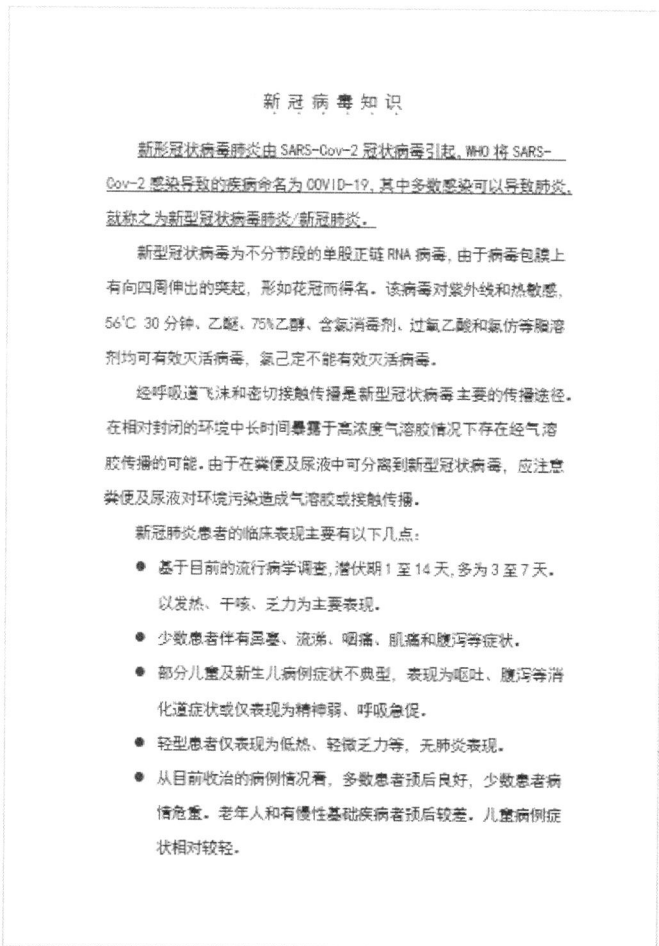

实训图 4-1　文档排版效果图

实训 5　　Word 2016 页面设置

【知识点】

页面布局、插入页眉页脚、分栏。

【要求】

1. 自定义纸张大小：宽度 20 厘米，高度 30 厘米；页边距上下左右各 2 厘米。

2. 将正文第二段分成三栏，第一栏栏宽 6 个字符，第二栏栏宽 12 个字符，栏间距 2.02 个字符，并加分隔线。

3. 插入页眉"新型冠状病毒知识"和系统日期。

4. 在页面底端插入页码。

【操作步骤】

1. 打开"新冠病毒知识 .docx"，单击"布局"选项卡"页面设置"组中的对话框启动器按钮，弹出"页面设置"对话框，切换到"纸张"选项卡，在"纸张大小"选项区域中设置"宽度"为"20 厘米"，"高度"为"30 厘米"；切换到"页边距"选项卡，在"页边距"选项区域中设置上、下、左、右页边距为"2 厘米"，单击"确定"按钮。

2. 选中正文第二段，单击"布局"选项卡"页面设置"组中的"分栏"按钮，在下拉列表中选择"更多分栏"选项，弹出"分栏"对话框，在"预设"选项区域中选择"三栏"选项，取消选中"栏宽相等"复选框，设置第 1 栏宽 6 个字符，第 2 栏宽 12 个字符，间距都是 2.02 个字符，选中"分隔线"复选框，单击"确定"按钮。

3. 单击"插入"选项卡"页眉和页脚"组中的"页眉"按钮，在下拉列表中选择"编辑页眉"选项，在页眉处输入"新型冠状病毒知识"，单击"页眉和页脚工具 - 设计"选项卡"插入"组中的"日期和时间"按钮，在弹出的"日期和时间"对话框中插入系统日期，设置页眉为"左对齐"，并使用空格键将日期移动到右端。

4. 单击"页眉和页脚工具 - 设计"选项卡"页眉和页脚"组中的"页码"按钮，在下拉列表中选择"页面底端 - 普通数字 2"，单击"页眉和页脚工具 - 设计"选项卡中的"关闭页眉和页脚"按钮。

【效果图】

效果图如实训图 5-1 所示。

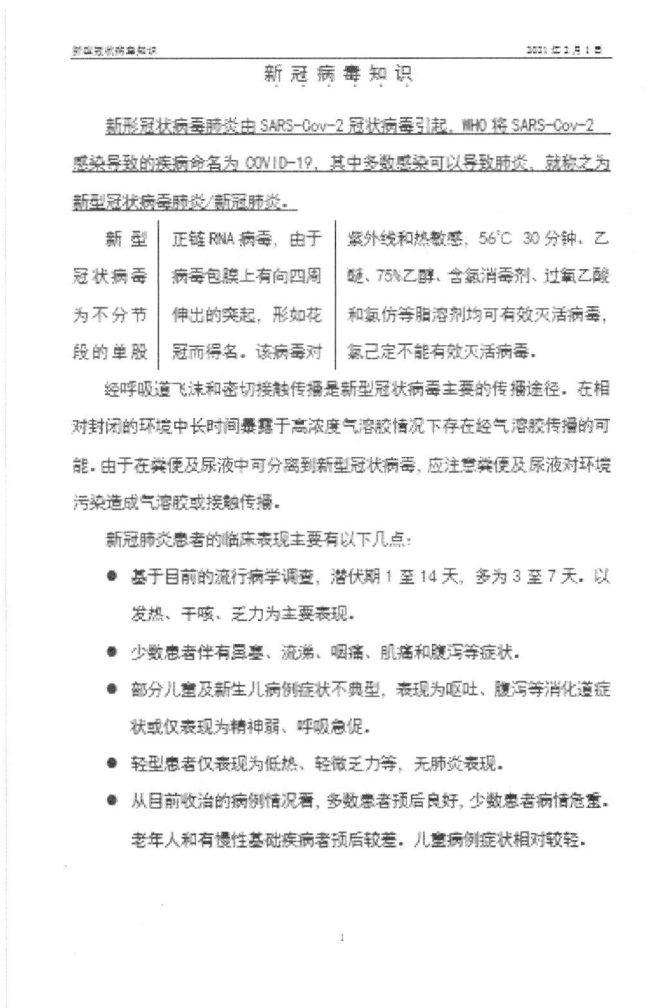

实训图 5-1　页面设置效果图

实训6　图文混排

【知识点】

页面布局、自选图形、艺术字、图片、文本框。

【要求】

1. 设置纸张大小为 B5，页边距上下左右各 0 厘米。

2. 绘制两个矩形，并设置矩形的格式，调整矩形的大小和位置。

3. 插入艺术字"为爱而生 让艾远离"，并设置格式，调整大小和位置。

4. 插入图片，并设置格式，调整大小和位置。

5. 插入横排文本框，输入文本，设置文本框格式、调整文本框大小和位置，设置文本格式。

【操作步骤】

1. 创建一个空白的 Word 文档,单击"布局"选项卡"页面设置"组中的对话框启动器按钮,弹出"页面设置"对话框,在"纸张"选项卡中设置"纸张大小"为"B5",在"页边距"选项卡中设置上、下、左、右页边距为"0 厘米",单击"确定"按钮。

2. 单击"插入"选项卡"插图"组中的"形状"按钮,在下拉列表中选择"矩形"选项,在文本编辑区绘制一个矩形,选中矩形,切换到"绘图工具-格式"选项卡,在"形状样式"组中单击"形状填充"按钮,在下拉列表中选择"无填充颜色"选项,单击"形状轮廓"按钮,在下拉列表中选择颜色为标准色"红色",粗细 3 磅,使用鼠标拖动及"绘图工具-格式"选项卡"大小"组中的命令来调整矩形的位置和大小。在文本编辑区绘制第二个矩形,设置"形状填充"为"无填充颜色","形状轮廓"为"红色、3 磅、方点虚线"。

3. 单击"插入"选项卡"文本"组中的"艺术字"按钮,在下拉列表中选择第 3 行第 4 列艺术字样式,在艺术字文本框中输入"为爱而生 让艾远离"。选中艺术字,切换到"开始"选项卡,在"字体"组中设置字体为"华文琥珀",字号为"90"。切换到"绘图工具-格式"选项卡,在"艺术字样式"组中单击"文本填充"按钮,在下拉列表中选择标准色"红色",单击"文本轮廓"按钮,在下拉列表中选择"无轮廓"选项,单击"文本效果"按钮,在下拉列表中选择阴影为"内部居中"选项。使用鼠标拖动来调整艺术字的大小和位置。

4. 单击"插入"选项卡"插图"组中的"图片"按钮,弹出"插入图片"对话框,使用该对话框将"红绸带"图片插入到 Word 文档中。选中图片,切换到"图片工具-格式"选项卡,在"排列"组中单击"环绕文字"按钮,在下拉列表中选择"浮于文字上方"选项,使用鼠标调整图片的大小和位置。

5. 单击"插入"选项卡"文本"组中的"文本框"按钮,在下拉列表中选择"绘制文本框"选项,在文本编辑区绘制一个文本框,并输入文字,选中文本框,切换到"绘图工具-格式"选项卡,在"形状样式"组中单击"形状填充"按钮,在下拉列表中选择"无填充颜色"选项,单击"形状轮廓"按钮,在下拉列表中选择"无轮廓"选项,选中文本框中的文本,切换到"开始"选项卡,在"字体"组中设置字体为"黑体",在"段落"组中设置"居中",使用鼠标调整文本框的大小和位置。

【效果图】

效果图如实训图 6-1 所示。

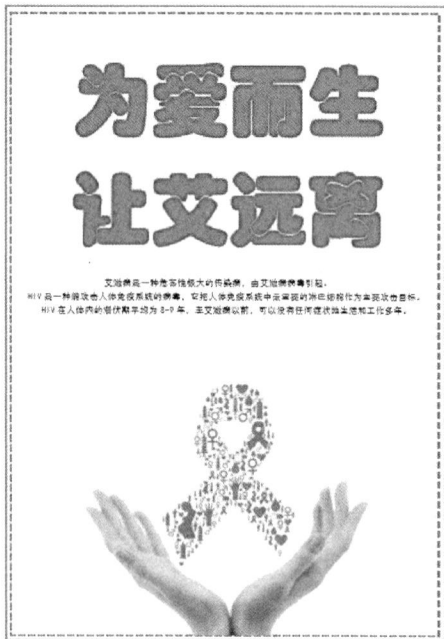

实训图 6-1　图文混排效果图

实训 7　表 格 制 作

【知识点】

表格的创建、编辑与格式化。

【要求】

1. 插入一个 5 行 6 列的表格。

2. 所有行行高 1 厘米,第 1 列列宽 3 厘米,第 2～6 列列宽 2 厘米。

3. 按示例图拆分单元格、合并单元格,并输入文本。

4. 设置单元格对齐方式为"水平居中"。

5. 将有文字的单元格填充黄色底纹,设置表格外框线为双实线,内部框线为单实线。

6. 将整个表格设置成水平居中。

【操作步骤】

1. 创建一个空白的 Word 文档,单击"插入"选项卡"表格"组中的"表格"按钮,在下拉列表中选择"插入表格"选项,弹出"插入表格"对话框,设置行数为 5,列数为 6,单击"确定"按钮。

2. 选中表格,单击"表格工具-布局"选项卡"表"组中的"属性"按钮,弹出"表格属性"对话框,在"行"选项卡中选中"指定高度"复选框,设置行高为"1 厘米",单击"确定"按钮。选中表格第 1 列,打开"表格属性"对话框,在"列"选项卡中,选中"指定宽度"复选框,设置列宽为"3 厘米",单击"确定"按钮。选中第 2～6 列,打开"表格属性"对话框,在"列"选项卡中设置列宽为"2 厘米",单击"确定"按钮。

3. 选中第 1 列中的第 2 至第 5 行单元格,单击"表格工具-布局"选项卡"合并"组中的"拆分单元格"按钮,弹出"拆分单元格"对话框,设置行数为"4",列数为"2",单击"确定"按钮。选择拆分后第 1 列的前两个单元格,单击"表格工具-布局"选项卡"合并"组中的"合并单元格"按钮,选择拆分后第 1 列的后两个单元格,单击"合并单元格"按钮,并在相应单元格中输入文本。

4. 选中表格,单击"表格工具-布局"选项卡"对齐方式"组中的"水平居中"按钮。

5. 选中有文字的单元格,切换到"表格工具-设计"选项卡,单击"边框"组中的对话框启动器按钮,弹出"边框和底纹"对话框,在"底纹"选项卡中设置填充颜色为"黄色",应用于"单元格",单击"确定"按钮。选中表格,打开"边框和底纹"对话框,在"边框"选项卡"设置"选项区域中选择"自定义"选项,在"样式"列表框中选择"双实线"选项,在"预览"选项区域中单击对应的位置,将外边框更改为双实线,应用于"表格",单击"确定"按钮。

星期节次		星期一	星期二	星期三	星期四	星期五
上午	1-2					
	3-4					
下午	5-6					
	7-8					

实训图 7-1　表格制作效果图

6. 选中表格,单击"开始"选项卡"段落"组中的"居中"按钮。

【效果图】

效果图如实训图 7-1 所示。

实训 8　演示文稿的基本操作

【知识点】

文件操作、模板、格式设置。

【要求】

1. 根据"多选测试"模板创建演示文稿"我的测试.pptx"，并保存到计算机 C 盘中。

2. 将第 1 张幻灯片的标题设置为"中医中药知识问答"，并居中对齐。

3. 在第 9 张幻灯片后插入一张新的幻灯片，题目及选项格式类似前八题。

4. 为新幻灯片添加标题"以下哪位不是我国古代名医？"，设置 4 个选项分别为"扁鹊""华佗""孙思邈""张仲景"。

5. 设置标题文字为艺术字"填充-白色，文本 1，轮廓-背景 1，清晰阴影-着色 1"。

6. 在最后一张答案幻灯片中，增加一行将该题的答案 C 填入。

【操作步骤】

1. 启动 PowerPoint 2016，选择"文件"选项卡→"新建"命令，在右侧窗口的"搜索联机模板和主题"输入框中，输入"测试"，按回车键或单击"放大镜"按钮进行模板搜索。在搜索出的结果中选择"多选测试"模板，在新打开的窗口中，单击"创建"按钮进行下载并创建新演示文稿。该模板有一张封面，八道题各一张，一张测试结束和一张答案，共 11 张幻灯片。

2. 在导航窗格中选择第 1 张幻灯片，在右侧窗口中单击幻灯片标题占位符中的文字，将文字改为"中医中药知识问答"。

在"开始"选项卡"段落"组中，设置文本"居中"对齐。将模板中副标题"您的姓名"占位符中的文字删除。

3. 在导航窗格中选择第 9 张幻灯片并右击，出现快捷菜单，选择"复制幻灯片"选项，则会插入一张和第 9 张一样的幻灯片，为第 10 张幻灯片。

4. 在导航窗格中选择第 10 张幻灯片，在右侧窗口中单击幻灯片的标题占位符中的文字，将文字改为"9. 以下哪位不是我国古代名医？"，单击内容占位符中的文字，将 4 个选项分别改为扁鹊、华佗、孙思邈、张仲景。鼠标单击右下角"附加问题"占位符边框，按 Delete 键将它删除。

5. 单击幻灯片的标题占位符边框，或选择标题中的全部文字。选择"格式"选项卡，在"艺术字样式"组中单击 按钮，以显示其他艺术字，选择第三行第二列的艺术字"填充-白色，文本 1，轮廓-背景 1，清晰阴影-着色 1"。

6. 在导航窗格中选择最后一张幻灯片，将光标定位在内容占位符中的最后一个选项的行末，按回车键，增加一行，系统自动编号为"9."，在其后面输入答案"C"。

7. 单击 PowerPoint 2016 窗口左上角快速访问工具栏中的"保存"按钮，保存文档，设置文件名为"我的测试.pptx"，保存到计算机 C 盘中。

【效果图】

效果图如实训图 8-1 所示。

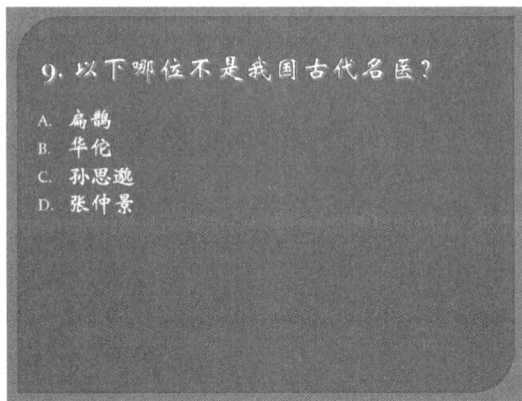

实训图 8-1　幻灯片制作效果图

实训 9　制作"医院简介"演示文稿

【知识点】

设计幻灯片。

【要求】

1. 新建演示文稿"医院简介"。

2. 设置幻灯片的页面大小为"全屏显示(16∶9)"。

3. 将幻灯片的主题设置为"平面",并设置合适的主题字体。

4. 制作"目录"幻灯片,添加目录内容:第一医院简介、医院文化、专家团队、医院风光。

5. 制作"第一医院简介"幻灯片。

【操作步骤】

（1）新建演示文稿"医院简介"。打开 PowerPoint 2016 程序窗口,选择"文件"选项卡→"保存"选项,选择文件保存位置,并设置文件名为"医院简介"。

（2）单击切换"设计"功能面板组,选择"幻灯片大小"下拉列表中的"自定义幻灯片大小"选项,将幻灯片页面设置成"全屏显示(16∶9)",如实训图 9-1 所示。

（3）在"设计"选项卡"主题"组,选择"平面"主题,并添加标题"第一医院简介",如实训图 9-2 所示。

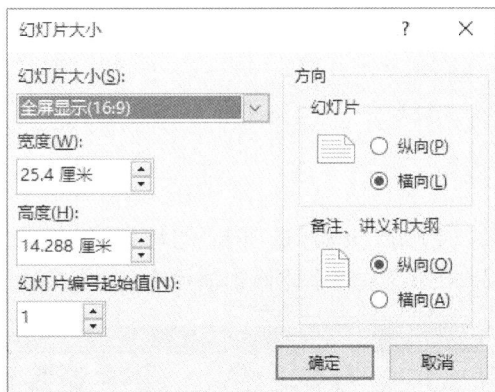

实训图 9-1　幻灯片页面大小设置

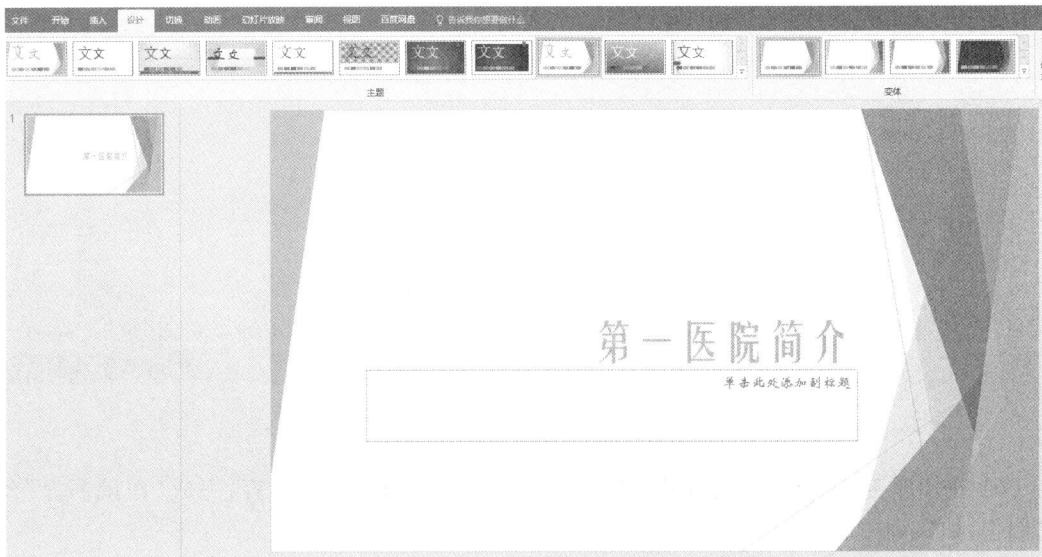

实训图 9-2　幻灯片主题设置

（4）在"设计"功能面板组"变体"区，单击下拉按钮，在字体中展开所有字体，选择"华文中宋"主题字体，如实训图 9-3 所示。

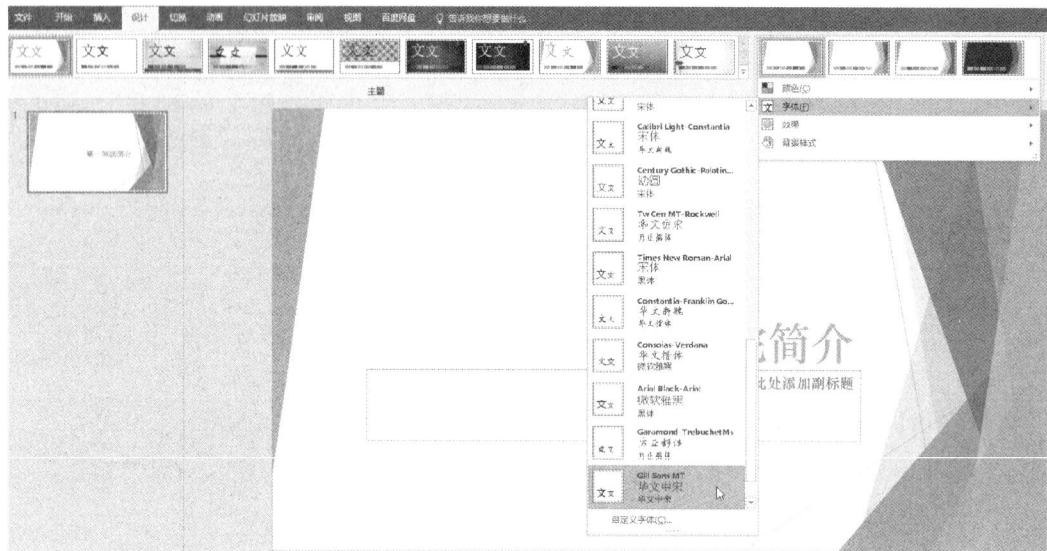

实训图 9-3　选择主题字体

（5）在"开始"选项卡"幻灯片"组单击"新建幻灯片"按钮，添加一张幻灯片，输入文字内容并用"沉稳"主题字体修饰演示文稿，如实训图 9-4 所示。

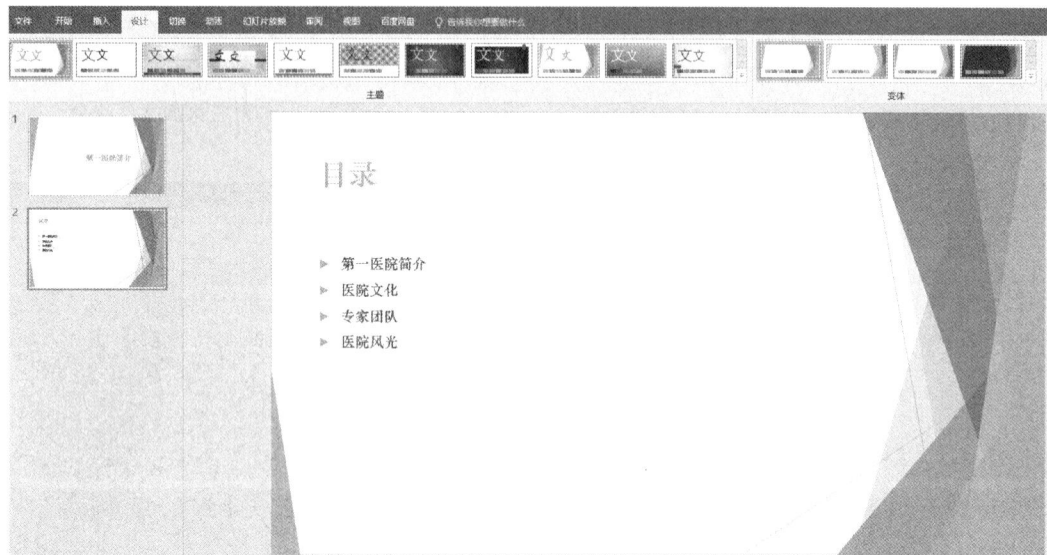

实训图 9-4　新建目录幻灯片

（6）按回车键，新建一张幻灯片，输入标题"第一医院简介"和内容，完成"医院简介"幻灯片的制作，如实训图 9-5 所示。

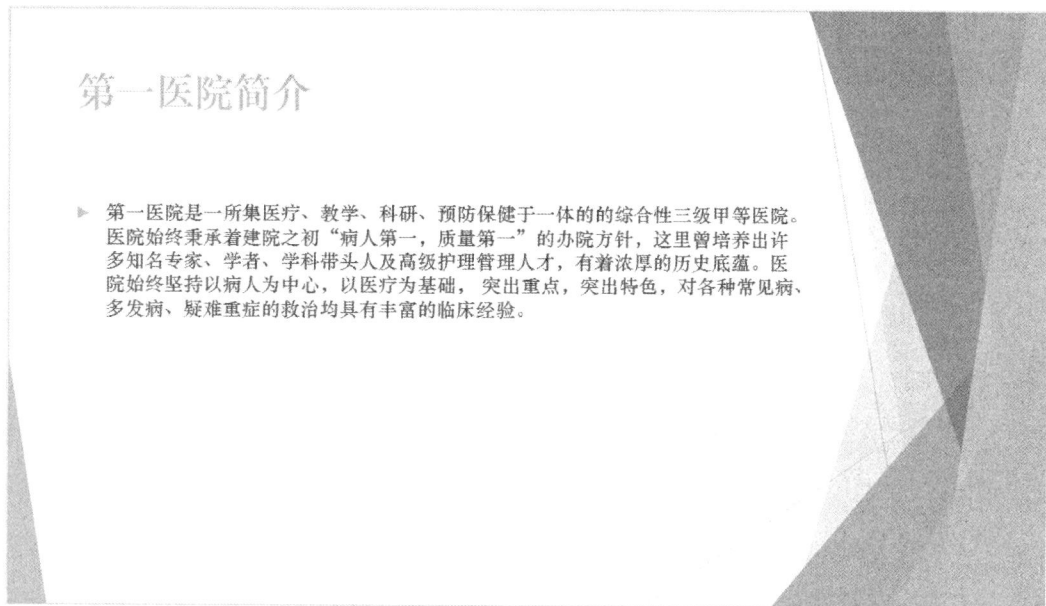

实训图 9-5　医院简介幻灯片

实训 10　插入多媒体

【知识点】

在幻灯片中插入多媒体。

【要求】

1. 新建一个演示文稿,并建立三张空白版式的幻灯片。

2. 在第一张幻灯片插入一张本机图片,调整图片大小与幻灯片大小一致。

3. 在第二张幻灯片中插入样式为"填充-金色,着色4,软棱台"的艺术字,内容为"实训练习"。

4. 在第三张幻灯片插入竖排文本框并在其中输入文字"打开百度"。

5. 为第一张幻灯片中的图片添加超链接,链接至第二张幻灯片。

6. 为第二张幻灯片中的艺术字添加鼠标悬停动作,超链接至第三张幻灯片。

7. 为第三张幻灯片中的文本框添加超链接。

实训 11　幻灯片的切换与动画

【知识点】

幻灯片的切换、动画效果。

【要求】

1. 打开"护理三查八对制度.pptx"演示文稿。

2. 为第 1 张幻灯片添加"分割"的切换效果,效果选项为"中央向上下展开",声音为风铃,持续时间为 1.5 秒,自动换片时间为 3 秒。

3. 为第 2 张幻灯片设置华丽型"立方体"的切换效果,效果选项为"自底部",声音为"风声",持续时间 2 秒,换片方式设置为"单击鼠标时"。

4. 为第 3 张幻灯片设置自己喜好的切换方式和效果选项、声音等。

5. 动画设置:对第 1 张幻灯片的标题文本分别设置进入、强调和退出动画效果,动作分别为"浮入""放大/缩小""收缩并旋转",将三种动画依次设置在标题文本上,在"计时"组设置开始时间为在上一动画之后,在"动画窗格"中查看动画顺序,注意预览效果。

6. 为第 1 张幻灯片的图片对象设置动画效果为缩放,开始时间为"与上一动画同时",持续时间为 2.0 秒。在"动画窗格"中将图片动画的顺序调整到顶部,将文本对象上浮的动作开始时间修改为"与上一动画同时"。

7. 为第 2 张幻灯片文本对象设置更多进入效果,进入方式为"上浮",开始时间为"上一动画之后",持续时间为 1.5 秒。在"动画窗格"标题动作上设置效果选项动画文本为按字词发送,"10 字/词之间延迟百分比"。

8. 为第 2 张幻灯片的图片对象添加进入效果为"上浮",开始时间为与上一动画同时,持续时间 1 秒,延迟 0.5 秒。

9. 为第 3 张幻灯片文本、图片设置具有自己风格的动画,完成整个幻灯片动画,预览幻灯片放映。

10. 保存文件。

【操作步骤】

1. 双击鼠标,打开"护士三查八对制度 . pptx"演示文稿。

2. 选择第 1 张幻灯片,单击"切换"选项卡,在"切换到此幻灯片"组单击"其他"下拉按钮,选择"细微型"中的"分割"切换效果,单击"效果选项"下拉按钮,在下拉列表中选择"中央向上下展开"选项,单击"声音"下拉按钮,选择风铃声,持续时间输入 1.5 秒。选中"设置自动换片时间"复选框,设置为 3 秒。

3. 选择第 2 张幻灯片,选择"切换"选项卡,在"切换到此幻灯片"组单击"其他"下拉按钮,选择"华丽型"中的"立方体"切换效果,单击"效果选项"下拉按钮,设置为"自底部",设置声音为"风声",持续时间为 2 秒,"换片方式"下选中"单击鼠标时"复选框。

4. 选择第 3 张幻灯片,在"切换"选项卡中的"切换到此幻灯片"组单击任意切换方式,并设置效果选项、声音等。

5. 选择第 1 张幻灯片中的标题文本,选择"动画"选项卡"动画"组下的"浮入"选项,单击"高级动画"组中的"添加动画"按钮,选择"强调"中的"放大/缩小"选项,再次单击"高级动画"组中的"添加动画"按钮,选择"退出"中的"收缩并旋转"选项,在"计时"组中,将"浮入"动作的"开始"设置为"与上一动画同时",持续时间为 1 秒。将"放大/缩小"动作的"开始"设置为"上一动画之后",持续时间为 2 秒。将"收缩并旋转"动作的"开始"设置为"上一动画之后",持续时间为 1 秒。

6. 选择第 1 张幻灯片上的图片对象,选择"动画"选项卡"动画"组"进入"动作中的"缩放"选项,"开始"设置为"与上一动画同时",持续时间为 2 秒。在"动画窗格"中,选择图片动画,单击重新排序中的向上按钮,将其顺序调整到顶部。

7. 选择第 2 张幻灯片中的文本对象,单击"动画"选项卡"动画"组中的"其他"下拉按钮,选择"更多进入效果"选项,选择"上浮"后单击"确定"按钮,在"计时"组中选择"开始"为"上一动画之后",持续时间为 1.5 秒。单击"动画窗格"中的标题动作并右击选择"效果选项"选项,设置动画文本为"按字词"发送,"10 字/词之间延迟百分比"。

8. 选择第 2 张幻灯片的图片对象,单击"动画"选项卡"动画"组中的"其他"下拉按钮,选择"更多进入效果"选项,选择"上浮"后单击"确定"按钮。"开始"设置为"与上一动画同时",持续时间 1 秒,延迟 0.5 秒。

9. 选择第 3 张幻灯片的文本对象,选择任意动画,调整"计时"组中内容,选择第 3 张幻灯片的图片对象,设置任意动画,完成整个幻灯片动画。单击"幻灯片放映"选项卡下的"从头开始"按钮,预览幻灯片放映,调整细节。

10. 单击"文件"选项卡中的"保存"按钮。

【效果图】

效果图如实训图 11-1 所示。

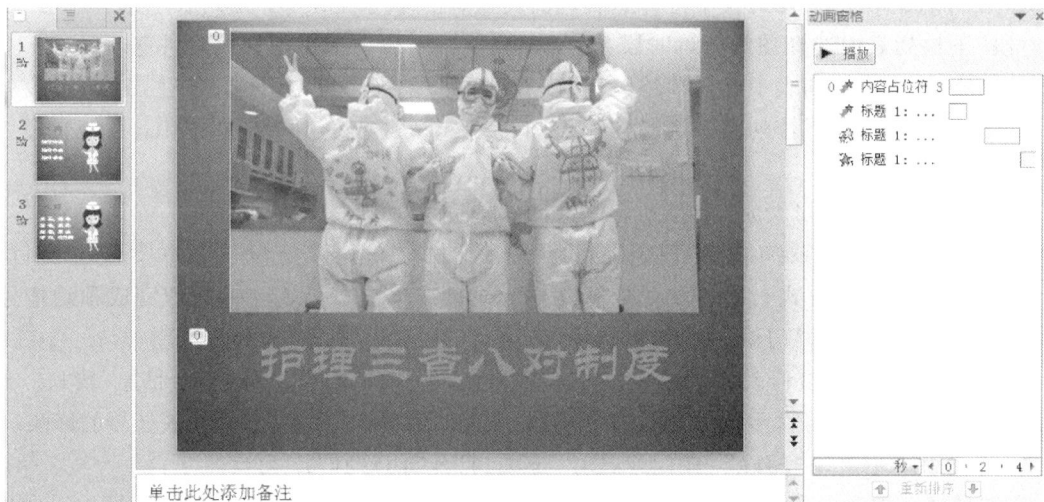

实训图 11-1　为幻灯片添加动画

实训 12　门诊挂号

【知识点】

门诊挂号。

【要求】

1. 以以下信息为例进行门诊普通挂号操作。

姓名:×××

性别:男

出生年月:自拟

病员类型:自费患者

联系地址:自拟

挂号科室、医生:自拟

病员费别、结算付费方式:自拟

默认患者没有建档。

2. 将刚才的挂号信息进行一次修改。

挂号时段、挂号科室、挂号医生:自拟。

3. 将刚才修改的挂号进行退号操作。

【操作步骤】

1. 打开 HIS,选择系统主菜单"门诊"→"门诊挂号"→"普通挂号"选项,打开"普通挂号"窗口。

① 在"姓名"文本框中输入患者姓名,在"性别"下拉列表中选择患者性别,在"出生日期"下拉列表中选择患者出生日期。

② 在"病员类型"下拉列表中选择患者病员类型,在"联系地址"下拉列表中选择患者地址,在"时段"下拉列表中选择预约就诊时段,在"科室"下拉列表中选择预约就诊科室。

③ 在"医生"下拉列表中选择预约医生,按 Enter 键,系统会自动识别出医生出诊的"诊室"。

④ 在"挂号类别"下拉列表中选择挂号类别,按 Enter 键或单击"结算"按钮,系统自动弹出"挂号支付"窗口。

⑤ 在窗口中的"病员费别"下拉列表中选择病员费别。

⑥ 选择支付方式(系统提供"现金支付""医保支付""健康卡支付""银联支付""支付宝""微信""支票"等支付方式),输入支付金额,按 Enter 键或单击"确认支付"按钮完成预约挂号。

2. 选择系统主菜单"门诊"→"门诊挂号"选项,打开"门诊挂号"窗口。

在挂号列表中选中要修改的患者行。单击"挂号修改"按钮,打开"修改挂号信息"窗口。修改"时段""挂号科室""挂号医生""挂号诊室"等信息。修改后单击"保存"按钮完成挂号的修改。

3. 选择系统主菜单"门诊"→"门诊挂号"选项,打开"门诊挂号"窗口。

在挂号列表中选中要退费的患者行,单击"作废"按钮,打开"退费原因"窗口,填入退费原因后单击"确定"按钮则完成挂号的作废操作同时将挂号费用退还给患者。"门诊挂号"窗口中该条数据的"冲销"状态为"已作废"并呈红色显示。

实训 13　药库盘点

【知识点】

药库盘点。

【要求】

进行一次药库盘点,药品信息、数量为默认。

【操作步骤】

盘点流程:处理盘点前的所有遗留单据→新建单据→数完录单→合并提交→审核→结转。

选择系统主菜单中的"西药库"选项。打开"西药库库存盘点"窗口。

单击"新建"按钮,打开"新建西药库盘点单"窗口。

在"库房名称"下拉列表中选择要盘点的药库,"盘点日期"默认为当前系统时间。

单击"确定"按钮。一条新的盘点单据就出现在"西药库库存盘点"窗口中,状态为"新建单据"。若药库系统中没有还在处理过程中的单据,则直接建立新的盘点单据,否则需要处理完之前的单据再建立新的盘点单据。

单击"西药库库存盘点"窗口下方的"草稿录入"按钮,打开"西药库盘点明细"窗口。

单击明细窗口下方的"关闭"按钮,返回"西药库库存盘点"窗口,此时该条盘点单的状态转为"数完录单"。

单击窗口下方的"合并提交"按钮,再次进入"西药库盘点明细"窗口,单击窗口的"合并提交"按钮,在出现的"询问"窗口中单击"账面数量"按钮,返回"西药库库存盘点"窗口,此时该条盘点单的状态转为"已提交"。

单击窗口下方的"审核"按钮,再次进入"西药库盘点明细"窗口,单击窗口的"审核"按钮,返回"西药库库存盘点"窗口,此时该条盘点单的状态转为"已审核"。

单击窗口下方的"结转"按钮,再次进入"西药库盘点明细"窗口,单击窗口的"结转"按钮,返回"西药库库存盘点"窗口,此时该条盘点单的状态转为"已结转",则完成了一次药库的盘点操作。

实训 14　医生工作站

【知识点】

1. 掌握门诊医生工作站的操作流程。

2. 掌握住院病历书写的步骤、病历包含的具体内容、病历的查询及浏览。

【要求】

1. 门诊医生工作站的查询、浏览。

2. 通过范围、病历状态、住院状态、病情、交接班、排序、关键字等进行住院患者的筛选。

3. 掌握病历包括的具体内容。

4. 掌握病历书写步骤及病历浏览方式。

5. 了解临床路径的流程及浏览。

【操作步骤】

(1)登录系统后,选择"门诊"→"门诊医师"菜单选项,打开"门诊医师工作站"窗口。

(2)双击待诊患者,打开"询问"对话框,单击"是"按钮,打开就诊患者信息窗口。

(3)登录系统后,选择"住院"→"住院医师工作站"菜单选项,打开"住院医师工作站"窗口。

(4)选中患者后,双击需选择的患者信息,打开书写病历界面。

(5)书写病历界面左边显示住院医师需书写病历的具体内容,双击打开具体选项,进行病历的书写、浏览。

(6)在"住院医师工作站病历列表"下方和"书写病历"界面上"临床路径"菜单中显示"进入路径""取消路径""路径完成""路径变异"。了解临床路径的内容及进入路径的流程,如实训图 14-1 和实训图 14-2 所示。

实训图 14-1　临床路径

实训图 14-2　进入路径

实训 15　LIS 中样本采集、样本核收及报告打印操作

【知识点】

1. LIS 中样本管理模块中的样本采集和样本核收操作。

2. LIS 中样本检验模块中已审核通过报告的查询及打印操作。

【要求】

1. 为医生提交了检验申请的患者进行检验申请接收,打印条码,以便进行样本采集。

2. 为递交至检验科的检验样本按照接收要求完成样本核收,以便检验科室分配仪器进行检验。

3. 对已检验完成并审核通过的报告进行打印。

【操作步骤】

1. 样本采集

(1)进入 LIS,打开"样本管理"→"样本采集"页面,如实训图 15-1 所示。

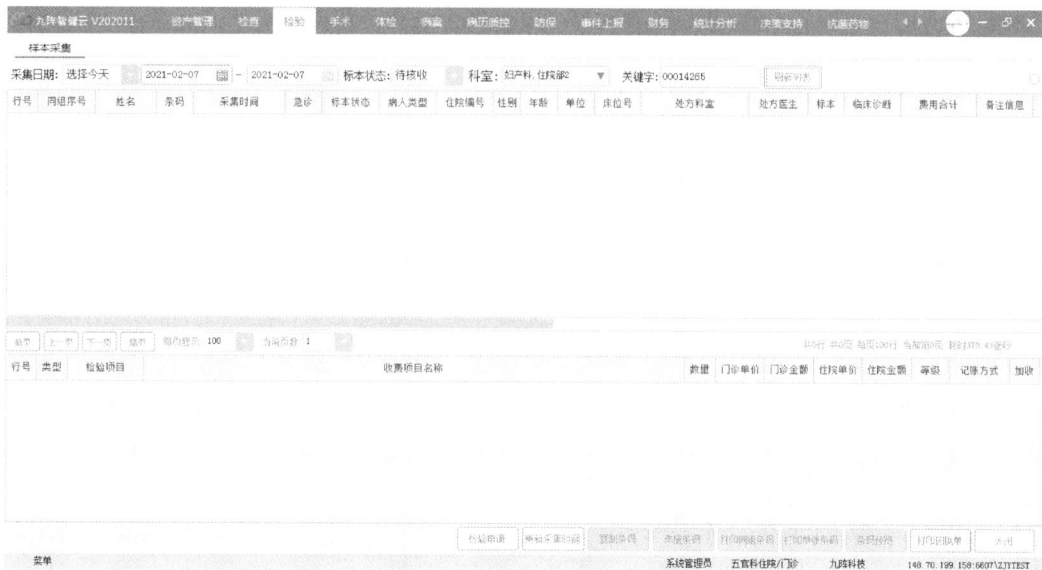

实训图 15-1 "样本采集"页面

(2)单击"检验申请"按钮,弹出"检验申请"窗口,通过筛选"日期"或"关键字"检索来自门诊、住院、体检的检验信息。

(3)选中记录,单击"确定"按钮,检验信息接收完成。检验信息确定后,系统自动提示打印条码,如实训图 15-2 所示。单击"是"按钮,完成检验条码打印。

2. 样本核收

(1)进入 LIS,打开"样本管理"→"样本核收"窗口,如实训图 15-3 所示。

(2)通过筛选日期、样本状态或者输入关键字过滤样本信息,查找对应检验信息。

(3)选中检验记录,单击"样本签收"按钮,完成样本的核收。选中"批量操作"复选框可快速完成批量签收。

(4)对于不满足接收条件的样本,单击"样本拒签"按钮,弹出"样本拒签"对话框,如实训图 15-4 所示。选中"拒签理由"选项区域中的复选框或输入"备注"后保存,完成拒签操作。

3. 报告打印

(1)进入 LIS,打开"样本检验"界面。

(2)选定检验"仪器"类型,筛选"日期"或者输入"关键字"过滤样本信息,"样本状态"选择

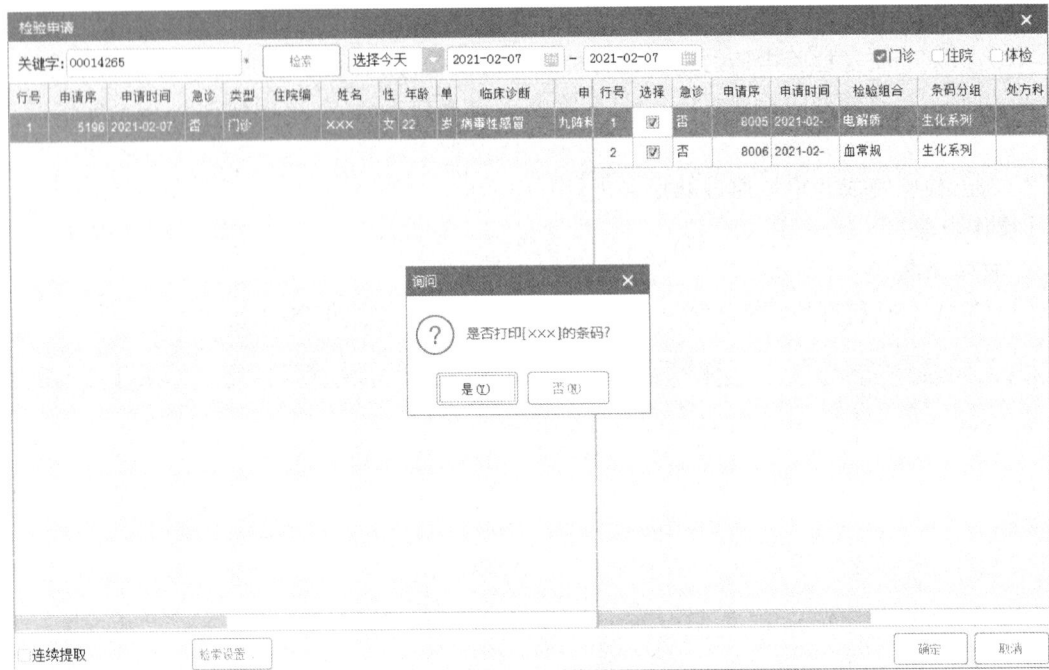

实训图 15-2 检验申请打印条码

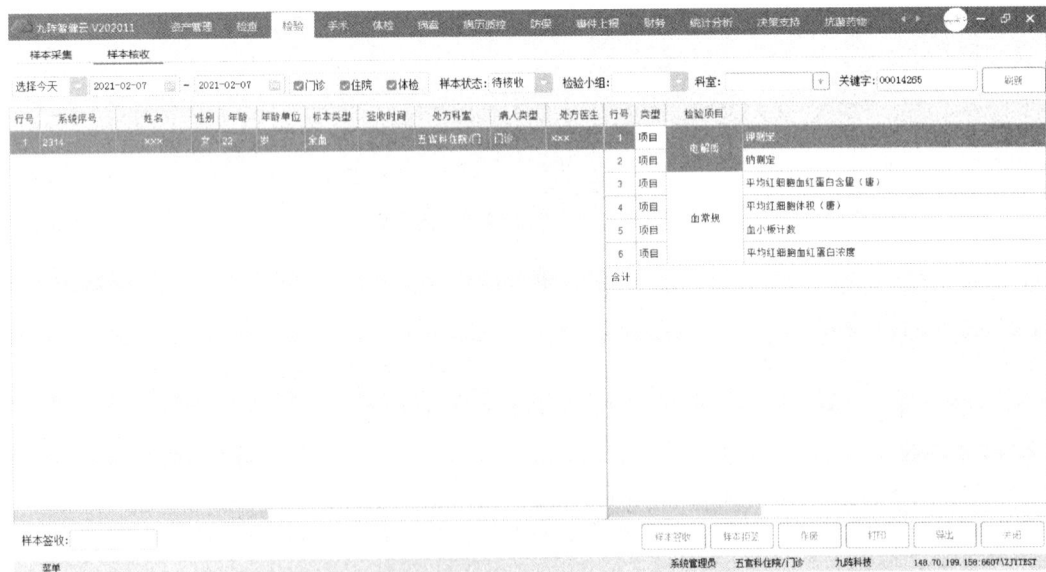

实训图 15-3 "样本核收"窗口

"审核",可查询到已审核未打印的检验信息,如实训图 15-5 所示。

（3）选中对应患者信息,单击"预览报告"按钮,选择对应检验项目的打印格式模板,如实训图 15-6 所示。

（4）单击"预览"按钮,打开预览窗口,进行上下翻页、调整显示比例,单击"打印"按钮,完成报告打印。

若打印多个报告,可在"样本检验"界面单击"批量打印"按钮。

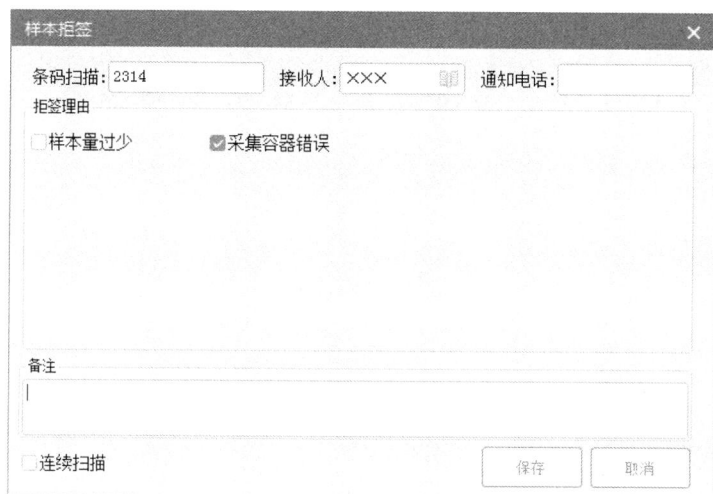

实训图 15-4 "样本拒签"对话框

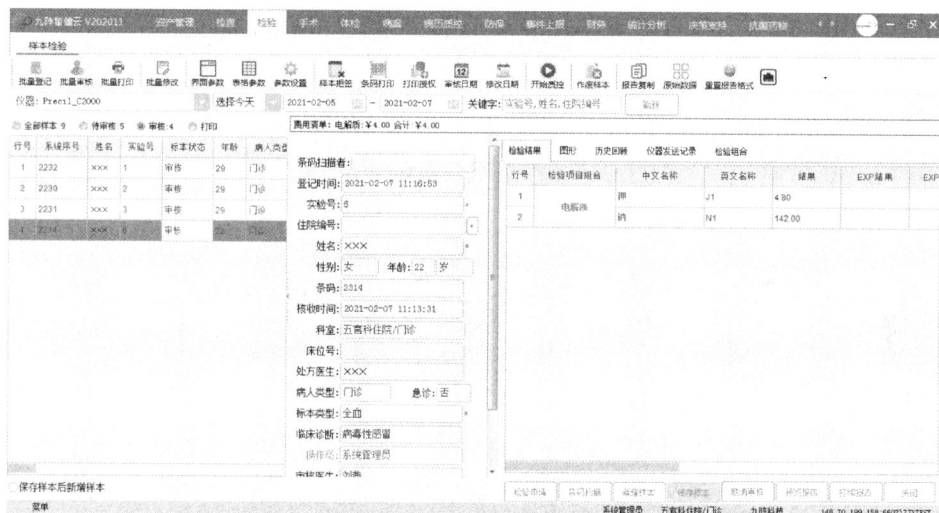

实训图 15-5 "样本检验"界面

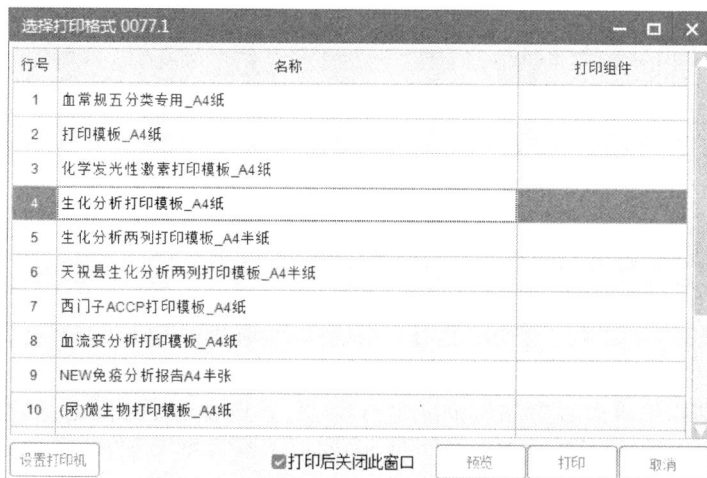

实训图 15-6 选择打印格式模板

实训 16   患者办理入院的基本操作

【知识点】

住院信息系统的功能、业务流程。

【要求】

1. 根据门诊医生站转入院患者提供的相应信息办理入院。

2. 完善患者的基本信息。

3. 完成患者医保类型、费用性质的转换,由自费变为医保。

4. 完成患者缴纳预交款 2 000 元,并打印收据。

【操作步骤】

(1)打开住院信息系统,登录工号,选择"住院"→"入院登记"菜单选项,打开"入院登记"窗口,输入"健康 ID"调出患者入院信息,同时核对转入院通知单上的信息是否相符。

(2)有些患者基本信息项,在建档时没有填写完整,在"入院登记"页面完善患者基本信息,如实训图 16-1 所示。

实训图 16-1 入院登记、完善信息

(3)患者入院时,检查患者费用性质及医保类型,若医保患者在入院时显示医保类型为自费,则单击"登记变更"按钮修改患者医保类型,把医保卡插入读卡器中,读取医保信息进行登记变更。

（4）选择"住院"→"住院交款"菜单选项，打开"住院交款"窗口，进行收取预交款操作，输入相应金额"2 000 元"，单击"完成"按钮，并打印收据，如实训图 16-2 所示。

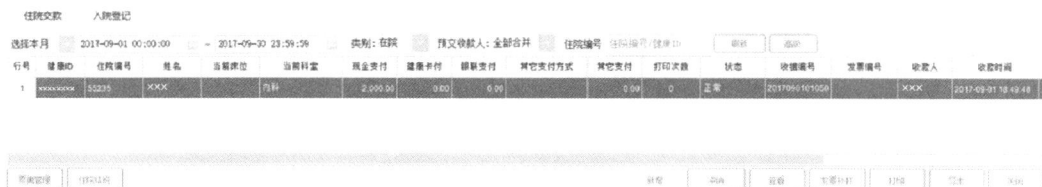

实训图 16-2 缴纳预交款

实训 17 门诊放射检查操作

【知识点】

登录系统、放射检查操作。

【要求】

1. 用放射人员工号和密码登录"九阵智健云医疗一体化信息平台"。

2. 打开放射登记站找到要做检查的患者，双击对该患者进行登记。

3. 打开拍片工作站，对登记过的患者开始拍片。

4. 打开放射工作站，对完成拍片的患者，进行查看影像和撰写报告。

5. 打开审核工作站，对完成的报告进行审核或对已经审核的报告进行修改。

6. 通过检查一览表查看已经做过的各个检查项目和报告。

【操作步骤】

1. 门诊医生开检查申请

患者（×××）、DR（胸部正侧位）。

2. 登录

双击桌面图标"九阵智健云医疗一体化信息平台"图标，输入用户名和密码，单击"登录"按钮。

3. 放射登记站

登录后单击"检查"菜单项出现如实训图 17-1 所示的界面。

（1）选择"放射"→"放射登记站"选项，出现实训图 17-2 所示界面。

（2）找到要做检查的患者，双击对该患者进行登记，出现实训图 17-3 所示界面，如需临时新增检查部位，可以在右侧红框中选择要新增的检查部位。

（3）点击"登记"按钮。弹出实训图 17-4 所示提示框，单击"确定"按钮或者等待 3 秒后自动关闭，患者信息登记成功。

4. 拍片工作站

对登记过的患者开始拍片。

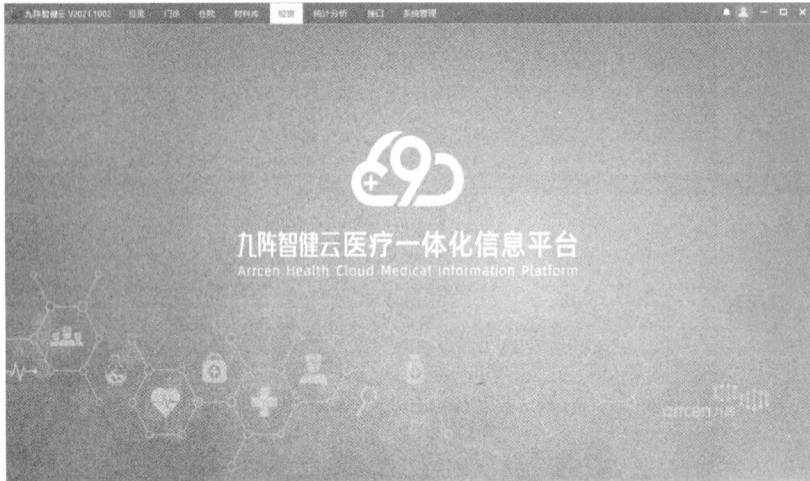

实训图 17-1 九阵智健云医疗一体化信息平台

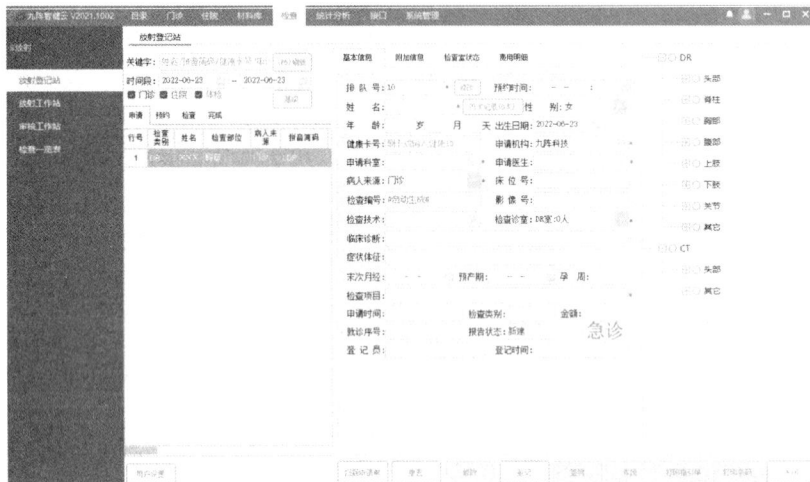

实训图 17-2 "放射登记站"窗口

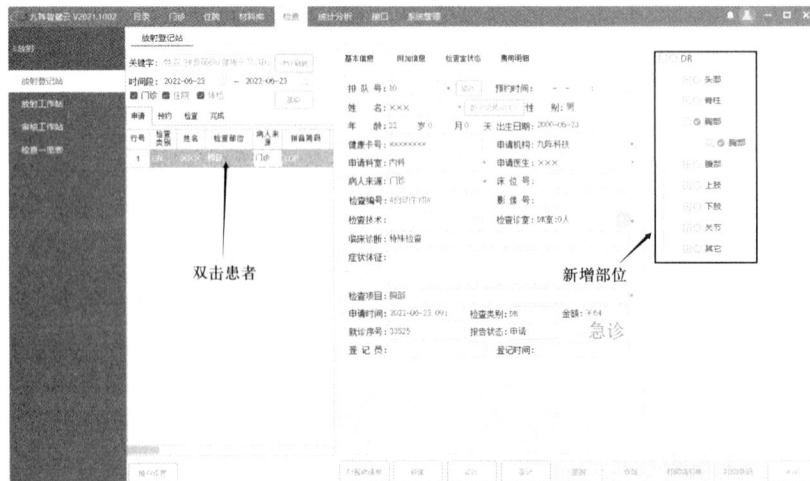

实训图 17-3 患者信息登记窗口

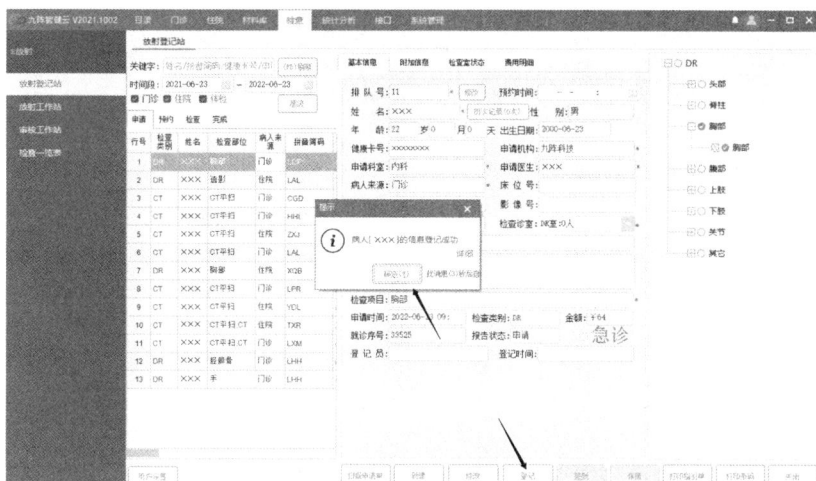

实训图 17-4 "患者信息登记成功"提示框

（1）选择"检查"选项卡→"放射"下拉菜单中的"拍片工作站"选项，如实训图 17-5 所示。

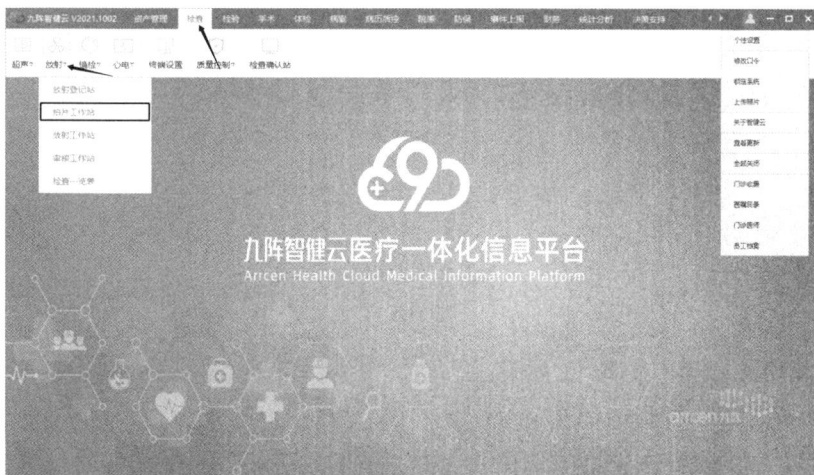

实训图 17-5 "拍片工作站"界面

（2）选择日期，在关键字栏通过患者名字（简拼）、健康卡进行检索；通过选中"已登记"或 "已拍片"单选按钮，列出不同患者；单击"开始拍片"按钮出现实训图 17-6 所示界面。

5. 放射工作站

对完成拍片的患者，进行查看影像和撰写报告。

（1）选择"放射工作站"选项出现实训图 17-7 所示界面。

（2）选择需要撰写报告的患者并右击，在出现的菜单中选择"关联影像"选项（实训图 17-8），出现实训图 17-9 所示界面。

（3）单击实训图 17-10 下方的"撰写报告"按钮，出现实训图 17-11 所示界面。

（4）单击右上角的"关闭"按钮，退出影像浏览器，然后出现实训图 17-12 所示界面。

检索病人名字(简拼)健康卡

实训图 17-6　"开始拍片"界面

实训图 17-7　"放射工作站"界面

实训图 17-8　快捷菜单

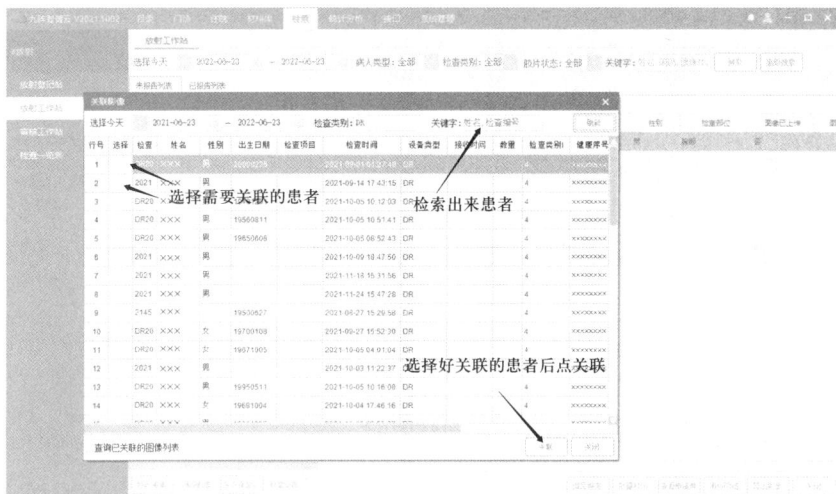

实训图 17-9 "关联影像"界面

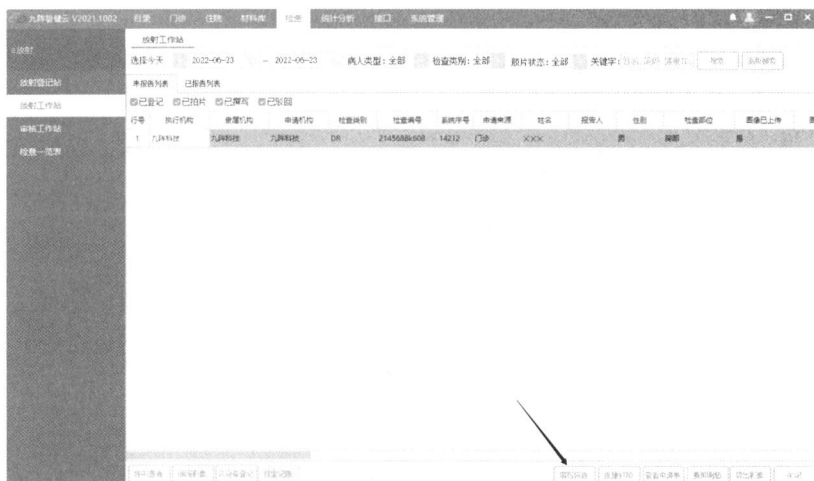

实训图 17-10 "放射工作站"界面"撰写报告"按钮

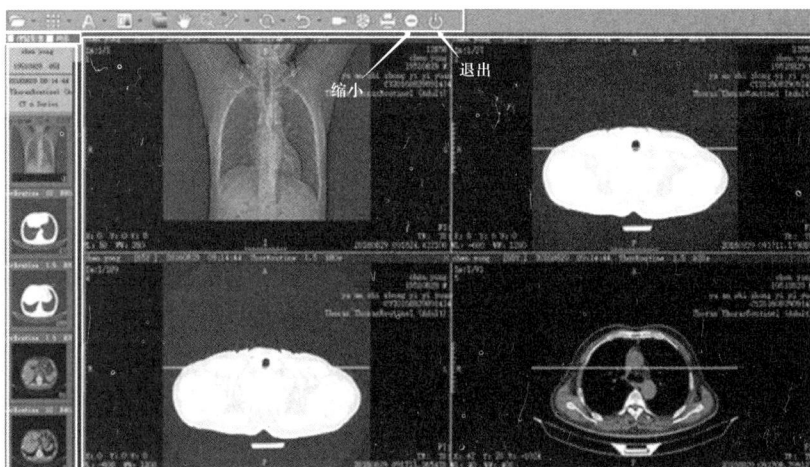

实训图 17-11 "影像浏览"界面

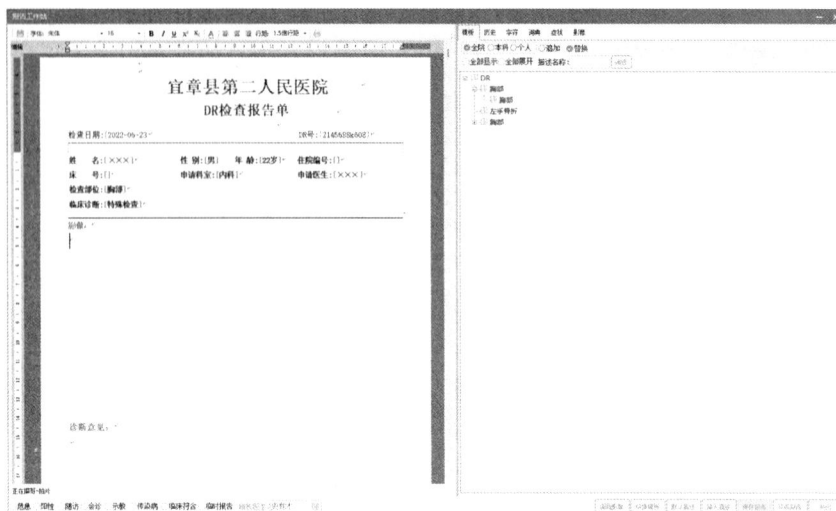

实训图 17-12　　检查报告单

（5）在影像表现、诊断意见栏输入检查结果，单击"完成报告"按钮出现实训图 17-13 所示界面。系统默认询问报告属性。

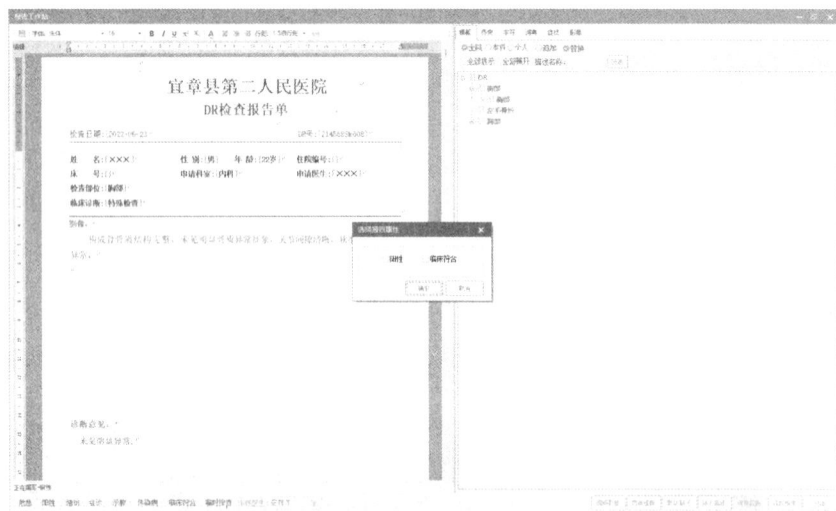

实训图 17-13　　录入检查结果

6. 审核工作站

对完成的报告进行审核或对已经审核的报告进行修改。

（1）在实训图 17-14 所示窗口中选择"已完成"的报告，单击"审核报告"按钮完成报告审核。

（2）在"已审核"列表中选择需要取消审核报告的患者，单击"取消审核"按钮出现实训图 17-15 所示界面。

（3）在弹出的"询问"框中单击"是"按钮就取消，单击"否"则不取消，如实训图 17-16 所示，单击"审核报告"按钮可再次对此报告进行审核，如实训图 17-17 所示。

实训图 17-14　"审核工作站"界面

实训图 17-15　"取消审核"界面

实训图 17-16　"询问"对话框

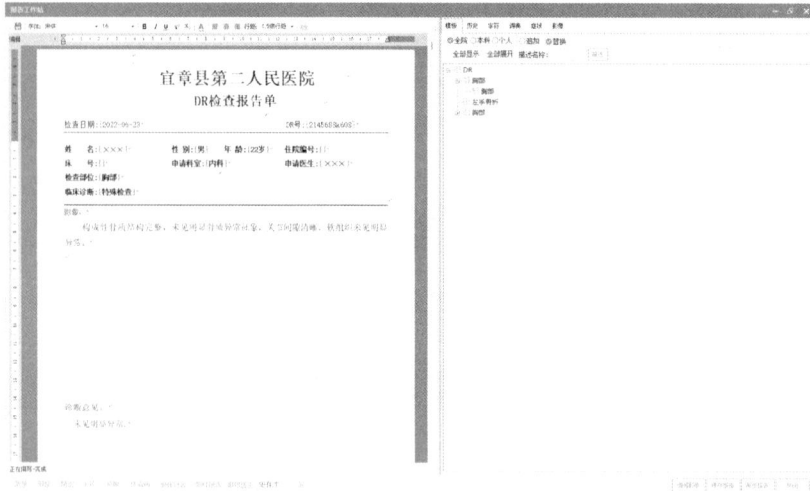

实训图 17-17　审核报告

7. 检查一览表

查看已经做过的各个检查项目和报告,如实训图 17-18 所示。

实训图 17-18　"检查一览表"界面

实训 18　门诊超声检查操作

【知识点】

系统登录、超声检查操作。

【要求】

1. 以超声人员工号和密码登录"九阵智健云医疗一体化信息平台"。

2. 打开超声登记站找到要做检查的患者,双击对该患者进行登记。

3. 打开超声工作站,对登记过的患者进行影像采集和拍片。

4. 通过超声工作站撰写报告、打印报告。

5. 通过检查一览表查看报告和补打报告。

【操作步骤】

1. 门诊医生开检查申请

患者(×××)、彩超(腹腔)。

2. 登录

双击桌面图标"九阵智健云医疗一体化信息平台"图标,输入用户名和密码,单击"登录"按钮。

3. 超声登记站

(1)登录后单击"检查"菜单项出现实训图 18-1 所示的界面。

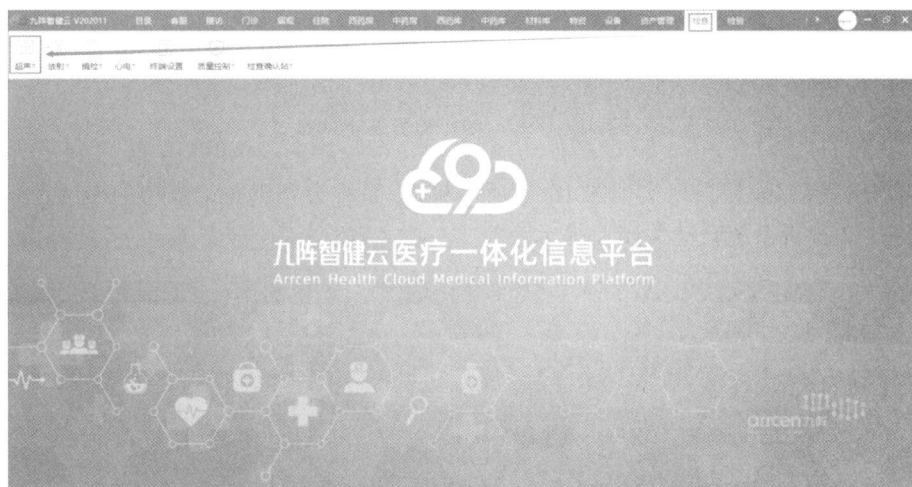

实训图 18-1　九阵智健云医疗一体化信息平台

(2)单击"超声"按钮出现实训图 18-2 所示界面,筛选出当天的门诊患者信息。

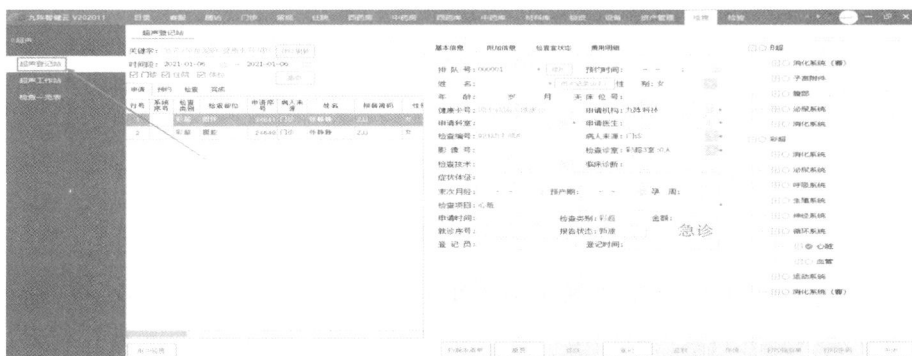

实训图 18-2　"超声登记站"界面

(3)双击前来检查的患者名字(或者通过关键字检索患者)出现实训图 18-3 所示界面,在基本信息界面出现患者信息、申请医生、申请科室、检查项目等;如果有需要临时新增检查的项目,可以在右侧选中需要增加的项目。

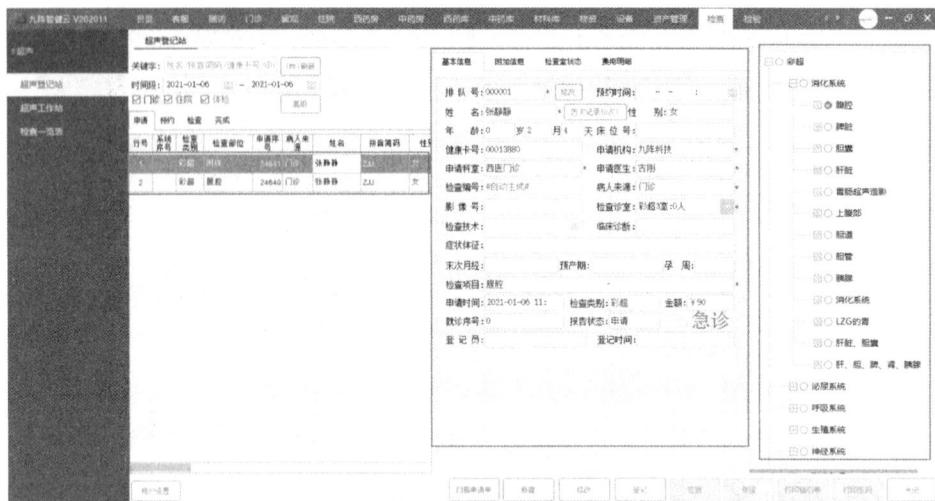

实训图 18-3　超声患者基本信息

（4）单击"登记"按钮出现实训图 18-4 所示界面，系统会弹出登记成功的提示，单击"确定"按钮或者等待 2 秒后系统自动关闭此提示。

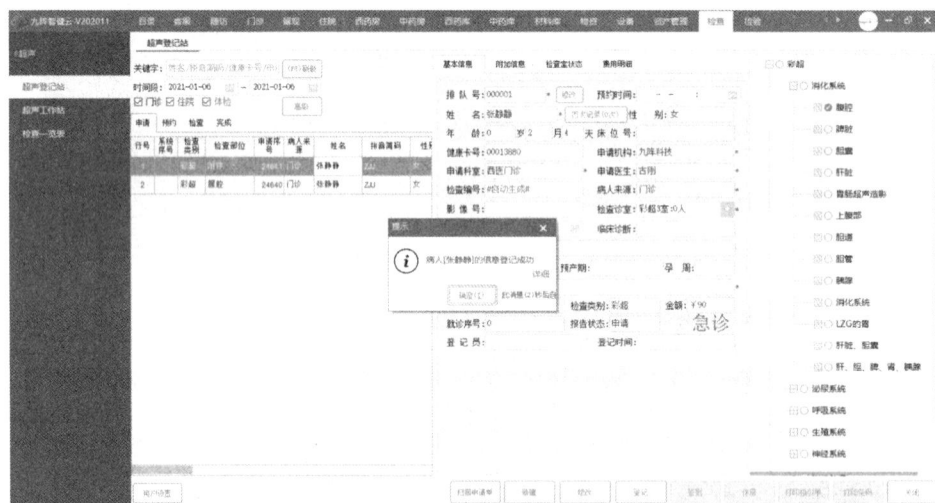

实训图 18-4　登记成功界面

4. 超声工作站

（1）选择"超声工作站"选项出现实训图 18-5 所示界面，单击"查询"按钮，查询出申请检查的患者信息。默认查询时间是当天时间，也可以通过修改时间来进行检索申请检查的患者。

（2）双击申请列表的患者出现实训图 18-6 所示的登记页面。

（3）登记成功之后，患者信息自动引入到报告单中，同时弹出采集视频影像的窗口，如实训图 18-7 所示，检查医生踩脚踏板，即可拍摄图片。

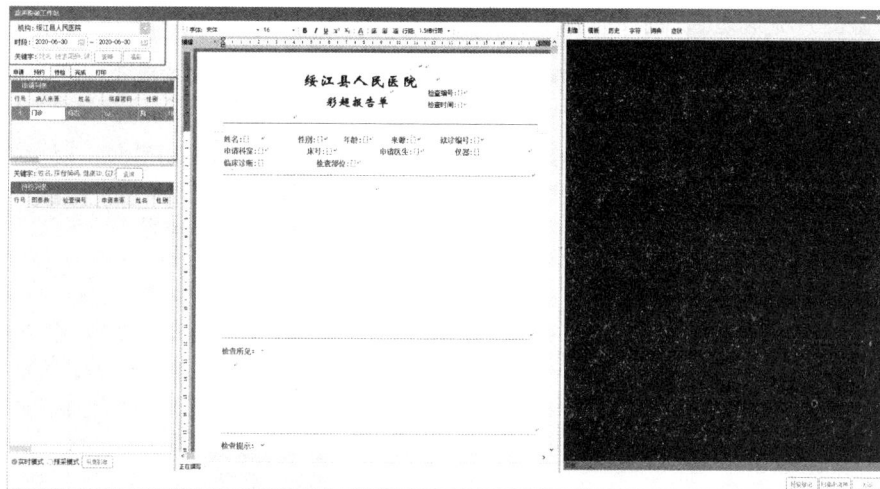

实训图 18-5　"超声工作站"界面

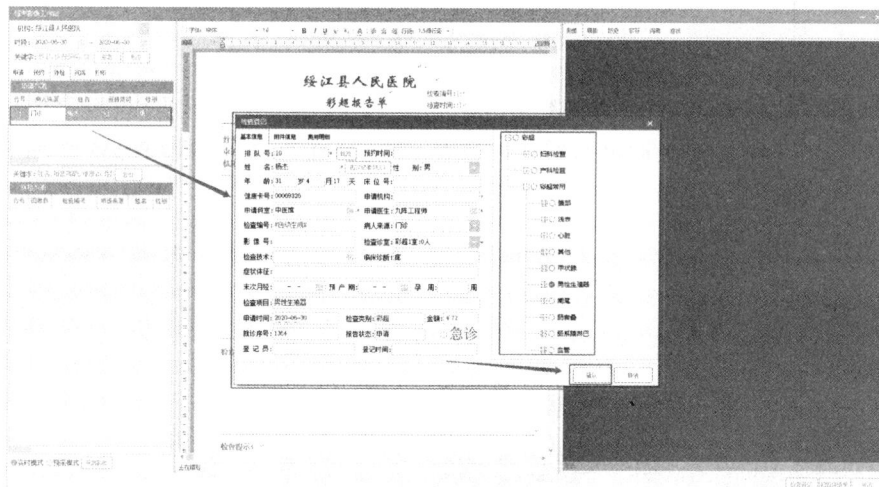

实训图 18-6　登记界面

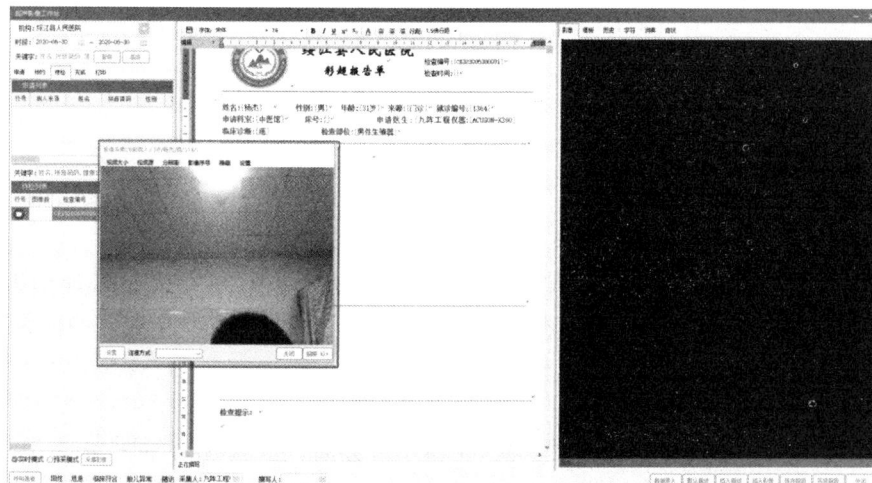

实训图 18-7　采集视频影像窗口

（4）拍摄图片完成之后，选中拍摄的图片即可引用到报告中，如实训图 18-8 所示。

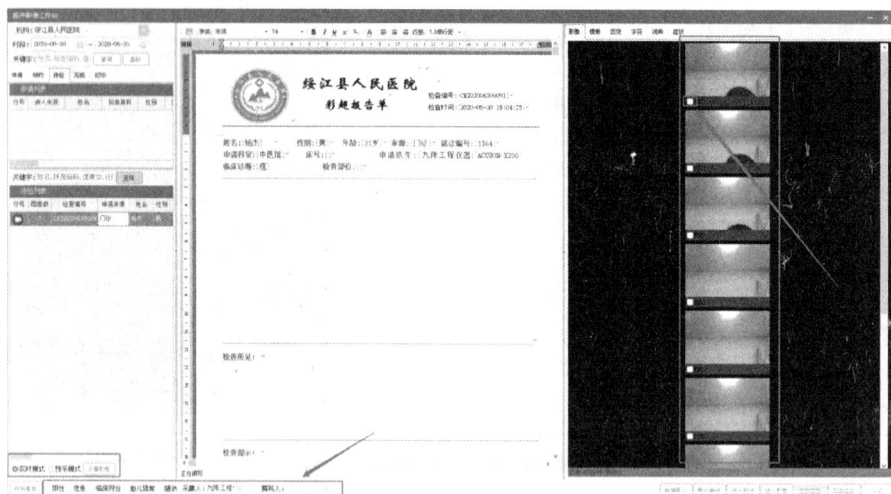

实训图 18-8　选中所拍摄图片

（5）可以使用已经保存好的模板撰写报告，单击实训图 18-9 所示的"模板"就会出现模板，然后双击与情况相符合的模板即可引用到报告中。输入"检查所见""检查提示"，单击"保存报告"按钮。

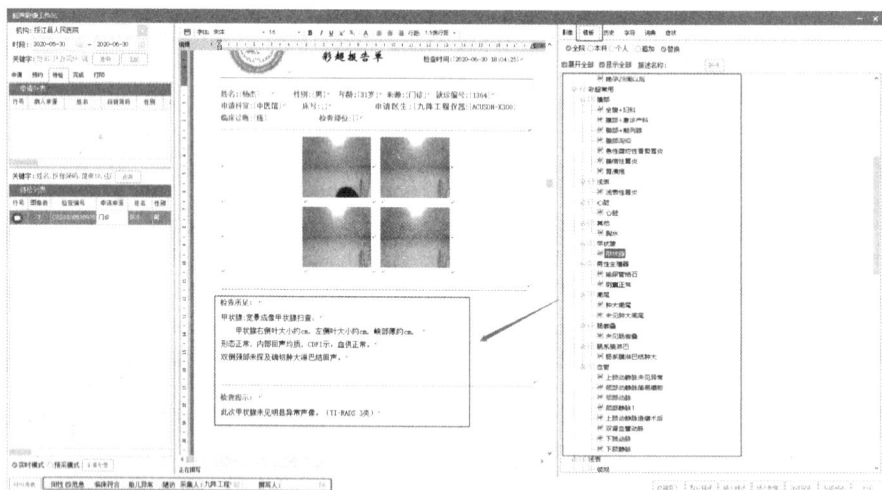

实训图 18-9　引用模板

（6）最后单击"完成报告"按钮，系统会进行询问是否打印报告，如实训图 18-10 所示，单击"是"按钮立即打印报告，单击"否"按钮则不打印，单击"取消"按钮即可关闭当前询问窗口，表示当前患者检查就完成了。

5. 检查一览表

选择"检查一览表"选项出现实训图 18-11 所示的界面，可以根据不同检查类型和不同时间来进行查询检查，也可以在检查一览表补打报告。

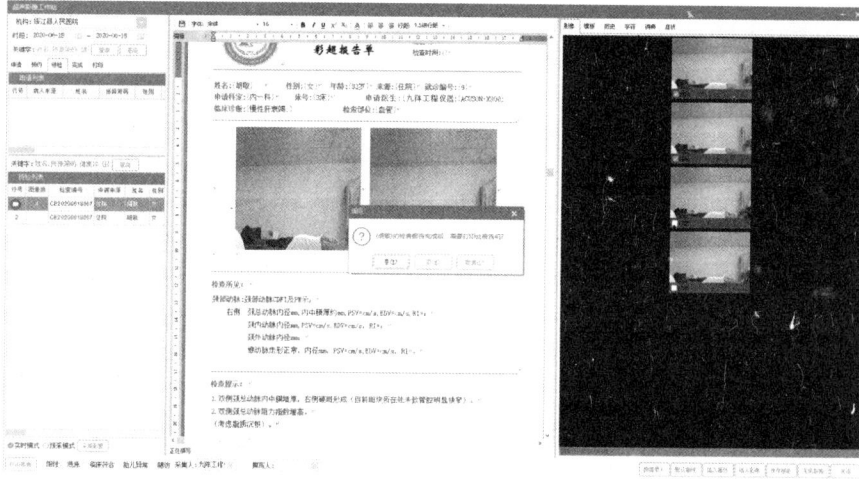

实训图 18-10 "询问"窗口

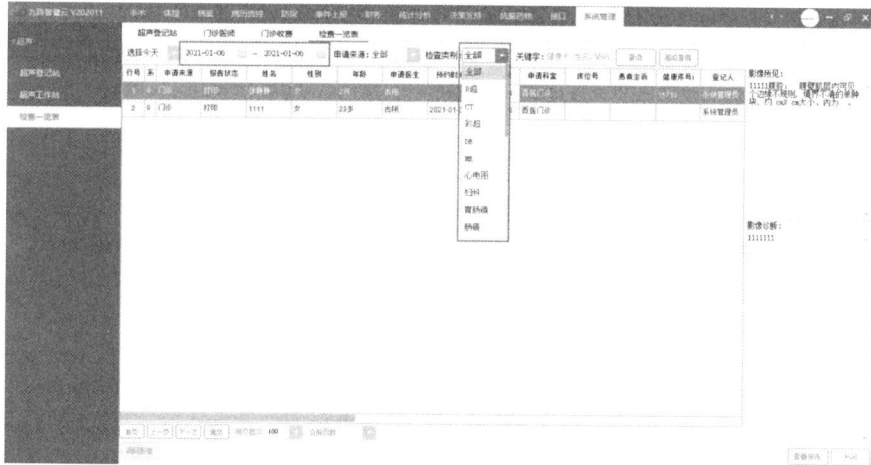

实训图 18-11 "检查一览表"界面

参 考 文 献

[1] 曹世华,邓向伟.护理信息技术应用[M].北京:高等教育出版社,2017.

[2] 罗爱静.卫生信息管理学[M].4 版.北京:人民卫生出版社,2017.

[3] 赵越.医学信息学[M].北京:清华大学出版社,2016.

[4] 刘爱民.病案信息学[M].北京:人民卫生出版社,2014.

[5] 王云光.临床信息管理系统[M].2 版.北京:人民卫生出版社,2018.

读者意见反馈

为收集对教材的意见建议，进一步完善教材编写并做好服务工作，读者可将对本教材的意见建议通过如下渠道反馈至我社。

咨询电话　400-810-0598

反馈邮箱　gjdzfwb@pub.hep.cn

通信地址　北京市朝阳区惠新东街 4 号富盛大厦 1 座
　　　　　高等教育出版社总编辑办公室

邮政编码　100029

本书编辑邮箱 miaoyf@hep.com.cn